U0341975

不孕症诊疗手册

Infertility in Practice

原著第 4 版

原 著　[英] Adam H. Balen

主 译　李　萍　沙艳伟

中国出版集团

世界图书出版公司

西安 北京 广州 上海

图书在版编目（CIP）数据

不孕症诊疗手册/（英）贝伦（Balen, A. H.）著；李萍，沙艳伟
译. —西安：世界图书出版西安有限公司，2015.10
书名原文：Infertility in Practice
ISBN 978 - 7 - 5192 - 0244 - 6

Ⅰ.①不… Ⅱ.①贝… ②李… ③沙… Ⅲ.①不孕症－诊疗－手册
Ⅳ.①R711.6 - 62

中国版本图书馆 CIP 数据核字（2015）第 228930 号
版权贸易登记号 25 - 2015 - 517

Infertility in Practice. 4th Edition/by Adam H. Balen/ISBN：9781841848495

Buyunzheng Zhenliao Shouce
不孕症诊疗手册

原　著　［英］Adam H. Balen
主　译　李　萍　沙艳伟
策　划　王梦华
责任编辑　刘小兰

出版发行　世界图书出版西安有限公司
地　址　西安市北大街 85 号
邮　编　710003
电　话　029 - 87233647（市场营销部）
　　　　029 - 87234767（总编室）
传　真　029 - 87279675
经　销　全国各地新华书店
印　刷　陕西博文印务有限责任公司
开　本　787mm×1092mm　1/16
印　张　24.25　插页：8
字　数　550 千字

版　次　2015 年 10 月第 1 版
印　次　2015 年 10 月第 1 次印刷
书　号　ISBN 978 - 7 - 5192 - 0244 - 6
定　价　150.00 元

译者名单

主　译　李　萍 (厦门市妇幼保健院　生殖医学中心)

　　　　沙艳伟 (厦门市妇幼保健院　生殖医学中心)

译　者　(以姓氏笔画为序)

　　　　丁　露 (厦门市妇幼保健院　生殖医学中心)

　　　　王　旭 (厦门市妇幼保健院　生殖医学中心)

　　　　邓冰冰 (厦门市妇幼保健院　生殖医学中心)

　　　　江　帆 (厦门市妇幼保健院　生殖医学中心)

　　　　李　萍 (厦门市妇幼保健院　生殖医学中心)

　　　　邱乒乒 (厦门市妇幼保健院　生殖医学中心)

　　　　何雪梅 (厦门市妇幼保健院　生殖医学中心)

　　　　沙艳伟 (厦门市妇幼保健院　生殖医学中心)

　　　　宋岳强 (厦门市妇幼保健院　生殖医学中心)

　　　　张　玲 (厦门市妇幼保健院　生殖医学中心)

　　　　陈春华 (厦门市妇幼保健院　生殖医学中心)

　　　　林　津 (厦门市妇幼保健院　生殖医学中心)

　　　　林绍彬 (厦门市妇幼保健院　生殖医学中心)

　　　　林海鹰 (厦门市妇幼保健院　生殖医学中心)

　　　　施迎迎 (厦门市妇幼保健院　生殖医学中心)

　　　　袁晓东 (厦门市妇幼保健院　妇科)

　　　　骆向璐 (厦门市妇幼保健院　生殖医学中心)

　　　　龚秀芳 (厦门市妇幼保健院　生殖医学中心)

　　　　曾春花 (厦门市妇幼保健院　生殖医学中心)

It is a great honor and pleasure to write the forward for this important translation. China has made great strides in her drive to progress, and this is very evident in the field of medicine. The physicians and the scientists based in China have this great hunger for knowledge; new concepts and increasing numbers of seminal publications are now coming from China.

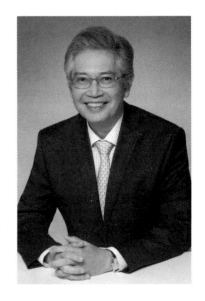

I remembered the very early days of infertility treatment in China, when I first came as a WHO Consultant on Reproductive Physiology and Endocrinology to Chengdu, China in July 1985. That was 2 years after the first IVF baby in Asia was born in May 1983; and I had the honor of that achievement, in the University of Singapore. In the 1980' s IVF was the major breakthrough in infertility treatment, and some of the major Centers in China were then embarking on it. It was in 1989 that China had her first IVF baby, from Beijing.

I returned as a WHO Consultant on Infertility in June to August 1995, to Beijing, and Guilin. By then, there was a palpable change in the medical scene, with many hospitals setting up ART centers. This interest in Assisted Reproduction has continued up to this day, and this effort by Dr Li Ping to translate this book on Infertility is a testament on this.

I congratulate Dr Li Ping in this excellent effort.

我很荣幸为这本重要的译著撰写序言。中国已经在前进的道路上取得了很大进步，在医疗领域尤为明显。中国的医生和科学家对于知识越来越渴望；当今越来越多的新观念和开创性出版物都来自中国。

我记得在1985年7月，当我第一次作为世界卫生组织生殖生理和内分泌顾问来到中国成都的时候，正值中国不孕不育治疗的起步阶段。那时距我在新加坡国立大学有幸获得的成就——1983年5月亚洲第一个试管婴儿出生，刚刚两年时间。20世纪80年代，体外受精技术是不孕不育治疗的重大突破，在中国的一些主要中心也相继开展。1988年，中国第一例试管婴儿在北京诞生。当我于1995年六七月间作为世界卫生组织不孕不育专业顾问到访北京、桂林时，我感到医疗场景有了明显的变化，许多医院开始成立辅助生殖技术中心。人们对辅助生殖的关注一直持续至今，李萍教授带领其团队翻译这本经典的《不孕症诊疗手册》也证实了这点。

我祝贺李萍教授及其团队出色地完成了这项工作。

心佳馨试管婴儿中心、心佳馨妇女专科中心医疗总监
新加坡国立大学妇产科系兼职教授
新加坡国立大学和新加坡国大医院妇产科系前主席

Ng SC

黄荣业

2015年8月24日

序二

不孕不育是一个全球性问题，随着社会的进步，人类生活方式的改变、外界环境等诸多因素的影响，不孕症的发病率有逐年增加的趋势。世界卫生组织（WHO）指出：不孕症、心血管疾病和肿瘤已经并列成为当今影响人类生活和健康的三大疾病，严重影响育龄夫妇的生殖健康，将引发一系列家庭和社会问题。36年来，随着第一例试管婴儿的诞生和腹腔镜微创技术的临床应用，生殖医学得以迅速发展，为不孕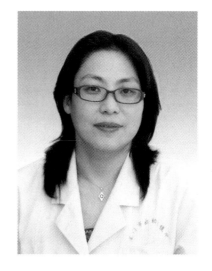不育患者的治疗带来了新的前景。生殖医学是一门新兴学科，其相关知识内容新、更新快，不仅涉及生殖内分泌学、妇产科学、男科学、胚胎学等自然科学，还涉及伦理、心理、法律、道德等社会科学。生殖医学在国内起步虽晚，但发展迅速，因此生殖医学专业医生需要系统全面地学习相关知识。

第4版《不孕症诊疗手册》是 Adam H. Balen 教授多年心血的结晶。本书从不孕症的流行病学、妊娠计划、不孕症的预防、多囊卵巢综合征、排卵障碍性不孕症、子宫内膜异位症、输卵管损伤、不明原因不育、男性不育、辅助受孕、伦理问题及并发症等方面，基于循证医学和大量参考文献，全面详尽地阐述了最新的不孕症临床诊疗技术及理念，内容深入浅出，通俗易懂，同时明确了临床上一些棘手而有争议问题的处理方法。希望中文版能为众多国内生殖医学的临床一线医生提供及时、广阔的理念和视角，从而为不孕症的诊疗提供切实可行的帮助。

本书由厦门市妇幼保健院生殖医学中心的团队历经 4 个月翻译和 5 轮修改完成。译者均系从事多年生殖医学临床实践和研究的临床工作者。感谢我的团队在繁忙的临床工作之余为翻译本书付出辛勤劳动，也衷心感谢"亚洲试管婴儿之父"黄荣业教授对本书翻译的耐心指导和修改。

　　本书翻译中难免会有疏漏不妥之处，尚祈读者批评指正。

2015 年 8 月 26 日

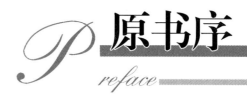

原书序

很荣幸能为 Adam Balen 教授的第 4 版《不孕症诊疗手册》作序。由于当今更多地追求辅助生殖技术的精湛，而对于在不孕症诊断和临床决策中临床经验与专业技能以及一般的实践认知的重要作用常常被忽视。本书展现了不孕症诊疗实践的方方面面，为临床医生提供了一个清晰的不孕症病因学全景。对于不孕症最常见的病因，包括多囊卵巢综合征（polycystic ovary syndrome，PCOS）、子宫内膜异位症、输卵管损伤、男性因素和不明原因等都进行了详尽地描述，避免了没有科学依据的推论。对不孕症的各种诊疗方案也做了详细阐述，使读者对当前不孕症的诊疗实践有清晰的认识。

我特别喜欢本书第 14 章——辅助受孕。该章阐述了目前对于某些特殊情形不孕症的治疗观点。例如，超声显示输卵管积水是切除输卵管的明确指征，因为这样治疗提高了种植率和妊娠率。再者，对于患有中、重度子宫内膜异位症的患者，如果术后 12 个月内仍然没有妊娠，建议行体外受精（in vitro fertilisation，IVF）治疗。同样，对于严重精子功能障碍者或多个周期超排卵结合宫腔内人工受精（IUI）失败的患者，也建议行 IVF 治疗。而对于男性无精子症患者的配偶，如果年龄小于 35 岁，进行 12 个周期供精人工授精助孕也是合理的。在超促排卵和 IUI 治疗前行一次 IVF 治疗来检测受精能力是个有新意的措施。

对于一些现在已经不常用、甚至即将废弃的 ART 治疗方法，本书仅做了简要描述；而最常用的 IVF 治疗程序和不同的超促排卵方案则用了大量篇幅进行详述。同时，一些专题如卵巢囊肿、PCOS 和卵巢储备功能减退分别在不同的章节进行了阐述。对于不同治疗方案的结局以及治疗次数对妊娠结局的影响也进行了描述。伦理问题是 ART 治疗过程中非常重要的一部分，包括对人类前胚胎的实验研究、克隆、干细胞研究、胎儿性别选择和减胎等问题已在多方面做了考虑。本书指出了 ART 治疗的潜在并发症和妊娠相关问题，同时对目前已出生的 ART 治疗的孩子可能存在的健康问题进行了数据总结。

第 4 版采用了与前几版相同的编排，但更新了很多表格和图片。总之，该书对不孕症的主要病因、治疗、妊娠以及出生孩子的健康问题进行了深入讨论。通过阅读这本书，读者能够很容易全面了解该专业领域的最新进展，同时会非常享受这个阅读过程。祝贺 Adam Balen 教授完成了如此出色的一本著作，也祝愿新版《不孕症诊疗手册》在各方面取得成功。

Juhu Tapanainen 教授

芬兰赫尔辛基大学

芬兰赫尔辛基大学医院妇产科

（林海鹰　译；李　萍　审）

前 言

Forword

　　我们很高兴为大家呈现第 4 版《不孕症诊疗手册》，该书从 1997 年首版以来，每 5 年更新一次。在此期间，我们对不孕症及其管理的认知得到了迅速提升。

　　公众的注意力大都集中在辅助受孕治疗的高科技进步上。体外受精（IVF）技术已经应用于临床 35 年了，在许多欧洲国家，2%~5% 的婴儿出生于 IVF 治疗。比如配子显微操作技术（例如，卵胞浆内单精子注射或 ICSI）和植入前遗传学诊断的胚胎活检（pre-implantation genetic diagnosis，PGD），它们拓宽了 IVF 技术的应用领域，且目前都已十分成熟。一些最新进展，例如卵巢组织和卵母细胞的低温保存，因其可为肿瘤患者实现"绝育"治疗前保存生殖力的前景而备受关注。其他的进展，如克隆和干细胞研究，使人们对这些技术滥用的潜在风险产生了担忧。尽管科学家们一直努力改善卵巢衰竭女性和重度少精子男性的治疗前景，检查和治疗的临床方法也取得了巨大进步，以花费最少时间诊断并指导夫妇得到恰当治疗。更具争议性的问题是年轻女性由于种种社会因素要推迟生育，将卵母细胞冻存作为生育力保存的策略。

　　《不孕症诊疗手册》作为实践指南，主要是基于作者日常临床实践经验编写而成。本书的目标是在合理的理论和循证治疗的前提下，把现代技术方法应用于不孕症的治疗。我们力图从不孕症的病因、检查和处理进行综合分类。在本版中，我们对全文进行了修订，尤其是排卵障碍性不孕的诱导排卵与辅助受孕、多囊卵巢综合征、肥胖与生殖这些章节，都是我们特别关注的专题。我们提供了关于卵巢储备功能检测、子宫肌瘤对生殖的影响以及许多日常关注的其他方面的最新数据。我们同样也致力于解决不孕症治疗的咨询、伦理学和管理规范等重要问题。对于未来的新兴技术，我们用一个章节专门做了概述，其中的一些技术已经应用于日常临床实践。

　　绝大多数的不孕症患者经过治疗都会有满意的累计妊娠率和生育健康孩子的机会。但是，我们应时刻牢记不孕症治疗的副作用，无论是近期的卵巢过度刺激综合征和多胎妊娠的风险，还是远期罹患卵巢癌的风险。本版中，我们还讨论了通过辅助生殖技术出生孩子的健康状况问题。治疗费用也必须予以考虑。

　　当为不孕症患者制订一个恰当的治疗方案时，可能会出现这样的情况，即有一个明确的治疗方案或者多个可选方案。此外，在两种或多种可选治疗方案中，经常会有多种药物可供选择。这时，不但要考虑治疗效果，而且基于科学依据和健康代价综合考虑治疗的成本–效益也很重要。由制药企业的成本–效益分析已经成为了趋势。尽管大量的研究成果是通过制药企业的支持获得的，但我们解释这些数据时需要格外谨慎[1]，这点非常重要。生殖医学一直在持续快速发展，因此，不孕症诊疗指南及其所需经费需要定期修订。有关成本－效益的表述常提及资格标准，而并不提供对公平性的理性意见。例如，输卵管因素不孕的妇女经 IVF 治疗，一个 28 岁已生育两个孩子的妇女就比一个 35 岁未生育孩子的妇女其妊娠概率更大；然而，哪个患者更应该治疗呢？2004 年，英国国家卫生与临床优化研究所（National Institute for Health and Clinical Excellence，NICE）为不孕症的检查与治疗制定了指南，同时英国国家卫生署也出台了关于不孕症治疗的基金标准[2]。不幸的是，这些努力并未对支持不孕夫妇治疗的服务产生任何改善作用。就在撰写本书的过程中，来自 NICE 的最新不孕症治疗指南草案正在探讨中，其中既涉及一些临床证据的修订，也包含不孕症基金相应标准的修改建议。但是，良好的医学实践遭遇政治私利，情况将变得鱼目混杂，对于我来说这是一个严重的缺憾。我已尽力提供最新的不孕症诊疗实践指南，同时也为不孕症适当的成本－效益资助问题提供了参考。

本书通篇提供了可以深入阅读的参考书目。然而，由于本书是一本实践指南，而非纯学术的参考著作，因此参考书目可能不很详尽。许多参考书目包含了目前最新的观点，有兴趣的读者可以更深入地探索阅读。

我要特别感谢 Howard Jacobs —— 我的良师益友，也是《不孕症诊疗手册》前两版的合著者，感谢他多年来在生殖医学领域所做的巨大贡献。

我们希望，无论您从事什么专业，《不孕症诊疗手册》都能对您诊疗不孕症提供帮助。

Adam H. Balen
于利兹，2013

（龚秀芳　译；李　萍　审）

参考文献

[1] Barlow D. Cost effectiveness modelling. Hum Reprod，2001，16：2479-80.
[2] NICE. Fertility：assessment and treatment for people with fertility problems. London：DoH & RCOG，2004（revised draft for consultation 2012）.

郑重声明

由于医学是不断更新并拓展的领域,因此相关实践操作、治疗方法及药物都有可能会改变,希望读者可审查书中提及的器械制造商所提供的信息资料及相关手术的适应证和禁忌证。作者、编辑、出版者或经销商不对书中的错误或疏漏以及应用其中信息产生的任何后果负责,关于出版物的内容不作任何明确或暗示的保证。作者、编辑、出版者和经销商不就由本出版物所造成的人身或财产损害承担任何责任。原文中部分的参见内容是按照原书的网络版标注,与纸质书稿不一致,造成不便敬请读者谅解。

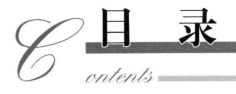

目录

第 5 部分　妊　娠

第 6 部分　不孕症治疗失败

第 1 章　不孕症的流行病学、诊断及咨询

引　言

　　不孕症是常见病，据报道大约 9% 的夫妇非自愿无子女，尽管精确的数据依赖于该疾病的定义[1]。不孕症的医学定义强调的是促使其咨询的最直接问题，即医生尤其是专家与患者之间直接、简短沟通中反映的问题。普遍认可的不孕症定义应包含咨询前夫妻试孕时间。当一对夫妻尝试营建家庭时，会出现许多不同的情况。牛津和哥本哈根的研究显示至少 1/4 的夫妇较晚获得他们期望的家庭规模[2,3]，尽管他们中仅有 1/2 可能尝试治疗[3]。

　　近年来，随着不孕症和生殖医学技术的深入宣传，减少了患者对不孕症的羞耻感以及对不孕症咨询的排斥。作者发现，由于人们对不孕症的忌讳，所以在很多方面不孕症已被肥胖的讨论所替代。肥胖，更多的是一个健康问题，作者找到了一个更容易接受的讨论话题。

　　因此，不孕症的定义是以试孕时间来衡量讨论的。开始就认识到夫妇生育的最重要决定性因素是女方年龄，这点很重要。Green 和 Vessey[2] 研究显示 ≤ 25 岁的女性 6 个月的累计妊娠率（见下页）为 60%，1 年为 85%，也就是说 100 对尝试妊娠的夫妇中，6 个月后将有 40 对未妊娠，1 年后将有 15 对最终仍未妊娠。35 岁以上女性的夫妇，1 年妊娠率为 60%，2 年为 85%；也就是说，单单因为年龄的问题，生育力就已经降低了 50%。

　　图 1.1 的数据来自法国供精人工授精的经验研究[4]，该研究在几年前已经发表，因为它是在开展预防获得性免疫缺陷综合征（immunodeficiency syndrome，AIDS）流行前对新鲜供精人工授精所做的研究，所以该研究的成果对现在没有应用价值。然而，在这个研究中，捐赠者的年龄相对固定，因此与年龄相关的变化因素实质上取决于女性，它反映了年龄的增长对两性生育力的显著影响。男性的精子不断生成，睾丸精子细胞一直处于分裂之中，以至于一次射精中精子平均年龄是用月数计量的。而女性卵母细胞数量生来恒定，直到受精，细胞才会进行进一步分裂。

　　因此，女性所排出的卵子的年龄和其年龄相当。随时间推移，即便是脱氧核糖核苷酸（DNA），这个生物学中最稳定的分子，也会不可避免地受到损伤；年龄对卵子造成的影响与它带来的先天畸形风险相一致，众所周知，在许多情况下该风险随着母体年龄的增长而增加。

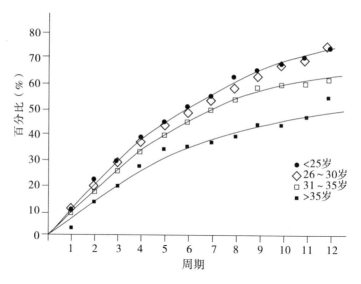

图1.1 女性年龄与生育力函数图。2 193 位女性因丈夫无精接受供精人工授精治疗结果（引自 Schwartz D, Mayaux MJ. N Engl J Med, 1982，306：404 - 6.）

不孕症检测和治疗

为判定一对夫妇是否需要筛查以及确定成功治疗的预后，临床医生需要对正常生育力准确界定。自然状态下，每周期最高妊娠率不超过30%。因此，如果100对夫妇未避孕，在1个月末，将有30位女性能妊娠，70位将在下个月需要继续试孕。第2个月末，将有约23位（70÷3）女性妊娠，2个月的累计妊娠率为30% +23% =53%。

如果假设月妊娠率保持不变，那么就容易理解不孕症诊断和治疗时累计妊娠率的理论值如何计算。在临床实践中，月妊娠率并不是保持不变，因为生育力较高的夫妇在较早时间已妊娠，且当从理论回归临床时，随访也经常不完整。问题是如何处理在妊娠之前或治疗方案完成之前就已脱离研究的夫妇的数据。此外，还有些夫妇由于自身需要和处境，如精神紧张、经济的限制或接受其他专家的建议等情况而在治疗的不同阶段脱离了治疗。

按照惯例，在计算累计妊娠率（CCR）时，假设因妊娠之外的原因而停止治疗与坚持治疗的结果一样。CCR这个基础假设是根据寿命表法构建的，寿命表法最初是用来描述恶性疾病的生存率，但涉及生育，却显示妊娠率的增加，而非生存率的下降。图1.2显示一组经过卵巢打孔术治疗的女性生育力的寿命表分析[5]。该分析方法很容易在计算机电子表格中使用。

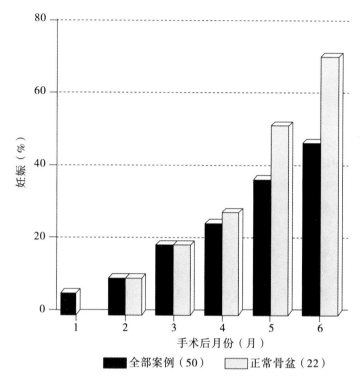

图 1.2　累计妊娠率——腹腔镜卵巢打孔术。黑色柱形显示所有经卵巢打孔治疗的病例数，灰色柱形显示腹腔镜下正常盆腔病例数（引自 Armar NA，Lachelin GCL. BJOG，1993，100：161）

从寿命表法计算出的累计妊娠率已广泛用于描述与年龄和疾病相关的生育率，并用于比较不同中心的治疗结果。CCR 的一个重要衍生是累计活产率（CLBR）。因为女性年龄与流产率和产科严重并发症密切相关，当然生育潜力确实也受女性其他因素的影响，CLBR 随年龄增长而下降的情况比 CCR 更加严重。然而针对该问题，患者想知道其累计活产率。

因此，医生应该清楚该解释存在一定局限。首先，随着脱离治疗数量的增加，累计妊娠率或累计活产率增加。这个发现意味着获得随访信息越不完整的诊所，此方法越能夸大他们的成功率。第二个要注意的重点是中断治疗的数目非随机；患者退出治疗大多是因其曾经历过失败的治疗。可能有人认为，整组的结果会因他们自身原因或医务人员缺乏信心退出而变得糟糕，其结果会直接影响到整个组对治疗反应的判断。由于不孕症治疗市场的自由性，所以患者所诉诊所的首个治疗周期的记录可能确实为首次。这种情况在一些国家尤为突出，比如在英国，人们迫于不孕症治疗费用的压力，会在不同诊所间穿插就诊。

不孕症定义

活产率（或抱婴率）依赖于妊娠率和妊娠生存率，不孕症中此概率很大程度上由流产率决定。通常，当患者被确诊为不孕症时，意味着妊娠率低，并不是绝对的不孕。事实上，有些专家把不孕症描述为生育力低下，但作者并不赞成这种说法。上文已提到，对于大部分人，年龄是决定妊娠率的最重要因素。在其他条件相同的情况下，女方年龄 25 岁以下，1 年内未避孕的妊娠率是 5/6。若月经周期规律，性生活正常，但是未妊娠，大部分专家认为此夫妇生育力存在障碍，将对他们进行筛查和治疗。若患者有月经失调史，应评估患者的生育力。计算其花费多长时间才能累积到 12 或 13 次排卵。这是月经周期规律女性 1 年的排卵次数。显然，如果一名女性 1 年只排 4 次卵，她将花费正常人 3 倍时间获得相同的妊娠机会。此时，推迟 1 年筛查对诊断不孕症无帮助。同样，若患盆腔炎或急性阑尾炎（特别是腹膜炎）或男方有睾丸炎或隐睾症史，筛查宜早不宜迟。

比较困难的是定义夫妇中女方为高龄的不孕症。从某种角度考虑，部分患者可能会推迟筛查，因为 35 岁以上的女性要花费更长时间获得妊娠机会。当女性接近 40 岁时，与年龄相关的无子女风险直线斜率变得陡峭，而且助孕治疗结局和该直线平行。因此女方为高龄的夫妇没有时间耽误，实践中，医生应积极建议 35 岁以上的女性进行筛查和治疗。对于似乎没有明确指征的高龄女性要等 1 年后再开始诊疗，对于既往有与不孕相关疾病病史的女性，尤其建议其在未避孕未孕 6 个月即开始检查。

不孕症治疗的需求

2007 年发表的这篇综述调查了全球 25 个人群（172 413 名妇女）的不孕症集体发病率[1]。该调查显示不孕症发病率高，发达国家为 3.5% ~ 16.7%，不发达国家为 6.9% ~ 9.3%，平均总发病率 9%，相当于全世界有 7 000 多万名不孕症女性。详细分析显示，不管国家的发展程度如何，不孕症发病率在不同国家之间没有差别[1]。总之，其中约 56%（27% ~ 76%），即 4 000 万对夫妇在寻求医疗帮助，但估计仅有 22% 的患者得到了治疗[1]。从这些数据中，无法推断不孕症真实的发病率是否在上升，尽管如此，下文会对导致不孕症发病率潜在上升的可能原因进行讨论。

英国在过去 25 年发表了 3 篇相关研究，1988 年 Templeton 等[6]调查了苏格兰 766 名 46 ~ 50 岁的女性，报道显示 14.1% 终身未孕，70% 寻求了医疗帮助。1993 年和 1995 年分别调查了英国 2377 名和 728 名女性，报道不孕症患病率分别为 26.4% 和 17.3%，其中 50% ~ 61% 的人寻求到了帮助[7,8]。文章讨论的关键是如何定义被调查女性中的不孕症，当预测自然受孕机会低时要综合考虑不孕年限和年龄来制订有效的治疗方案[9]。

不孕症越来越普遍吗？

根据英国国家数据统计局的数据，在英国无子女女性的比例正在稳步上升。1920年出生女性的分娩年龄为28.7岁，而1940年代中期出生女性的分娩年龄降到了26岁（图1.3）[10]。因1940年代出生女性的分娩年龄最小，而当时的家庭规模较大，导致了1960年代的婴儿潮。从那时起，平均分娩年龄开始上升。对于1970年代末出生的女性，估计分娩年龄超过29岁，同时婴儿出生率也在下降[10]。

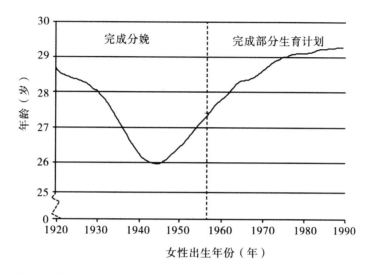

图1.3　英国1920年到1990年出生女性的分娩年龄（引自1935年到2002年英格兰、威尔士、苏格兰和北爱尔兰的出生登记：国家统计局，苏格兰注册办公室，北爱尔兰统计局和研究机构。英格兰和威尔士出生年份序列：国家统计局，英国国家人口基础工程（2002年），2003政府家庭规模精算部（2003—2035年），获取网址：http//www.statistics.gov.uk（2007年）

1948年出生的女性，在她们35岁时13%的人无子女；该比例几乎是10年后出生女性的2倍。1920年出生女性在育龄末期21%无子女。1949年出生女性该比例下降到13%，由于此后出生女性生育期很快结束，该比例一直稳步上升至略低于20%[10]。1949年出生女性25岁时40%无子女，1979年出生女性该比例上升到69%[11,12]。1949出生女性35岁时15%无子女，1969年出生女性该比例上升到27%（表1.1，图1.4和图1.5）[12,13]。

到生育末期（45岁）仍无子女女性的比例为9%，1959年出生女性该比例上升到18%[12]。已婚女性平均初次分娩年龄，从1971年到2003年增加了6岁，达到了30岁，到2009年略微下降，为28岁[13]。

表 1.1　英格兰和威尔士与出生年份相关的
无子女女性的百分比（图 1.4）

出生年份	25 岁（%）	35 岁（%）	45 岁（%）
1925	46	19	17
1935	39	13	12
1945	34	11	9
1955	48	19	15
1965	60	25	—
1975	65	—	—

引自 2003 年人口普查局（OPCS）根据出生年份调查的 25 岁、35 岁和 45 岁无子女女性百分比
获取网址：http//www. statistics. gov. uk.

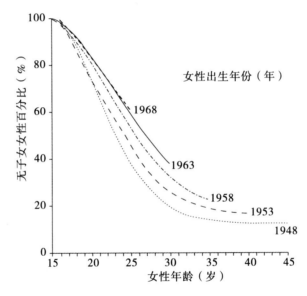

图 1.4　英格兰和威尔士各年龄段无子女女性百分比

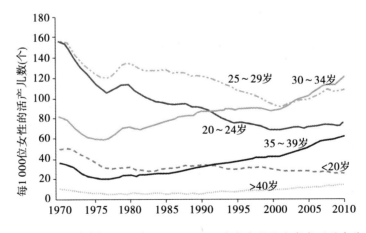

图 1.5（见彩色插页）　英国 1970—2010 年各年龄段生育率（引自英
国国家统计局 2011 年的 *Frequently Asked Questions：Births & Fertility*）

在 1960 年代期间女性生育子女较多，而且生育年龄提前，使总生育率（TFR）增加至每人将近 3 个子女。英格兰和威尔士 1940 年出生女性（1960 年代时正值 20 多岁）到 30 岁时平均每位有 1.89 个子女，然而 1975 年出生的女性，30 岁时只有 0.99 个子女，近乎减半。1960 年代处于生育期的女性比 20 年后处于生育期女性拥有较大的家庭规模。例如 1940 年出生女性在她们一生中平均有 2.36 个子女，而 1960 年出生女性平均只有 1.98 个子女，1975 年出生女性预计平均只有 1.87 个。子女减少的原因主要是无子女女性的比例在增加：1940 年出生女性只有 11% 无子女，而 1960 年出生女性为 19%。1965 年出生女性该比例预计仍然保持在 20%，而 1970 年和 1975 年出生女性分别为 18% 和 19%[13]。

最近统计数据显示，英国总生育率从 2001 年的较低点 1.63 增加到 2010 年的 1.98[13]。总生育率的改变源于妇女生育年龄和完整家庭规模的变化。生育的增长非单一因素造成，可能来自以下因素的综合影响：

- 1960、1970 年代出生女性推迟生育，但到高龄时还在努力完成家庭生育计划。
- 更多大龄女性可能通过辅助生育治疗而妊娠。
- 家庭支持政策的改变（比如产假、陪产假和税务减免）。
- 高于平均生育力的外籍女性数量增加。

另外，女性人口的年龄构成会影响出生数量。比如 20 岁女性人口数量比几年前多，这种年龄结构正向影响出生人口数量，随着这些女性进入育龄高峰，这种影响在未来几年将持续存在。

不孕症作为一种疾病也日益受到医学上的关注。这源于以下几个原因，首先是当今家庭生育计划的改变导致西方国家女性初次分娩平均年龄约 29.5 岁，而 20 年前为 25 岁[14]。再者，随着孕妇年龄增加，妊娠并发症风险在显著增加[15]。如前所述，生育年龄非常重要，由于许多女性的生育年龄越来越大，导致其出现生育力问题的频率较以前大。在美国，报告的不孕症中 50% 以上都是 35 岁以上的女性。对一个多年避孕的女性而言，当她多年后准备生育时，才发现生育远离了她。年轻的母亲既要追求事业又要照顾孩子，这确实需要社会和政府提供支持[16,17]。

另一个重要变化是男性生育力下降，这似乎是发生在一些欧美国家。几个研究均显示，患者和供精人工授精供者的平均精子密度都在下降（第 2 章）。雌激素工业废料带来的环境污染是最可能的原因。睾丸癌和尿道下裂以及隐睾症的发生率增加，它们会伴随精子密度的下降，临床中，这种变化很显著。现在，医生接诊的夫妇中男方需要辅助治疗的几乎占到 40%，尽管他们的主要问题还是无排卵性不孕。然而几年前，许多诊所在没有看到精液分析报告时就开始诱导排卵治疗（现在看来是不可想象的）。

总之，即使人们对于生育治疗的责任和义务仍有些模糊，但是技术精湛的医生、先进的技术和人人都清楚自身权利的文化氛围无疑不断提升了人们对生育治疗的期望。各行各业的人们都去诊所解决他们的不孕问题。女同性恋夫妇，选择了不可能使对方怀孕的伴侣，但现在也不断寻求不孕治疗。抛开对价值观的判断，这种需求说明了生物医学技术的使用与社会原因之间的灰色地带。但是，无论一个人的态度如何（第 16

章)，现在大多数人的高期望，就意味着要让一些几乎是不可能的夫妇面对失败和无子女。如今人们医疗消费注重疗效，要牢记相信自己的经验，这点很重要。在不孕症管理中，对于预后不好的患者，某些治疗方法并不见得没有效果。

不孕症治疗原则

不孕症治疗的理想目标是治疗导致不孕的直接病因，使不孕夫妇实现他们的家庭规模。事实上，单独的可逆病因并不常见，通常与生物的、社会的以及经济的因素相关。但医生仍可制订一些原则：首先，一个可能广泛认可的原则是保证将未出生子女的利益放在首位。认同这点，意味着在不孕症咨询中，人们也将考虑妊娠准备，包括身体上的（例如饮食、吸烟；第3章）和精神上的（需要心理咨询；第6章）。

由于多胎妊娠对产科结局和家庭生活都会产生严重的后果，所以更应该注重治疗的安全性和有效性（第18章）。对于无排卵性不孕，追求的目标应该是：单个优势卵泡发育，形成一个胎儿，并最终正常分娩一个足月儿。因此，当一个诊所的超声设备不具备诊断多囊卵巢、精确监测卵泡发育和内膜生长的条件时，不能进行诱导排卵治疗。当患者因卵巢过度刺激必须停止治疗时，会大失所望（第7章），但医生不能迫于患者压力而强制采用人绒毛膜促性腺激素（hCG）激发排卵。首次治疗讨论时，要保证每个人确实掌握hCG用药原则，当治疗中断时，患者虽然失望，但不会误解医生。

对于需要辅助生殖治疗的夫妇，医生在治疗开始就应清楚地说明其所涉及费用问题，需要告知所用药物及其费用，并坦率告知治疗过程中的压力，必须充分解释年龄和不孕时间对妊娠结局的影响。咨询师和快速有效沟通的作用都是很显著的。

最后，医生还应考虑不孕症治疗的安全性。治疗风险是直接的，例如流程中的技术问题（例如盆腔脏器损伤、麻醉风险）、卵巢过度刺激（第18章）和多胎妊娠（第18章）。医生也必须关注远期危害，例如卵巢癌发生与不孕症治疗的关系（第18章）。虽然现在无法预测这些风险以后是否依然存在，但必须告知患者即使像枸橼酸氯米芬这类无害药物也不能在没有监测的情况下连续使用。

自5年前出版第3版 *Infertility in Practice* 以来，对不孕症的理解和管理已有许多改进，诊疗实践也有一些更新，作者在新版中都进行了讨论，比如更深入理解多囊卵巢综合征病理生理和胰岛素抵抗的关系；更进一步细化超排卵方案（包括促性腺激素释放激素拮抗剂）的使用；植入前胚胎遗传学诊断（PGD）作为一种治疗手段进行非整倍体筛查的可行性。作者也看到了由英国皇家妇产科学院、英国国立健康和临床研究所、欧洲人类生殖和胚胎学会和美国生殖医学协会发表的各种调查和管理循证指南。令人欣慰的是，扎实的理论知识可以确保实践有证可循，在英国，循证医学为设立充足的生育保健资金提供依据，但是对政府决策者影响甚微。

（陈春华，宋岳强　译；李　萍　审）

参考文献

［1］Boivin J, Bunting L, Collins JA, et al. International estimates of infertility prevalence and treatment seeking: potential need and demand for infertility medical care. Hum Reprod,2007,22: 1506 – 12.

［2］Green E, Vessey M. The prevalence of subfertility: a review of the current confusion and a report of two new studies. Fertil Steril,1990, 54: 978 – 83.

［3］Schmidt L, Munster K, Helm P. Infertility and the seeking of infertility treatment in a representative population. Br J Obstet Gynaecol,1995,102: 978 – 84.

［4］Schwartz D, Mayaux MJ. Female fecundity as a function of age: results of artificial insemination in 2193 nulliparous women with azoospermic husbands. Federation CECOS. N Engl J Med, 1982, 306: 404 – 6.

［5］Armar NA, Lachelin GCL. Laparoscopic ovarian diathermy: an effective treatment for anti-estrogen resistant anovulatory infertility in women with the polycystic ovary syndrome. Br J Obstet Gynaecol,1993,100: 161.

［6］Templeton A, Fraser C, Thompson B. The epidemiology of infertility in Aberdeen. BMJ, 1990,301: 148 – 52.

［7］Gunnell DJ, Ewings P. Infertility prevalence, needs assessment and purchasing. J Public Health Med, 1994,16: 29 – 35.

［8］Buckett W, Bentick B. The epidemiology of infertility in a rural population. Acta Obstet Gynecol Scand, 1997, 76: 233 – 7.

［9］Gurunath S, Pandian Z, Anderson RA,et al. Defining infertility-a systematic review of prevalence studies. Hum Reprod Update, 2011,7: 575 – 88.

［10］Birth registrations England, Wales, Scotland and Northern Ireland 1935 to 2002: Office for National Statistics, General Register Office for Scotland, Northern Ireland Statistics and Research Agency. Birth order, England & Wales: Office for National Statistics, UK 2002-based national population projections, 2003 to 2035: Government Actuary's Department Completed family size, 2007, Available from: http://www. statistics. gov. uk

［11］OPCS. Fertility Trends in England and Wales: 1984 – 94. Birth Statistics, OPCS. London: HMSO, 1994.

［12］OPCS. Percentage of Women Childless at Age 25, 35 and 45: By Year of Birth. Social Trends 33, 2003, Available from: http://www. statistics. gov. uk.

［13］Office of National Statistics. Frequently Asked Questions: Births & Fertility. London: Office of National Statistics, 2011.'

［14］ESHRE Capri Workshop Group. Fertility and ageing. Hum Reprod Update,2005,11: 261 – 76.

［15］Luke B, Brown MB. Elevated risks of pregnancy complications and adverse outcomes with increasing maternal age. Hum Reprod,2007,22: 1264 – 72.

［16］Balen AH, Rutherford AJ. Modern approaches to the management of infertility. Part one: epidemiology and the spectrum of infertility, including the prevention and pres – ervation of infertility. BMJ, 2007,335: 608 – 11.

［17］Bewley S, Davies M, Braude P. Which career first? The most secure age for childbearing remains 20 – 35. BMJ,2005,331: 588 – 9.

第2章 不孕症的预防

引 言

如果寻求筛查和治疗的生育力低下夫妇的数量增加,就意味着人类生育力下降了吗?如果是,它是一个全球性问题还是只针对发展中国家?其次,这是由于女性年龄特别是结婚年龄大还是环境问题造成的?从全球来看,人口过剩无疑是个问题,当考虑不孕症的治疗资金问题时,有些人会提到人口过剩。可是在全球范围内通过不孕治疗出生儿童的数量很少,就像接受治疗的夫妇的最终家庭规模也很小。本章不涉及更广泛的伦理争议,只是简单阐述一些不孕症病因的预防。

男性不育症

精子数量下降

近年来,已有一篇重要文献报告了过去20~50年里,环境污染可能引起(可能是雌激素)隐睾症和生殖细胞肿瘤发病率的增长以及精子密度下降。前瞻性研究文献很少,大部分来自对捐精者或输精管切除术者的观察。许多研究显示,年龄、射精频率和禁欲时间这些重要因素不受控制。因为同一男性个体精液存在很大的波动,因此单个样本数据检查的结果存在差异。

Carlsen等回顾了1938年至1990年的61篇近1 500名男性精液的分析文章,认为在以上期间内精子密度从 $113 \times 10^6/mL$ 降至 $66 \times 10^6/mL$ (图2.1),下降了40%[1]。然而Brake和Krause[2]重新分析了过去20年的48篇文章,发现精子密度显著增加。此外,有学者认为统计分析应考虑精子密度分布严重偏向低值的事实,几乎所有观察到的精子平均数下降都可能是由于正常参考低值的下降,从1840年代的 $60 \times 10^6/mL$ 修改为 $20 \times 10^6/mL$[3],再到现在的 $15 \times 10^6/mL$[4]。尽管Meta分析存在误差,但有一系列证据指出不管在精子密度上还是质量上确实在下降[5-8],另外,也有感染率增加的可能性[9]。甚至有研究认为,最近丹麦青少年妊娠率下降的原因是由于精液质量差,而不是更安全的避孕措施[10]。

Invine等[11]的研究为精子密度下降提供了强有力的证据,他们检查了577名志愿捐精者的精液样本,捐精者持续11年多向一个实验室捐赠样本用于研究。这些捐赠者按出生年份被分为4个队列(1959年前、1960—1964年、1965—1969年和1970—1974

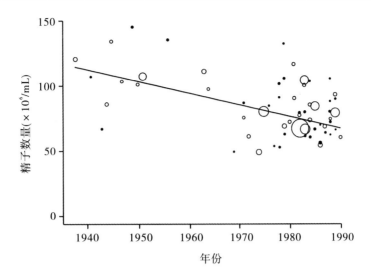

图 2.1　来自 1938 年到 1990 年的 61 份出版物的精子密度线性回归均值报告（出现的圆的面积与研究中对象数目成比例），根据对象数量加权（引自 Carlsen E, et al. BMJ, 1992, 305：609 – 13. ）

年），研究显示精子密度中位数从 1959 年前出生的 $98 \times 10^6 /\text{mL}$ 下降到 1970 后出生的 $78 \times 10^6 /\text{mL}$（$P = 0.002$）。精子总数和活动精子数分别显著下降了 29% 和 24%。

　　与这些看似可信的数据相比，Fisch[12,13] 和 Paulsen[14] 分别发表的数据都未显示北美男性的精子数量下降。这些相悖的数据表明，精子质量存在显著的地域变化。在北美洲（特别是纽约），男性较高精子密度的存在不但难以解释而且影响了用于描述精子质量暂时变化的线性回归分析方法，因为早期研究的大多数据来自于纽约，而后期的数据来自欧洲和发展中国家。

　　Bahadur 等[15] 重新分析了 Carlsen 等[1] 报告中的数据和其他 3 份欧洲报告。有两种模型可用于计算精子数量趋势：线性回归和二次模型分析。二次模型分析提示了自 1975 年以来精子数量上升。这份报告显示，随时间推移，在美国精子数量的变化比在欧洲、亚洲、非洲和南美社区的大。人口统计再次解释了随时间推移数值的波动性。附加数据表明，在欧洲城市之间存在显著的地区差异，并且也存季节差异，冬季数量较高[16]。总之，现在仍然存在争议[17]，需要深入的纵向研究，特别是对这些表现出关注的国家。

尿道下裂、隐睾症和睾丸癌

　　除了关注精子质量的下降，尿道下裂、隐睾症和睾丸癌的发病率也在上升[18]。有人认为环境中雌激素污染物可能是罪魁祸首。在人类的生态环境中可能蓄积着许多雌激素化学物质［例如有机氯杀虫剂，包括二氯二苯二氯乙烷或二氯二苯三氯乙烷（DDT）、多氯联苯（PCBs）、表面活性剂和燃烧的产物］。西方高动物脂肪、蛋白和精致碳水化合物饮食，导致内源性雌激素的增加，这可能影响男性胎儿的发育[19]。牛奶中含有大量的雌激素，实际上在英国用来产奶的奶牛有超过一半是怀孕的。另外，许多植物食物（例如大豆）具有弱雌激素作用，故被称为植物雌激素。人工合成雌激素，例如己烯雌酚和炔雌醇，不但被母亲们摄入，也可能进入饮用水中。这是通过在河水中发现大量增加的卵黄蛋白原，从而发现存在雌激素的，这是由于卵黄蛋白原的分泌只有通过雌激素正常诱导产生。英国河流中雌雄同体鱼的发现，已被用于监控雌激素污染。

母亲怀孕期间食用牛肉量的增加与儿子成年后精子密度呈负相关；这些男孩的不育风险也明显更高[20]。这些发现提示，牛肉中的外源性物质可能改变了出生前胎儿睾丸的发育，对生育有长期的不利影响。有机作物农民提供的精液样本与印刷厂工人、电工和金属工相比，精子密度明显较高[21]，这有力佐证了环境有毒物对精子生成的可能影响。很难辨别职业暴露化学物质对生育力的影响，当然了，还有其他因素影响女性伴侣。总体来看，暴露在杀虫剂和重金属（如铅）的环境下会产生有害影响，但很难找到与其他职业危害的相关性[22]。

尿道下裂是一种常见的先天性异常疾病，发病率为 0.04% ~ 0.4%，指尿道口位于阴茎头至阴茎腹侧面间任一点上，沿轴分布乃至会阴处[23]。尿道下裂可能和隐睾症有关，尽管外源性的干扰内分泌的化学物质有可能引起尿道下裂，目前尚不清楚人类暴露剂量是否高到足以引起此病，以及一些基因缺失和其他因素（如胎盘功能不全等），也可能与之有关[23]。

隐睾症

胎儿在子宫内第 8 周时，生殖腺分化为睾丸，此时睾丸系带发育并通过一缺口进入前腹壁致生殖器隆起（未来的阴囊）。在 8 ~ 12 周时，提睾肌发育，鞘突从腹膜到睾丸系带脱出。睾丸继续发育，在 28 周时，鞘突延伸到阴囊，睾丸系带牵拉，附睾和睾丸迅速下降，首先是附睾先下降（正常解剖结构，见图 5.42a 和 b）。睾丸系带萎缩，鞘突的上部应关闭，否则有可能发生疝气或是阴囊积水。睾丸下降取决于睾酮及其活性代谢物二氢睾酮。抗苗勒管激素（AMH），原名苗勒氏抑制因子（MIF），也可能起一定作用。

40% 隐睾症的男孩合并附睾和输精管畸形，在正常人群中仅占 0.5% ~ 1%。这些畸形可能源于睾丸下降失败、输精管不成熟或异常的激素环境。同侧睾丸产生的睾酮是正常输精管发育所必需的。6 个月时，生殖母细胞通常发育为成人精原细胞，3 岁时进而成熟为初级精母细胞。男孩 1 岁以后睾丸一直未下降的话，该过程会被延迟和受到阻碍。

回缩性睾丸发生率是隐睾症的 4 倍，无需手术治疗。睾丸可以通过按压进入阴囊内，并保持数秒，反之，如果隐睾被按压，它可迅速恢复原位。肌肉注射人绒毛膜促性腺激素（hCG）可使回缩性睾丸下降，但不能使隐睾症发生率下降。

大部分单侧隐睾患者具有生育力，但精子数量减少，隐睾症在睾丸固定术后只能产生很少的或者不产生精子，因为此时萎缩的睾丸大部分已纤维化。成人双侧隐睾术后会导致生育力预后低下。尽管认为应在年幼行睾丸固定术，但实际上是否在 4 ~ 14 岁阶段的早期或晚期进行手术对以后的生育力影响无差别。在任何年龄阶段进行激素治疗都无益处。

10 岁以前未纠正的隐睾患者可患有原位癌，若不进行治疗，这种情况可能会发展成睾丸癌。与对照组相比，隐睾症男性患睾丸生殖细胞癌的相对风险为 5.9，单侧隐睾的相对风险为 8，对侧正常睾丸为 1.6。5 岁以前进行早期睾丸固定术可降低此风险[24]。瑞典对 16 983 个进行过手术治疗的隐睾症男患者进行了一项研究，多年随访 209 984 人次，其中发现 56 例睾丸癌。在他们中，13 岁以前进行手术治疗的睾丸癌的相对风险是 2.23（95% CI 1.58～3.06），而在较大年龄进行治疗的相对风险是 5.40（95% CI 3.20～8.53）[25]。

睾丸固定术

睾丸固定术在防止睾丸扭转的复发上有着重要作用。若该手术是在腹股沟区域内进行，避免意外或无意的输精管或睾丸血管损伤至关重要，它们是腹股沟疝修补术的特有的风险。

流行性腮腺炎、麻疹、风疹预防接种

流行性腮腺炎、麻疹和风疹接种可防止腮腺炎性睾丸炎的发生，该病青春期后可能显著影响精子发生。水痘也可导致严重的睾丸炎。病毒性卵巢炎是女性不孕症的罕见病因；它常继发于流行性腮腺炎，因此也应该在儿童时期进行 MMR 疫苗接种，可预防该病的发生。

睾丸炎

若发生睾丸炎，应尽量减少睾丸萎缩，睾丸萎缩继发于增加的睾丸压力。应使用类固醇（泼尼松龙，每日 40～60mg）治疗；若类固醇治疗无效，应行白膜切开术以缓解压力性坏死。

性传播疾病

淋病可导致不可逆的输精管梗阻，但在 30～40 年前该病在西方国家较少见。现在沙眼衣原体是发达国家最常见的性传播疾病的病原体，可导致尿道炎和附睾炎。建议年轻男女应使用屏障避孕方法，鼓励男性使用避孕套避孕，直至他们拥有一个想要与之组建家庭的固定伴侣。

损　伤

睾丸损伤可导致永久性破坏，继而增加抗精子抗体产生的风险。男性进行身体接触性运动时，建议进行适当的穿戴保护。

精索静脉曲张结扎术

在一些国家，对青少年进行精索静脉曲张结扎术可预防成年后不育。精索静脉结扎术在治疗男性不育中的效果，存在争议。因此，目前没有理由在儿童期或青春期进行预防性结扎（第 12 章）。

职业因素

男性应了解有毒的工作环境会影响生育力。某些金属，例如铅、镉和汞，对精子生成是有害的[22,26]。金属焊接工以及暴露在许多其他化学物质中（例如杀虫剂二溴氯丙烷、十氯酮和二溴己烯；用于油墨、涂料和黏合剂的乙二醇）的工人被观察到存在

生育问题。

药　物

　　虽然许多药物对精子生成的影响具有可逆性，但有些影响是永久的。例如使用柳氮磺胺吡啶——治疗炎症性肠病的药物，会造成精子生成不能完全恢复。奥沙拉嗪可代替柳氮磺胺吡啶，但对生育力似乎没有不利影响。有时必须权衡药物的副作用与其治疗作用，且经常有替代药物。例如许多降压药可能会造成阳痿（β受体拮抗剂，如甲基多巴和卡托普利），然而其他药物无此副作用（钙离子通道阻滞剂）。

化学治疗和放射治疗

　　男性应知道在放化疗前可行精子冷冻。烷化剂（例如环磷酰胺、丙卡巴肼和顺铂）严重损伤性腺功能，但有时明知这些风险却未在治疗前考虑行精子冷冻。即将进行化疗或放疗的男性通常身体很虚弱，精子生成比较困难，生成的精子质量也很差。自从体外受精中卵胞浆内单精子显微注射技术出现以来（ICSI；第14章），为过去只能靠供精生育的男性带来希望。因此在进行任何对精子损伤的治疗前都应将精子冷冻保存，以备将来使用。现在的研究热点是，将青春期前患有癌症的男孩睾丸生精潜能干细胞低温保存，但是这种方法尚存争议，争议焦点主要在签署知情同意书上。

关于年龄对男性和女性影响的建议

　　生育力随年龄增长而下降，这主要和女性年龄有关。男性在九十几岁仍可生育，但新基因突变的比率会随男性年龄的增长而增加，导致显性遗传性先天缺陷，如马方综合征、阿尔伯特综合征和软骨发育不全。精子数量和功能往往随着年龄增长而下降，虽然没有可预测模式[27,28]。在考虑了女性年龄和其他影响生育的变量因素之后[29]，来自布里斯托尔的一份研究鉴定了增加怀孕时间与父亲年龄间的关系。55岁以后这种下降最明显，甚至显示35岁以上男性相比25岁之前的生育机会下降一半[29]。出现这种差异的原因尚不清楚，可能由多因素造成，包括睾丸内分泌功能下降、性交频率的减少以及生精功能的下降[30,31]。

　　女性生来就有固定数量的卵母细胞（每侧卵巢大约100万个），但是只有不足500个卵子排出，剩下的退化。牛津计划生育调查[32]发现，未避孕经产妇37岁以后的生育力显著下降，而未育女性从28岁开始生育力显著下降。吸烟使更年期的年龄提前2年（第3章，第9章）[33]。未育也可提前更年期。与年龄相关的生育力下降是由于卵母细胞质量下降而并非子宫内膜容受性变差，证明了大龄女性，有时是绝经后女性，在接受比自己年轻10~30岁女性的供卵后可获得高妊娠率[34]。

　　随年龄增长，卵子质量会下降，同时伴随着染色体异常概率的增加，女性经常在37岁左右时，卵泡的临界数量加速下降至每个卵巢大约10 000个[5]。女性生育力在37岁后下降很明显。最近的研究显示生育力下降开始更早，19~26岁女性的自然妊娠率是35~39岁的2倍[36]。该研究还报道男性35岁以后生育力也在下降[36]。

研究表明染色体异常的增加并不是直接因为卵母细胞年龄和长时间的减数分裂阻滞状态造成，而是由于正常卵子被优先选择并排出。这个假设也解释了卵巢早衰的女性的胎儿发生染色体异常的风险增加，因为她们接近生育末期[37]。关于孕妇年龄和非整倍体染色体相关的最著名的例子是 21 - 三体综合征（即唐氏综合征），然而其全面的发生机制仍不清楚，三倍体染色体不平衡仍然是人类遗传性疾病的主要发病原因。为了更深入了解非整倍体，尤其是其发病率，人们已从细胞遗传学方面在胚胎发育的不同时间点进行研究，最为常见的是使用成熟配子或临床妊娠的组织进行研究。

随着 IVF 技术的广泛应用，许多人类细胞遗传学研究已在受精失败的 MII 成熟卵上开展。部分研究者发现非整倍体发病率增加与年龄相关（见 Nugent 和 Balen 发表的综述[38]）。普遍认为，异常染色体分离最常发生在异常的第一次减数分裂后[39]。Angell 及其同事对体外培养的卵子和来自于不同年龄段女性捐赠的卵子进行了第一次减数分裂和第二次减数分裂时染色体分离情况的研究，以深入了解其潜在机制[40]。他们发现 179 个 MII 卵中有 64 个存在异常单倍体，但是均未出现通过经典不分离模式预期的额外染色体。这些结果显示，在第一次减数分裂时，着丝粒过早分裂可能是人类三倍体的主要原因。

尽管对受精失败卵子的研究很有意义，但由于他们受多种因素影响可能无法精确反映体内情况。这些卵子来自超排卵治疗，因此可能包括本该要闭锁卵泡的卵子。此外，它们还可能经历过受精失败，经历过长时间的培养及来自不同病因进行 IVF 的年龄稍大女性。影响研究结果分析的另一可能因素是，染色体不分离现象存在显著个体间差异，提示出现非整倍体的多数卵子来自于某些患者。胚胎染色体异常是种植失败和早期流产的主要原因，因此可以解释自然受孕和辅助受孕相对较低的生育率[41]。

在体外受精异常发育的单精子受精供胚中发现，70% 存在 X，Y，18 和 21 号染色体畸变。年龄 30 岁以下的女性胚胎中有 13.5% 发现存在非整倍体，在 30～34 岁的非整倍体率是 19.8%，35～39 岁的是 23.1%[42]。原位荧光杂交（FISH）发现 35 岁后的女性的 64 个胚胎中 16 和 18 号染色体出现非整倍体的个数是 3 和 1[41]。这些结果显示孕妇年龄和减数分裂时某些特定染色体异常分裂有关，尽管这些多余的胚胎可能并不代表体内的情况。随着可用研究数量的增多，以及实验室设备的可靠性增加，对非整倍体的深入研究也变得明朗。一些诊所开始为进行体外受精的高龄夫妇进行胚胎移植前非整倍体筛选。然而，这存在普遍争议：该技术是否确实增加每周期持续妊娠率（第 19 章）。争议的另一热点是胚胎在发育后期是否会进行一些异常基因修复，早到阻止其对胎儿的影响。

流产率随着孕妇年龄的增加而增加。数千例临床妊娠早期流产的细胞遗传学研究发现，非整倍体的出现频率占 35%～40%[43]。非整倍体分析显示，16 号染色体的三倍体最常见，占 20～35%。2，13，15，18，21 和 22 号染色体的非整倍体占余下部分。孕妇年龄对非整倍体的影响不同，随年龄增加，16 号染色体呈线性增长，而 21 号染色体呈指数增长直至生育末期。

年轻男女应意识到这些问题。不幸的是，社会鼓励男女事业发展，但没有为女性生育提供合适的灵活政策和托儿所（第1章）。表2.1对这些问题进行了总结。

表2.1 不孕症的预防

男性	女性
环境因素——减少雌激素污染	避免意外妊娠和妊娠终止
保护化工业工人	腹部手术治疗盆腔器官
隐睾症——睾丸固定术	
睾丸——避免输精管和睾丸血管损伤	
睾丸炎——风疹疫苗接种	
两者	
避免性传播疾病——避孕保护	
不要推迟生育	
化疗或放疗前进行精子和卵子（卵巢组织）保存	
减少杀虫剂和重金属例如铅的职业暴露	

女性不孕症

避 孕

合适的避孕方法可能是给年轻女性最重要的建议。盆腔感染最常由沙眼衣原体引起，10%～30%的女性首次感染后将导致严重的输卵管损伤，二次感染后30%～60%发生输卵管损伤，第三次感染后可引起50%～90%的损伤。衣原体盆腔炎（PID）常无临床症状，患者也未觉察，直至通过腹腔镜下不孕症探查术时才发现严重粘连和盆腔结构破坏。

复方口服避孕药（COCP）是最有效的避孕措施，并有助于预防PID，可减少50% PID患者住院治疗，其作用机制是通过孕激素使宫颈黏液黏稠，进而抑制精子和细菌的穿透。COCP对性传播疾病（STDs）不能进行彻底的防护，除了COCP，还应采取其他屏障避孕方法，特别是女性有不固定性伴侣时。

COCP与宫颈癌患病风险增加有关[44]，任何能阻止STDs的避孕屏障都能减少宫颈恶变的发生以及随后的宫颈锥切活检或宫颈环切的需求。宫颈手术会干扰宫颈黏液的产生或造成宫颈狭窄，从而导致不孕。还可能导致子宫颈机能不全和流产。

与未使用宫内避孕器（IUCD）者相比，使用者发生PID的风险增加50～100%。使用IUCD带来的一些PID经常很严重。PID的风险大部分与生活方式有关，有长期稳定单一伴侣的IUCD使用者患PID风险较低。所有不同类型的IUCDs中，孕激素－释放

IUCD ［Mirena® Intrauterine System （IUS）］通过对宫颈黏液的作用可使感染风险降至最低。作者不建议未育者使用 IUCD，除非该女性有一个长期固定的伴侣才建议使用 IUS.

终止妊娠对女性生育力影响很大。引产术会造成宫颈损伤，尽管在术前准备时，通过阴道内放置前列腺素宫颈制剂可降低此风险。手术操作过程可能会引起子宫穿孔和盆腔炎，5% 的流产术后会发生盆腔炎，这一般是由于操作过程中引发的感染或继发于妊娠残留物引起的感染。是否在终止妊娠前常规进行抗生素预防存在争议，有益的证据也自相矛盾，因为可能诱发抗生素抵抗。操作过程中的术前宫颈内拭子检查结果几乎不可用。总之，一般认为给通过手术终止妊娠的未育妇女进行抗生素预防［给予四环素和甲硝唑或阿莫西林和（或）克拉维酸（安奇）］是谨慎的做法。使用抗孕激素米非司酮联合前列腺素（例如米索前列醇药物）终止妊娠会导致 5% 的妊娠残留物风险，存在盆腔感染风险，尽管如此，与手术终止妊娠总体上相比，联合用药导致后期不孕是比较少见的。

一般健康检查

在第 3 章会涉及女性健康和妊娠前检查相关内容。计划生育诊所也应提供一般健康普查项目，如体重、吸烟和饮酒。

月经不规律的年轻女性可能患有多囊卵巢综合征及其引起的皮肤异常，例如痤疮，应告诫患者体重过重或肥胖会使女性内分泌情况恶化，并增加不孕症风险（第 7 章，第 8 章）。

化学治疗和放射治疗

卵子较精子对低温更敏感，最近，卵子的低温储存从研究到实践有了进步。准备卵子冷冻的女性，需经历与 IVF 女性同样的刺激治疗。冷冻卵子的存活率相对低，随后的受精和妊娠也无法保证。通常使用标准的促排卵药，每周期可产生 8 ~ 12 枚成熟卵子，目前的活产率是 18.3%，比常规 IVF 低很多[45]。进行对生育力有影响的化疗前，将含有卵子的卵巢皮质低温储存，这已应用于临床[46]。然而，在冷冻 - 复温和种植过程中将近 75% 的卵子会丢失[46]；因此该技术适用于那些别无选择，特别是通常整个卵巢需要保存的女性。除了卵子冷冻，也在尝试冷冻卵巢组织以备将来使用，冷冻的卵巢组织可进行卵巢自体移植或体外培养卵泡以获取卵子用于 IVF。这一领域的研究进展迅速，在过去的 5 年里也取得了重大进步（第 19 章）。

女性能克服年龄问题保护生育力吗？

女性进行癌症治疗时，为了保护生育力，可将卵子或卵巢组织低温冷冻。卵子库对此新技术已经产生很大兴趣。尚未找到伴侣或追求事业的女性，年轻时在卵子库保存卵子可保护她们的生育力。不幸的是，正如前面所述，这些技术的有效性仍相对较低。

腹部手术

在发展为腹膜炎之前，应尽快有效地进行阑尾炎手术。盆腔结构应该游离，若发生腹膜炎，应进行腹膜灌洗，抗生素治疗至少持续 2 周。普通外科医生应进行培训，并重视盆腔结构。若在进行剖腹手术前对诊断有疑问，应征求妇科建议，并进行腹腔镜检查，用腔镜器械电切附件，或取下腹正中切口行良性卵巢囊肿的保守性手术。妇科医生对年轻女性的手术操作应非常谨慎，注意保护年轻女性的生育力，避免这些操作损伤卵巢和输卵管。

环境污染

目前尚不认为环境污染对女性生育力的影响和男性的一致[47,48]。对非人类灵长类动物的一些研究显示，二噁英可能诱导子宫内膜异位症，但该结果尚未在人类上得到证实。职业暴露于农药可能有害，但很难涉及有据可循的其他职业性危害[22]。热点话题是，仍需进一步研究除吸烟之外的环境污染（第 3 章）对生殖健康影响的确凿证据[48]。

（陈春华，宋岳强 译；李　萍　审）

参考文献

[1] Carlsen E, Gi were man A, Keiding N, et al. Evidence for decreasing quality of semen during the past 50 years. BMJ,1992,305：609 – 13.

[2] Brake A, Krause W. Decreasing quality of semen. BMJ,1992,305：1498.

[3] Bromwich P, Cohen J, Stewrat I, et al. Decline in sperm counts：an artefact of changed reference range of "normal"？ BMJ,1994, 309：19 – 22.

[4] Cooper TG, Noonan E, von Eckardstein S, et al. World Health Organisation reference values for human semen characteristics. Hum Reprod Update,2010,16：231 – 45.

[5] Auger J, Kunstmann JM, Czyglik F,et al. Decline in semen quality among fertile men in Paris during the past 20 years. N Engl J Med,1995, 332：281 – 5.

[6] Forti G, Serio M. Male infertility：is its rising incidence due to better methodology of detection or an increasing frequency? Hum Reprod,1993,8：1153 – 4.

[7] Sherins RJ. Are semen quality and male fertility changing? N Engl J Med,1995, 332：327 – 8.

[8] Skakkebaek NE, Keiding N. Changes in semen and the testis. BMJ,1994,309：1316 – 17.

[9] Lackner J, Schatzl G, Waldhor T,et al. Constant decline in sperm concentration in infertile males in an urban population：experience over 18 years. Fertil Steril,2005, 84：1657 – 81.

[10] Jensen TK, Carlsen E, Jorgenesen N, et al. Poor semen quality may contribute to the recent decline in fertility rates. Hum Reprod,2002,17：1437 – 40.

[11] Irvine S, Cawood E, Richardson D, et al. Evidence of deteriorating semen quality in the United Kingdom：

a birth cohort study of 577 men in Scotland over 11 years. BMJ,1996,312: 467 – 71.

[12] Fisch H, Goluboff ET, Olsen JH, et al. Semen analyses in 1283 men from the United States over a 25 year period: no decline in quality. Fertil Steril,1996,65: 1009 – 14.

[13] Fisch H, Goluboff ET. Geographic variations in sperm counts: a potential cause of bias in studies of semen quality. Fertil Steril,1996, 65: 1044 – 7.

[14] Paulsen CA, Berman NG, Wang C. Data from men in greater Seattle area reveals no downward trend in semen quality: further evidence that deterioration of semen quality is not geographically uniform. Fertil Steril,1996, 65: 1015 – 21.

[15] Bahadur G, Ling KLE, Katz M. Statistical modelling reveals demography and time are the main contributing factors in global sperm count changes between 1938 and 1996. Hum Reprod,1996, 11: 2635 – 9.

[16] Jorgensen N, Andersen A-G, Eustache F, et al. Regional differences in semen quality in Europe. Hum Reprod,2001,16: 1012 – 19.

[17] Irvine DS. Declining sperm quality: a review of facts and hypotheses. Baillieres Clin Obstet Gynaecol, 1997, 11: 655 – 71.

[18] Sharp L, Black RJ, Muir CS, et al. Trends in cancer of the testis in Scotland, 1961 – 90. Health Bull, 1993, 51: 255 – 67.

[19] Sharpe RM, Skakkebaek NE. Are oestrogens involved in falling sperm counts and disorders of the male reproductive tract? Lancet,1992, 341: 1392 – 5.

[20] Swan SH, Liu F, Overstreet JW,et al. Semen quality of fer – tile US males in relation to their mothers, beef consumption during pregnancy. Hum Reprod,2007, 22: 1497 – 502.

[21] Abell A, Ernst E,Bonde JP. High sperm density among members of organic farmers, association. Lancet, 1994, 343: 1498.

[22] Snijder CA, te Velde E, Roeleveld N, et al. Occupational exposure to chemical substances and time to pregnancy: a systematic review. Hum Reprod Update,2012,18: 284 – 300.

[23] van der Zanden LF, van Rooij IA, Feitz WF, et al. Aetiology of hypospadias: a systematic review of genes and environment. Hum Reprod Update 2012,18: 260 – 83.

[24] Kiely EA. Scientific basis of testicular descent and management implications for cryptorchidism. Br J Clin Pract,1994, 48: 37 – 41.

[25] Pettersson A, Richiardi L, Nordenskjold A, et al. Age at surgery for undescended testis and risk of testicular cancer. N Engl J Med,2007, 356: 1835 – 41.

[26] Bonde JPE. The risk of male subfecundity attributable to welding of metals: studies of semen quality, infertility, fertility, adverse pregnancy outcome and childhood malignancy. Int JAndrol,1993, 16: 1 – 29.

[27] Speroff L. The effect of aging on fertility. Curr Op in Obstet Gynecol,1994,6: 115 – 20.

[28] Vermeulen A. Environment, human reproduction, menopause and andropause. Environ Health Perspect, 1993, 101 (Suppl. 2): 91 – 100.

[29] Ford WCL, North K, Taylor H, et al. Increasing paternal age is associated with delayed conception in a large population of fertile couples: evidence for declining fecundity in older men. Hum Reprod,2000,15: 1703 – 8.

[30] ESHRE Capri Workshop Group. Fertility and ageing. Hum Reprod Update,2005, 11 : 261 – 76.

[31] Eskenazi B, Wyrobek AJ, Sloter E, et al. The association of age and semen quality in healthy men. Hum Reprod,2003,18: 447 – 54.

[32] Howe G, Westhoff C, Vessey M, et al. Effects of age, cigarette smoking and other factors on fertility: findings in a large prospective study. BMJ,1985, 290: 1697 – 700.

[33] Dechanet C, Anahory T, Daude JCM, et al. Effects of cigarette smoking on reproduction. Hum Reprod Update,2011, 17: 76 – 95.

[34] Abdalla HI, Burton G, Kirkland A, et al. Age, pregnancy and miscarriage: uterine versus ovarian factors. Hum Reprocl,1993, 8: 1512 – 17.

[35] Faddy MJ, Gosden RG, Gougeon A, et al. Accelerated disappearance of ovarian follicles in mid life: implications for forcasting menopause. Hum Reprod,1992,7: 1342 – 6.

[36] Dunson DB, Colombo B, Baird DD. Changes with age in the level and duration of fertility in the menstrual cycle. Hum Reprod,2002,17: 1399 – 403.

[37] Zheng CJ, Byers B. Oocyte selection: a new model for the maternal – age dependence of Down syndrome. Hum Genet,1992,90: 1 – 6.

[38] Nugent D, Balen AH. Pregnancy in the older woman. J Br Menop Soc,1999,5: 132 – 5.

[39] Moore DP, Orr – Weaver TL. Chromosome segregation during meiosis: building an unambivalent bivalent. Curr Top Dev Biol,1998,37: 263 – 99.

[40] Angell RR, Xian J, Keith J, et al. First meiotic division abnormali – ties in human oocytes: mechanism of trisomy formation. Cytogenet Cell Genet,1994,65: 194 – 202.

[41] Munne S, Alikani M, Tomkin G, et al. Embryo morphology, devel – opmental rates and maternal age are correlated with chromosome abnormalities. Fertil Steril,1995, 64: 382 – 91.

[42] Jamieson ME, Coutts JRT, Connor JM. The chromosome constitution of human preimplantation embryos fertilized in vitro. Hum Reprod,1994, 9: 709 – 15.

[43] Hassold T, Hunt P, Sherman S. Trisomy in humans: incidence, origin, and etiology. Curr Opin Genet Dev,1993, 3: 398 – 403.

[44] Moreno V, Bosch FX, Munoz N, et al. Effect of oral contraceptives on risk of cervical cancer in women with human papillomavirus infection: the IARC multicentric case-control study. Lancet,2002, 359: 1085 – 101.

[45] Oktay K, Cil AP, Bang H. Efficiency of oocyte cryopreservation: a meta analysis. Fertil Steril,2007,86: 70 – 80.

[46] Meirow D, Levron J, Eldar-Geva T, et al. Monitoring the ovaries after autotransplantation of cryopreserved ovarian tissue: endocrine studies, in vitro fertilisation cycles, and live birth. Fertil Steril, 2007, 87: 418. e7 – 15.

[47] Fauser BCJM, ed. Review symposium: environmental effects on reproductive health. Hum Reprod Update, 2001, 7: 229 – 355.

[48] Sharara FI, Seifer DB, Flaws JA. Environmental toxicants and female reproduction. Fertil Steril,1998, 70: 613 – 22.

第3章 妊娠计划

引　言

由于夫妇（通常是女方）存在健康问题或不良生活习惯（如吸烟）而拒绝进行助孕治疗，这个问题一直存有争议，争议的焦点主要是考虑到有健康问题的夫妇助孕成功率会下降，而且妊娠期间的风险和新生儿健康问题会增加。虽然孩子的福利非常重要，但寻求助孕治疗的女性常常会反驳：有些可生育的女性，虽然也有类似的健康问题，但既不会禁止她们怀孕，也不会建议其终止妊娠，对于这些自然受孕的女性，需加强孕前咨询[1]。所以，医生为什么要选择治疗对象呢？主要有以下两个原因：一、由于资源有限，需要优先选择那些可能很快怀孕的夫妇。二、对于没有生育问题却有健康问题的夫妇，尚缺乏有效的孕前健康检查和咨询。

大多数情况下，医生建议推迟治疗，直到患者的健康有所改善，而不是拒绝治疗。然而，在某些情况下，如果对胎儿健康有威胁（如使用可卡因），我们就不建议实施助孕治疗，有些则必须进行仔细咨询和治疗，比如感染人类免疫缺陷病毒（HIV）的准妈妈。

其他问题

除了生育力下降以外，生殖诊所的患者往往还有其他健康问题。在开始助孕治疗前，这些问题应该得到解决，以提高受孕机会，增加分娩健康孩子的概率。大多数女性赞同为未出生孩子的利益而改变生活方式和饮食习惯。然而，医生应该尽量避免治疗过程中过于武断或带有歧视性，因为拒绝治疗不仅增加患者自身压力，且会使患者无法达到预期的治疗效果。

体　重

女　性

体重指数（BMI）正常的女性比那些体重不正常的（基于她们的身高）更易受孕，且会正常妊娠。

体重低下的女性会出现无排卵和闭经（第7章）。她们诱发排卵通常比较容易，并且容易受孕。但这样获得的妊娠更易于发生早期流产、早产及生育发育迟缓的婴儿。这些婴儿在日后的生活面临更多的问题,如患心血管疾病和糖尿病的风险更高[2]。因此,对于体重低的准妈妈,最佳的治疗是增加体重,而不是促排卵。

在当今社会,肥胖是个重大问题。英国是欧洲肥胖率最高的国家之一。肥胖不仅降低生育能力,而且肥胖女性怀孕,会增加许多胎儿和母体并发症的风险。对于肥胖的详细讨论,请参见第 4 章。

男　性

显著超重的男性也存在问题,因为男性肥胖与血清雄激素水平降低和血清雌激素水平升高有关。肥胖所引起的高胰岛素血症,引起性激素结合球蛋白(SHBG)水平下降,进而使游离睾酮水平保持在男性正常范围[3]。因此,只要不存在性交或勃起功能障碍,大多数肥胖男性都能够生育[4]。然而,男性极度肥胖症有时与性腺功能减退症相关[5]。此外,有证据显示超重(BMI 25 ~ 30 kg/m²)及肥胖和精子数量及功能下降有关[6]。在 BMI 中度升高(> 25.9 kg/m²)的男性中精子的脱氧核糖核酸(DNA)的碎片率较高[7]。然而,来自一篇 Meta 分析的证据显示男性的 BMI 与精液参数之间无明显相关性,需要更大样本的研究来解决这些问题[8]。

孕前女性的饮食建议

医生应该给予到生殖诊所就诊的女性提供关于饮食及运动的一般建议(表 3.1 和 3.2;见附录)。均衡的饮食应每天提供大约 2 000kcal(1kcal = 4.18kJ),推荐的范围是 1 500 ~ 2 500kcal。这个每日需要量在妊娠期间约增加 200kcal。有些女性喜欢具体的饮食建议,而另一些有顾虑的,应鼓励她们记录不连续的两天里吃的食物,然后与营养师商讨如何最好地改善她们的饮食。多囊卵巢综合征(PCOS)患者已有推荐的具体的饮食建议,有些女性觉得它们有益。总体来说,饮食习惯要容易养成且可持续,这点很重要。

表 3.1　推荐的日需要量

	非妊娠	妊娠
能量(kcal)	1940	2140
蛋白质(g)	45	51
叶酸(μg)	300	400
铁(mg)	15	15
钙(mg)	1200	1700
锌(mg)	7	7
碘(μg)	140	140
碳水化合物(g)	250	275

表 3.2 主要能源物质的能量值

	能量值	
	kJ/g	kcal/g
脂肪	9	37
酒精	7	29
蛋白质	4	17
碳水化合物	3.75	16

值得一提的是，作者并不赞成部分营养师推荐的低碳水化合物及除外其他营养素的饮食习惯，此外，也无证据表明 PCOS 女性饮食中只含某一种营养素比其他营养素体重减轻更明显[9]。健康的饮食需要 4 种适量的营养素（见附录）。在一般情况下，没有必要补充维生素，只要在饮食中含有新鲜水果；蔬菜（最好是轻熟），乳制品，鱼、瘦肉或两者兼而有之。唯一例外的是叶酸，这是目前推荐的、备孕女性需要补充的维生素。

叶 酸

最近研究表明，许多食物含有叶酸（表 3.3），它有助于减少发展中国家胎儿神经管缺陷的风险。建议计划怀孕女性，孕前开始服用叶酸片，并持续至妊娠 12 周。每日需要量为 400μg。为预防再次发生神经管缺陷，或正服用抗癫痫药物及超重（BMI > 30kg/m^2）的女性，推荐大剂量（5mg）。有许多孕期服用的维生素补充剂同时含有铁和叶酸。另外，许多复合维生素片也含有叶酸。

表 3.3 食物中的叶酸含量（典型分量）

来源	叶酸
煮熟的西兰花	30μg
煮熟的豆芽	100μg
煮熟的白菜	25μg
煮熟的胡萝卜	10μg
煮熟的菜花	45μg
煮熟的绿豆	50μg
豌豆	30μg
土豆	45μg
菠菜	80μg

续表

来源	叶酸
过度烹饪蔬菜损失叶酸	
香蕉	15μg
柚子	20μg
橙子	50μg
橙汁	40μg
肉汁	每杯95 μg
马麦脱酸制酵母	每份40 μg
牛奶	每品脱35 μg
煮熟糙米饭	15μg
煮熟白米饭	5μg
两片白面包	25μg
两片全麦面包	40μg
玉米片（加工）	100μg

注：肝脏中含有丰富的叶酸，因为存在摄取过多的维生素 A 的可能，孕前应避免食用

针对性别选择及生育力的特别饮食建议

据认为，饮食习惯的改变既可以改善生育能力，又可以通过增强透明带对 X 或 Y 精子的接受性而实现性别选择。

性别选择

性别选择的倡导者们推荐的方法包括特殊的饮食，通过阴道灌洗形成不同的阴道 pH 值及在排卵期前后的不同时期性交。对这些方法，不仅存在完全相反的看法，也没有任何前瞻性随机研究证据支持。同样的，有些诊所实行精子的机械分离技术，但结果并没有科学依据支持。在体外受精（IVF）治疗中实行植入前胚胎活检，或在受孕后通过绒毛活检或羊水穿刺，可以鉴定性别，以防止先天性性连锁疾病的遗传。

生育力

一些矿物质和维生素已用于男性不育症的治疗。一项小型研究发现，硫酸锌（每次 120mg，每日 2 次）可以提高少精子症和低睾酮水平男性的精子浓度和睾酮水平[10]。有抗氧化功能的维生素 E，在弱精子症男性中被推荐使用，口服（300～600mg/d，至少 6 周）[11]和在体外使用（试管中）[12]。维生素 B_{12} 也已用于少精子症的治疗。但是，这些疗法缺乏前瞻性研究数据，虽然无害，但尚无法确定其益处[13]。

英国的前瞻研究，除了提供实际的一般健康情况的孕前咨询，还提倡改变饮食习惯来提高生育力并减少流产，因此要求患者将他们的头发送去分析矿物质、金属和微量元素，并无一例外地建议他们服用维生素和矿物质补充品。作者未发现有前瞻性随

机对照研究显示这些方法有临床效益，因此并不建议。

获得性感染

李斯特菌病可引起流产，可能通过摄入未充分加热的冷冻熟食而感染。冷肉馅饼、即食家禽、未巴氏消毒的牛奶和软质成熟干酪（如乳酪，卡门贝干酪，蓝脉型）应避免给可能妊娠的女性食用。孕妇也应避免接触正在产羔的羊和青贮饲料，因为有罹患李斯特菌病、弓形体病和衣原体病的风险。应告知女性在接触猫狗后可能感染弓形体病，以确保她们接触宠物或宠物食物碗后要彻底洗手。

锻　炼

不管是孕前或已孕的女性，经常进行体育锻炼必不可少，与健康的饮食相辅相成，也不会造成不良影响。但突然改变运动模式可能是有害的，妊娠期间应该尽量避免。过度运动可导致男性和女性的下丘脑功能障碍，另外，减重可以引起女性闭经（第7章）。

酒　精

酒精对睾丸间质细胞功能有严重影响，它可以减少间质细胞睾酮的合成，其代谢产物乙醛可导致睾丸间质细胞膜损伤和自身抗体的形成，后者可以持续作用很长时间。过量摄入酒精也扰乱下丘脑－垂体功能，进一步影响睾丸和性功能。阳痿是酒精中毒的一个常见的表现，类似高雌激素血症的体征（如男性女性型乳房，女性性征），高雌激素血症可能是肝硬化引起的睾酮和雌激素的代谢紊乱。对所有生活方式进行详细评估，男性伴侣饮酒量每周超过 20 单位（U），不育症发生率明显升高[14]。

酗酒可导致闭经和排卵障碍，可能是通过中枢系统作用，而不是直接作用于卵巢。孕早期饮酒可导致胎儿严重的发育异常（如生长发育迟缓、智力低下、躯体畸形）。计划怀孕的女性每周饮酒量最好小于 6U。有证据表明，完全戒酒与改善生育能力有关[15]。妊娠期间也应避免饮酒，虽然小聚会常会把酒言欢，但有学者认为酗酒是胎儿酒精综合征的主要原因。

在接受试管婴儿治疗的夫妇中，女方饮酒导致助孕失败［OR（相对危险度）值为 2.86，95% CI 0.99 ~ 8.24］和流产（OR 值 2.21，95% CI 为 1.09 ~ 4.49）的风险增加[16]。男方饮酒也会导致持续妊娠率降低 1/8 ~ 1/2[16]。

吸　烟

吸烟的代谢产物具有毒性作用，它会导致卵母细胞线粒体氧化损伤，使精子畸形比例增高，也会毒害胚胎造成早期流产[17]。吸烟不仅降低自然受孕的概率，也降低助孕治疗的成功率[14]。

低生育力

牛津计划生育协会数据库公布了对英国超过 17 000 名女性的观察结果，其中有超过 4 000 名女性解除避孕后开始怀孕[17]。随着每天吸烟量的增加，生育力有显著下降趋势。据估解除避孕 5 年后，每天吸烟超过 20 支的女性约有 11% 未能怀孕，而这一情况在非吸烟者只有 5%。已发表系统评价研究报告显示吸烟者较非吸烟者不孕危险率的总体 OR 值为 1.60（95% CI 1.34 ~ 1.91）[18]。IVF 助孕的吸烟者较非吸烟者成功妊娠的 OR 值为 0.66（95% CI 0.49 ~ 0.88）[19]。虽然吸烟使绝经年龄提前，似乎对卵巢功能有直接的影响，但有证据表明，戒烟者可以恢复正常生育力[18]。被动吸烟也可能对女性的生育产生不利影响[20]。虽然以前认为吸烟对男性生育力没有影响，但最近研究表明并非如此[16,20]。

高流产率风险

妊娠期间吸烟者流产风险增加 1 倍，早产率增加 50%，低出生体重婴儿发生率增加 1 倍，并导致胎儿宫内发育迟缓及围产儿死亡率的风险增加。曾有报道孕期吸烟增加先天性肢体畸形伴末梢横向缺乏的风险，可能是由于血管供血不足所致。婴儿生长受限可能进一步导致儿童日后身体和心理的发育问题。吸烟会增加婴儿猝死综合征发生率。

框表 3.1 列举了计划怀孕需要的步骤。

框表 3.1　计划怀孕

改善健康状态：BMI 正常，锻炼

饮食：叶酸，准备适当的食物

限制酒精 < 每周 6U

戒烟

改善已患内科疾病

避免致畸药物

前列腺素合成酶抑制剂（如吲哚美辛、甲芬那酸、萘普生、双氯芬酸）可能会抑制排卵，并导致黄素化未破裂卵泡（LUF）的发生。当心！

内科疾病及药物

对于育龄期女性可能发生的内科疾病，已经超出了本书的范围，就不在此赘述。任何虚弱的状态均可导致无排卵性不孕，这是由于下丘脑脉冲式分泌促性腺激素释放激素（GnRH）减少或体重减轻引起的。部分疾病可能是遗传的，所以产前遗传咨询是必要的（第 19 章）。作者介绍了影响生育力的疾病及可能有致畸作用的药物。风险最大的时期是孕 3 ~ 11 周，因为此时许多女性还未意识到她们已妊娠（尽管大多数进行助孕治疗的女性在她们月经周期推迟的时候就行妊娠检测）。一般情况下，除非药物被证明必须服用，否则最好是禁止服用任何药物。妊娠期间许多药物都被禁止使用，因为孕期很难进行新药测试。因此，孕期避免使用药物的警告可能是由于缺乏数据支持，而不是说明有致畸作用。

精神性疾病

不孕症可引起心理压力、性功能障碍和阳痿，但不至于发展到精神疾病。与此相反，精神疾病可导致不孕症。患精神分裂症女性可有月经紊乱（常继发于下丘脑功能障碍或药物引起的高泌乳素血症）及引起体重相关性闭经的神经性厌食症。神经性暴食症往往不容易被察觉，通常患者也会否认，但它与 PCOS 有关，可能是不孕症重要原因之一。任何精神疾病均可引起下丘脑功能失调和无排卵性不孕。强效镇静剂可引起高泌乳素血症，并导致闭经。

焦虑和抑郁

不孕症引起严重的焦虑，并可能导致临床抑郁症。这类患者的治疗应该是在临床咨询师的指导下提供支持疗法，避免药物治疗。如果患者正在服用镇静药或抗抑郁药，最好推迟受孕，直至其心理状态恢复稳定并停止用药。这些女性易于发生产后抑郁症，当她们妊娠，应该将其情况告知产科医生。备孕女性应避免服用催眠药物（如苯二氮卓），但如果实在必要，可单次服用短效制剂（如氯普唑仑、氯甲西泮、替马西泮）。巴比妥类药物也应避免使用。抗抑郁药在孕期使用是安全的，但同样，非必要情况下应避免。一些抗抑郁药会影响性功能（如阿米替林、氯米帕明、度硫平、丙咪嗪、米安色林），或引起月经不调（如阿莫沙平）。计划怀孕的女性应避免使用单胺氧化酶抑制剂。五羟色胺摄取抑制剂（如西酞普兰、艾司西酞普兰、氟西汀）现今已成为非常普遍的抗忧郁症药物，也可用于抑制食欲（虽然饮食和运动相结合是减重的最佳手段）及经前期综合征的治疗，但这些药物由于会增加先天性心脏病风险，也应该避免用于可能妊娠的女性。

精神病

抗精神病药物通过影响下丘脑功能和引起高泌乳素血症导致无排卵性不孕。这类药物因能引起新生儿锥体外系体征，孕期应慎用。用于治疗躁狂症和预防躁郁症的锂，可导致甲状腺功能减退，同时也有致畸作用，应该避免使用。

生殖诊所的临床医生首要职责是保证未出生孩子的健康。在治疗精神疾病患者前，应该先召集团队中的所有成员针对患者的情况开展讨论。因此，必须与心理医生保持沟通，协助调整即将怀孕和即将为人父母的患者的精神状态，及咨询相关药物的使用（如锂的替代物）。

神经紊乱性疾病

癫痫

未服用抗癫痫药物的女性患者，其胎儿畸形率增高，可能是癫痫与一些胎儿畸形（如面部裂）存在连锁遗传。大多数抗癫痫药物都有致畸作用，所以要尽量用最低剂量单一药物，使备孕女性的癫痫得以控制。服用卡马西平和丙戊酸钠可增加神经管缺陷的风险，应告知患者这一风险并建议其做好产前筛查。苯妥英钠增加面部裂的风险，并可能导致胎儿乙内酰脲综合征［指（趾）发育缺陷、先天性心脏缺陷、面部裂、头部和智力发育异常]。在癫痫患者开始助孕治疗前，必须征求神经科医师的意见。癫痫患者在加大叶酸剂量（5mg/d）。有些抗癫痫药物会降低避孕药的功效，所以如果没有采取其他的避孕措施，可能有意外妊娠的风险。

肌强直性营养不良症

强直性肌营养不良症是一种常染色体显性遗传性疾病，常伴不孕，后者是无排卵或睾丸萎缩引起的。这种情况的产科并发症和遗传后遗症非常严重，治疗这些患者要谨慎。

内分泌疾病

所有内分泌疾病都可直接或间接通过对下丘脑 - 垂体轴效应影响性腺功能。无排卵性不孕常见原因及其治疗在第 7 章中有详细讨论。患有泌乳素腺瘤的女性可能没有妊娠的愿望，但如果她们妊娠，了解肿瘤的大小和位置很重要：虽然只有 7% 治疗过大腺瘤的患者发生压迫症状，而在微腺瘤（直径 <1cm）很少发生，但妊娠期间高泌乳素血症会导致垂体肿瘤增大 10% ~20%。多巴胺受体激动剂（如溴隐亭、卡麦角林）在妊娠期间通常应停药，除非患者泌乳素大腺瘤有向鞍上扩展，但有鞍上扩展者最好应避孕（第 7 章）。卡麦角林是高泌乳素血症的首选药物，但禁止孕期服用，因此，备孕患者一般都会选择溴隐亭治疗。

多囊卵巢综合征

暂时无生育计划的 PCOS 患者（第 7 章，第 8 章），常常会予抗雄激素治疗以缓解痤疮和多毛症状。抗雄激素药物如醋酸环丙孕酮，通常与炔雌醇联用，为一种避孕药（常用醋酸环丙孕酮和炔雌醇制剂，商品名达英 - 35）。理论上，抗雄激素可以影响胎儿生殖器的发育，常见于意外受孕者。但研究显示，至今有超过 1600 万人年女性使用这种避孕药，其中有 40 例持续服药至器官形成关键时期之后，无一发生不良后果。应建议服用其他无避孕效果的抗雄激素制剂（如螺内酯、非那雄胺和氟他胺）的女性严格避孕。

先天性肾上腺皮质增生症

先天性肾上腺皮质增生症（CAH），包括不同严重程度的类固醇合成障碍。失盐型 21 - 羟化酶缺乏症通常需要用糖皮质激素和氟氢可的松替代疗法，并且在妊娠期间应继续治疗，虽然 CAH 的女性受孕极罕见[21]。女性 CAH 有另一个亚型，表现为非抑制性孕激素分泌亢进，导致子宫内膜不生长而致不孕。孕激素分泌可以不受雄激素水平的控制，而不管使用何种类固醇治疗，如果标准的抑制疗法不能恢复规则的排卵周期，可以考虑肾上腺切除术。

库欣综合征

库欣综合征引起月经不调和不孕。在库欣综合征治愈前，应避孕。如已怀孕，最好建议患者终止妊娠，因为它对孕妇有致病（如高血压、糖尿病）的潜在风险。极少量促肾上腺皮质激素（ACTH）能穿过胎盘，因此胎儿不会男性化。氢化可的松通过胎盘转化成可的松，后者对胎儿有保护作用。

肢端肥大症

由于常合并泌乳素和促性腺激素分泌异常及多囊卵巢综合征，患肢端肥大症的女性很难受孕。溴隐亭治疗可能有助于受孕。但如果已经妊娠了，肢端肥大症对胎儿是没有影响的。

甲状腺疾病

甲状腺疾病常见于年轻女性，妊娠期女性发生率为 2% ~ 3%，与不良妊娠结局有关[22]。不孕症诊所中约 5% 的女性患有甲状腺疾病，因此建议常规筛查。如果存在甲状腺功能生化异常，如血清促甲状腺激素（TSH）浓度升高，应继续检测血清甲状腺过氧化物酶抗体（TPO-Ab）和甲状腺球蛋白抗体（TG-Ab），8% ~ 14% 的育龄期女性会出现抗体滴度升高[23]。即使甲状腺功能正常的女性，甲状腺自身抗体的存在与生育力下降、流产（散发性、复发性）、早产和产妇产后甲状腺炎明显相关[24]，而甲状腺素治疗可降低流产和早产的发生风险[24]。

甲状腺功能亢进和甲状腺功能减退均可引起无排卵。后者可能与高泌乳素血症有关。女性甲亢和闭经通常合并体重下降。甲功恢复正常后生育力一般可恢复。胎儿在孕 12 周之前自身不能合成甲状腺素，要经胎盘从母体获得。甲状腺功能减退症在孕早期可以对胎儿神经系统的发育产生深远影响，所以应大力支持甲状腺素替代治疗，并密切监测母体 TSH 和游离甲状腺激素水平。甲亢患者可通过胎盘将母体促甲状腺自身抗体或 TSH 受体结合抗体转运给胎儿，而不是母体血液循环中高甲状腺素浓度直接通过胎盘影响到胎儿，故可导致胎儿甲亢或甲减。抗甲状腺药物应减少到最低必要剂量，且应定期监测孕妇甲状腺功能。

妊娠可改善自身免疫性甲状腺疾病，甚至可以停止药物治疗。甲状腺疾病反弹可能对产妇健康产生深远影响，产后也应密切监测甲功。对于可能妊娠的甲亢患者，应予抗甲状腺药物治疗，不应予放射碘治疗。丙硫氧嘧啶治疗效果优于卡比马唑，由于前者可抑制周围组织中的甲状腺素（T_4）转换为三碘甲状腺原氨酸（T_3），使血液恶液质的发生风险更小，两者均可在孕期使用。卡比马唑很少引起新生儿表皮发育不全。如果 20mg 卡比马唑或 300mg 丙硫氧嘧啶都未能控制甲亢，应考虑手术治疗。

糖尿病

1 型、2 型糖尿病均与卵巢功能紊乱及精子生成减少有关。如果糖尿病控制不佳，可能会出现无排卵性不孕。1 型糖尿病可影响下丘脑－垂体功能，且可能由于合并卵巢自身免疫疾病导致提早绝经。2 型糖尿病患者有高胰岛素血症，后者增加卵巢激素合成，导致高雄激素血症和多囊卵巢综合征。因此，糖尿病和多囊卵巢综合征之间存在着密切关联。PCOS 患者容易发生妊娠期糖尿病，尤其是超重患者。糖尿病女性患者，应鼓励她们严格控制血糖水平，以提高她们的生育能力，并减少发生先天性畸形及妊娠并发症的风险。

对糖尿病女性尤其是 2 型糖尿病患者，是否存在性功能障碍及性欲低下，目前尚存争论。由于糖尿病血管和神经并发症，糖尿病史超过 10 年的年轻男性，超过 25% 有勃起功能障碍，60 岁患者的发生率升高到 75%。研究显示逆行射精也是糖尿病性神经病变所致。糖尿病也可能对精子的产生有不利影响。

胃肠道疾病

腹腔疾病

谷蛋白敏感性肠道病或腹腔疾病的女性患者及男性患者，不孕症发生率较高，一是下丘脑 - 垂体轴的异常率可能增加，二是男性阳痿和精子发生障碍。无谷蛋白膳食应该能纠正大多数异常状态，但不一定能改善精子功能。

炎症性肠病

炎性肠道疾病可以损伤生育力，但这种损伤在很大程度上由营养状况、病情和药物治疗所致。手术可引起盆腔损伤，进行腹腔镜手术评估盆腔状况时应谨慎，因为存在肠管粘连和损伤的风险。身体形象改变可能导致性心理障碍，尤其是在切除手术后。目前认为奥沙拉嗪不影响生精功能，可替代柳氮磺胺吡啶，因后者可能引起可逆的少精症。这些药物孕期使用是安全的，但应建议叶酸的补充持续至孕晚期。

肠易激综合征

肠易激综合征（IBS）是导致年轻女性盆腔痛及全腹痛的原因之一，这观点得到越来越多人认可。肠易激综合征女性患者常常处于焦虑状态，对生育力降低的担心会使她们的症状加剧。治疗时应联合高纤维饮食、大便膨胀剂和解痉药物（抗胆碱药），使用解痉药物时应避孕。

消化性溃疡

消化性溃疡用 H_2 受体拮抗剂（如雷尼替丁、西咪替丁）可以得到有效治疗，但这些拮抗剂可引起男性乳房发育和阳痿（雷尼替丁发生率低于西咪替丁）。据认为孕期使用质子泵抑制剂奥美拉唑是安全的，但使用兰索拉唑时应避孕。

肾脏疾病

严重肾脏疾病患者是无法受孕的。

男性肾脏疾病

男性肾脏疾病可能引起勃起功能障碍、原发性性腺功能减退和不可逆的睾丸组织学改变，表现为曲细精管基底膜透明样变和间质细胞数量减少。尿毒症导致下丘脑功能衰竭和高泌乳素血症，后者是由垂体合成过多和肾脏排泄减少引起，这种情况下，血液透析治疗对改善下丘脑无排卵性不孕的效果优于男性不育症，但男女双方的生育力在肾移植术成功后能得到更大程度的恢复。

女性肾脏疾病

女性肾脏疾病患者在血浆肌酐浓度低于 250mmol/L 及尿素浓度小于 10mmol/L 时，才可以考虑怀孕。妊娠可使肾功能显著恶化，加上这些患者的预期寿命缩短，因此孕前门诊时必须深入探讨这些问题。理想情况下，肾移植手术后 2 年且健康状况良好，没有移植物排斥反应、蛋白尿或高血压，才可以考虑怀孕。免疫抑制药物应继续使用，肾功能稳定时服用的剂量一般致畸的可能性不大。

心血管疾病

先天性或后天性心脏疾病的女患者孕前应该由心脏科医师进行心功能评估及讨论孕期的风险。抗心律失常药物对计划怀孕的女性通常是安全的，且权衡之下，利大于弊。胺碘酮可影响甲状腺功能，造成甲减或甲亢，继而引起生育力下降。非甲亢患者也可有血清总甲状腺素（T_4）浓度的升高，因此检测三碘甲状腺原氨酸（T_3）和促甲状腺激素是必要的。丙吡胺，氟卡尼和普鲁卡因胺应慎用于孕妇，必要时可以在计划怀孕之前更换抗心律失常的药物。

妊娠早、晚期高血压都可以通过几种药物联合治疗得到有效控制。但应避免使用利尿剂，因为它们可影响电解质平衡及引起血容量不足和肾衰竭，也可能会减少胎盘血流量，尤其在患者有先兆子痫时。虽然已经被证实与胎儿宫内发育迟缓有关，但β受体拮抗剂似乎是安全的。肾上腺素能神经元阻断剂（如胍乙啶）和α受体拮抗剂（如酚苄明），应避免应用于计划怀孕的女性中，这些药物也可引起男性射精障碍。血管紧张素转换酶（ACE）抑制剂疗效好并得到广泛的应用，但其可能会导致男性阳痿，考虑其致畸作用，不应该将其应用于计划怀孕的女性。鉴于有动物实验致畸报道，应避免钙通道阻断剂用于有怀孕可能的女性。需要降压治疗的女性应该在计划怀孕之前，就服用孕期安全性药物将血压控制在正常水平，如甲基多巴、拉贝洛尔等。

现在越来越多患有严重心血管疾病的女性，可以存活至生育年龄，在过去这部分患者可能在幼年时期就夭折了。很多人做过广泛的手术，也有少数曾行心脏移植手术或心-肺移植手术，后者见于囊性纤维化患者。应联合心脏病专家对这些患者会诊治疗。

呼吸系统疾病

哮 喘

哮喘是生育期女性最常见的呼吸系统疾病，影响约 1% 育龄女性。妊娠对呼吸系统产生的压力相对较小，妊娠对哮喘的影响是不固定及不可预测的，一部分人可以好转而另一部分却恶化。由于情绪影响哮喘，不孕症可能导致病情恶化，形成恶性循环。不论采取吸入或口服用药，孕期服用β-拟交感神经药、茶碱、糖皮质激素和色甘酸钠都是安全的。

囊性纤维性病

囊性纤维性病患者的预后在过去 20 年中得到了大幅改善，现在许多患有囊性纤维性病的女性，都能健康生活到可建立家庭的年龄。这些女性在怀孕之前要尽可能保持健康，这点很重要，如果她们肺功能良好，也无肺部感染，她们及胎儿会更好地渡过孕期。胰酶和黏液溶解剂（如乙酰半胱氨酸），在孕期服用是安全的。

患有囊性纤维性病的孕妇流产率与健康女性相似，但是围产儿死亡率及产妇死亡率较高，尽管后者并没有比患有囊性纤维性病的同龄非孕女性高。体重低下可能是囊性纤维性病女性患者生育力降低和孕期并发症发生的最主要原因。据报道，只有 20% 患有囊性纤维性病的女性可受孕，其他人常伴有宫颈黏液稠厚，理论上这种机械式避孕屏障可以通过宫腔内人工授精（IUI）来克服。

患有囊性纤维性病的男性由于中肾管异常发育，通常是无精子症，但也不绝对。精子的发生通常是正常的，从附睾或睾丸获取精子通过卵胞浆内单精子注射（ICSI）施行体外受精助孕治疗。

为一方或双方有囊性纤维性病的夫妇提供孕前遗传咨询是必要的。

结核病

近年来，由于社会经济地位低的女性移民免疫力低下，并有艾滋病毒感染的免疫抑制作用，结核病的发病率出现了回升。乙胺丁醇和异烟肼无致畸性，利福平在孕期似乎是安全的，而链霉素应避免孕期使用。

抗生素和抗感染剂

下面列出了在英国广泛使用的抗生素和抗感染剂。当所服药物有孕期慎用的提示，最好建议患者避孕至感染治愈。不管怎样，在严重感染和消耗性疾病好转之前是不大可能受孕的。

抗生素

在妊娠初期安全性抗生素包括以下：

- 头孢菌素
- 红霉素
- 夫西地酸
- 呋喃妥因
- 青霉素

孕期应谨慎使用的抗生素包括以下：

- 环丙沙星
- 克林霉素
- 庆大霉素
- 甲硝唑
- 萘啶酸
- 氧氟沙星
- 利福平
- 大观霉素
- 万古霉素

孕期禁用抗生素包括以下：

- 氨基糖苷类（实在必要，庆大霉素可能是最安全）
- 氯霉素

- 多黏菌素 E
- 复方新诺明
- 氨苯砜
- 磷霉素
- 磺胺类药物
- 四环素类药物

还有很多新近出现的抗生素，暂时还没有确切的信息。通过研究目前所有的药物治疗相关文献，以确定治疗是否利大于弊，是很重要的。

活疫苗

活疫苗包括预防结核的卡介苗和用于预防黄热病、伤寒、霍乱、麻疹、流行性腮腺炎、风疹和脊髓灰质炎的疫苗。孕期不应接种这些疫苗，除非感染的危险性高于其对胎儿带来的影响。

抗真菌药物

孕期安全的抗真菌药物有制霉菌素，慎用药物有：两性霉素、氟康唑、氟胞嘧啶、灰黄霉素、伊曲康唑、酮康唑和特比萘芬。

抗病毒药物

孕期服用阿昔洛韦可能是安全的，但只在必要情况下使用，避免服用更昔洛韦、利巴韦林和鬼臼树脂。

人类免疫缺陷病毒

对患艾滋病的女性应进行详细的孕前咨询（见下文）。建议在妊娠和分娩期间行联合用药抗病毒治疗，以减少母婴垂直传播的风险。联合用药包括反转录病毒抑制剂，诸如齐多夫定，连同两种蛋白酶抑制剂（如沙奎那韦、洛匹那韦、利托那韦、茚地那韦）。

抗阿米巴药物

孕期安全的抗阿米巴药物是二氯尼特，孕期应慎用甲硝唑。

抗疟药

服用抗疟药进行预防和治疗的益处大于风险。一般认为安全的抗疟药包括氯喹、氯胍和乙胺嘧啶（与叶酸补充剂并用）。避免使用磺胺多辛和乙胺嘧啶（凡西达®）、卤泛群、乙胺嘧啶–氨苯砜复合剂、甲氟喹、伯氨喹和奎宁。

驱虫剂

孕期避免使用甲苯达唑、哌嗪和噻嘧啶。

人类免疫缺陷病毒（HIV）和获得性免疫缺陷综合征

获得性免疫缺陷综合征（AIDS）男性患者睾丸萎缩、睾酮缺乏症和抗精子抗体阳性发生率增加。是否应鼓励感染 HIV 男性或女性生育是个有争议的问题，因为病毒可以通过性传播给伴侣及可能导致下一代感染。然而，积极的治疗使患者预后与生活质量显著改善，实验室设备也可为患者提供安全的治疗[25]。有迹象表明，使用处理好的精液标本进行人工授精不会导致孕妇感染艾滋病毒；目前长期抗病毒治疗的男性如果检测不到病毒载量（<50拷贝/毫升），可以根据排卵期安排性交，而无需担心将病毒传播给自己的伴侣。如果血浆病毒载量高于50拷贝/毫升，则需评估精液的病毒载量，如果小于50拷贝/毫升，性交可能是安全的[26,27]；如果大于50拷贝/毫升，则应考虑精液洗涤或试管婴儿[28,29]助孕。

在欧洲市区，孕妇中HIV血清阳性率是1.5‰~5.5‰。艾滋病女性患者，如果身体状态好并可以排卵，被认为有15%~20%的机会将病毒传染给她们宫内胎儿。后代感染病毒的风险似乎不会因为男方感染病毒而增加。母婴传播的风险可以通过联合药物治疗［齐多夫定（AZT）和（或）去羟肌苷或扎西他滨与蛋白酶抑制剂（例如沙奎那韦、洛匹那韦、利托那韦和茚地那韦）联合］与择期剖宫产得以降低。虽然妊娠期间的免疫抑制作用可能促使病情恶化，但产妇的预后近年来有显著改善。过去，感染的夫妇生育的后代有可能在童年或青春期早期成为孤儿，但目前的联合治疗显著降低疾病进展的可能性，而且可以使该病维持在静止状态，也许可以无限期维持下去。当然，世界范围内情况有很大差别，有些发展中国家艾滋病疫情已失控，正恶性蔓延。

实验室工作人员处理血液、精液和卵泡液时可能会造成感染，这是个值得注意的问题。一方或双方有HIV的夫妇咨询怀孕事宜，应认真商榷。如果他们仍然想要怀孕，就应该告知他们只能在排卵前、后进行无保护性交。如果女方是HIV阳性，男方是HIV阴性，那么可以施行人工授精，从而避免感染的风险。反之，应该借助试管婴儿助孕将女方感染的风险降至最低。如前所述，已有使用洗涤过的HIV阳性男方的精子使女方受孕，而病毒并未传播给女方的报道。也可以考虑由非感染的一方使用捐赠的配子。

感染HIV的夫妇到生殖诊所进行检查和治疗的程度，应取决于个人情况。尽管如此，在过去10年预后已大大改善。在英国，对所有接受IVF助孕的夫妇筛查HIV（及乙型、丙型肝炎），因为病毒（特别是丙型肝炎）在胚胎冷冻保存的液氮中有传播的可能。

血液问题

贫血

贫血是常见的血液疾病，孕期会加重，因为妊娠会降低体内铁贮存。妊娠期间由于血液稀释的影响导致生理性贫血。另有证据表明，大多数女性的饮食中含有足够的铁质以满足孕期需求，但许多育龄期女性缺乏贮存铁。妊娠期间孕妇对叶酸需求增加，而且有证据表明，补充叶酸可减少胎儿神经管缺陷和其他主要发育异常的风险。除了服用育龄女性所需补充的常规剂量的叶酸（见以上叶酸章节），有些女性叶酸的服用量应增加，例如正服用抗癫痫药物的女性。在年轻女性中罕见维生素B_{12}缺乏。

对在生殖诊所就诊的女性进行全血计数是非常有意义的，如果贫血最好不要怀孕，但贫血本身并不会导致不孕症。

镰状细胞贫血

生殖诊所应对来自高发人群的女性（加勒比黑人女性及来自印度和地中海国家的

女性），进行珠蛋白肽链变异的筛查，以明确她们是否有镰状细胞性贫血（HbSS）。

妊娠期间镰状危象发作更加频繁，甚至可能致命；由于胎盘梗死，流产的风险也增加。应该向这些患者的血液科专家咨询妊娠的风险。相反，有镰状细胞特征（HbAS）的女性，常是健康的，妊娠期间很少出现问题，但男方应进行 HbAS 的筛查，同时医生应讨论产前诊断的可能性。

地中海贫血

有地中海贫血的准父母在怀孕之前应该接受遗传咨询，并由血液学专家进行评估。有 α 地中海贫血的女性（α_1 或 α_2，即有 2 个或 3 个珠蛋白分子）或 β 轻型地中海贫血在妊娠期间需要积极补充铁和叶酸，并在妊娠之前要尽可能保持健康的状态。β 地中海贫血的患者往往有严重的问题，需要终生定期输血，但这会导致铁蓄积和血色病，内分泌功能紊乱继发于脑垂体和性腺的铁沉着。过量铁沉积在肝脏和胰腺可以导致激素失调，进而导致这些患者青春期延迟和性腺功能减退性不孕症。睾丸活检可能表现为铁蓄积。去铁胺可用于螯合多余的铁，该疗法必须在青春前期开始以防止垂体功能障碍。

易栓症

易栓症女性在妊娠过程中有血栓栓塞的危险，既往有血栓栓塞病史往往在整个孕期或者妊娠的某阶段预防性使用抗凝药。最常见的做法是在临产时开始使用肝素并持续至产后 6 周。女性人工瓣膜置换术后可能会长期服用华法林治疗，当她们计划怀孕的时候会陷于特别为难的境地。华法林由于有致斑点状软骨发育异常，进而导致异常骨和软骨形成的风险，应避免在孕早期服用。长时间使用肝素可引起骨质疏松，后者在长期卵巢功能衰退性不孕的女性中备受关注，这些患者可能由于雌激素缺乏导致骨质密度下降。使用低分子量肝素似乎可以降低患骨质疏松症的风险，尽管这些药剂尚未获准用于妊娠女性。超促排卵治疗的女性是血栓栓塞的高危人群，应小心处理，血清高浓度雌二醇可能使她们血栓形成的风险增加，必要时可以使用肝素预防。因此应该与血栓疾病方面的专家共同商讨治疗方案。

抗磷脂综合征

抗磷脂综合征与复发性流产有关（第 21 章）。然而，大多数有凝血功能障碍（抗磷脂综合征主要表现之一）的女性并没有明显的结缔组织病的迹象或症状。

结缔组织病

系统性红斑狼疮

医生应告知患系统性红斑狼疮（SLE）的女性在疾病活动期避孕，因为妊娠可引起急性发作。SLE 女性发生自然流产的风险高，流产率可能超过 40%，且孕早期及孕中期都有可能发生自然流产，可使用阿司匹林、肝素、糖皮质激素和免疫球蛋白等预防流产。

其他结缔组织疾病，如类风湿关节炎，不会增加流产的风险。产前咨询合理用药是很重要的。妊娠期间使用糖皮质激素和氯喹是安全的，低剂量阿司匹林也是安全的，但对乙酰氨基酚是最佳的镇痛药。吲哚美辛等非甾体类抗炎药物、金制剂和青霉胺，应避免在妊娠期服用。

环氧合酶－2抑制剂，如美洛昔康、罗非考昔、尼美舒利等，是一组非甾体抗炎药，可影响前列腺素的合成，可能对受精、蜕膜化和着床有极大影响，因此准备怀孕的女性应避免服用[30]。

化学治疗

化疗期间应避孕。

对男性的影响

包含烷化剂（如白消安、卡氯芥、苯丁酸氮芥、环磷酰胺、雌莫司汀、异环磷酰胺、洛莫司汀、美法仑、氮芥、噻替哌、曲奥舒凡）的化疗方案会严重影响配子发生，因此男性在身体状况允许下，应建议进行精子的冷冻保存。自从ICSI的出现，这个建议已经变得更加有益（第14章，第12章）。男性生育力也可以受到阿糖胞苷、阿霉素、丙卡巴肼和长春新碱的不利影响。化疗主要影响生精小管，睾丸间质细胞的功能也可能会受到损伤。

对女性的影响

烷化剂对女性的影响不是固定的，主要取决于年龄和剂量，年龄超过30岁的女性发生卵巢早衰的风险更高。现在冷冻卵母细胞或者冷冻含有原始卵泡的卵巢活检组织已经成为可能，而女性在开始化疗前行试管婴儿助孕不一定可行（第19章）。只要患者基础疾病恢复，大多数其他化疗药物可以保留患者的卵巢功能。口服避孕药或Gn-RHa治疗并不能保护卵母细胞。值得庆幸的是，用于治疗女性绒癌或异位妊娠的甲氨蝶呤，不影响生育，但应避免在给药后3~6个月内怀孕。卵巢固定术可以减少骨盆区域的放射治疗时对卵巢的辐射。在未来，卵巢组织的冷冻保存应该可以解决这些患者的问题。

（邓冰冰，江　帆　译）

参考文献

［1］Seshadri S, Oakeshott P, Nelson-Piercy C, et al. Prepregnancy care. BMJ 2012344：34 - 9.

［2］Barker DJ. The fetal and infant origins of adult disease. BMJ 1990 301：111.

［3］Amatruda JM, Harman SM, Pourmotabbed G, . Depressed plasma testosterone and fractional binding of testosterone in obese males. J Clin Endocrinol Metab 197847：268.

［4］Chung WS, Sohn JH, Park YY. Is obesity an underlying factor in erectile dysfunction? Eur Urol 1999 36：68 - 70.

［5］Glass AR, Burman KD, Dahms WT, . Endocrine function in human obesity. Metabolism 1981 30：89.

［6］Kort HI, Massey JB, Eisner CW, et al. Men with high body mass index values present with lower numbers of normal-motile sperm cells. Abstract no. P – 355. Fertil Steril 200380（Suppl. 3）：S238.

［7］Kort HI, Massey JB, Witt MA, . Sperm chromatin integrity is related to body mass index：men presenting with high BMI scores have higher incidence of sperm DNA fragmentation. Abstract no. P – 333. Fertil Steril 2003 80（Suppl. 3）：S232.

［8］MacDonald AA, Herbison GP, Showell M,. The impact of body mass index on semen parameters and reproductive hormones in human males：a systematic review and meta-analysis. Hum Reprod Update 201016：293 – 311.

［9］Norman RJ, Dewially D, Legro RS, . Polycystic ovary syndrome. Lancet 2007 370：685 – 97.

［10］Schmid TE, Eskenazi B, Marchetti F, et al. Micronutrients intake is associated with improved sperm DNA quality in older men. Fertil Steril 2012 98：1130 – 7.

［11］Colagar AH, Marzony ET, Chaichi MJ. Zinc levels in seminal plasma are associated with sperm quality in fertile and infertile men. Nutr Res 200929：82 – 8.

［12］Aitken RH, Clarkson JS. Significance of reactive oxygen species and anti oxidants in defining the efficacy of sperm preparation techniques. J Androl 1988 9：367.

［13］Wong WY, Mekus HM, Thomas CM, . Effects of folic acid and zinc sulfate on male factor subfertility：a double blind, randomized, placebo controlled trial. Fertil Steril 2002 77：491 – 8.

［14］Hassan MA, Killick SR. Negative lifestyle is associated with a significant reduction in fecundity. Fertil Steril 2004 81：384 – 92.

［15］Jensen TK, Hjollund NHI, Henriksen TB, et al. Does moderate alcohol consumption affect fertility? Follow up study among couples planning first pregnancy. BMJ 1988 317：505 – 10.

［16］Klonoff-Cohen H, Lam – Kmglick P, Gonzalez C. Effects of maternal and paternal alcohol consumption on the success rates of in vitro fertilization and gamete intrafallopian transfer. Fertil Steril 2003 79：330 – 9.

［17］Howe G, Westhoff C, Vessey M, . Effects of age, cigarette smoking and other factors on fertility：findings in a large prospective study. BMJ 1985 290：1697 – 700.

［18］Aμgood C, Duckitt K, Templeton AA. Smoking and female infertility：a systematic review and meta – analysis. Hum Reprod 1998 13：1532 – 9.

［19］Hμghes EG, Brennan BG. Does cigarette smoking impair natural or assisted fecundity? Fertil Steril 1996 66：679 – 89.

［20］Hull MG, North K, Taylor H, . Delayed conception and active and passive smoking. Fertil Steril 2000 74：725 – 33.

［21］Holmes-Walker DJ, Conway GS, Honour JW, . Menstrual disturbance and hypersecretion of progesterone in women with congenital adrenal hyperplasia due to 21-hydroxylase deficiency. Clin Endocrinol（Oxf）1995 43：291 – 6.

［22］Vissenberg R, van den Boogard E, van Wely M, et al. Treatment of thyroid disorders before conception and in early pregnancy：a systematic review. Hum Reprod Update 2012 18：360 – 73.

［23］Krassas GE, Poppe K, Glinoer D. Thyroid function and human reproductive health. Endocr Rev 2010 31：702 – 55.

［24］Thangaratinam S, Tan A, Knox E,. Association between thyroid autoantibodies and miscarriage and preterm birth：meta-analysis of evidence. BMJ 2011 342：d2616.

［25］Gilling-Smith C, Almeida P. HIV, hepatitis B and hepatitis C and infertility：reducing risk. Hum Fertil（Camb）2003 6：106 – 12.

[26] Castilla J, Del Romero J, Hernando V,. Effectiveness of highly active antiretroviral therapy in reducing heterosexual transmission of HIV. J Acquir Immune Defic Syndr 2005 40: 96 – 101.

[27] Cohen MS, Chen YQ, McCauley M, et al. Prevention of HIV – 1 infection with early antiretroviral therapy. N Engl J Med 2011 365: 493 – 505.

[28] Bujan L, Hollander L, Coudert M, et al. Safety and efficacy of sperm washing in HIV – 1 – serodiscordant couples where the male is infected: results from the European CREAThE network. AIDS 2007 21: 1909 – 14.

[29] Kashima K, Takakuwa K, Suzuki M, et al. Studies of assisted reproduction techniques (ART) for HIV – 1 – discordant couples using washed sperm and the nested PCR method: a comparison of the pregnancy rates in HIV – 1 – discordant couples and control couples. Jpn J Infect Dis 2009 62: 173 – 6.

[30] Norman RJ, Wu R. The potential danger of COX – 2 inhibitors. Fertil Steril 2004 81:493 – 4.

扩展阅读

Powrie R, Greene M, Camann W, eds. cle Swiet's Medical Disorders in Obstetric Practice, 5th edn. Chichester, Sussex, U. K.: Wiley-Blackwell, 2010. ISBN: 978 – 1 – 4051 – 4847 – 4.

第 4 章　肥胖与生殖

引　言

肥胖在育龄女性中是一常见问题，在英国有 60% 的女性超重或肥胖。肥胖对自然受孕和妊娠均不利，可能增加流产风险，对母亲和孩子的长期健康也不利，因为肥胖可以增加新生儿先天畸形率和后天代谢性疾病的可能性。肥胖也不利于男性生育（第3章）。

促排卵药物可以治疗无排卵女性，帮助她们受孕，而肥胖女性对这些药物的反应性降低，虽然这种降低并不总是等同于持续妊娠率降低。此外，肥胖可能影响到一些治疗的安全性。例如，在超声扫描时，肥胖者的卵巢可能看不清晰，在进行腹腔镜或取卵术时也较难提供安全麻醉。肥胖也对妊娠和分娩产生重要影响。

肥胖的定义及其严重程度

正常体重指数（BMI）为 19 ~ 24.9 kg/m^2（或下限是 20 kg/m^2）（图 4.1）。体重不足会导致下丘脑性闭经，如果已经受孕，则增加妊娠期并发症风险。为了在本文中保持对肥胖的定义一致，作者将 BMI > 25 kg/m^2 定义为超重，将 BMI > 30 kg/m^2 定义为肥胖。

在英国，16 岁以上男性和女性约 1/3 超重，另外 1/3 肥胖。英国每年治疗肥胖至少花费 100 万英镑，肥胖的长期后果将花费 5 000 万英镑，对经济总体影响则估计为 20 亿英镑。

肥胖的主要原因是大多数人缺乏锻炼和摄入不健康饮食从而导致能量摄入过多远超消耗[1]。如果孩子父母肥胖，则孩子肥胖风险增加了 5 倍。在英国格拉斯哥（Glasgow）的一项调查显示，预约到诊所就诊的产前女性，肥胖者百分比从 1990 年的 9.4%，上升到 2004 年的 18.9%，呈双倍增长[2]，而在年龄上无差别。

BMI 是一种容易测量的可重复指标。然而在代谢方面，身体脂肪的分布比实际体重更重要。内脏脂肪代谢更为活跃，腰围（或腰臀比）增加与代谢风险和罹患长期疾病显著相关。然而腰围在肥胖个体中难以衡量（例如，会受到更多误差的影响），但 BMI 却是一致的（框表 4.1）。

胰岛素抵抗也与 BMI 相关联，而且它被认为是肥胖影响代谢的一个更精准指标。胰岛素抵抗在表现上还具有明显种族差异。在白种人中，BMI > 30 kg/m^2 通常认为能够增加各种疾病风险，但在南亚裔人群中，BMI > 25 kg/m² 就足以增加代谢缺陷的风险[3]。

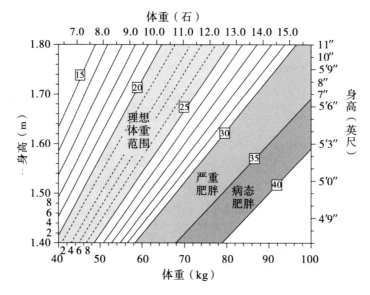

图 4.1 BMI 图表。每一个对角线代表 BMI（单位：kg/m²）［图表最初由来自英国伦敦大学学院（University college Hospital，London）的 Dr. G. Conway 设计］

框表 4.1 WHO 定义的 BMI 范围

> 超重：> 25 kg/m²
>
> 肥胖前：25.0 ~ 29.9 kg/m²
>
> 中度肥胖（Ⅰ类）：30.0 ~ 34.9 kg/m²
>
> 重度肥胖（Ⅱ类）：35.0 ~ 39.9 kg/m²
>
> 极度（病态）肥胖（Ⅲ类）：> 40 kg/m²

胰岛素抵抗被定义为：葡萄糖对给予一定量的胰岛素的反应降低，并且可能发生胰岛素受体的继发性抵抗，降低肝脏对胰岛素的清除能力和（或）增加胰腺敏感性。胰岛素抵抗的测量尚不精确，无公认指南。技术困难导致了许多检查都是侵入性的，包括"血糖钳"法。这种方法被认为是测量胰岛素抵抗的金标准，但它较为复杂和昂贵。测量空腹胰岛素浓度并结合葡萄糖，可以提供（内）稳态模型评估公式（homeostasis model assessment，HOMA）和定量胰岛素敏感度检查指数（quantitative insulin sensitivity check index，QUICKI），以此来计算胰岛素抵抗的程度。实际上，在英国这种测试仅限用于研究，并无在生殖医学临床实践中应用，大多数临床医生仍采取标准的 75 g 口服葡萄糖耐量试验（Oral glucose tolerance test，OGTT）（表 4.1）。在糖耐量受损（IGT）时，空腹血糖水平仅能预测 2h 时血糖水平，这表明进行一个完整的 OGTT 是有必要的[4]。20% ~ 40% 患有多囊卵巢综合征（polycystic ovary syndrome，PCOS）的女性具有糖耐量受损（IGT），其百分比明显高于绝经前女性的这个数值[5]。

在一项对英国绝经前女性非胰岛素依赖性糖尿病（non-insulin-dependent diabetes mellitus，NIDDM）的研究中发现，近 30% 的人患有 PCOS，82% 卵巢呈多囊表现[6]。PCOS 女性发展为 NIDDM 的可能性高于对照组 3～7 倍[4,7]。而且，这种转变可能是快速的。有研究对 54 名血糖水平正常女性和 13 名 IGT 并有 PCOS 基础的女性做了一个平均时长为 6.2 年的随访，结果显示前者有 9.2% 发展为糖耐量受损，有 8% 发展为显性 NIDDM。IGT 人群中则有 54% 发展为显性 NIDDM。BMI 达到临界值是预测这种转变发生的一个重要的独立预测因子，其变化速度表明定期监测是必需的，特别是当 BMI 高时[8]，然而这种定期监测对于这些女性来说还远未成为标准英国医疗保健的一部分。

无论 BMI 如何，胰岛素抵抗都有可能发生，PCOS 常合并肥胖，并对血糖平衡产生不利影响，亦加重雄激素过多症和无排卵情况的恶化。单纯评估 BMI 不能可靠地预测心血管疾病风险。据报道，纠正血脂异常、高血糖症和高血压后，BMI 和冠心病之间的相关性几乎不复存在[9]。有些女性 BMI 正常但却有严重代谢异常，而另一些人尽管 BMI 升高却无危险因素[10,11]。因此，除了 BMI 本身，脂肪分布也很重要，男型肥胖（梨形肥胖）比女型肥胖（苹果形肥胖）危险更大。测量腰臀比或腰围体现的是腹部的内脏脂肪而非皮下脂肪。内脏脂肪新陈代谢更活跃，其增加将导致胰岛素抵抗、2 型糖尿病、血脂异常、高血压和左心室扩大的发病率上升。运动对减少内脏脂肪、降低心血管疾病风险具有显著效果。采用计算机断层扫描（CT）评估腰围比使用腰臀比或 BMI 更能反映腰围与内脏脂肪量的紧密联系[11]。理想腰围应该小于 79 cm，如果大于 87 cm 则意味着危险明显增加。

表 4.1 75g 葡萄糖耐量试验后对葡萄糖耐量的定义

	糖尿病	糖耐量减低	空腹血糖受损
空腹血糖（mmol/L）	≥7.0	<7.0	≥6.1 且 <7.0
2h 葡萄糖（mmol/L）	≥11.1	≥7.8 且 <11.1	<7.8
措施	糖尿病相关治疗	饮食建议	饮食建议
	诊所就诊	每年测定空腹血糖	每年测定空腹血糖
		考虑使用二甲双胍	

肥胖对妊娠影响（流产、孕产妇健康、胎儿健康）

流产率似乎随着母亲体重增加而增加。在自然受孕女性中，中度超重者（BMI 25～27.9 kg/m²），流产风险增加[12]。在通过 IVF[13,14] 或接受供卵[15] 而妊娠的女性中也存在这种关系。

在复发性流产的女性中，胰岛素抵抗百分比高于持续妊娠者（即没有复发性流产者）（分别为 27% 与 9.5%）[16]。这一发现提出了一个概念——在预测生殖结局方面，新陈代谢活跃的脂肪（即内脏脂肪）才是最重要的。可能机制之一是通过一种对纤维蛋白溶解有较强作用的抑制剂——纤溶酶原激活物抑制剂（PAI - 1）——来起作用。PAI - 1 在胰岛素抵抗、PCOS 患者和流产女性中有所升高。还有其他几个可能机制，包括胰岛素抵抗对卵泡发育、卵母细胞成熟和子宫内膜生长的不利影响。

对肥胖女性来说，妊娠具有重大风险，后代先天性畸形率可能增加，这些先天畸形包括神经管畸形（比值比 OR = 3.5）、脐膨出（比值比 OR = 3.3）和心脏病（比值比 OR = 32.0）；肥胖女性妊娠还可能增加流产、妊娠期糖尿病、高血压发生概率以及分娩期并发症[17,18]。

虽然通过超声方法评估胎儿时会因为母亲脂肪组织太厚使信号变弱而存在技术难题，但孩子罹患先天性畸形的风险似乎真实存在。妊娠本身加剧了潜在的胰岛素抵抗，因此 PCOS 女性、肥胖女性或二者兼有的女性罹患妊娠期糖尿病的风险增加[19]。

肥胖与孕妇妊娠期增加的风险相关。这些风险包括高血压、妊娠期糖尿病和血栓栓塞，这些疾病发病率增加，剖宫产率增加。肥胖女性的婴儿中巨大儿、进入新生儿重症监护（NIC）、存在出生缺陷、死产和围生期死亡风险均增加[20,21]。英国一项对 287 213 例单胎妊娠的研究表明，孕妇中有 176 923 人（61.6%）是正常体重（BMI 20 ~ 24.9kg/m²），31 276 人（10.9%）肥胖（BMI > 30kg/m²）[2]。该研究中肥胖女性比值比见表 4.2。

表 4.2　肥胖妇女妊娠风险

条件	OR（95% CI）
妊娠期糖尿病	3.60（3.25 ~ 3.98）
子痫前期	2.14（1.85 ~ 2.47）
引产术	1.70（1.64 ~ 1.76）
剖宫产	1.83（1.74 ~ 1.93）
产后出血	1.39（1.32 ~ 1.46）
生殖器感染	1.30（1.01 ~ 1.60）
尿路感染	1.40（1.20 ~ 1.60）
伤口感染	2.20（2.00 ~ 2.60）
巨大儿	2.36（2.23 ~ 2.50）
宫内死亡	1.40（1.14 ~ 1.71）

引自 Kanagalingam MG, et al. BJOG, 2005, 112：1431 - 3.

一项关于对 PCOS 女性进行诱导排卵的研究表明，在 270 名 BMI > 35 kg/m² 的女性中，只有 5 名女性妊娠，其中 1 名的胎儿夭折，另 1 名的胎儿则有先天畸形[22]。增加死产和先天性畸形率的假定机制包括胰岛素抵抗和初期或未确诊的糖尿病。在澳大利亚分娩女性中也表现出类似趋势[21]：在 BMI 为 30 ~ 40 kg/m² 的女性中，婴儿出生缺陷为 1.9%，而在 BMI > 40 kg/m² 的女性中则翻倍为 4%。也有证据表明孕期肥胖可导致胎儿日后也肥胖。

因为剖宫产率增加，住院时间长，新生儿服务增多，肥胖女性妊娠成本更高。超重母亲更有可能罹患高血压和血栓栓塞，导致孕产妇死亡风险更高。2000—2002 年，在上报给"英国孕产妇健康机密调查"[23] 的 261 份死亡报告中，有 78 名女性（35%）肥胖，而在一般人群中仅 23% 女性肥胖。并且在这些死亡女性中，1/4 的人 BMI > 35 kg/m²。

即使母亲的 BMI 保持在正常范围内，第一次和第二次妊娠之间所增加的体重已证明能够显著增加妊娠期糖尿病、先兆子痫和死产的风险[24]。

肥胖对自然生育的影响

体重对于女孩的青春期启动和日后的自然生育有着深远影响。详细描述已经超出了本书范围，有一些很好的综述概述了对中枢分泌激素和脂肪组织活性产物间相互关系的评估[25,26]。尽管大多数研究都指向肥胖影响无排卵性不孕症，但也有证据表明超重也会影响有排卵女性的自然受孕[27-29]。再次强调，中心性（内脏性）肥胖最重要。

例如，几年前一项研究观察了 542 名参加供精人工授精（DI）的女性，发现腰臀比增加 0.1 个单位就会导致每周期妊娠率降低 30%（风险比 0.705，95% CI 0.562 ~ 0.887）[29]。BMI 的这种关系是非线性的，且据观察只有 BMI > 30 kg/m² 才对每周期妊娠率有不利影响（表 4.3 和表 4.4）。

表 4.3　腰臀比和 12 个周期后妊娠率

腰臀比	12 个周期后妊娠率（%）
< 0.70	63
0.7 ~ 0.75	51
0.76 ~ 0.8	47
0.81 ~ 0.85	41
> 0.85	32

引自 Zaadstra BM, et al. BMJ, 1993, 305：484 - 7.

表 4.4　体重指数和 12 个周期后妊娠率

体重指数（BMI）	12 个周期后妊娠率（%）
< 20.0	40
20.1 ~ 25.0	48
25.1 ~ 30.0	48
> 30.0	18

引自 Zaadstra BM, et al. BMJ, 1993, 305: 484 – 7.

PCOS、胰岛素抵抗、二甲双胍与减重效果

PCOS 影响着 20% ~ 25% 的女性（第 8 章），其发病率的上升似乎是由于当前普遍的肥胖所导致的。因无排卵而就诊的不孕症女性中，PCOS 占 90% ~ 95%。至少有 40% PCOS 女性伴随肥胖[30]，而且与跟她们体重相当但卵巢正常的女性相比，她们中有更多人患有胰岛素抵抗。腹部肥胖的增加与月经稀发、低生育力和高胰岛素抵抗相关[31]。

多项研究表明，PCOS 女性减重可以改善内分泌、月经周期、排卵率，增加健康妊娠的可能性[32]。即使仅仅减去体重总值的 5% ~ 10%，也能够减少 30% 的中央脂肪，提高胰岛素敏感性以及恢复排卵。对于超重、无排卵的 PCOS 女性，改变生活方式显然是改善生殖功能的一个重要的方面。

在使用枸橼酸氯米芬或促性腺激素进行诱导排卵治疗前应该鼓励患者减重，以提高排卵率，提高卵巢反应。因为对卵巢的可视性差，对肥胖患者监测治疗也更加困难，这就增加了多发排卵和多胎妊娠风险。对于 PCOS 超重女性的管理，英国国家指南建议应减重，最好是在开始使用刺激排卵药物之前 BMI 减到 30 kg/m^2 以下[33]。

Clark 等[34]的研究关注了减重和锻炼对 BMI > 30 kg/m^2 的和对枸橼酸氯米芬抵抗的无排卵性不孕症女性的影响。这项研究的重点在于实施了超过 6 个月的、切实的锻炼计划并结合了强化的、适当的饮食计划。在纳入研究的 18 位女性中，有 13 位完成了研究，该研究在维持甚至改变生活方式方面对部分人确实造成了较大困难。减重对内分泌功能、排卵和妊娠概率有显著影响。空腹胰岛素和血清睾酮浓度都有所下降，13 人中有 12 个恢复了排卵；11 人妊娠，其中 5 人为自然受孕，其他人也对枸橼酸氯米芬都产生反应。因此，在适当支持下，无药物治疗患者也可能自发排卵。另一项研究对本研究进行了扩展，包括了合并其他不同诊断的女性，证明在 67 个病例中，有 60 例体现了减重可致自发排卵且流产率低于预期值，也显著节省了治疗费用[35]。

因此，对肥胖无排卵 PCOS 患者来说，减重与其月经模式的显著改善（从 40% 到 89%）和规律排卵周期的自发恢复（从 33% 到 55%）相关[31,36,37]。改变生活方式对于提高无排卵的 PCOS 超重女性的生殖功能显然是一个关键组成部分。通过达到负热量平

衡再开始减重很可能提供早期的益处。

　　在 PCOS 管理中，使用降低胰岛素的药物或增敏剂已经引起了人们的很大兴趣，但一些药物（如二甲双胍）似乎对停止排卵和极度肥胖的女性无效（第 7 章，第 8 章）。从逻辑上假设，当治疗时血清胰岛素浓度减少时，PCOS 症状应该有所改善。一些研究评价了二甲双胍对 PCOS 患者生殖的影响。然而，最初的研究大多数是观察性的，随机性研究所涉及的研究对象样本量都很小。最近，一项前瞻性的、随机的，采用双盲和安慰剂对照的多中心研究出版，成为推动此领域研究较为合适的驱动力。它旨在评估改变生活方式和应用二甲双胍在肥胖（BMI > 30 kg/m²）的无排卵 PCOS 女性中的联合作用[38]。专业营养师针对每位患者做个性化评估，为她们制订一个切实可行的长期目标，平均每天能减少 500kcal 的能量摄入。结果表明，二甲双胍治疗组和安慰剂组体重均下降，但减少的重量在两组之间无差别。在那些减重后女性中已观察到了月经周期次数增加，但这种增加在两组间仍无差异。

　　已发表的二甲双胍应用的研究差异较大，反映在研究人群上有很大的差异，特别是在体重方面。随着 BMI 上升，胰岛素敏感性下降（或胰岛素抵抗上升）[39]。可以看出非肥胖 PCOS 女性对二甲双胍的反应性优于肥胖女性。有人认为可能二甲双胍对有严重胰岛素抵抗女性应更有效，然而其使用剂量可出现不足或患者出现对二甲双胍的抵抗。此外，二甲双胍与枸橼酸氯米芬联合使用似乎并不能增强诱导排卵的效果（第 7 章）[39]。

　　噻唑烷二酮类衍生物虽然对提高胰岛素敏感性更有效，却并不适用于有生育要求的人群，且这类药物实际上也有增加体重的副作用。

肥胖对无排卵性不孕症治疗的影响

　　一项对于 1 880 名不孕症女性和 4 023 名正常女性的研究表明，无排卵性不孕症在 BMI > 27 kg/m² 的人群的发生率是正常人群的 3 倍。超重女性需要更高剂量的枸橼酸氯米芬和促性腺激素。超重女性很难准确地经阴道超声进行监测，且有证据表明，她们面临的过度刺激的潜在风险更大[41]。在这项研究中，通过对 hCG 阳性率、临床妊娠率和持续妊娠率的评估发现，BMI 对排卵率和妊娠率无显著影响。与轻度超重和正常体重患者相比，BMI > 30 kg/m² 的组别尽管窦卵泡数目更多，但有较多小卵泡发育（$P = 0.005$）和较少中等卵泡发育（$P < 0.036$）。BMI < 25 kg/m² 的女性则单个卵泡发育的概率更大。BMI 增加与更长的治疗时间、更高的药物总剂量和更高的促性腺激素使用阈值有关[41]。

　　基于促排卵的通用方案，许多研究以往已经将 BMI > 35 kg/m² 的女性（或有时是 30 kg/m² 的女性）排除在外。一些研究则包括了严重肥胖的女性。例如，在 270 名接受枸橼酸氯米芬或 Gn（促性腺激素）诱导排卵的 PCOS 女性中，6 个月后，BMI 为 18 ~ 24 kg/m² 的女性中排卵率是 79%，BMI 为 30 ~ 34 kg/m² 女性中为 15.3%（$P < 0.001$），而在 BMI > 35 kg/m² 女性中仅为 12%（$P < 0.001$）[22]。

一个对 13 项研究的 meta 分析表明了肥胖程度与 Gn 需要量呈正相关，加权平均差为 771 个国际单位（即需要更多的药物）（95% CI 700 ~ 842），并且肥胖者周期取消率也较高（pooled OR 1.86，95% CI 1.13 ~ 3.06）[42]。

与不肥胖者相比，肥胖者排卵率有所下降（OR 0.44，95% CI 0.31 ~ 0.61）。虽然二组在妊娠率上无差别，但妊娠率与胰岛素抵抗呈负相关（pooled OR 0.29，95% CI 0.10 ~ 0.80）。因此，肥胖和胰岛素抵抗的联合作用似乎是诱导排卵治疗结局的最重要决定因素，其中胰岛素抵抗程度则更为重要。

腹腔镜下卵巢打孔术是针对枸橼酸氯米芬抵抗的无排卵性 PCOS 患者的 Gn 替代方法（第 7 章）。然而对这种治疗最可能有反应的多为瘦型的、有着较高血清 LH 浓度的女性而不是超重女性[43]。另外，肥胖在全身麻醉中也有额外的风险。

肥胖对 IVF 和相关治疗的影响

有证据表明严重超重的女性在 ART 周期中受孕失败率更高。一些研究报道，与正常 BMI 的女性相比，非常肥胖的女性有一半的机会通过 ART 受孕[14,44,45]，虽一些研究表明体重对这方面并无影响[46,47]。在有关诱导排卵结局的出版物中，很少有将极度肥胖女性作为研究群体。

现已证明，肥胖女性需要较高剂量 Gn、有较少优势卵泡生长、较少取卵次数和较低获卵率。相对于体瘦者，她们的胚胎质量较差，种植率较低，早期流产率较高，因此活产率较低。然而通常情况下，激素刺激的强度可能可以完全克服肥胖的劣势，也有合理的临床妊娠率[46]。

一项回顾性研究记录了 2 660 对夫妇的 5 019 个 IVF 或 ICSI 周期，发现与 BMI < 25 kg/m² 的女性相比，BMI > 30 kg/m² 的女性活产率 OR 为 0.75（95% CI 1.57 ~ 0.98，$P < 0.05$），流产 OR 为 1.69（95% CI 1.13 ~ 2.51，$P < 0.003$）[44]。另一项对于 3 586 名在南澳大利亚阿德莱德接受 ART 女性的分析发现，这些女性中 25% 患有 PCOS，逻辑回归分析证实了体重是一个独立影响因素：随着体重增加，生育力线性降低（$P < 0.001$）[14]。不同 BMI 组别中至少妊娠 1 次的女性百分比见表 4.5[14]。

表 4.5　不同 BMI 组别中至少妊娠 1 次的妇女所占百分比

BMI（kg/m²）	>1 次妊娠（%）	OR	95% CI
< 20	45	0.81	0.65 ~ 1.01
20 ~ 24.9	48	1.0	
25 ~ 29.9	42	0.81	0.68 ~ 0.97
30 ~ 34.9	40	0.73	0.57 ~ 0.95
> 35	30	0.50	0.32 ~ 0.77

引自 Wang JX, et al. BMJ, 2000, 321: 1320 - 1.

因此，与体重正常女性相比，BMI > 35 kg/m² 的女性受孕概率显著降低。此外，这个小组还报道了体重和 ART 后流产间的显著相关[48]；这种相关在超重组和 BMI 为 30 ~ 35 kg/m² 的女性中同样存在。

有人尝试研究 ART 治疗中不良妊娠结局的原因。这些原因可能与药物吸收和分布有关，或者与高胰岛素血症和其他内分泌异常对卵巢反应、卵泡生长和卵子成熟的影响有关。似乎中心型肥胖女性的妊娠率易受到更多负面影响，但与 BMI 关联不大，这表明可能是高胰岛素血症和雄激素过多的激素环境对卵泡生长、卵子质量和内膜成熟产生了不利影响[49]。

也有证据表明，无论供者 BMI 如何，如果接受赠卵的女性 BMI > 30 kg/m²，则胚胎植入率、持续妊娠率可能明显降低，并且流产风险更大[15]。然而恰恰相反，也有数据显示肥胖对卵子受者并无影响[50]。

最近一项 Meta 分析证实，肥胖对 IVF 结局的不利影响在于肥胖者需要更高剂量的 Gn，产生更少的卵子，受孕可能性更低[46]——虽然后者还未得到最后证实。虽然总体研究未能定论极度肥胖对活产率可产生显著影响，但流产率普遍提高[46]。不过，很少有研究报道活产率，且实际上被研究的治疗周期样本量很小。

出于对治疗处理、取卵术等术前麻醉的安全性，人们应提供安全的治疗和合适的设施[51]。

在实现减重中所提供的帮助

有充分证据表明，减重将改善生殖功能，所以需要给超重女性提供支持以改善其生育能力从而提高健康妊娠的概率。对于不同的饮食，虽然人们已经写了很多内容，但是无证据能表明某一种饮食比另一种在增强生育力方面更好。然而很明确的是，参与一个或一组有监督的减重项目（包括饮食上的支持和借助运动减重）能够增加排卵率并且提高妊娠率。

人们要从各方面帮助女性性减重，包括心理支持、饮食建议（第 3 章）和运动方面。药物治疗，如奥利斯塔，作用即使微小，长期服用也是有益处的。相比之下，减重手术——胃束带手术或分流手术——在能够提供适当营养支持的前提下，被证明是一种非常有效的恢复生育功能的方法。减重后体重稳定下来才会获得妊娠（框表 4.2）[52]。

注　解

本章有关"肥胖对妇女生殖健康的影响"的大部分内容由"英国生育协会指南"的作者出品（Balen AH, Anderson RA. Human Fertility, 2007, 10: 195 - 206）。

框表 4.2　要　点

1. 应该提供安全的治疗和适当的设施

2. 体重指数是一个可靠的、可重复的、易测量的指标，在临床实践中仍然有用。对于存在高胰岛素抵抗风险的女性，应更加详细地测量腰围和代谢风险

3. 应该告知女性体重增加与生育力治疗受到不利影响之间的相关性

4. 女性减重的目标是使其 BMI 低于 35 kg/m^2，最好在任何形式的生育治疗开始前小于 30 kg/m^2

5. 即使仅减掉体重的 5%～10%，就足以恢复生育能力和提高代谢参数

6. 医师应该意识到并告知患者，孕妇的肥胖与孕产妇、胎儿和新生儿发生并发症的风险增加有关

7. 应该为女性减重提供帮助，包括心理支持、饮食建议、运动建议和在适当的时候进行减重手术

8. 二甲双胍不应该视为减重药物

9. 肥胖对男性生育力和长期健康也有不利影响。夫妻们通常应该拥有生活习惯并互相鼓励，以提高他们的总体健康和生殖健康

（丁　露，邱乒乓　译）

参考文献

［1］Lawlor DA, Bedford C, Taylor M, et al. Geographical variation in cardiovascular disease, risk factors, and their control in older women: British Women's Heart and Health Study. J Epidemiol Community Health, 2003, 57: 134 – 140.

［2］Kanagalingam MG, Forouhi NG, Greer IA, et al. Changesin booking body mass index over a decade: retrospective analysis from a Glasgow Maternity Hospital. BJOG, 2005, 112: 1431 – 1433.

［3］Wijeyaratne CN, Balen AH, Barth J, et al. Clinical manifestations and insulin resistance (IR) in PCOS among South Asians and Caucasians: is there a difference? Clin Endocrinol (Oxf), 2002, 57: 343 – 350.

［4］Ehrmann DA, Barnes RB, Rosenfield RL. Prevalence of impaired glucose tolerance and diabetes in women with polycystic ovary syndrome. Diabetes Care, 1999, 22: 141 – 146.

［5］Legro RS, Kunselman AR, Dodson WC, et al. Prevalence and predictors of risk for type 2 diabetes mellitus and impaired glucose tolerance in polycystic ovary syndrome: a prospective, controlled study in 254 affected women. J Clin Endocrinol Metab, 1999, 84: 165 – 169.

［6］Conn JJ, Jacobs HS, Conway GS. The prevalence of polycystic ovaries in women with type 2 diabetes mellitus. Clin Endocrinol (Oxf), 2000, 52: 81 – 86.

［7］Wild S, Pierpoint T, Jacobs H, et al. Long-term consequences of PCOS: results of a 31 year follow-up study. Hum Fertil, 2000, 3: 101 – 105.

［8］Norman RJ, Masters L, Milner CR, et al. Relative risk of conversion from normoglycaemia to impaired glucose tolerance or non-insulin dependent diabetes mellitus in polycystic ovarian syndrome. Hum Reprod,

2001, 16: 1995 - 1998.

[9] Ashton WD, Nanchahal K, Wood DA. Body mass index and metabolic risk factors for coronary heart disease in women. Eur Heart J, 2001, 22: 46 - 55.

[10] Despres JP, Lemieux I, PrucThomme D. Treatment of obesity: need to focus on high risk, abdominally obese patients. BMJ, 2001, 322: 716 - 720.

[11] Lord J, Wilkin T. Polycystic ovary syndrome and fat distribution: the central issue? Hum Fertil, 2002, 5: 67 - 71.

[12] Hamilton - Fairley D, Kiddy D, Watson H, et al. Association of moderate obesitywith a poor pregnancy outcome in woman with polycystic ovary syndrome treated with low dose gonadotropin. Br J Obstet Gynaecol, 1992, 99: 128.

[13] Fedorcsak P, Storeng R, Dale PO, et al. Obesity is a risk factor for early pregnancy loss after IVF or ICSI. Acta Obstet Gynecol Scand, 2000, 79: 43 - 48.

[14] Wang JX, Davies M, Norman RJ. Body mass and probability of pregnancy during assisted reproduction treatment: retrospective study. BMJ, 2000, 321: 1320 - 1321.

[15] Bellver J, Rossal LP, Bosch E, et al. Obesity and the risk of spontaneous abortion after oocyte donation. Fertil Steril, 2003, 79: 1136 - 1140.

[16] Craig LB, Ke RW, Kutteh WH. Increased prevalence of insulin resistance in women with a [17] Cedergren MI. Maternal morbid obesity and the risk of adverse pregnancy outcome. Obstet Gyneco, 2004, 103: 219 - 224.

[18] Linne Y. Effects of obesity on women's reproduction and complications during pregnancy.

[19] CEMACH. Confidential Enquiry into Maternal and Child Health: Pregnancy in Women with Type 1 and Type2 Diabetes in 2002 - 03, England, Wales and Northern Ireland. London: CEMACH, 2005.

[20] Wolfe H. High prepregnancy body-mass index-a maternal-fetal risk factor. N Engl J Med, 199S, 338: 191 - 192.

[21] Callaway LK, Prins JB, Chang AM, et al. The prevalenceand impact of overweight and obesity in an Australian obstetric population. Med J Aust, 2006, 184: 56 - 59.

[22] Al-Azemi M, Omu FE, Omu AE. The effect of obesity on the outcome of infertility management in women with polycystic ovary syndrome. Arch Gynecol Obstet, 2004, 270: 205 - 210.

[23] Lewis G, ed. Why Mothers Die 2000 - 2002. London: Confidential Enquiry into Maternal and Child Health, 2004.

[24] Villamor E, Cnattingius S. Interpregnancy weight change and risk of adverse pregnancy outcomes: a population-based study. Lancet, 2006, 368: 1164 - 1170.

[25] Budak E, Fernandez-Sanchez M, Bellver J, et al. Interactions of the hormones leptin, ghrelin, adiponectin, resistin' and PYY3 - 36 with the reproductive system. Fertil Steril, 2006, 85: 1563 - 1681.

[26] Gosman GG, Katcher HI, Legro RS. Obesity and the role of gut and adipose hormones in female reproduction. Hum Reprod Update, 2006, 12: 585 - 601.

[27] ESHRE Capri Workshop Group. Nutrition and reproduction in women. Hum Reprod Update, 2006, 12: 193 - 207.

[28] Kirchengast S, Huber J. Body composition characteristics and fat distribution in young infertile women. Fertil Steril, 2004, 81: 539 - 544.

[29] Zaadstra BM, Seidell JC, Van Noord PA, et al. Fat and female fecundity: prospective study of.

[30] Balen AH, Michelmore K. What is polycystic ovary syndrome? Are national views important? Hum Reprod, 2002, 17: 2219 – 2227.

[31] Pasquali R, Antenucci D, Caimirri F, et al. Clinical and hormonal characteristics of obese amenon'heic hyperandrogenic women before and after weight loss. J Clin Endocrinol Metab, 1989, 68: 173 – 179.

[32] Norman RJ, Noakes M, Wu R, et al. Improving reproductive performance in overweight/obese women with effective weight management. Hum Reprod Update, 2004, 10: 267 – 280.

[33] National Institute for Clinical Excellence (NICE). Fertility Assessment and Treatment for People with Fertility Problems. A Clinical Guideline. London: RCOG Press, 2004.

[34] Clark AM, Ledger W, Galletly C, et al. Weight loss results in significant improvement in pregnancy and ovulation rates in anovulatory obese women. Hum Reprod, 1995, 10: 2705 – 2712.

[35] Clark AM, Thornley B, Tomlinson L, et al. Weight loss in obese infertile women results in improvement in reproductive outcome for all forms of fertility treatment. Hum Reprod, 1998, 13: 1502 – 1505.

[36] Crosignani PG, Colombo M, Vegetti W, et al. Overweight and obese anovulatory patients with polycystic ovaries: parallel improvements in anthropometric indices, ovarian physiology and fertility rate induced by diet. Hum Reprod, 2003, 18: 1928 – 1932.

[37] Guzick DS, Wing R, Smith D, et al. Endocrine consequences of weight loss in obese, hyperandrogenic, anovulatory women. Fertil Steril, 1994, 61: 598 – 604.

[38] Tang T, Glanville J, Hayden CJ, et al. Combined life-style modification and metformin in obese patients with PCOS. A randomised, placebo-controlled, double-blind multi-centre study. Hum Reprod, 2006, 21: 80 – 89.

[39] Tang T, Lord JM, Norman RJ, et al. Insulin-sensitising drugs (metformin, rosiglitazone, pioglitazone, D-chiro-inositol) for women with polycystic ovary syndrome, oligo amenorrhoea and subfertility. Cochrane Database Syst Rev, 2012, (5): CD003053.

[40] Grodstein F, Goldman MB, Cramer DW. Body mass index and ovulatory infertility. Epidemiology, 1994, 5: 247 – 250.

[41] Balen AH, Platteau P, Andersen AN, et al. The influence of body weight on response to ovulation induction with gonadotropins in 335 women with World Health Organization Group II anovulatory infertility. BJOG, 2006, 113: 1195 – 1202.

[42] Mulders AG, Laven JS, Eijkemans MJ, et al. Patient predictors for outcome with gonadotropin ovulation induction in women with normogonadotropic anovulatory infertility: a meta-analysis. Hum Reprod Update, 2003, 9: 429 – 449.

[43] Balen AH. Surgical management of PCOS. In: Azziz R, Legro R, Giudice L, eds. Polycystic Ovary Syndrome, Best Practice and Research in Clinical Endocrinology and Metabolism, vol. 20. Amsterdam: Elsevier, 2006: 271 – 280.

[44] Fedorcsak P, Dale PO, Storeng R, et al. Impact of overweight and underweight on assisted reproduction treatment. Hum Reprod, 2004, 19: 2523 – 2538.

[45] Nichols JE, Crane MM, Higdon HL, et al. Extremes of body mass index reduce in vitro fertilization pregnancy rates. Fertil Steril, 2003, 79: 645 – 647.

[46] Maheshwari A, Stojberg L, Bhattycharya S. Effect of overweight and obesity on assisted reproductive technology — a systematic review. Hum Reprod Update, 2007, 13: 433 – 444.

[47] Lashen H, Ledger W, Bemal AL, et al. Extremes of body mass do not adversely affect the outcome of su-

perovulation and in-vitro fertilization. Hum Reprod, 1999, 14: 712 – 715.

[48] Wang JX, Davies M, Norman RJ. Obesity increases the risk of spontaneous abortion during infertility treatment. Obes Res, 2002, 10: 551 – 554.

[49] Wass P, Waldenstrom U, Rossner S, et al. An android body fat distribution in females impairs the pregnancy rate of in-vitro fertilization-embryo transfer. Hum Reprod, 1997, 12: 2057 – 2060.

[50] Styne-Gross A, Elkind-Hirsch K, Scott RT, et al. Obesity does not impact implantation rates or pregnancy outcome in women attempting conception through oocyte donation. Fertil Steril, 2005, 83: 1629 – 1634.

[51] Balen AH, Dresner M, Scott EM, et al. Should obese women with polycystic ovary syndrome (PCOS) receive treatment for infertility? BMJ, 2006, 332: 434 – 435.

[52] Guelinckx I, Devlieger R, Vansant G. Reproductive outcome after bariatric surgery: a critical review. Hum Reprod Update, 2009, 15: 189 – 201.

第 5 章　不孕症检查

引　言

一旦夫妻寻求帮助，就应及时进行生育力检查。即使夫妇试孕时间不足 1 年，也应询问一些一般问题，如：是否有月经周期不规则、盆腔手术史或睾丸固定手术史等，以确保主要问题不被忽略。如夫妇双方病史正常，应解释其在一段时间内的累计妊娠率，并于试孕 1 年后再行相关检查。35 周岁以上女性，生育力每月都会明显降低，作者并不主张推迟检查，因为年龄因素会造成治疗成功率的下降。（第 1 章）

一旦夫妇决定对不孕症进行筛查，就应尽可能在 3~4 个月内完成基本筛查，并提供一个治疗方案，内容涉及知情同意、更详细的检查或治疗等。应采取实用的方式，因为不孕症很少是绝对的。即使未确诊，也可以讨论治疗方案以增加不孕夫妇的生育机会。如人类生殖与胚胎协会所言"诊断性检查方法无论新旧，都应深思熟虑。但什么检查能确诊呢？不孕症学科具有不确定性，不会危及生命，但一直检查直到诊断明确，可能会延迟治疗（如拖延太久，女方可能会绝经）"[1]。

不孕夫妇通常会一起到不孕门诊就诊，但有时他们会隐瞒一些相关的临床信息，所以作者建议夫妇分别进行体格检查，以了解可能被隐瞒的信息。这些信息包括：既往妊娠史、疾病或性传播疾病史等。切记，不孕症相关问题十分敏感，不应把患者隐私告诉不相关医生。为消除患者疑惑和增加彼此信任，医生会给患者相关记录的复印本，以便他们了解被记录的内容。

一般检查

生殖门诊应给患者做一般筛查并提供预后咨询，需特别关注患者体重、血压、尿液分析、宫颈细胞学检查以及风疹免疫学检查等情况。由于冻存胚胎可能被液氮中的病毒感染，因此有些诊所会检查患者乙肝、丙肝及艾滋病病毒感染情况，这在英国已是常规检查。

女方检查

检查

体重指数的计算与体重和身高有关，正常值为 20~25 kg/m² （第 4 章；图 4.1）。

患者如有全身性疾病或内分泌问题可通过一般表现获得一些线索。女性第二性征的表现也要注意。

内分泌紊乱体征

生化检查有助于区分雄激素过多的其他原因，而高雄激素血症的体征（如多毛、痤疮、脱发等）可能暗示 PCOS。多毛症可以分级，并给出一个 Ferriman Gallwey 分数（图 5.1）。通过连续记录多毛症情况来监测病情变化并反映疗效是很有用的，记录方式可以是图表，也可以拍照。区分高雄激素血症和男性化表现是很重要的（表 5.1），男性化伴随循环系统中高雄激素水平，并导致声音浑厚，肌肉发达，乳房变小，且阴蒂增大。男性化患者雄激素分泌过度程度比 PCOS 严重，需排除可能造成雄激素过度分泌的肿瘤、先天性肾上腺皮质增生症（CAH）以及库欣综合征等疾病。

出现 PCOS 特有的皮肤红斑和肥胖后，应考虑患者是否罹患起病隐匿但后果严重的库欣综合征。库欣综合征表现为向心性肥胖、满月脸、多血症面容、水牛背、近端肌病、瘀斑和腹部紫纹。其中腹部紫纹通常只出现在肥胖患者身上。

黑棘皮病与 PCOS 和肥胖相关，是严重胰岛素抵抗的表现，通常在腋窝和颈部可见色深、增厚的皮肤皱襞（图 5.2）。

闭经女性可能出现高泌乳素血症和溢乳症状。压迫乳房（或阴道）可造成血清泌乳素暂时性升高，因此检测血清泌乳素前千万不要检查乳房。如怀疑垂体瘤引起的高泌乳素血症，需检查患者视野。因为垂体瘤压迫视交叉神经会造成双颞侧偏盲。

甲状腺疾病普遍存在，应触诊患者甲状腺并观察其是否有甲亢或甲减体征。典型的甲减患者会有毛发干枯、近端肌病、肌强直、智力发育迟缓以及心动过缓等症状。而典型的甲亢患者会有甲状腺肿大，同时伴有震颤、体重减轻、心动过速、反射亢进、眼球突出、结膜水肿及眼肌麻痹等症状。

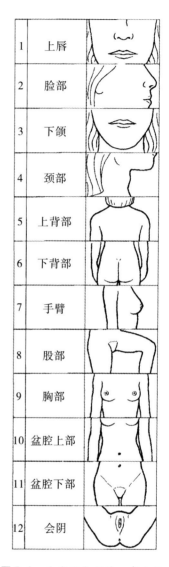

1	上唇
2	脸部
3	下颌
4	颈部
5	上背部
6	下背部
7	手臂
8	股部
9	胸部
10	盆腔上部
11	盆腔下部
12	会阴

图 5.1 毛发评分标准：每个区域进行评分（1 分：轻度覆盖；2 分：中度覆盖；3 分：完全覆盖；4 分：重度覆盖）

一般检查

一般体格检查很重要，包括乳房检查（表 5.1）。注意有些患者在做部分检查时可能会要求麻醉，因此麻醉适应证的考虑也很重要。

表5.1　高雄激素血症与男性化的区别

高雄激素血症	男性化
高雄激素	男性化
痤疮	痤疮
多毛	多毛
男性脱发	男性脱发
	肌肉含量增加
	声音低沉
	阴蒂肥大
	乳房萎缩

盆腔检查

患者应行盆腔检查。如果存在阴道结节、后穹隆增厚以及盆腔内脏器固定和触痛，提示子宫内膜异位症。检查时若出现疼痛，应警惕盆腔病变可能，并在检查早期行腹腔镜检查。如附件有肿块，应首先进行超声检查。

衣原体检查

常规用宫颈黏液拭子检查沙眼衣原体的方法存在争议。50%输卵管因素性不孕妇女可查出沙眼衣原体DNA，而孕产妇以及非输卵管因素性不孕妇女，这一比例大约为12%。在发达国家，衣原体感染是输卵管因素性不孕的主要原因，也是英国最常见的性传播疾病。在18～25岁的英国女性中每20位就有1位可能感染沙眼衣原体。它可造成男性尿道炎、附睾炎，女性宫颈炎、输卵管炎以及子宫内膜炎等疾病，但有些感染并无明显症状。实际上，沙眼衣原体感染大多无症状，且未进行治疗。因此，普查沙眼衣原体尚存在争议。

沙眼衣原体感染有胞内和胞外两种形式。为避免假阳性，标本应用专门的培养基尽快送实验室培养。通过酶联免疫吸附试验（enzyme-linked immunosorbent assay，ELISA）或者核酸扩增实验（nucleic acid amplification test，NAAT），可检测到尿液和棉签拭子的沙眼衣原体抗原，但NAAT的敏感性更高。利用荧光免疫方法检测沙眼衣原体抗体，可准确查出是否有过沙眼衣原体感染，并预测输卵管病变情况。目前，90%的病例可通过沙眼衣原体抗体检测，准确预测输卵管病变，而其中的50%并无盆腔感染性疾病（PID）[3]。为提早明确输卵管情况，建议患者做沙眼衣原体检查。有证据表明，做这些需接触生殖道的检查可造成生殖道感染。因此有人认为最好预防性地使用抗生素（比如：多西环素、阿奇霉素）。

近年来，有人提出人型支原体和解脲支原体造成的盆腔感染，也是输卵管因素导致不孕的原因之一。然而，常规拭子上发现的这些微生物并不能预测不孕症，因为即使是生育妇女，也具有高阳性率。细菌性阴道病造成了50%的阴道感染，但通常无法识别。与细菌性阴道病相关的微生物有阴道加德纳菌，支原体，弯曲杆菌，厌氧的革兰阴性菌属、卟啉单胞菌属、拟杆菌属、消化链球菌属等。合并衣原体感染、淋病以及阴道毛滴虫感染的情况普遍存在。细菌性阴道病与妇科外科操作、孕中期流产、早产以及分娩造成的感染密切联系。对细菌性阴道病患者进行体外受精操作会增加其流产风险。因此，在不孕症诊所筛查病原菌对于不孕症的诊断和治疗可能有好处。很多诊所在为患者体外受精治疗时，还会给予抗生素预防，但并无证据支持这一做法。

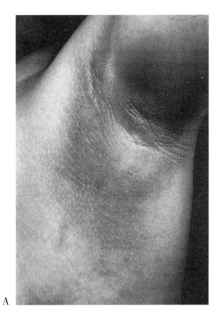

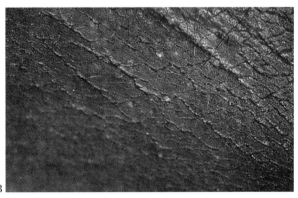

图 5.2　黑棘皮病在腋窝和颈部的皮肤表现得尤其明显（A）。近距离观察腋窝皮肤会发现有增厚和色素沉着表现（B）

框表 5.1　女方的检查

内分泌紊乱体征：痤疮、多毛症、脱发

黑棘皮病

男性化

视野缺陷

甲状腺肿大，甲状腺疾病体征

身高体重指数

血压

适当麻醉

尿液分析

乳房检查——肿块，溢乳

子宫颈涂片检查（必要时）

腹部检查，看有无包块、创伤、条纹、多毛症等情况

盆腔检查

发育畸形

子宫内膜异位症导致的阴道囊肿

压痛

子宫活动度

包块

宫颈拭子

必要时做直肠检查

作者建议初诊患者同时做阴道后穹隆和宫颈的黏液检查。若结果阳性，并建议其伴侣及接触者到生殖泌尿诊所进行疾病筛查。

无排卵性不孕症诊断

治疗的关键是明确无排卵性不孕症病因，纠正这些病因将使其累积妊娠率接近同龄正常女性。

首先需要确定患者有无排卵。无排卵性不孕症患者会有月经稀发，或闭经、黄体期孕酮低下等表现。排卵后仅黄体分泌孕酮，可以通过孕酮监测排卵，但妊娠才是证明排卵的最有力证据！当血清孕酮水平达到 30 nmol/L 时，预示已排卵，但对于月经不规律或闭经患者而言，检查孕酮的时机难以确定。孕酮水平在 15～30 nmol/L 时，预示可能已排卵，采血时机不对。因此有必要根据随后的月经来核查采血时机，并在下一周期进行复查。有时还需在一个周期内做两次孕酮检测。对于月经不规律患者，检测其是否排卵的最佳方法是连续超声和血清学激素检查，也就是检测卵泡期的促卵泡激素（FSH）和黄体生成素（LH），以及黄体期的孕酮水平。

通过基础体温（BBT）表格（图 5.3），可了解女性月经周期的规律性，指导同房时机和频率。基础体温表格会给患者造成相当大的心理压力，且不能预测可能的排卵时机。用它预测排卵的原理是：排卵时产生的孕酮会使 BBT 上升 $0.2℃ \sim 0.5℃$。但在 $10\% \sim 75\%$ 的排卵周期中，BBT 并无明显上升。因此，BBT 无明显变化未必代表没有排卵，作者不再推荐体温表的使用。

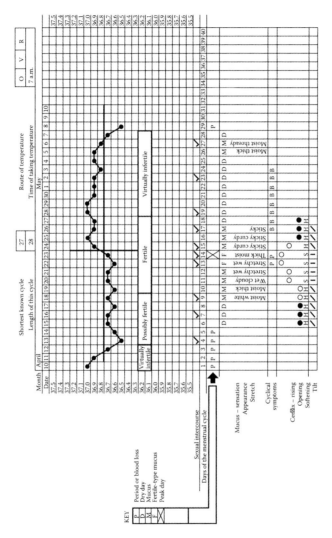

图 5.3　黄体期孕酮分泌会造成基础体温上升 $0.2℃ \sim 0.5℃$，预示着排卵已经发生

有些女性会观察宫颈黏液改变，然后知道何时容易受孕（比林斯自然避孕法）。用两个手指撑开宫颈黏液，也可通过性交后实验（PCT）对黏液进行评估（子宫颈黏液成丝现象）。黏液在手指之间的距离可以精确到厘米以下（见：宫颈黏液穿透性和 PCT 以及图 5.4 和图 5.5）。现在这两种过时的方法已不推荐在临床实践中使用。

检测尿 LH 的商品化试剂盒价格昂贵，可能会给患者在经济上增加负担。高血清 LH 的 PCOS 女性可能出现假阳性。试剂盒也会受环境温度变化的影响。

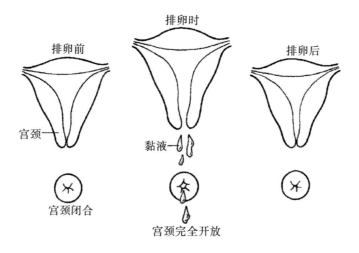

图 5.4　月经周期中不同时期的宫颈黏液分泌

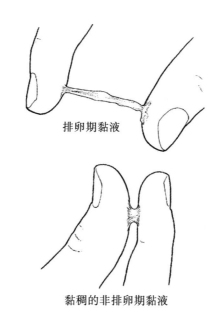

图 5.5　通过宫颈黏液成丝法的自我评估

　　月经规律女性（月经周期 23～35 天，每月变化最多 2～3 天）95% 以上会排卵，多达 75% 的月经紊乱的女性也会排卵。月经规律的女性需要消除她们的疑虑，对于她们，BBT 表及尿 LH 试纸的价值值得怀疑。如果她们知道排卵期的盆腔不适感（Mittleschmerz），或者宫颈黏液改变，那么这些情况可以用来指导她们何时同房。

　　最佳的同房频率是在卵泡期每 2～3 天同房 1 次。条件允许时，可在预计排卵前 2～3 天每天同房。禁欲至排卵日排精可能对精子功能不利（第 12 章）。因此，指导患者同房的频率和缓解由于按要求定时同房带来的紧张感很重要。

　　同房时机大大影响受孕率（图 5.6）。一个月经周期里，能够受孕的精确天数是不确定的。据估计，妊娠仅发生在排卵前 6 天以内的同房。证据表明：排卵前的 5 天同房受孕率是 10%，而在排卵日同房受孕率 33%。受孕机会大约持续 6 天直至排卵日。之后受孕率急剧下降，原因是卵子存活期短，以及宫颈黏液的快速改变。

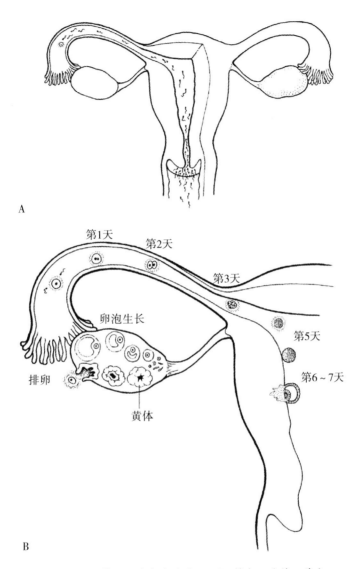

图 5.6　A. 精子通过生殖道过程。B. 排卵，受精，着床

对于那些通过基础体温表判断排卵期，然后在排卵之后同房的患者而言，这些具有重要的指导意义。另外，若用商品化试剂盒测定患者尿 LH 高峰，然后指导患者在 LH 高峰当日及次日同房，那么患者将错过 LH 高峰前 3 ~ 4 天的受孕时间，因此受孕率降低。即使是月经规律女性，其受孕窗也可能高度变化，关于月经周期中受孕窗的精确时间，仅有大概 30% 的女性出现在月经第 10 ~ 17 天。Wilcox 等[5]认为：2% 的女性受孕窗出现在月经第 4 天，17% 的出现在第 7 天，54% 的出现在第 12 天。虽有一部分女性比 12 天要迟，但即使月经周期超过 35 天，大部分女性还是比这窗口期要早。生育窗可能持续 1 ~ 5 天，天数越多自然受孕率明显越高。例如：当受孕窗只有 1 天时受精

率是 0.11 (95% CI 0.03 ~ 0.45)，而窗口期达到 5 天时概率是 2.4 (95% CI 1.1 ~ 5.2)

Wilcox 等[5]还发现：虽然精子能在体外保持 5 天的受精能力，在雌二醇化的宫颈黏液中存活 7 天，但 94% 的妊娠主要还是与排出体外 1 ~ 2 天的精子有关。并无证据表明频繁地排精对生育力有害；实际上，有时刚好相反（第 12 章）。对于想怀孕的夫妇而言，作者的建议是：从月经期开始阶段就频繁地同房直到排卵日。

黄体期通常持续 10 ~ 17 天。黄体功能不足（LPD）的概念存在争议。使用孕酮或者人绒毛膜促性腺激素（HCG）进行黄体支持来改善自然妊娠率的失败，也许是反驳黄体功能不全现象的最有力证据。子宫内膜活检可用于评估排卵质量，激素刺激的反应。因个体间存在很大差异，且子宫内膜的观察也存在人为误差，所以，作者并不建议使用子宫内膜活检判断患者是否排卵。

内分泌概况

最好在月经周期前 3 天，通过检测促性腺激素了解基础内分泌概况。近来，人们利用抗苗勒管激素（AMH）评估卵巢储备，这种激素并不依赖月经周期（见下文）。因不同的实验室使用的检测方法不同，参考值区间也会有所不同，所以实验室应有自己的参考值区间。例如：放射免疫法和免疫放射法对于促性腺激素测定就有很大差异。近来检测技术有很大进步，这包括尤其适用于睾酮检测的化学发光法和质谱分析法。因此，实验室确定自己的参考值区间很重要，应确保它适用于一般人群。

详细记录血检日期是必要的，通常会在黄体期检测孕酮，即一般是月经周期的第 21 天，但此时要检测所有的激素，因为在这个时期非常容易被误导（框表 5.2）。例如：若患者月经周期是 35 天，那么她的排卵时间应该是第 21 天，此时处于周期中间的高峰期促性腺激素水平将非常高，而孕酮水平还没有升高（图 5 - 7）。

框表 5.2　监测排卵

妊娠发生时确定有排卵
经间痛
宫颈黏液变得稀薄
月经中期出血
95% 区间月经规律女性每个周期排卵时间前后不会超过 2 天
黄体期孕酮水平 >30 nmol/L（参见正文）（时间很重要：不一定是月经周期的第 21 天，更确切　　地说是下一周期的 7 天前）
超声检测卵泡发育和排卵
基础体温
用尿检测 LH 高峰（差强人意）

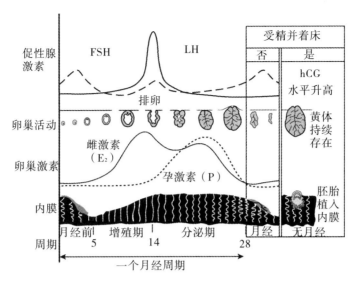

图 5.7 月经周期示意图

若患者闭经或月经稀发，应随机抽血检测。为更好地了解潜在的异常情况，最好一周后复查。医生通常会在月经初期给患者一个表格，用于下次月经周期进一步检查。内分泌检查合并盆腔超声检查，可监测卵巢活动情况和子宫内膜厚度。

孕　酮

孕酮应该在黄体中期检测，即排卵后 7 天，或下一个预期的周期前 7 天。孕酮水平大于 10 nmol/L 就可能预示着排卵已经发生，抽血时机已经错过。有必要根据前、后两个月经周期，确定抽血时机。如有疑问，应于下一个月经周期复查。有时需在黄体中期查 2~3 次孕酮。血清内分泌检测结合 B 超监测卵泡发育及排卵，将很好地反映卵巢功能。一项研究结果显示：年轻女性通常是两侧卵巢交替排卵，而大于 40 岁的女性更可能是一侧卵巢连续排卵。

卵泡-促性腺激素

过去临床上评估卵巢功能的常用指标是血清基础 FSH 水平，这种检测正逐渐被AMH 的评估所取代（实践证明是可行的）（见下文）。FSH 升高意味着卵巢储备下降，如 FSH 水平多次大于 10 IU/L，卵巢不太可能规律地排卵，且对外源性激素产生抵抗。当血清 FSH 水平大于 15 IU/L 时，排卵可能性就很小。而大于 25IU/L 时，意味着绝经或卵巢早衰，或卵巢功能减退。即使在高 FSH 情况下排卵，所获卵子也可能存在缺陷，不太可能受精或即使受精也可能增加染色体异常胚胎发育的概率，从而导致流产及胎儿染色体异常的风险增加。

卵巢储备检测

每个女性都想了解自己的生育潜能。在月经第 1~3 天测量血 FSH 水平仍然是检测卵巢功能最常用的手段,它与(不能测量的)卵巢内卵泡数和她们的生育潜能都有相关性。临床上,在月经第3天查一次基础血FSH水平就已足够,倘若FSH水平较高,应至少再复查1次。高水平的FSH意味着不孕症的治疗应尽早开始,重复检测FSH直至其值低于之前测量的结果再开始治疗的做法没有益处(第14章)。

卵巢储备或排卵数随着卵巢年龄增长而下降,并不总是与女性的年龄成正相关。另外一些检查可以帮助提高FSH的预测价值,包括超声下测量卵巢的体积和计数可视卵泡的个数,以及检测血清抑制素B和AMH等。甚至有人建议通过这些检测来帮助女性测定近几年的生育力,但是尚无证据证明其能预测远期的生育力。而且,是否能将这些预测卵巢储备的检测手段用于除不孕症治疗之外的其他方面还存在争议。

虽然从正常生育力过渡到生育力低下,再到不孕,最后到绝经,卵巢衰老的速度有相当大的变化,但如前面提到的,实际年龄仍是卵巢储备的主要决定因素(图5.8)。卵巢对促性腺激素的反应是检测卵巢功能的基本方法,但在患者进行辅助助孕治疗时,它只能用做回顾性分析,而不能提前预测起始用药剂量或用药方案。卵巢储备正常的女性拥有相当数量的卵母细胞,在IVF促排时可募集8~10枚卵泡[11]。

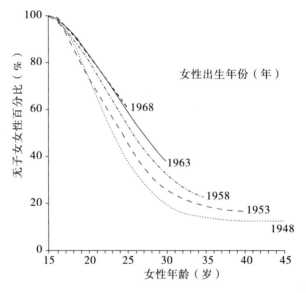

图5.8(见彩色插页)　此图反映了生育力减退的年龄构成变化情况,曲线A代表生育力低下女性的年龄构成变化情况;曲线B代表不孕症女性的年龄构成变化情况;曲线C代表月经不规律女性的年构成龄变化情况;曲线D代表绝经期女性的年龄构成变化情况(引自te Velde ER, Pearson PL. Hum Reprod Update, 2002, 8:141 - 54.)

窦卵泡计数

类似AMH的检测,盆腔超声下卵巢窦卵泡计数可作为IVF治疗时预测卵巢低反应很好的指标。实际上,小的窦卵泡数目,也就是直径在2~6mm的卵泡,随年龄增加而急剧减少,反而一些直径为7~10mm的较大卵泡变化较小[13];这些较大的卵泡一直小于被募集的生长卵泡。卵巢体积减小是窦卵泡数减少的替代指标[14]，与卵巢体积增大在多囊卵巢评估中的作用相反（见下文和第 8 章）。但是，在预测临床妊娠结局时，既不是靠窦卵泡数（AFC）也不是靠卵巢体积，而是通过规范化超声测量。

抑制素 B

抑制素 B 是对垂体分泌 FSH 影响最大的卵巢激素。目前检测抑制素 B 的方法能检测到二肽类激素，且不与自由基发生交叉反应，这些是早前的检测方法不具备的。过去认为检测血清抑制素 B 水平比血 FSH 水平更能反映卵巢储备。但是，实验证明结合基础 FSH 水平和年龄可以更好地预测临床结局，比如 IVF 周期的取消或者获得妊娠[15,16]，因此现已不再测定抑制素 B。

抗苗勒管激素

AMH 是另一种二聚体糖蛋白和转化生长因子 β 亚家族成员，是胚胎发育期睾丸分泌的抑制苗勒管发育的产物（以前认为是苗勒管抑制物）。AMH 也可由窦前卵泡和窦卵泡的颗粒细胞产生，是预测卵巢储备池更为稳定的指标，且不随月经周期变化而变化[16]。

已有报道，AMH 浓度越高，IVF 治疗周期中的成熟卵子数、胚胎数以及临床妊娠率越高[17]。检测 AMH 目前已作为常规检查，它是未来评估卵巢储备和功能的最好指标[18]。尤其要注意的是：AMH 结果因检测方法不同而不同。贝克曼·库尔特利用二代检测方法解决了这一问题。与窦卵泡计数方法相比，检测 AMH 最大好处是不受人工操作的影响。除此之外，AMH 对多囊卵巢的生物学分析也有潜在的价值（第 8 章）并可作为一段时间内卵巢储备和生殖健康的预测指标。

刺激试验（卵巢负荷试验）

刺激试验的目的是为了预测卵巢对超排卵的反应。从月经期第 5 天到第 9 天连续使用枸橼酸氯米芬（100mg），并在月经期第 3 天和第 10 天检测血清 FSH 水平。认为月经周期第 10 天的 FSH 水平升高出现在第 3 天基础 FSH 水平升高之前是枸橼酸氯米芬的作用。枸橼酸氯米芬刺激试验结果异常时预测卵巢储备下降的准确性似乎高于结果正常时对正常卵巢储备的预测。卵巢储备也可通过促性腺激素释放激素的刺激评估。若使用这些方法，应确定不同年龄患者的正常值范围。此外，这些测试的前提必须是患者垂体功能正常，且为间接检测卵巢反应，而要检测卵巢反应最好通过直接给予含 FSH/LH 的药物评估。因此，作者并不推荐做这些测试。

总之，有很多方法可以评估卵巢储备，也能反映卵子质量。这些试验可能有助于预测促排治疗如 IVF 助孕时卵巢的反应，从而帮助制订正确的促排方案和用药剂量（第 14 章）。患者最关心的是能否妊娠，但卵巢反应性并不一定与持续妊娠有直接关系。尽管某些专家极力宣传，但卵巢储备试验仍无法准确预估患者远期生育力以及未来生育力下降的速度。

促黄体素（LH）

LH 与 FSH 一样，是垂体前叶分泌的第二个促性腺激素，都受脉冲分泌的 GnRH 影响。在垂体对 GnRH 发生反应和释放 LH 之前，对 LH 和 FSH 分泌的不同控制，依赖于不同浓度雌激素对于垂体的刺激。因此，当雌二醇缺乏时，比如在发生体重性闭经时，血液中 LH 水平将低于 FSH 水平。然而在卵巢分泌的高雌二醇刺激的月经中期峰值中，LH 水平相比 FSH 会有明显升高。

卵泡期血清 LH 水平升高表明该患者为 PCOS，通常 LH 水平在卵泡早、中期高于 10 IU/L。作者观察了 1 700 例 PCOS 患者，发现约 40% 患者血 LH 水平升高，与那些 LH 水平正常的人相比，她们患不孕症的风险较高[19]。其他引起 LH 升高的原因是月经中期 LH 高峰和卵巢早衰。

闭经同时 FSH 和 LH 水平低（通常小于 2 IU/L，或者低于正常值），意味着垂体功能衰竭，或低促性腺激素性功能减退症。通过检查促性腺激素和盆腔超声，包括卵巢形态，内膜厚度（雌激素水平的反映）以及血雌二醇水平，大部分病例都能做出诊断（表 5.2）。

表 5.2　临床上常见的内分泌情况

FSH（促卵泡激素）	LH（促黄体素）	E2（雌二醇）	诊断
正常	升高	通常正常	多囊卵巢综合征
正常	降低	降低	与体重相关的闭经
降低	降低	降低	低促性腺激素性功能减退症
升高	升高	降低	要是闭经或少经：卵巢早衰
升高	升高	升高	月经中期：正常的黄体高峰

雄激素

尽管少数诊所通过质谱法测量睾酮正常值上限为 1.8 nmol/L，但正常女性血清睾酮水平为 0.5 ~ 3.5 nmol/L。睾酮升高的常见病因是 PCOS。然而，大部分 PCOS 患者总睾酮水平正常（作者经验，大约 70%）。通过测定性激素结合球蛋白（SHBG）水平（正常值 16 ~ 119 nmol/L）可计算出游离睾酮指数（FAI）[（T × 100）/SHBG]，且 FAI 正常值应低于 5。肥胖女性胰岛素水平升高，这将使肝脏合成 SHBG 降低，从而使 FAI 指数升高，但此时的总睾酮水平正常。

睾酮水平存在生理变化，例如：早晨黄体期较高；夏天比冬天高；而且，随年龄增长而下降。

若睾酮水平高于第 95 百分位数（比如，标准方法测量为 5 nmol/L），就有必要排除其他引起高雄激素血症的疾病，比如迟发型 CAH、库欣综合征以及雄激素肿瘤等。典型的 CAH 女性（21 - 羟化酶缺乏）血清 17 - 羟孕酮水平升高（17 - OHP > 20 nmol/L），静脉注射 ACTH 后也会急剧升高（250mg 的合成促皮质素将使得 17 - OHP 升高 50 ~ 470 nmol/L）。

迟发型和非典型 CAH 比较罕见，表现可能与 PCOS 类似。患病率存在差异，例如地中海地区和犹太人种较常见。表 5.3 可简单地区分二者。

表 5.3　非典型性先天性肾上腺皮质增生症（NCAH）的诊断

---

1. 在卵泡期早期的清晨测定 17 - OHP

　　<6 nmol/L（2 ng/mL）时排除 NCAH，>12 nmol/L（4 ng/mL）时确诊

2. 基础水平 >6 nmol/L 时，做 ACTH 刺激试验（250 μg）

　　过度刺激 >30 ~ 36 nmol/L（10 ~ 12 ng/mL），可以诊断 NCAH

　　>50 ~ 60 nmol/L 诊断典型性先天性肾上腺皮质增生症（CAH）

库欣综合征患者尿游离皮质醇大于 400 nmol/24 h。正常皮质醇血清水平在上午 8 点是 140 ~ 700 nmol/L，而在中午 12 点小于 140 nmol/L。正常人接受低剂量地塞米松（48h 内，每隔 6h 摄入 0.5mg）抑制试验，将导致 48h 内血清皮质醇水平下降。更简单的筛查试验是隔夜抑制试验，它是凌晨 12 点一次性给予大剂量地塞米松（肥胖患者剂量为 1mg 或 2mg），然后次日早上 8 点检查血清皮质醇水平，正常值应低于 140 nmol/L。若确诊库欣综合征，应做大剂量地塞米松（48h 内，每隔 6h 给予 2mg）抑制试验，之后血清游离皮质醇水平会在 48h 内下降，这将有助于判断 ACTH 分泌型垂体腺瘤的存在（库欣病）。抑制试验无反应说明患者可能患肾上腺肿瘤，或异位的 ACTH 分泌；此时仍须进一步检查和收集影像学证据，并征求内分泌专家意见，最后才能做出诊断。

检测其他雄激素是有好处的。硫酸脱氢表雄酮（DHEAS）是肾上腺雄激素主要产物，正常范围为 3 ~ 10 μmol/L。若血清肾上腺雄激素水平急剧升高，就需经超声或者影像学扫描排除卵巢或肾上腺的肿瘤。血清雄激素水平若大于 5nmol/L，且 DHEAS 正常，说明雄激素来源于卵巢；若 DHEAS 也升高，来源可能是肾上腺。雄烯二酮，正常值为 2 ~ 10 nmol/L，可由卵巢和肾上腺共同分泌，在 PCOS 患者体内可能轻度升高。

甲状腺功能

甲状腺疾病是女性常见病，大约 5% 的育龄期女性受其影响，轻微的甲状腺功能异常可能致不孕。虽然英国国家卫生和临床规范研究院（NICE）的指南上并没有规定不孕症检查需要常规做甲状腺功能检查（见下文），但作者发现大约 5% 就诊本生殖诊所的患者患有甲状腺疾病，但通常无明显症状。尤其考虑到游离甲状腺激素对发育中胎儿的重要影响，建议患者做廉价且简单的筛查。

促甲状腺激素（TSH）是反应甲状腺功能的最敏感指标，正常值范围为 0.5 ~ 4.0U/L，水平升高时往往预示甲状腺功能减退。游离甲状腺素检查也有意义，它的正常值范围为 9 ~ 22pmol/L。怀疑甲亢时，若 TSH 降低，且游离 T_4 升高，通常就可以确诊；若游离 T_4 正常，就需检测游离 T_3，它的正常值范围是 4.3 ~ 8.6 pmol/L。总甲状腺素范围在 60 ~ 160 nmol/L，而 T_3 范围在 1.2 ~ 3.1 nmol/L 时，二者通常无指导意义。因甲状腺自身抗体有通过胎盘传递给胎儿的风险，因此需要检查。甲减有时会伴随血清催乳素轻度升高，对胎儿发育极其不利（第 3 章）。因此，怀孕前一定要治疗甲状腺疾病，并使甲状腺功能处于稳定状态。

催乳素

轻度血清泌乳素升高与精神紧张有关，后者可能仅是采血所致。泌乳素水平每天都有所变化，若高于 1 000 mU/L，就需在做脑垂体影像学检查前复查（第 6 章）。15% 的 P-COS 患者患有高泌乳素血症，这其中又有 50% 的患者有微腺瘤。过去认为精神紧张会造成血清泌乳素轻度升高，而精神紧张本身就可能造成生育力下降。患轻度高泌乳素血症的排卵正常妇女，经多巴胺激动剂（例如：溴隐亭）治疗，并不能提高生育力。

雌二醇

雌二醇对于不孕症妇女的治疗前评估价值微乎其微。有时在正常月经周期的卵泡早期，检测雌二醇很有帮助。因为在月经第 1 ~ 3 天，FSH 水平保持稳定，而雌二醇水平在月经第 3 天就随卵泡发育开始升高。另外雌二醇检测还能对 FSH 水平的判断起辅助作用，并在无优势卵泡与雌二醇相关的卵巢囊肿的情况下确定月经周期中的采血时机。事实证明，一并检测血清 FSH 与雌二醇水平，可增加卵巢储备功能评估的准确性，但未被临床普遍接受（见卵巢储备试验）。

葡萄糖耐量

无论胖瘦，女性都可能存在胰岛素抵抗，或血清胰岛素水平升高的情况（通常空腹时小于 <30 mU/L）。一般建议患有 PCOS 和体重指数（BMI）>30 kg/m^2 的女性，行 75g 葡萄糖耐量试验及检测空腹血糖水平（表 5 – 4）。南亚女性在 BMI 超过 25kg/m^2 时，就应检测糖耐量，因为她们和白种人相比在 BMI 较低时就存在胰岛素抵抗风险。

表 5.4　75g 葡萄糖耐量试验后葡萄糖耐受结果的解释

	糖尿病	糖耐量降低	空腹糖耐量受损
空腹血糖（mmol/L）	≥7.0	<7.0	≥6.1 且 <7.0
2 小时血糖（mmol/L）	≥11.1	≥7.8，<11.1	<7.8
采取措施	糖尿病门诊就诊	注意饮食，每年查一次空腹血糖	注意饮食，每年查一次空腹血糖

其他检查

染色体分析

需检查染色体的情况有：患有女性不孕症、任何同质异形特征、复发性流产（丈夫也要查；第 21 章）及卵巢早衰（第 9 章）等。男性患有严重少精子症（<5×10^6/mL），

也应做染色体分析（第12章）。

自身免疫抗体

卵巢早衰女性有时存在卵巢自身免疫抗体，同时伴随其他自身免疫性疾病体征，例如：甲状腺疾病、恶性贫血、糖尿病、系统性红斑狼疮（第9章）。自身抗体的存在预示着患者未来可能患上这些疾病。

抗心磷脂综合征

反复流产女性可能有高水平狼疮抗凝物和抗心磷脂抗体，可通过完全血栓形成筛查试验查出（第21章）。

盆腔超声

首次观察盆腔时，放射科技师和医生建议先经腹整体观察盆腔各脏器，接着视病情观察肾脏及其输尿管。然后进行阴道超声检查（图5.9），这更适合腹部探查，因为它不仅可以免去憋尿不适，还能通过高频率（5 ~ 7.5 MHz）所带来的高分辨率和精密度进行盆腔结构、卵泡直径及子宫内膜厚度的检测。

经历辅助生育的妇女下腹通常会有疤痕，可降低超声穿透性，因此阴道超声对她们尤其有利。另外附件粘连可能将卵巢固定在盆腔深处，限制其上升，通常只在膀胱因憋尿变得饱满时才能看到这些结构。

一项研究比较了腹部超声和阴道超声，结果发现，阴道超声可看清90%患者的卵泡边界，而腹部超声只有41%[21]。研究还发现，用阴道超声观察卵泡数量和大小时，最好能够结合雌二醇检查。

在IVF治疗前，可通过超声检测卵泡早期卵巢体积和窦卵泡评估卵巢反应。其中卵巢体积小预示着卵巢储备功能减退。

卵巢形态

卵巢有三种不同的形态：正常卵巢（图5.10）、多囊卵巢（图5.11）、多囊泡卵巢（图5.12）。多囊泡卵巢常出现在青春期女性，或者是从低体重性闭经中恢复的患者。多囊泡卵巢体积正常或轻度增大，会有6枚或超过6枚直径在4 ~ 10mm之间的卵泡[23]；与多囊卵巢相比，多囊泡卵巢的卵巢间质并无增加。它的产生是因下丘脑分泌GnRH减少，使得卵巢不能受足够的促性腺激素刺激。但可对外源性激素产生反应，通过外源性的GnRH和促性腺激素，超声下卵巢形态通常可以恢复正常。

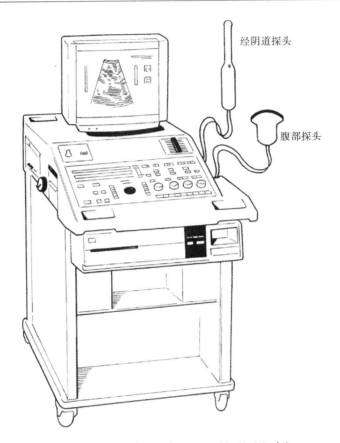

图 5.9 同时拥有经腹部和经阴道探针的超声机

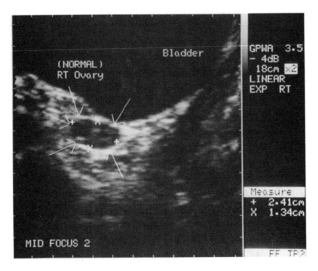

图 5.10 经腹部超声看到的正常卵巢

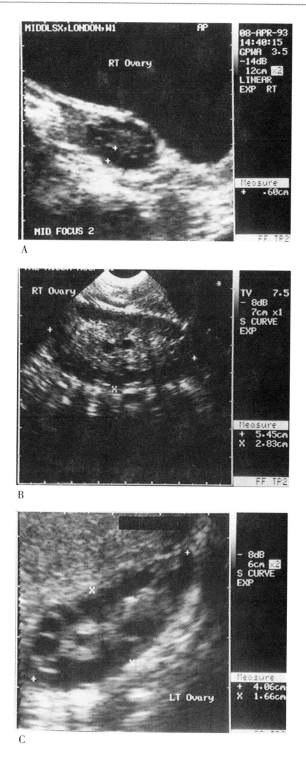

图 5.11　A. 腹部超声下的多囊卵巢。B. 阴道超声下的
多囊卵巢。C. 也是阴道超声下的多囊卵巢

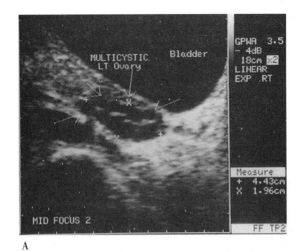

图 5.12　A. 腹部超声下的多囊泡卵巢。B. 阴道超声下的多囊泡卵巢

多囊卵巢是一个独立的实体，对 IVF 中的诱导排卵和诱导排卵都会产生明显反应，表现为卵巢体积增大，呈多囊样改变，同时伴有闭经、不孕、多毛，这些特征由 Stein 和 Leventha 在 1935 年第一次描述[24]，现在知道这是典型的 PCOS 表现。之后人们发现，有的多囊卵巢综合征患者并没有多毛表现，且月经正常[25]。因此，多囊卵巢的临床表现可有典型的 Stein-Leventha 特点（PCOS），也可无明显症状（PCO）。即使同样是 PCOS 患者，症状也会存在个体差异[19]（第 8 章）

PCO 与 PCOS 的区别

将 PCO 和 PCOS 区分开很重要。PCO 只是卵巢形态发生改变，而 PCOS 是在此基础上合并月经周期紊乱（闭经，更常见的是月经稀发），且可能还有高雄激素血症表现（痤疮和多毛症[25]）。PCOS 与内分泌异常有关，尤其是合并雄激素（睾酮和雄烯二酮）和 LH 血清水平升高的情况。根据临床实践，这些变化并不固定，有些 PCOS 患者也可能有正常的内分泌水平（第 8 章）。

因此，PCO 的诊断更多是根据卵巢形态，而不是临床表现。卵巢活检已过时且没

有必要，因为这种侵入性操作可能损害生育力。通过高分辨率的超声就可识别 PCO。最初通过腹部超声将 PCO 卵巢最初描述为：有 ≥10 个直径在 2~8mm 之间的囊泡，它们包绕在稠密的间质周围，或散布在增大的间质里[23]。人们正尝试用普通阴道超声（图 5.11）、三维阴道超声（图 5.13），以及磁共振成像（MRI）（图 5.14）重新评估 PCO 形态学表现。卵巢间质体积与血清睾酮水平有关，通过它可能获得比囊泡大小更有用的信息。与卵巢间质体积相关的是卵巢体积，它是高雄激素血症的重要信息，且比卵巢间质体积更容易测量[26]。PCO 的卵巢体积大于 10mL，而正常卵巢体积大约为 5mL。

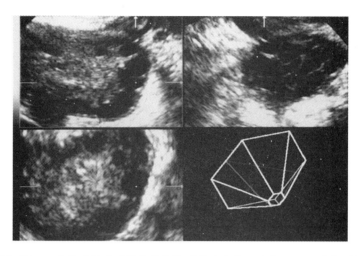

图 5.13　三维阴道超声下的多囊卵巢（图片由 Dr. A Kyei-Mensah 提供）

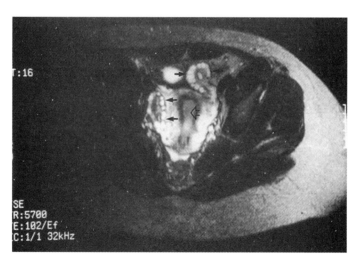

图 5.14　盆腔的 MRI 图像：实心箭头指示双侧多囊卵巢，而空心箭头指示增生的子宫内膜

最新的 PCO 超声诊断国际化共识如下：

1. 至少符合以下的一个条件才能诊断多囊卵巢：有 ≥12 枚直径在 2~9mm 的卵泡；或者卵巢体积大于 10 cm^3。若看到直径明显大于 10mm 的优势卵泡，或体积明显增大的黄体，就应在下一月经周期继续监测。

2. 多囊卵巢的诊断应根据诊断标准，而不是通过卵巢外观。多囊卵巢的定义不能取代多囊卵巢的主观表象。卵泡分布，以及卵巢间质体积增加等情况可以忽略。虽然后者对于诊断 PCO 有特异性，但临床上所采用的是可以替代卵巢基质体积的卵巢体积。

3. 只有在符合这个定义，或上文的标准之一后，才能诊断 PCO。若观察到直径明显大于 10mm 的卵泡，或体积明显增大的黄体，就应在下一月经周期继续监测。卵巢出现异常的包块和不对称，意味着卵巢可能存在均质的囊肿，需进一步观察。

4. 这一定义并不适用于服用口服避孕药的女性。因多囊卵巢外观虽持续存在，但卵巢体积可能已经缩小。

5. 无排卵或高雄激素血症（无临床症状的 PCO）的 PCO 女性，不能诊断为 PCOS，应进一步了解。

6. 超声不仅在诊断 PCO 方面发挥着作用，在预估 PCOS 患者的妊娠结局方面也有帮助（评估枸橼酸氯米芬引起卵巢过度刺激综合征的风险；决定是否进行卵子的体外成熟）。经 IVF 促排的卵巢可能呈现 PCOS 外观，但并没有 PCO 综合征症状。另外，超声还能帮助医生观察子宫内膜增生情况。

7. 注意以下技术建议：

• 先进设备需要训练有素的合适人员来操作。

• 若条件允许，阴道超声应作为首选，尤其是在患者比较肥胖的情况下。

• 正常月经来潮的女性，应在卵泡期早期（月经第 3~5 天）进行监测。少经或闭经女性，在孕酮撤退出血后，月经第 3~5 天或任何时间进行监测。

• 若观察到直径明显大于 10mm 的卵泡，或体积明显增大的黄体，就应在下一月经周期继续监测。

• 用简化的计算公式计算近似椭圆的卵巢体积（0.5 × 长 × 宽 × 厚度）

• 评估卵泡数量，应同时观察卵巢纵向和横向的平面。而在卵泡大小评估方面，应把这两个平面下测得的值进行平均。

这些共识在 2003 年发表，随后人们对卵子临界数量和合适尺寸展开了进一步讨论。有人认为：对于诊断 PCO 比较有意义的是，每侧卵巢必须有至少 19 枚以上 2~5mm 的小卵泡。另外，AMH 的浓度大于 35 pmol/L 时，也许能更好地诊断 PCO。

流行情况

排卵功能障碍女性的 PCOS 发病率已经被很好地阐述。通过高分辨率的超声发现：多达 87% 的月经稀发女性和 26% 的闭经女性患有 PCOS[23]。作者还识别了伴有低促性激素性功能减退症的 PCOS，这些患者虽没有足够的内源性促性腺激素，但在诱导排卵治疗时，卵巢在外源性促性腺激素的刺激下，会有多囊卵泡突然增加的典型多囊表现[28]。正常年轻妇女也有 35% 是 PCOS 患者[29]（第 8 章）。对于接受 IVF 治疗的 PCOS

患者患病率，目前还不大清楚。但通过观察超过 500 个接受 IVF 治疗的患者发现，大约 34% 的患者可在超声下观察到 PCO 表现。

卵巢囊肿

除了认真评估卵巢形态外，医生还需注意：在进行诱导排卵治疗前，有必要利用超声监测卵巢情况，以发现是否有卵巢囊肿存在（图 5.15 ~ 图 5.17）。还应在诱导排卵治疗前记录任何囊肿情况，以监测新卵泡发育。卵巢囊肿是否对治疗周期有影响，还存在争议（第 14 章）。虽然一些事实表明，卵巢囊肿的存在会降低 IVF 治疗周期成功率[32,32]，但也有一些研究无法证实这一结论[33,34]。还应区分这些囊肿来源，究竟是激素治疗前就已存在，还是因 GnRH 激动剂治疗时，大量的促性腺激素释放所导致（例如：在预处理时，使用口服避孕药可减少因 GnRH 激动剂治疗所导致的囊肿）。

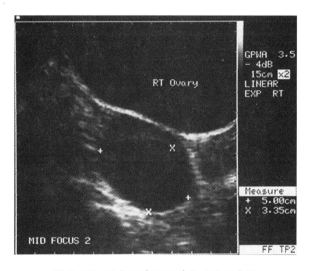

图 5.15　腹部超声下的单纯功能性囊肿

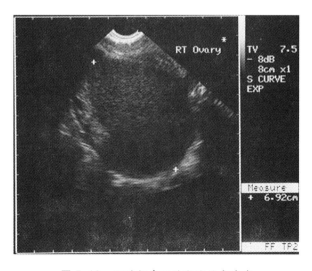

图 5.16　阴道超声下的黏液性囊腺瘤

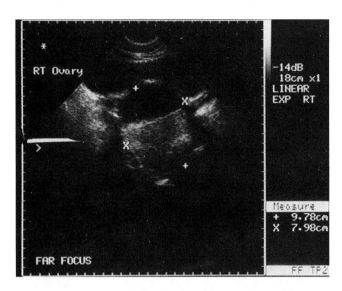

图 5.17 阴道超声下的良性囊性畸胎瘤（皮样囊肿）

无排卵性不孕症患者，在诱导排卵治疗时，情况会略有不同。这些患者的囊肿通常是功能性的，且能分泌雌二醇或者孕激素。若基础超声监测到囊肿，通常的对策是在患者发生自发的月经之后才开始促排。发生自发的月经，表明患者卵巢激素分泌已经恢复正常水平。这种恢复发生在子宫内膜薄（小于 5mm）的情况下。

直径小于 5cm 的囊肿很少需要外科治疗。若怀疑囊肿性质，可在促排前检测肿瘤标志物（如 CA125），并经外科切除进行病理学诊断。若患者确诊子宫内膜异位症，禁止在诱导排卵前或者取卵过程中抽吸囊肿，因为会有感染风险（第 14 章）。子宫内膜异位囊肿会有典型的、模糊的、细密光点样血性回声表现。一旦误吸，或不可避免地行巧囊抽吸，必须全程使用抗生素。皮样囊肿（成熟性囊性畸胎瘤）有时会在育龄期女性中发生，它与子宫内膜异位囊肿可能不易区分，因二者都可能有双侧模糊且均一的回声，其中皮样囊肿的回声区为皮脂成分，子宫内膜异位囊肿为血性成分。皮样囊肿有时有强回声团，这是因为它有固体物质，由此可区分皮样囊肿和子宫内膜异位囊肿。

因为卵巢恶性肿瘤可能在年轻女性中发生，所以应谨慎对待几乎所有囊肿。通过自然或外科的手段等待复杂的卵巢囊肿消失后，诱导排卵治疗才能进行。

基础卵巢监测还能检查到其他盆腔结构情况，可能发现输卵管积水、子宫肌瘤（尤其是黏膜下肌瘤；图 5.18）或难以找到的宫内节育器。去除这些因素，可能治愈不孕症[35]。超声监测到输卵管积水的患者，应接受输卵管切除术，以提高 IVF 妊娠结局（第 11 章）。

由于卵巢恶性肿瘤可能会发生在年轻女性中，所以医生应谨慎处理除明显单纯性囊肿外的其他囊肿。医生应在囊肿自然消退或手术处理完复杂的卵巢囊肿后再实施卵巢刺激治疗。

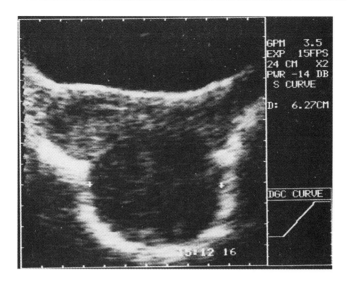

图 5.18　腹部超声下的子宫肌瘤

基础超声扫描也可检测盆腔其他结构，包括输卵管积水、子宫肌瘤（图5.18），特别是黏膜下肌瘤，甚至是难以找到的宫内节育器，将节育器取出可以治疗患者的生育力低下[35]。超声显示有输卵管积水的患者应考虑切除输卵管来改善 IVF 结局（第11章）。

经阴道和经腹超声扫描分辨率分别为 2～3mm 和 3～5mm，所以无回声结构的小卵泡很容易被发现，它们通常位于具有更强回声的卵巢组织的边缘[36]。医生应从 3 个平面测量卵泡的内径并算出平均值[37]。研究发现，不考虑卵泡直径，观察者自身对卵泡测量的标准偏差是 0.6mm，观察者之间的标准偏差是 1.2mm[38]，因此任何特定测量的95% 可信区间为 ±2.4mm。人们可能期望经阴道测量会更精确。在自然周期排卵前约10 天左右（第 4 天）一般可以观察到小卵泡。从第 5 天到排卵当天，通常会有一枚优势卵泡以每天 2～3mm 的速度增长。卵泡发育的超声扫描示意图见图7.22。

自然周期中的血浆雌二醇浓度与卵泡直径密切相关，但在超排周期中并非如此，使用不同药物治疗会有很大差异，也会有不同的效果。外周血雌激素水平增加会导致子宫增大，也会引起子宫内膜增厚，这两种变化可作为机体产生雌激素的生物学变化指标。

在 IVF 自然周期和刺激周期的黄体中期阶段行超声扫描是非常有益的。黄体可能会有不同的外观，如卵圆形或是不规则形的，并伴有囊性无回声的内部结构，或者由于细胞碎片和血液表现为模糊的、具有密集回声的内部结构（第 7 章）。尽管妊娠才能证明卵子从卵泡排出，但超声下可见黄体且血清孕酮浓度增高也是排卵的最好证据。有时会出现卵泡未破裂而黄体期囊性结构持续存在的情况，这与血清孕酮浓度升高有关。此过程被称为黄素化卵泡未破裂（全称 LUF）[39]。关于 LUF 综合征发病率还存在一些争议。它在诱导排卵患者的排卵周期中发病率小于 5%，且不易复发[40]。

子宫内膜评估

通过盆腔超声可以清楚地看到子宫内膜变化（图5.19，图5.20），在卵泡早期，当子宫内膜很薄时，子宫内膜腔与对侧肌壁间会产生一条单独的高回声线。在雌激素刺激下，排卵前的内膜呈三线征（图7.24）。黄体期时，子宫内膜功能层因间质水肿变成高回声区。卵泡早期子宫内膜厚度是4~6mm，到排卵期时将近8~10mm，黄体中期时达到14mm。如果内膜三线征消失或者排卵前子宫内膜厚度小于7mm，妊娠的概率就会下降[41,42]。

多普勒超声在辅助受孕中的应用

联合阴道超声与彩色多普勒测量技术可以得到详细的排卵期前、后的卵泡影像，并且可通过评估子宫血流来预测子宫内膜容受性。目前人们还未充分阐述胚胎成功植入子宫的准确条件。辅助生殖是否妊娠取决于胚胎质量和子宫内膜容受性。提高评估子宫内膜容受性的准确性可以防止在注定失败周期中移植珍贵胚胎。医生可以冷冻并在合适的时机移植这些胚胎，可能在内膜反应的激素调控之后。子宫内膜活检目前仍是评估内膜容受性的唯一方法。多普勒超声可以提供子宫血流瞬时图像且是一种有价值且无创的方法[43]。

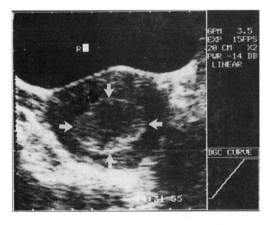

图5.19　经腹超声下闭经的PCOS妇女子宫内膜增生（直径30mm）

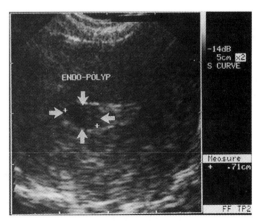

图5.20　经阴道超声下的子宫内膜息肉

现在人们已对自然周期和刺激周期中子宫和卵巢动脉的血流量进行了广泛研究[44]。但卵巢血液循环的多普勒超声研究仍处于探索阶段。在一项自然周期的研究中人们发现优势卵泡侧的动脉血流阻力低。在促性腺激素刺激周期，卵巢动脉阻力同直径大于15mm的卵泡数量成反比[45]。也有报道指出，在IVF周期中，妊娠的患者胚胎移植后3天卵巢动脉血流阻力比未妊娠的低[46]。实际上，血流动力学研究仅限于有科研兴趣的生殖中心，并未得到广泛应用。

宫腔及输卵管通畅性的评估

子宫输卵管造影术

低生育力夫妇的病因中输卵管性因素占 15% ~ 50% 。子宫输卵管造影术（HSG）（图 5.21 ~ 图 5.26）可提供宫腔及输卵管图像。HSG 是评估宫腔和输卵管最简便的方法，且并发症少[1]。

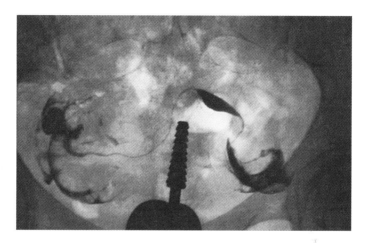

图 5.21 HSG 使用数字系统。碘 – X 射线造影剂呈黑色。上图可以看到碘油从双侧输卵管流入腹腔。此过程使用金属套管

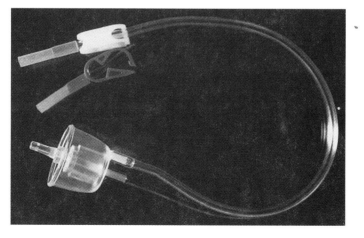

图 5.22 Malmstrom-Westerman 塑料真空吸杯，这种吸杯是套在宫颈上，并利用手驱动泵产生负压。一旦吸杯紧贴在宫颈上，就可通过中心管注入造影剂

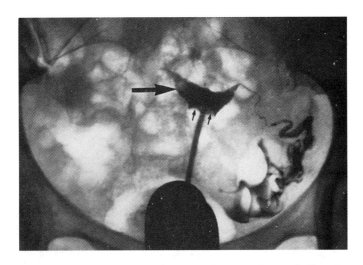

图 5.23 X 射线下子宫输卵管造影显示碘油从左侧输卵管顺利流出，但右侧输卵管却受到阻碍，这是由宫内病变引起的，随后发现是子宫内膜息肉（长箭头）。此过程使用气囊导管（图 5.24），在子宫下部可见膨大的气囊（短箭头）

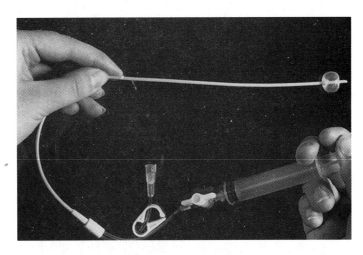

图 5.24 气囊导管。将导管轻轻地插入子宫，气囊在宫腔内充气。轻柔牵引以防止造影剂向对侧逆向流动

该过程由熟练的放射科医生操作是很重要的，他能定位套管进入宫颈管内，当盆腔成像时轻轻地注入造影剂以得到染料的动态图像。现有不同种类的套管，从老式的可能需旋转进入宫颈的 Leisch-Wilkinson 金属套管或 Green-Armytage 套管到更现代化的可直接套在宫颈上的 Malmstrom-Westerman 塑料真空吸杯，或者是既可置于宫颈管内也可直接送入宫腔的气囊导管。医生一般选择后两种技术。

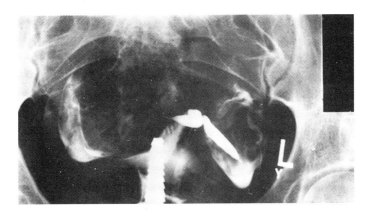

图 5.25　X 线下子宫输卵管造影显示双子宫严重的前屈位。此检测使用老式 Leisch-Wilkinson 金属套管，常规 X 射线系统使用白色造影剂

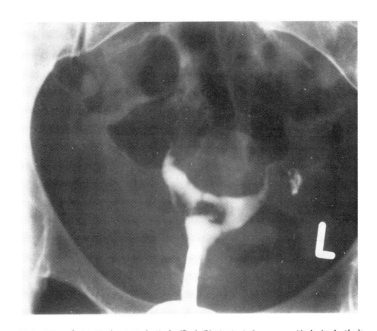

图 5.26　常规 X 线下子宫输卵管造影显示 Ashermann 综合征合并宫腔粘连。虽然右输卵管宫角端增厚表明输卵管可能痉挛，但没有造影剂流过。造影剂流向左侧输卵管的末端，但没有流入腹腔，这很可能是输卵管伞端周围有包囊性粘连

医生造影时通常使用水溶性造影剂，它在注入 1 小时后会被吸收。虽然有报道称 HSG 和腹腔镜检查的结果有 90% 的一致性，但在有明显输卵管堵塞的病例中，这两种方法检测单侧输卵管堵塞的假阳性率达到 2/3。20 项研究的 Meta 分析发现，同腹腔镜相比，HSG 检测输卵管通畅性的敏感性为 0.65，特异性为 0.83（95% CI 0.77 ~ 0.88）[47]。如果 HSG 检测发现输卵管是梗阻的，那么 38% 的病例经腹腔镜检查也是如此。与此相反，如果 HSG 检测发现输卵管是通畅的，那么有 94% 的病例经腹腔镜检测

也是如此。虽然具有输卵管病理风险因素的妇女可以直接行腹腔镜检查（见下文），但HSG 检测的敏感性才是最高的[48]。HSG 对输卵管粘连的检测结果并不可靠。输卵管堵塞的原因有时是黏液栓，而造影剂可能会冲走这些黏液栓。因此，有报道称 HSG 或腹腔镜下输卵管通液术后 2 或 3 个月，妊娠概率会增加。

油性造影剂比水溶性造影剂更具刺激性，因为它有进入静脉的风险，并会出现月经期后的栓塞，目前已经不再受青睐。通过透视监控能够确保这种严重并发症不会发生。油性介质吸收缓慢，在输卵管积水中易导致肉芽肿形成。但有趣的是，专家认为油性造影剂比水溶性造影剂更能消除输卵管阻塞。事实上，10 项研究的 Meta 分析表明使用油性造影剂的自然妊娠率明显高于水溶性造影剂[49]。对于不明原因性不孕症的患者受益最大，这表明输卵管阻塞可能是这些患者不孕的一个原因。作者最近也报道过在随机对照试验中不明原因性不孕症夫妇使用油性造影剂所获得的治疗好处[50]。也有报道发现经输卵管镜通液或经宫颈输卵管插管也得到类似的治疗效果。尽管有上述的益处，但作者还不清楚油性造影剂是否会再次受到青睐，因为它不仅使患者在治疗时更疼痛，其高黏滞性还会导致注射时间延长，某些情况下需要在操作结束后 24h 拍摄图像。

HSG 时机

在月经周期前 10d 实施 HSG 是最佳的，这时应该不会有妊娠风险。如患者阴道出血则不应该实施 HSG。作者建议在进行 HSG 的周期中应采取避孕措施。如果一位妇女是月经稀发或闭经患者，医生会在妊娠试验阴性后通过使用孕激素诱导撤退性出血。如果患者有不规则出血或有任何早期妊娠的可能，HSG 都应延迟并做妊娠试验。

HSG 可能会使患者不舒服，特别是那些有输卵管痉挛或阻塞的患者。作者建议患者在 HSG 前 30 ~ 45min 使用止痛药（如甲芬那酸、萘普生、双氯芬酸）。准备 HSG 约需 5min，而记录造影剂流动的平均时长是 40s。输卵管痉挛时使用解痉药（如胰高血糖素、地西泮和东莨菪碱）有一定的疗效。然而避免输卵管痉挛最好的方法可能是缓慢注入造影剂。

预防性使用抗生素

尽管有盆腔感染史的患者使用腹腔镜检查可能优于 HSG，但如果有盆腔炎（PID）病史，应给予抗生素预防感染［多西环素和甲硝唑 3d 或 5d，或是阿莫西林和克拉维酸盐（力百汀）］。尽管 HSG 是在无菌条件下进行，但应提醒患者术后 24 ~ 48h 如出现剧烈的盆腔痛或发热应立即报告，如住院，需静脉滴注抗生素。因为有隐匿型盆腔感染（特别是通过衣原体感染）存在的可能，所以作者主张包括宫颈检查在内的所有操作都应常规使用抗生素预防感染（第 2 章）。

特征性发现

气泡和小息肉可以引起小充盈缺损，它可能提示月经周期前期子宫内膜生长正常。宫腔通常是三角形的，有时有一凹面或凸面基底。宫角部直径约 35mm。输卵管长度是5 ~ 6cm，可见造影剂流入腹腔。输卵管积水时输卵管呈大的囊状结构，或是旋转的，或是像曲颈瓶的形状。HSG 缺点之一是不能检测出输卵管粘连，而输卵管粘连会妨碍输卵管伞端拾取卵子。输卵管远端扭转提示输卵管可能粘连，这时输卵管末端的造影剂是不流动的，而不是持续顺畅地流入腹腔。

如果出现输卵管阻塞，经外科手术切除输卵管梗阻部分后，未切除部分最常见的组织学变化是出现闭塞性纤维化，这是由结节性峡部输卵管炎（图 5.27，图 5.28）、慢性炎症和黏膜内层子宫内膜异位症引起的。在 HSG 下可见结节性峡部输卵管炎的输卵管近端 2cm 处有多个小憩室（直径 2mm），病变是双侧性的，常伴堵塞。结核性输卵管炎后输卵管损伤呈不同类型改变，输卵管轮廓不整齐，常伴有多处狭窄和串珠样外观，偶尔会出现僵直并伴有烟斗柄样外观。盆腔内结核可能导致 X 线下可见的钙化。

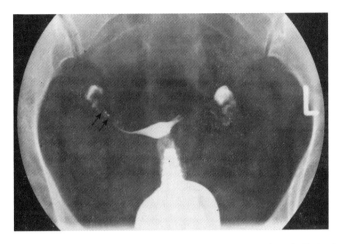

图 5.27（见彩色插页）　X 射线下 HSG 显示右侧结节性狭部输卵管炎（小箭头）

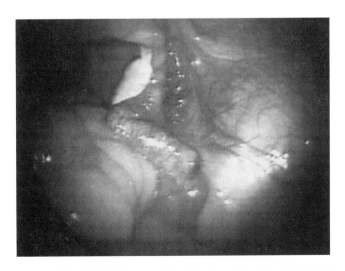

图 5.28（见彩色插页）　右侧结节性峡部输卵管炎的腹腔镜检（同图 5.27 情况相同）。在输卵管浆膜层突出部位可见蓝色染料

输卵管近端阻塞可通过利用导丝、球囊导管和透视下插管的选择性输卵管插管造

影术来尝试疏通输卵管（第 11 章；输卵管疾病）。

Asherman 综合征

Asherman 综合征又称宫腔粘连综合征，可抑制子宫内膜的正常生长。这可能是由于过度刮宫损伤子宫内膜基底层，又或者是子宫内膜炎后偶发粘连反应。雌激素缺乏可能增加需要刮宫清除残留胎盘组织的哺乳期妇女宫腔粘连的风险。通常情况下，闭经不是绝对的，通过雌孕激素联合也可能诱导撤退性出血。HSG 下可看到宫腔粘连（图 5.26）。宫腔镜检作为探查宫腔的备选方案可以确诊宫腔粘连并可通过粘连松解术进行治疗。术后，应给予 3 个月疗程的雌孕激素治疗。宫内放置 2~3 个月的宫内节育器可以防止粘连复发，也可用抗粘连凝胶预防宫腔粘连。

子宫输卵管超声造影（HyCoSy）

目前可通过超声来实行 HSG（图 5.29 ~ 图 5.33），超声造影剂包括半乳糖微粒（Echovist；图 5.34），因此无辐射风险。此方法应像常规 HSG 一样，在每周期相近的时间内以相似的方式实施。它不仅可评估输卵管通畅性，在注射造影剂之前，超声下还可观察到卵巢形态和软组织异常，如肌瘤或子宫及宫颈的先天发育异常。X 线下HSG 不能看到子宫肌瘤，除非子宫肌瘤钙化或引起宫腔变形，而此时病因通常不会很明显地显现出来。黏膜下肌瘤可以引起输卵管阻塞（通常是在宫角端），有时可干扰胚胎植入，这与复发性流产有关。在无输卵管阻塞的情况下行子宫肌瘤切除术是否会改善病情仍有争议[33]（第 11 章）。越来越多的证据表明即使无宫腔变形，肌壁间肌瘤也会影响胚胎着床。一份报告发现，直径小于 5cm 的肌瘤可使辅助受孕的持续妊娠率降低一半[51]。子宫肌瘤切除术对子宫的完整性和生育力都有潜在风险。目前已有一个辅助受孕前子宫肌瘤切除术的随机对照研究。微创手术可用来评估子宫肌瘤的处理情况，它包括核磁共振成像（MRI）引导下激光介导的凝固性坏死，或者是高强度超声介导的肌瘤破坏。这些技术在不孕症处理中的作用仍在评估中。子宫动脉栓塞术并不适合希望怀孕的妇女，因为这些技术对子宫和卵巢的血供会产生不利影响。

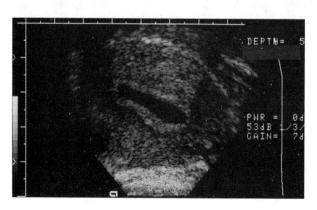

图 5.29　HyCoSy 超声。经阴道超声检查可见阴性造影剂（生理盐水）显示出平滑的宫腔

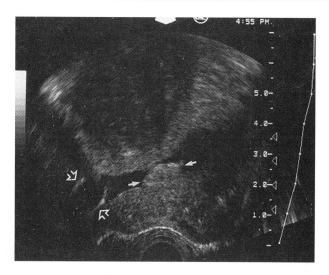

图 5.30　经阴道超声下盐水 HSG 显示出子宫内膜息肉（小箭头）。注意经宫颈的球囊导管（空箭头）

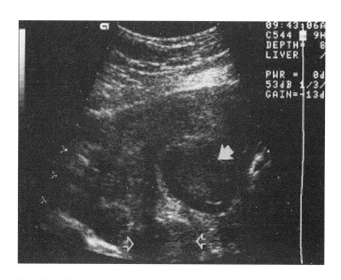

图 5.31　经腹超声 HSG 下显示出黏膜下肌瘤（大箭头）。还有一个肌壁间肌瘤（空箭头）

　　HyCoSy 可以很好地替代常规 X 线下 HSG，它同腹腔镜下通液术有 80% ~ 90% 的符合率。有时用盐水替代超声造影剂会有相似的成功率，特别是多普勒探头顺着输卵管来观察造影剂的正向流动时。此外，利用三维成像技术可重建宫腔以便诊断子宫异常，区分纵隔子宫和双角子宫。

　　HyCoSy 程序与常规 HSG（10 ~ 15min）相比，其劣势是需花费更多的时间经阴道评估盆腔，HyCoSy 的超声探头和导管需同时置入阴道内，每次只可检测一侧输卵管。HyCoSy 需训练有素的人员操作，所以不确信它是否能广泛应用，但作者倡导利用超声评估卵巢和子宫形态，同时需要由熟练的 B 超人员进行操作。如果有指征则需放射科医师单独做一次常规 X 线下 HSG。

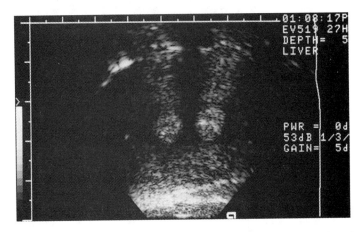

图5.32 经阴道超声 HSG，使用阳性造影剂（Echovist）使超声回声增强。图中可以看到双子宫的两个宫腔（与图5.25 是同一患者）

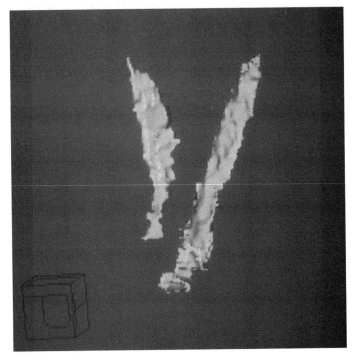

图5.33 双子宫的三维重建图显示两个宫腔的关系

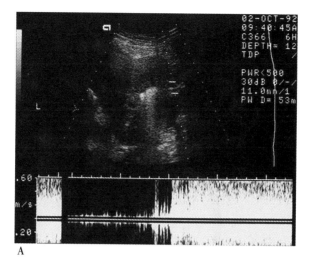

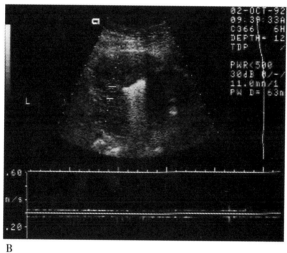

图 5.34　使用 Echovist 的经腹超声 HSG。多普勒探头顺着输卵管壁内部可以看到子宫基底。当宫腔内注射造影剂时，可以看到其向左侧流动（A），右侧未发现造影剂（B）

选择性输卵管造影和输卵管镜

　　宫颈插管术可以通过超声引导下选择性输卵管造影术或输卵管镜实施（图 5.35；第 11 章）：选择性输卵管造影可允许导管通过输卵管狭窄区并清除浓缩的黏液或蛋白沉积物[52,53]。可在透视引导下完成气囊导管输卵管成形术。与此相反，在输卵管镜中输卵管腔的可视化（图 5.36）使得输卵管成形术得以实施。输卵管镜可以免去宫腔镜检，这对输卵管的损伤更小[54]。黏膜异常的可视化使医生可以在再通的输卵管结构恢复正常之前就指导患者行 IVF。腹腔镜下输卵管镜[55]可清晰地看到正常输卵管壶腹部有 3～5 个大褶皱（4mm 高）和几个小褶皱（1mm 高）。而在输卵管造影术中不易发现这些褶皱，所以输卵管镜能够使医生对是否进行输卵管通液术或 IVF 做出更好的决策。虽然这些技术很吸引人，但它们在常规实践中还未被采纳，主要是因为光学系统（特别是输卵管镜）具有一定的局限性。

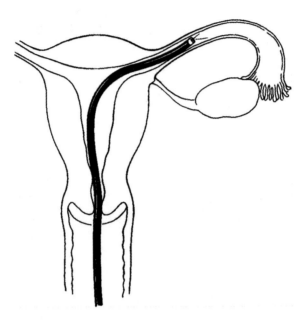

图 5.35 经宫颈插入输卵管镜，通常需通过宫腔镜中的通道（未显示）。在图 11.9 中也可看到

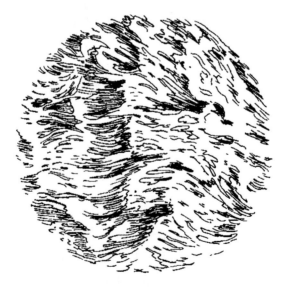

图 5.36 正常输卵管黏膜纤毛示意图

腹腔镜及宫腔镜检查

每当医生进行腹腔镜下女性不孕症探查术时，会常规联合宫腔镜评估宫腔（图5.37）。虽然通常不能检查出明显的子宫异常，但此过程简便安全。当二氧化碳被缓慢注入腹腔进行腹腔镜检查时，可同时实施宫腔镜检查，如果有两名妇科医生则不需延长手术时间。虽然二氧化碳可扩张宫腔，但人们更倾向于使用生理盐水。虽然子宫内膜息肉对生育的影响是不确定的，但仍要观察输卵管口并注意到任何易于分离的宫腔粘连，同时剔除息肉，这些是很重要的。约4%的女性会出现先天子宫发育异常。这些不同性质的异常可能影响生育力，并增加流产和早产的风险[56]。例如，鞍形子宫似乎对生育或流产的风险影响不大，而纵隔子宫、单角和双角子宫可能对二者都有影响[56]。

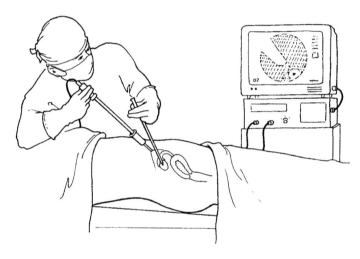

图5.37　诊断性腹腔镜录像

除非子宫内膜异常，否则医生并不常规行子宫内膜活检，因为子宫内膜组织学分期的诊断价值不大。

同子宫输卵管造影术评估输卵管通畅性一样重要的是在患者手术之前应确保其无任何妊娠可能。在腹腔镜下评估盆腔情况时（图5.38），应仔细探查子宫、膀胱和肠道的腹膜面。也应观察阑尾周围区域以便检测隐匿性炎症，同时检查肝脏隔下是否有粘连，这可能预示衣原体或淋球菌的 PID 病史，即 Fitz-Hugh-Curtis 综合征（图5.39）。

卵巢检查包括卵泡生长和排卵、卵巢异常形态和子宫内膜异位症的监测，这些通常发生在卵巢或卵巢门表层下面。医生应仔细观察盆腔任何部位的子宫内膜异位病灶。子宫内膜异位症可有几种表现（第10章），所以应全面系统地检查盆腔（图5.40）。有证据表明，即使轻度子宫内膜异位症也可能不利于生育，所以在最初诊断过程中可利用热透疗法或激光进行消融。因此作者的做法是同意所有患者行诊断性腹腔镜检查来治疗轻度子宫内膜异位症或粘连，且此过程不应超过 15~20min。

绘制并拍下腹腔镜下所见图片，并将得到的照片放置于患者的病例中，这些都是

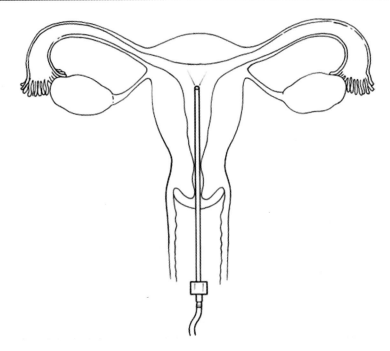

图5.38 宫腔镜检查可以使用硬的或有软的器械，它可使门诊患者手术时使用最低剂量镇痛药

有益的。医生应仔细编排内镜手术的视频和（或）DVD，依据以往经验，很少有人观看这些视频，除非用于演示和教学目的，否则它们的使用价值小于照片。然而有些人建议保存手术录像，因为其既可作为个人记录，也可用于法医学检查。另外，有些患者对观看自己的影像很感兴趣。

经宫颈注射亚甲蓝后，输卵管伞端可见染料流出（图5.41）。如果只是单侧输卵管可见流出，可轻轻压输卵管的峡部使染料流向对侧输卵管。在开始行腹腔镜检时常可分离卵巢及输卵管周围细小粘连。而如果需要更复杂的粘连松解术或输卵管手术，医生会告知患者并制订一个可选择的术式，除高度怀疑如PID病史，这时会安排更长的时间进行诊断。

术前超声检测用于探查卵巢囊肿。简单的囊肿可被吸出，但对于子宫内膜异位囊肿或者复杂囊肿医生应仔细清除。如果对诊断有怀疑或是高度怀疑恶性肿瘤，应剖腹探查并仔细剥除囊肿，甚至行卵巢切除术，在手术前需与患者详细讨论这些可能性，且必须获得患者的知情同意。

剖腹手术时应告知每个患者可能有内脏穿孔或腹腔意外出血的风险。应牢记诊断性腹腔镜检的死亡率是1:12 000，所以应首先考虑微创诊断方法（见上文）。

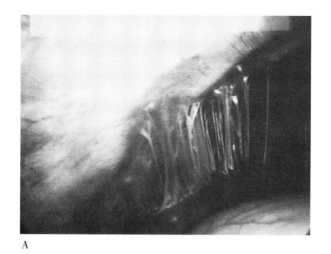

A

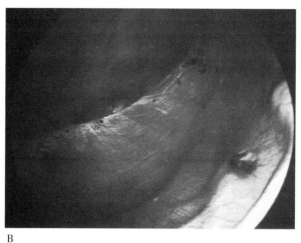

B

图 5.39（见彩色插页） 腹腔镜可见隔膜的肝脏面及底面，说明评估该区域至关重要。A. Fitz-Hugh-Curtis 综合征。B. 子宫内膜异位症

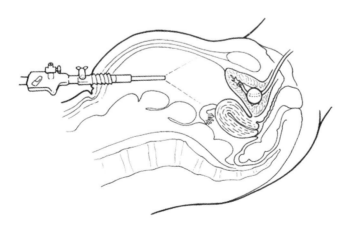

图 5.40 骨盆的腹腔镜检查

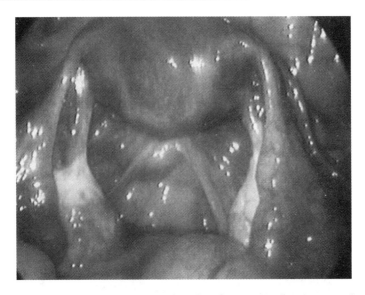

图 5.41（见彩色插页）　亚甲蓝染料插管法行腹腔镜检查。双侧宫角染料流动受阻，并可见右侧染料充盈子宫阔韧带的筋膜及血管。盆腔外部结构正常

经阴道穹隆镜、腹腔镜、输卵管镜

经阴道输卵管镜发展至今已可观察盆腔解剖结构和输卵管结构[52]。手术或许可以在患者清醒时进行。于阴道后穹隆穿刺造口，在道格拉斯腔中充满温热的 Hartmann 溶液。插入 4mm 范围的套针，通过水化漂浮作用可以非常完美地显示出卵巢下部和输卵管伞端。评估输卵管通畅性的同时也要进行输卵管镜检查并实施其他小手术（如 PCOS 粘连和卵巢透热疗法）。

在输卵管造影和腹腔镜检查手术之间进行选择

HSG 已被推荐为既往无盆腔病史妇女的一线筛查项目。在可能存在盆腔疾病时才应行腹腔镜检查，检查目标应清晰可见，镜检过程中应进行相关治疗（第 11 章）。腹腔镜检查适用于有腹部手术史的女性，如同阑尾炎或炎症性肠病手术相关的腹膜炎。痛经、性交疼痛或盆腔疼痛表明可能存在子宫内膜异位症，这种情况下症状往往与严重程度不相关（第 10 章）。有人认为进行紧急剖宫产手术的女性输卵管堵塞的风险远远高于那些行择期剖宫产手术的女性[57]。也有人认为剖宫产术后有 69% 的女性有意避孕，这可能与先前的分娩经验有关[58]，经阴道分娩的女性（自然分娩或借助仪器分娩）也是如此。通过观察可以发现影响女性选择分娩方式的因素也很复杂，不孕女性

第一次更倾向于选择剖宫产手术进行分娩，所以手术分娩与低生育力之间关系复杂[59]。

MRI、计算机断层扫描、扫描

对于持续高泌乳素血症、低促性腺激素型性腺功能减退症和 cushing 综合征的患者，应做垂体窝的 MRI 检测（第 7 章）。如果怀疑是 cushing 综合征或雄激素分泌性肿瘤，可能还需做肾上腺影像学检查。当怀疑内生殖器发育存在异常时，行盆腔 MRI 扫描是非常有益的，而超声检查帮助不大（例如，当有复杂的子宫畸形或寻找雄激素不敏感综合征女性的睾丸时）。虽然在常规检测中很少需要 MRI，但它的卵巢成像是非常完美的（图 5.11 和 11.11）。盆腔 MRI 有利于评估子宫肌瘤切除术前肌瘤的位置或者先天子宫畸形。

男性检测

检　查

一般检查（图 5.42，图 5.43）包括 BMI、血压、第二性征和腹部检查和生殖器的评估。在检查时可能发现一些胸部疾病与不孕不育有关［如先天性输精管缺如、输精管阻塞（第 12 章）和 Kartagener 综合征合并右位心］。低促性腺激素型性腺功能减退症的患者在嗅觉方面存在缺失或障碍，可诊断为 Kallman 综合征，这会省去大量后续检测工作。

青春期前雄激素缺乏的男性声音尖锐，睾丸软而小，阴茎很小，成人头发稀疏，肌肉重量下降。他们往往身材高大，指距长度超过身高。如果男性青春期后出现性腺功能减退症，他们的皮肤会变得细腻，体毛和胡须生长减少。有些疾病可能会有乳腺发育，如 Klinefelter 综合征。男性乳房发育也可能与甲状腺功能亢进、肝脏疾病、雌激素或 hCG 诱导的肿瘤或者某些药物（尤其是抗雄激素类药物，如西咪替丁、螺内酯、洋地黄）有关。在青春期男性乳腺的短暂发育是正常的。一般检查中也应明显提及其他内分泌疾病（如 Cushing 综合征、甲状腺疾病和垂体瘤）体征。当性功能异常时应进行完整的神经系统检查。

腹部检查

腹部检查应注意异常的肿块和疝气。同时还要寻找儿童期疝修补术的疤痕，因为术后输精管或睾丸的血供有可能遭到破坏，而患者常常会遗忘或根本不知道此病史。同样，儿童期的睾丸固定术也有可能未被发现，而这对以后的生育也有重要影响。

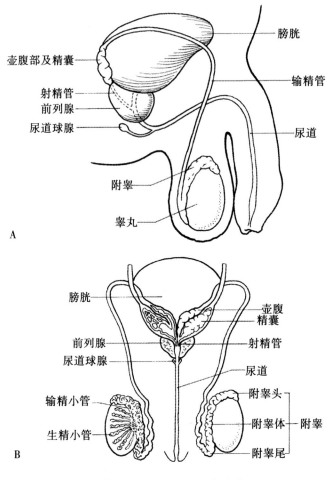

图 5.42　A、B. 男性生殖道

生殖器检查

检查阴茎以了解尿道口的位置，应尽量外翻包皮。阴茎的先天异常或尿道上裂和（或）下裂可能导致射精部位异常。应用睾丸测量器来评估睾丸体积，睾丸大于 15mL 是正常的。柔软的小睾丸通常与促性腺激素缺乏有关，如垂体功能低下或 Kallman 综合征的患者。而僵硬的小睾丸表明其纤维化，通常与生殖上皮严重持久的破坏有关（如 Klinefelter 综合征），这时患者的第二性征是正常的。睾丸所处的平面对生育没有影响，但水平位的睾丸比垂直位的睾丸更易扭转。应首先应用超声对睾丸肿块或不对称睾丸做深入检查。最好在患者站立时触诊阴囊肿块。附睾和输精管更易触诊，但应查明囊肿、增厚和压痛，这与感染有关。

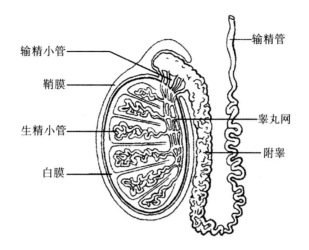

图 5.43 睾丸和输精管

框表 5.3 男性检查

一般检查：体重、血压、尿检查

第二性征

肌肉体积

内分泌疾病的标志（见正文）

男性乳房发育

腹部检查：肿块、肝、瘢痕、疝气

生殖器检查

　尿道口

　睾丸体积，肿块

　附睾

　精索静脉曲张

前列腺的直肠指诊

由于精索静脉瓣闭锁不全，腹内压增加使得静脉内充满了静脉血，所以患者需站立触诊。因精索静脉左侧和右侧具有不同的静脉回流，所以精索静脉曲张多见于左侧。依据精索静脉下列情况可将其分级：①是否只在 Valsalva manoeuver 试验时充盈；②可通过触诊检测精索静脉充盈或者；③通过直接通过肉眼观察充盈[60]。

前列腺的直肠指诊

如果有指征，应通过直肠指诊来触诊前列腺，直肠过度压痛提示有感染。前列腺按摩可能会产生前列腺液，应将分泌物送去镜检和培养；尿液标本也应在前列腺按摩后送去检查。有些男性患者知道自己精液的颜色或气味改变与附睾、前列腺或精囊感染有关，而此时精液应送镜检并培养。

精液分析

通过手淫法留取的精液标本应置于干净且干燥的容器中，在取精后 30min 内送达实验室，且患者应禁欲 3d。恒定禁欲期限可提高检验的标准化程度，禁欲超过 5d 的精子数量增多但活力减弱。通过对 9 000 余份精液标本的大规模调查，人们发现当禁欲时间介于 1~10d，精子参数正常的男性具有相似的精液特性，随后精液质量会下降[7]，而少精子症的男性禁欲时间越短样本质量越好（即 <3d，多数情况下最好禁欲 1d）[7]。

健康的捐精者精液参数可有很大的波动，因此应谨慎对待每个精液标本的分析结果，3 个月后应进行 2 次或更多次的标本检测[57]。尽管大多数情况下分析 2 份精液样本就足够了，但 4 份精液样本的检测结果可提供平均值±标准差。不同地区的精液质量是有差异的，这与环境温度（冬季计数更高）、环境暴露或不同的生活方式有关[61]。睾丸生成精子需要 10~12 周（图 5.44，图 5.45），所以异常的精液标本反映的是 3 个月前的睾丸功能。因此为了更好地评估治疗效果，在重复分析之前不能急于评估治疗疗效。

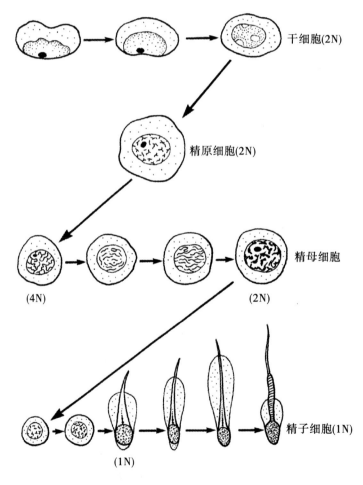

图 5.44 精子生成。干细胞增殖转化成精原细胞。随后 DNA 复制产生初级精母细胞，经过两次减数分裂后产生精子细胞。最后经精子形成成为成熟的精子

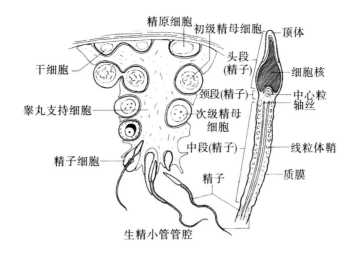

图 5.45　生精小管中精子生成

因为常规精液分析不足以完全预测男性生育力，所以在过去一直存在争议。一些权威组织摒弃世界卫生组织（WHO）手册早期版本中精液分析标准的定义，因为它对确定良好生育范围的价值很小。无论是实验室内部还是实验室之间，检测者自身还是检测者之间对精液的评估都存在差异，最近 WHO 提供了一组修订后的参数，得到了更多的认可[62,63]（表 5.5）。已有研究按预期获得了来自 14 个国家超过 4 500 份的精液样本，并对有生育力和未知生育力的男性进行回顾性分析。然后通过某些男性确立参考值范围，这些男性的妻子妊娠≤12 个月。不能将不同的精液参数单独进行分析，这是很重要的，大多数实验室分析精液是为了判断自然妊娠、人工授精（IUI）或辅助受孕[IVF 或卵胞浆内单精子显微注射技术（ICSI）]的可行性[64]。

表 5.5　正常精子参数

标准测试	参考值下限（95% CI）
体积	≥1.5mL（1.4～1.7）
pH	7.2～8.0
精子浓度	≥15×10⁶/mL（12～16）
精子总数	≥39×10⁶/射精（33～46）
活力（射精 60min 内）	≥25% 快速前向运动精子（a 段）
	≥40% 前向运动精子（38～42）（a 级和 b 级）
存活率	≥75% 活率（a、b 和 c 级）
	≤25% 死亡率（d 级）
形态学	≥4% 正常形态（3.0～4.0）

续表

标准测试	参考值下限（95%CI）
白细胞	$<1\times10^6/mL$
免疫珠试验	$<50\%$
其他试验	
果糖	≥13mmol/射精
酸性磷酸酶	≥200U/射精
α-葡萄糖苷酶	≥200U/射精
锌	≥2.4mmol/射精
柠檬酸	≥52mmol/射精

引自 Cooper TG et al. Hum Reprod Update，2010，16：231－45.

精子浓度降低（少精子症）

当活动精子浓度小于 $5\times10^6/mL$ 时，自然受孕的概率显著降低。当精子总数降低时，精子活力往往也相应降低。活动精子浓度一直是预测自然受孕和人工授精结局最常用的一个指标。

畸形精子形态（畸形精子症）

虽然精子形态评分标准越来越严格，参考值不断变化，但因各中心缺乏精子形态标准化评估，致使精子形态检测十分混乱[64]。Kruger 和 Coetzee 发明了严格的精子形态学评估方法，即正常精子形态是卵圆形的，轮廓清晰；顶体占头部的 40% ~ 70%；颈段、中段和尾段正常；无大的胞浆小滴（图 5.46）。精子头部大小为（5 ~ 6μm）×（2.5 ~ 3.5μm）。精子形态学的评估从严格意义上说虽不是精子功能检测，但仍有许多人认为它很好地体现了精子功能。精子形态学缺乏客观评估促使人们发明了自动化的计算机形态分析仪，但由于其昂贵的价格致使它没有得到广泛推广。近几年正常精子形态可接受百分比显著降低，目前在 4% 的水平。有人认为单纯畸形精子症对受精、妊娠或活产率无影响，最近一项 Meta 分析表明 ICSI 单与 IVF 相比不能改善妊娠结局[66]。精子形态分析的最新进展包括卵胞浆内单精子形态选择注射技术（IMSI）的应用，它可高效检测活动精子的细胞器形态[64]。

圆头精子症（圆头精子）常常被漏诊，因此需要熟练的男科技师做出诊断。这些精子无顶体，所以不能受精。尽管此病利用 IVF 和（或）ICSI 极少数能获得成功，但 IVF 和（或）ICSI 也为患者提供了成功的可能性。

有证据表明，具有透明质酸（HA）受体的精子更成熟，精子形态良好，DNA 碎片率低，DNA 非整倍体率低，这些发现致使商业化的透明质酸结合试验（HBA）得以推出。此方法应用到日常程序中仍待进一步研究[64]。

精子活力降低（弱精子症）

如果大部分精子是不动的，应仔细检查收集方法，重复检测样本，确保射精后精液在规定时间内送达实验室，并保证精液是直接取入杯中，而不是取入避孕套中，因避孕套可能含有润滑剂或杀精剂。患者不能使用润滑剂、肥皂或水，这些都可导致精子死亡。当留取样本时也应防止污染，保持良好的卫生习惯，应告知患者取精前先洗净双手和阴茎。如果患者取精困难，可以在同房时利用惰性硅胶避孕套收集精液。冷冻精液为未来的辅助受孕做准备是非常明智的，可以防止治疗周期中患者取精困难。

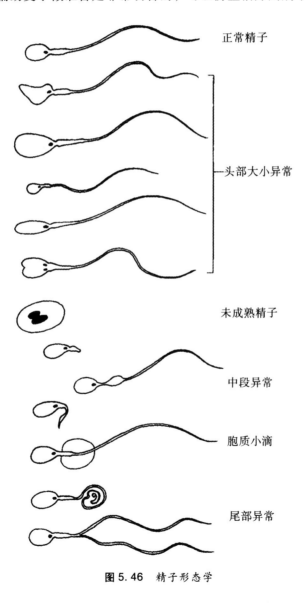

正常精子

头部大小异常

未成熟精子

中段异常

胞质小滴

尾部异常

图5.46 *精子形态学*

精子活力低下可能是由感染、白细胞产生的过氧化物、抗精子抗体或者精子尾部微管和动力蛋白臂缺陷引起的。而精子凝集往往是由感染而不是抗精子抗体引起，应进行相应检测（见下文）。

可以利用计算机图像分析系统追踪精子，以提供一些参数数据，获得精子活力的精确分析，包括前进速度、曲线速度和精子侧摆幅度。精子不仅要向前运动，还要有充足的侧摆幅度才能穿透宫颈黏液到达卵子。有时也可观察到精子超活化过程，即精子增加摆动幅度并在女性生殖道获能，准备穿透透明带。目前很多可以购买该计算机设备的大中心正利用其评估精子活力和体外受精相关功能。

导致精子功能障碍的原因

精子质膜的脂质过氧化作用可损害精子功能，氧化应激同精子活力及其同卵母细胞融合力下降有关，氧自由基（ROS）来源于脂质过氧化作用，无功能精子和白细胞可产生 ROS。脂质过氧化物作用的最终产物是丙二醛，其可作为氧化应激的指标。化学发光法使用非常昂贵的设备测量 ROS，它可区别 ROS 是来自精子还是白细胞。过氧化氢是最重要的细胞毒性氧代谢产物。精浆中含高浓度的抗氧化剂，在辅助受孕准备过程中将精子从精浆中移除使精子暴露于损伤性 ROS 中，而精子培养基中的抗氧化剂可能抵消这种损伤。

ROS 是众所周知的诱变剂，精子来源的胚胎遗传损伤发生在染色体断裂过程中，而卵子来源的损伤发生于染色体重排过程中。目前已证明暴露于 ROS 中的精子染色体断裂的风险会增加。

精子激活和顶体反应依赖于精卵结合之前的钙离子内流。虽然孕酮受体只存在于10%的精子中，但其在钙离子内流过程中可能发挥作用，它的意义目前还不清楚。医生很难评估体外顶体反应，因为利用光学显微镜并不能观察此反应，而利用荧光单克隆抗体标记顶体或将外源凝集素附着在顶体膜上可以观察顶体反应。5% ~10% 的顶体反应仅在体外自发出现，因此顶体反应的标准阈值是非常低的。所有结合到透明带上的精子都会出现顶体反应。

精子 DNA 损伤检验是低生育力男性的补充检验，人们很多年前就已提出精子 DNA 损伤检测，有人认为精子 DNA 损伤检测比常规精液参数预测妊娠结局更稳定。虽然开发某种形式的精子 DNA 损伤试验有其优点，并且人们已描述过几种不同的检测方法，但到目前为止对它们的益处还没有统一意见[64]。文献中至今没有清楚地表明精子 DNA 检测的特定临床指征，所以当患者测试结果异常时也没有确定应如何处理患者。迄今为止最有利的证据是 DNA 损伤同妊娠失败有关，但这一结果仍未清楚地给出最合适的检验或是提供一个明确的临床阈值以告知患者是否需要治疗[64,67]。

白细胞精液症

在显微镜下很难鉴别未成熟的精原细胞同白细胞，即使白细胞浓度明显提高，精液培养也很少出现阳性结果。有时可通过显微镜直接观察细菌，也可通过培养基培养观察细菌。细菌通常来源于射精时的污染，重复分析通常不能发现潜在感染。如果怀疑下生殖道感染，应该进行尿四杯测试。这项试验连续收集三杯尿液。第一杯尿液出现白细胞表明尿道感染；第二杯尿液（中段尿液）出现白细胞表明泌尿系统感染；第三杯尿液在前列腺按摩后收集，出现白细胞表明前列腺感染。

宫颈黏液穿透力和性交后试验（post-coital test，PCT）

精子运动参数与其穿透宫颈黏液能力显著相关。传统上 PCT 用来评估在宫颈黏液中精子存活率。PCT 应当在月经中期 LH 高峰期进行，这时在雌激素作用下，宫颈黏液易于精子穿透。夫妻双方应在试验前一晚性交，此后女方应避免清洗阴道内部。从宫颈口吸取宫颈黏液样本并涂在载玻片上，在显微镜下高倍视野进行观察，应记录宫颈黏液特征，包括细胞种类、黏稠度、成丝现象以及在载玻片上干燥后羊齿状结晶（图5.47）。可通过量化（0~3）各项指标来获得宫颈黏液评分：低于 5 分表示宫颈黏液不利于精子穿透，10 分以上为宜，最高 15 分。如果黏液量不少于 0.3mL，没有细胞结构（即没有白细胞），黏稠度正常，拉丝至少 9cm，羊齿状结晶有三级和四级干，则宫颈黏液评分为 3 分（表5.6）。

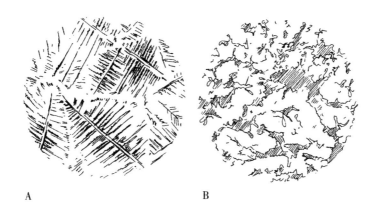

A　　　　　　　　　　　　B

图 5.47　羊齿状结晶。A. 在显微镜载玻片上排卵期（雌激素作用下）宫颈黏液羊齿状结晶。B. 非排卵期宫颈黏液

表 5.6　宫颈评分

	0	1	2	3
容量（mL）	0	0.1	0.2	≥ 0.3
黏稠度	稠厚	中度黏稠	轻度黏稠	正常
细胞数	≥11/HPF	6~10/HPF	1~5/HPF	0/HPF
羊齿状结晶	无结晶	非典型羊齿状结晶	主干和 2 级干	3 级和 4 级干
成丝现象（cm）	<1	1~4	5~8	≥9

注：HPE：高倍视野

行 PCT 的夫妇通常觉得压力很大，且难以精确地把握排卵时机。就诊于生殖诊所的夫妇接受详细询问病史及检查，关注他们关系中最私密部分似乎是对隐私的一种侵犯。此外，医生每个工作日都必须开展这项检查。虽然性交后发现活动精子令人欣慰，但无活动精子并不一定表示存在异常。各诊疗中心进行 PCT 试验在方法上存在很大差异。有学者认为唯一有效参数是单个精子存活，即使超出一个活精子都不代表与生育力有更好的相关性。因此，PCT 方法已经过时，并且很少应用在临床实践中。

一种替代 PCT 的方法是观察在一定时间内精子在透明质酸（HA）聚合物（宫颈黏液人工替代物）中所穿过的距离，其结果与在宫颈黏液中观察到的结果有明显相关性，而且更便于控制和量化。此外，这种替代试验不依赖于女性所处生理周期阶段。有人建议，这种试验结合抗精子抗体检测应当替代 PCT，即便如此，人们也未达成共识，而且实践中很少进行此类试验。

抗精子抗体

抗精子抗体（ASAB）并非独立于其他精子参数（如活动力、凝集）而影响妊娠结局，因此，是否所有不育症患者均需常规行 ASAB 检查尚存在疑问。血清中可测到 AS-AB-IgG，宫颈黏液中可测到 ASAB-IgA，而在精液中两种抗体均可测到。检测 ASAB 有多种方法，具有临床意义的抗体浓度截断值各不相同，这取决于检测方法和实验室参考范围。在英国临床调查发现，ASABs 检验方法及其结果解释差异巨大而且非常混乱[68]。

- 精子凝集试验（浅盘凝集试验）：如果精子结合二价抗体，则精子凝集，非免疫因素也可引起凝集，取决于血清抗体，可定量；特异性较差，且与生育力相关性较小。
- 混合抗球蛋白反应（MAR）试验：精子在抗 IgG 抗血清中使致敏 Rh 阳性红细胞凝集，检测与精液中精子结合的抗体，仅检测 IgG 和 IgA，特异性良好，不可定量。
- 精子制动试验：抗体与精子结合后可激活补体从而制动精子，补体结合抗体特异性良好，敏感性较差。
- ELISA：酶联抗体与抗精子抗体发生反应，可定量；需要固定或均化作用并暴露内部抗原以避免检测不相关的抗原。特异性良好，敏感性较差。
- 间接免疫荧光：荧光标记抗体与抗精子抗体反应，IgA 和 IgG 两者都能被检测到，假阳性率较高，敏感性好。
- 放射标记抗球蛋白分析：放射标记抗体与抗精子抗体反应，检测 IgA 和 IgG，可定量，特异性和敏感性良好。
- 免疫珠结合试验（IBT）：结合抗体的聚丙烯酰胺微球与抗精子抗体反应，IgA 和 IgG 两者都能被检测到，特异性和敏感性好。

IBT 可检测活精子上结合位点（如头部、中段或尾部），并通过光学显微镜观察，因此 IBT 似乎是最佳检测方法。这种结合位点的检测非常重要，因为结合头部的 ASAB

对生育力有严重影响。当影响 50% 以上活动精子时，认为 ASAB 水平有意义。最近一项 Meta 分析未发现 ASAB 存在或其水平与 IVF 或 ICSI 辅助受孕之间有显著相关性[69]。然而，作者认为最常用的实验室方法（即免疫珠试验或精子 MAR 试验）最多只是粗略检测，无法测定待检测免疫球蛋白的确切功能。目前仍然没有确定哪种方法是标准化方法或普遍接受的标准方法[64]。

男性血清内分泌检查

对于少精子症的男性（计数 $< 5 \times 10^6/\text{mL}$），有症状或体征提示雄激素缺乏或有内分泌疾病的男性，应当检测其内分泌指标。

睾酮水平

血清睾酮水平呈昼夜变化，早晨睾酮水平最高。若结果为临界值，重要的是应核对检测时间以及参照其他时间测得结果，参考范围为 $10 \sim 35 \text{ nmol/L}$。

FSH 和 LH

正常血清促性腺激素 FSH 和 LH 应低于 10IU/L，各实验室均熟悉本实验室参考范围。

无精子症伴正常体积睾丸，且 T、FSH 和 LH 水平正常提示输精管道存在机械性梗阻。如果血清 FSH、LH 水平升高伴血清睾酮水平降低，表明生精细胞功能不全或原发性睾丸衰竭。一直认为无精子症合并血清 FSH 水平升高的男性无精子发生。然而，已有报道在睾丸抽吸和（或）活检过程中发现少量精子，可行 IVF 和（或）ICSI 助孕。因此，男科医师建议，除非睾丸绝对小（即 $< 2 \text{ mL}$），所有血清 FSH 水平升高男性都应进行睾丸活检，同时可选择冷冻保存精子。血清中 3 种激素的水平均较低表明下丘脑或垂体功能不全，可采用促性腺激素替代治疗。

抑制素

血清抑制素水平与生精功能无任何相关性，而且在当前对不育男性检查中没有任何作用。

泌乳素和甲状腺功能

当血清 T 水平较低、存在男性乳腺发育或甲状腺疾病时，应检测这些激素以全面评估内分泌情况。

如果下丘脑 - 垂体 - 性腺轴存在异常，则需要行垂体影像学检查并由内分泌科医师做进一步会诊。

染色体分析

原发性性腺衰竭的男女患者均应行染色体核型分析，并应对性腺功能非完全衰竭的患者提供合理的遗传咨询，因为他们可抽吸获得少量精子进行 IVF 和（或）ICSI 助孕。染色体核型分析适用于无精子症和严重精液参数异常男性，因为在这些男性中染色体结构异常和性染色体异常的风险较高（如克氏综合征 47XXY）。此外，已经证明 Y 染色体长臂微缺失与精子发生异常存在因果关系，并且，如行 IVF 和（或）ICSI 治疗，生育的男性后代会遗传微缺失风险。这些微缺失通常发生于 Y 染色体 11 区 23 带的无精子因子（AZF）基因座上，大约有 7% 不育男性和 2% 正常男性中发生缺失（第 12，14，17 章）。先天性双侧输精管缺如（congenital bilateral absence of the vas deferens，CBAVD）与囊性纤维化基因突变有关，因此对于男方患有 CBAVD 的夫妇应进行囊性纤维化基因筛查。

男性不育症影像学检查

可采用超声检查（±多普勒血流检测）、磁共振扫描、热红外线扫描或静脉造影综合检查精索静脉曲张。可嘱患者做 Valsalva 动作以突显曲张的精索静脉。由于精索静脉曲张的诊断意义存在争议，特别是精索静脉曲张程度与精子发生受损程度并不相关[71]，所以通过上述方法进行分度并不准确。

如果疑似梗阻，可进行精囊造影术。在手术室中进行睾丸探查时可实施精囊造影术（图 12.1）。

睾丸探查和活检

如果精子密度小于 $1 \times 10^6/mL$ 且血清 FSH 水平正常，则适合进行睾丸探查。如果发现梗阻，可在睾丸探查过程中进行吻合术（第 12 章）。无论何时，在进行睾丸手术时，应该提供冷冻保存设备，一旦手术失败可以进行收集并保存精子（第 12 章）。

睾丸活检可以明确严重少精子症或无精子症诊断（框表 5.4）。如果存在梗阻性无精子症，则精子发生正常，但是可能存在生精上皮浅层脱落。无精子发生提示唯支持细胞综合征（del Castillo），而睾丸炎后，可能有透明样变和生精小管萎缩。

可使用 Johnsen 评分均值（检查多条生精小管后获得的分数）对精子发生程度进行评分（框表 5.4）。8～10 分正常，2 分提示有唯支持细胞综合征，中间分数提示有不同程度生精紊乱或精子成熟障碍。在睾丸活检中如见趋于成熟的精子细胞，则均可见前期各级未成熟细胞。

不育症检查和治疗总结以及全科医师可行性建议，请见框表 5.5。

框表 5.4　Johnsen 评分

---

1. 生精小管内无细胞

2. 唯支持细胞综合征

3. 只有精原细胞

4. 少量精母细胞

5. 只有精母细胞

6. 少量精子细胞

7. 只有精子细胞

8. 少量精子

9. 许多精子，中央脱落，无管腔

10. 许多精子，有中央管腔

框表 5.5　不育症检查与治疗总结

不孕不育检查方案

　全科医师

　　精液分析：若第一次异常，则检查第二次

　　风疹检查

　　基础内分泌指标（FSH、LH、TSH，±泌乳素、睾酮）

　　黄体期孕酮

　　子宫输卵管造影

　不孕不育诊所

　　基础盆腔超声扫描

　　宫腹腔镜联合通液术

　　视病情进行更详细的内分泌检查

　　　内分泌紊乱的进一步检查

　　　更详细精子功能检测

不孕不育治疗方案

　全科医师

　　一般健康状况和性生活建议

　　叶酸

　　宫颈涂片

　　风疹免疫接种

　　如果有其他健康问题、接受药物治疗、属于高龄人群、有家族遗传病史，请进行孕前咨询

　不孕不育诊所

　　使用所有促排卵药物（包括枸橼酸氯米芬）并适时监测

　　腹腔镜手术

　　辅助受孕

　　　男性治疗

　　　与内分泌医师、泌尿科医师、性心理咨询师配合诊疗

　　　全面咨询

（林绍彬，王　旭，沙艳伟　译）

参考文献

[1] Devroey P, Fauser BCJM, Diedrich K. Approaches management of infertility. Hum Reprod Update, 2009, 15:391 –408.

[2] Land JA, Van Bergen JE, Mome SA, et al. trachomatis infection in women Update, 2010, 16: 189 – 204.

[3] Broeze KA, Opmeer BC, Coppus SF, et al. Chlamydia antibody testing and diagnosing tubal pathology in subfertile women: an individual patient data meta-analysis. Hum Reprod Update, 2011, 17: 301 – 310.

[4] Wilcox AJ, Dunson D, Baird DD. The timing of the "fertile window" in the men-strual cycle: day specific estimates from a prospective study, 2000, 321:1259 – 1262.

[5] Wilcox AJ, Weinberg CR, Baird DD. Timing of sexual intercourse in relation to ovulation. N Eugl J Med, 1995, 333: 1517 – 21.

[6] Keulers MJ, Hamilton CJ, Franx A, et al. The Length of the fertile window is associated with the chance of spontaneously conceiving an ongoing pregnancy in subfertile couples. Hunt Reprod, 2007, 22: 1652 – 1656.

[7] Levitas E, Lunenfeld E, Weiss N, et al. Relationship between the duration of sexual abstinence and semen quality: analysis of 9,489 semen samples. Fertil Steril, 2005, 83: 1680 – 1686.

[8] Fukuda M, Fukuda K, Andersen CY, et al. Characteristics of human ovulation in natural cycles cowelated with age and achievement of pregnancy. Hum Reprod, 2001, 16: 2501 – 2507.

[9] Abdalla H, Thum MY. Repeated testing of basal FSH levels has no predictive value for IVF outcome in women with elevated basal FSH. Hum Reprod, 2006, 21:171 – 174.

[10] Broekmans FJ, Kwee J, Hendricks DJ, et al. systematic review o'P test predicting ovarian reserve and IVF outcome. Hum Reprod Update, 2006, 12: 685 – 718.

[11] Maheshwari A, Fowler P, Bhattacharya S. Assessment of ovarian reserve-should we perform tests of ovarian reserve routinely? Hcrm Reprod, 2006, 11:2729 – 2735.

[12] te Velde ER, Pearson PL. The variability of female reproductive ageing. Hum Reprod Update, 2002, 8: 141 – 154.

[13] Haadsma ML, Bukman A, Groen H, et al. The number of small antral follicles(2 – 6 mm) determines the outcome of endocrine ovarian reserve tests in a subfertile population. Hum Reprod, 2007, 22: 1925 – 1931.

[14] Broekmans FJ, de Ziealer D, Howles CM, et al. The antral follicle count: practical recommendations for better standardisation. Fertil Steril, 2010, 94:1044 – 1051.

[15] Crews M, Penarrubia J, Fabreaues F, et al. Day 3 serum inhibin B and FSH and age as predictors of assisted reproduction treatment outcome. Hum Reprod, 2000, 15: 2341 – 2346.

[16] La Marca A, Volpe A. Anti-Miillerian hormone (AMH) in female reproduction: is measurement of circulating AMH a useful tool? Clin Eradocrireol (Oxf), 2006, 64: 603 – 610.

[17] La Marca A, true marker Sighinolfi G, Radi D, et al. Anti-Miillerian hormone(AMH) as a predic-in assisted reproductive technology (ART). Hum Reprod Update, 2010, 6: 113 – 130

[18] Hazout A, BouchardP Seifer DB, et al. Serumanti-Miillerian hormone/Mullerian-inhibiting substance appears to be a more discriminatory marker of assisted reproductive technology outcome than FSH, inhibin B or eshadiol. Fertil Steril, 2004, 82: 1323 – 1329.

[19] Balen AH, Conway GS, Kaltsas G, et al. Polycystic ovary syndrome: the spectrum of the disorder in 1741 patients. Hum. Reprod,1995, 10: 2107 – 211.

[20] Stratford GA, Barth JH, Rutherford AJ, et al. The value of thyroid function tests in women in the routine investigation of uncomplicated infertility. Hum Fertil,2000, 3: 203 – 6.

[21] Gonzalez CJ, Curson R, Parsons J. Transabdominal versus transvaginal ultrasound screening of ovarian follicles: are they comparable? Fertil Steril, 1988,50: 657.

[22] Bancsi LF, Broekmans FJ, Eijkemans MJ,et al. Predictors of poor ovarian response in in vitro fertilization: a prospective study com-paring basal markers of ovarian reserve. Fertil Steril,2002, 77: 328 – 336.

[23] Adams J, Polson DW, Abdulwahid N, et al. Multifollicular ovaries: clinical and endocrine features and response to pulsatile gonadotropin releasing hormone. Lancet, 1985, 2: 1375 – 1378.

[24] Stein IF, Leventhal ML. Amenorrhea associated with bilateral polycystic ovaries. Am J Obstet Gynecol, 1935, 29: 181 – 191.

[25] The Rotterdam ESHRE/ASRM-Sponsored PCOS Consensus Workshop Group. Revised 2003 consensus on diagnostic criteria and long-term health risks related to polycystic ovary syndrome (PCOS). Hum Reprod, 2003,19: 41 – 47.

[26] Balen AH, Laven JSE, Tan SL,et al. Ultrasound assessment of the polycystic ovary: international consensus definitions. Hum Reprod Update,2003, 9: 505 – 514.

[27] Dewailly D, Gronier H, Poncelet E, et al. Diagnosis of PCOS: revisiting the threshold values of follicle count on ultrasound and of serum AMH level for the definition of polycystic ovaries. Hmn Reprod, 2011, 26: 3123 – 3129.

[28] Schachter M, Balen AH, Patel A. Hypogonadotropic patients with ultrasono-graphically diagnosed polycystic ovaries have aben'ant gonadotropin secretion when treated with pulsatile gonadotropin releasing hormone a new insight into the pathophysiology of polycystic ovary syndrome. Gyuecol Endocrinol, 1996, 10: 327 – 335.

[29] Michelmore KF, Balen AH, Dunger DB,et al. Polycystic ovaries and associated clinical and biochemical features in young women. Clip Endocrinol(Oxf),1999, 51: 779 – 786.

[30] Balen AH, Tan SL, MacDougal J,et al. Miscarriage rates following in vitro fertilisation are increased in women with polycystic ovaries and reduced by pituitary desensitisation with buserelin. Hum Reprod,1993, 8: 959 – 964.

[31] Hornstein MD, Barbieri RL, Ravnikar VA,et al. The effects of baselineovarian cysts on the clinical response to controlled ovarian stimulation in anin-vitro fertilisation program. Fertil Steril, 1989, 52: 437 – 440.

[32] Thatcher SS, Jones E, DeCherney AH. Ovarian cysts decrease the success of controlled ovarian stimulation and in – vitro fertilisation. Fertil Steril,1989,52: 812 – 816.

[33] Karande VC, Scott RT, Jones GS,et al. Non-functional ovarian cysts do not affect ipsilateral or contralateral ovarian performance during in-vitro fertilisation. Hum Repeod,1990, 5: 431 – 433.

[34] Rizk B, Tan SL, Kingsland C,et al. Ovarian cysts aspiration and the outcome of ire-vitro fertilisation. Fertil Steril,1990, 54: 661 – 664.

[35] Ayida G, Balen FG, Balen AH. The usefulness of ultrasound in fertility management. Contemp Rev Obstet Gynaecol, 1996,8: 32 – 38.

[36] Yee B, Barnes RB, Vargyas JM,et al. Correlation of transabdominal and transvaginal ultra-sound measure-

ments of follicle size and number with laparoscopic findings for in-vitro fertilisation. Fertil Steril,1987, 47: 828 – 832.

[37] Andreotti RF, Thompson GH, Janowitz W, et al. Endovand transabdominal sonography of555 – 60. aginal ovarian follicles. J Ultrasound Med, 1989, 8:555 – 560.

[38] Eissa MK, Hudson K, Docker ME,et al. Ultrasound follicle diameter Measure ment: an assessment of interobserver and intraobserver variation. Fertil Steril,1985,44: 751 – 754.

[39] Daly DC, Soto-Albors C, Waiters C,. Ultrasonographic assessment of luteinized unruptured follicle syndrome in unexplained infertility. Fertil Steril,1985, 43: 62

[40] Marik J, Hulka J. Luteinized unruptured follicle syndrome: a subtle cause of infertility. Fertil Steril, 1978, 29: 270.

[41] Gonen Y, Casper RF, Jacobson W. Endometrial thickness and growth during controlled ovarian stimulation: a possible predictor for implantation in in vitro fertilisation. Fertil Steril, 1989,52: 446 – 450.

[42] Ueno J, Oehninger S, Brzyski RG, etal. Ultrasonographic Appearance of the endometrium in natural and stimulated in vitro fertilisation cycles and its correlation with outcome. Hum. Repeod, 1991, 6: 901 – 905

[43] Scholtes MC, Wladimiroff JW, van Rijen HJ,et al. Uterine and ovarian flow velocity waveforms in the normal menstrual cycle: a transvaginal Doppler study. Fertil Steril, 1989, 52: 981 – 985.

[44] Bourne TH. Transvaginal color Doppler in gynecology. Ultrasound ObstetGy Necol, 1991,1:359 – 373.

[45] Bourse TH, Jurkovic D, Waterstone J. Intrafollicular blood flow during human ovulation. Ultrasound Obstet Gvuecol,1991,1:53 – 59.

[46] Steer C, Campbell S, Pampiglione J. Transvaginal colour flow imaging of the uterine arteries during ovarian and men strual cycles. Hum Reprod, 1990, 5: 391 – 395.

[47] Swart P, Mol BW, van der Veen F, et al. The accuracy of hysterosalpingo Graphy in the diagnosis of tubal pathology: a meta analysis. Fertil Steril, 1995,64: 486 – 491

[48] Broeze KA, Opmeer BC, van Geloven N, et al. Are patient characteristics associated with the accuracy of hysterosalpingography in diagnosis hibal pathology? An individual patient data meta-analysis. Hum Reprod Update,2011,17: 293 – 300.

[49] Watson A, Vanderkerckhove P, Lilford R, et al. metaanalysis of the therapeutic role of oil soluble contrast media at hysterosalpin gography:a surpising result? Fertil Steril,1994, 61: 470 – 477.

[50] Nugenl D, Watson AJ, Killick SR,et al. A randomized controlled trial of tubal flushing with lipiodol for unexplained infertility. Fertil Steril,2002, 77: 173 – 6.

[51] Hart R, Khalaf Y, Yeong CT, et al. A prospective controlled study of the effect of intramural uterine fibroids on the outcome of assisted conception. Hum Reprod,2001,16: 2411 – 2417.

[52] Gordts S, Campo R, Rombauts L, et al. Transvaginal salpingoscopy: an office procedure for infertility investigation. Fertil Steril,1998,70: 523 – 526.

[53] Kevin JF,lliams DB, San Romano GA,et al. Falloposcopic classification and treatment of fallopian tube lumen disease. Fertil Steril,1992,57: 731 – 741.

[54] Hershlag DB, Deiter DB, Carcangiu ML,et al. Salpingoscopy: light microscopic and electron microscopic designations. Obstet Gynecol,1991, 77: 399 – 405.

[55] Fortier KJ, Haney AF. The pathological spectrum of uterotubal junction obstruction. Fertil Steril,1985, 65: 93 – 98.

[56] Chan YY, Jayaprakasan K, Zamora J,et al. The prevalence of congenital uterine anomalies in unselected

and high risk populations: a systematic review. Hunt Reprod Update, 2011,17: 761 – 771.

[57] Bahl R, Strachan B, Murohy DJ. Outcome of subsequent pregnancy three years after previous operative delivery in the second stage of labour: colon study. BMJ,2004,328: 311 – 315.

[58] Bhattacharya S, Porter M, Harrild K, et al. Absence of conception after caesarean section: voluntary or involuntary? BJOG, 2006,113: 268 – 275.

[59] Murphy DJ, Stirrat GM, Heron J,et al. The relationship between Caesarean section and subfertility in a population-based sample of 14,541 pregnancies. Hum Reprod, 2002, 7: 1914 – 1917.

[60] Hirsh A. The investigation and therapeutic options for infertile men presenting in assisted conception clinics. In: Brinsden PR, ed. A Textbook of In Vitro Fertilisation and Assisted Reproduction, 3rd edn. Carnforth:Parthe-non Publishing Group, 2005:35 – 61.

[61] Jorgensen N, Andersen A-G, Eustache F, et al. Regional differences in semen quality in Europe. Hum Reprod, 2001,16: 1012 – 1019.

[62] World Health Organization. WHO Laboratory Manual for the Examination arad Processing of Human Semen, 5th edn. Geneva: World Health Organization Press,2010.

[63] Cooper TG, Noonan E, von Eckardstein S, et al. World health Organisation reference values for human semen characteristics. Hunz Reprod Update, 2010, 16: 231 – 245.

[64] Thomlinson M, Moiroll D. The relationships between sperm quality and natural and assisted conception. Hum ertil (Camb),2013. [Epub ahead of print].

[65] Kruger TF, Coetzee K. The role of sperm morphology in assisted reproduction. Hum Reprod Update, 1999,5: 172 – 178.

[66] Hotaling JM, Smith JF, Rosen M, et al. The relationship between isolated teratozoospermia and clinical pregnancy after irz vitro fertilization with or without intracytoplasmic sperm injection: a systematic review and meta – analysis. Fertil Steril, 2011, 95: 1141 – 1145.

[67] Barratt CLR, Aitken RJ, Bjorndahl L, et al. Sperm DNA: organization, protection and vulnerability: from basic science to clinical applications-a position report. Hum Reprod,2010,25: 824 – 838.

[68] Krapez J, Hayden C, Rutherford A,et al. Survey of the diagnosis and management of anti – sperm antibodies. Hum Reprod,1998,13: 3363 – 3367.

第6章 咨 询

引 言

生殖诊所的咨询师不仅要应对生育力低下夫妇的心理压力，还要解决相关治疗所带来的伦理及社会问题。因此，咨询师必须理解生育力低下患者的心理压力，并富有同情心，还要熟知各种治疗手段及相关法律法规。

不孕症

许多夫妇觉得自己患有不孕，而不是生育力低下。他们看不到解决问题的希望，并认为他们永远不会怀孕。每个月的月经来潮都在提醒她们没有怀孕，这会加重她们本来已经低落的情绪。自从体外受精（IVF）的出现，不孕症的治疗迅猛发展。在接受高科技、高成功率的治疗之前，早期阶段的等待会加重正在进行检查和治疗的夫妇的压力，因为他们可能认为即将开始漫长的征程。告知患者未来 6 ~ 12 个月的预期的妊娠率，为其安排相关检查，并且推荐一个治疗计划，以便让患者明白临床医生是如何制定他们的治疗方案，这些都很重要。

社会期望年轻夫妇建立家庭，许多人确实这么做了。生育力低下的夫妇看到亲戚朋友扩大了自己的家族规模，而自己似乎不可能怀孕。他们将更多精力投入工作，生活被工作占据，以此作为自己未生育的借口。这种情况有时会导致极其孤立，特别是如果他们也避免与其他刚刚有小孩的家庭接触。有时候，特别是职业夫妇，经常到女方 35 ~ 40 岁才考虑生育问题，这时候不论自然受孕还是辅助受孕的成功率都明显下降。有人建议，医生应该将年轻职业女性的卵子冷冻保存至他们计划生育时。因此，目前卵子冷冻的研究激起学者广泛的兴趣，但为了未来能有较高的妊娠机会，常需要多个 IVF 促排周期以获得大量卵子储备（第 19 章）。同时，这些女性需要支持，不会因为推迟生育而遭到指责。

夫妻中一方受到心理上的影响通常会比另一方大。这种差异可能是因为他们经历悲伤过程的时间不同。因此，男方否认自己存在问题而女方感到气愤和痛苦，这种情况很常见。有时，患者会有一种愧疚感，若是与前夫曾有过妊娠史，不管最后是做了人工流产还是生下小孩、小孩跟前夫还是被收养了，都会加剧愧疚感。女性常常会对医生透露曾经的妊娠史，并希望可以对男方保密，而男方则很少这么做。如果女性有过盆腔感染导致输卵管损伤，或者男性有过性传播疾病且已损害了他的生育能力，这些问题可能就诊前没有深入探讨过，而在就诊时首次被提出来。有些生育力低下夫妇也会就一些正常行为（如婚前性行为或手淫）感到愧疚。

虽然认为不孕症不会导致精神疾病，但是毫无疑问，在就诊于生殖诊所的夫妇中常存在心理困扰和性心理问题。这并不意味着不孕症夫妇会比那些生育力正常的人群更容易患有人格障碍或焦虑。实际上，严重的精神疾病在生育力低下的患者中发病率似乎较其他人群低。心理问题的总体发生率在生育力低下的人群中与一般人群并没有差异，可能是由于生育力低下的个体常常年龄偏大，且婚姻关系稳定。这并不是说，不孕不引起心理疾病。

事实上，有些不明原因不孕的夫妇在领养小孩后怀孕了，有人提出，压力可能可以解释他们的不育。虽然这个结论可能是正确的，但妊娠率较低（2% ~4%），并不高于那些未领养小孩的不明原因不孕夫妇的妊娠率。

不孕症夫妇变得越来越孤立，逃避家庭聚会及刚有小孩的朋友。他们常把业余时间集中在那些不涉及儿童的活动，而这在期待已久的孩子出生后有时会引起新的问题。

一些心理疾病在年轻女性中相对多见，如不良的饮食习惯。例如与卵巢功能不全和多囊卵巢综合征有关的贪食症，可能很难被察觉到，特别当患者体重正常，这是常有的情况。长期精神紧张可导致酒精和药物滥用，而这种滥用不仅影响卵巢和睾丸的功能，也有致畸作用。

女性受不孕症的影响似乎与男性不同，且在治疗过程中这种差距会越来越大。很多女性认为不孕症是自己的责任，而男性常常把不孕症看成是一个需要解决的问题。女性变得心事重重，往往只跟丈夫讨论。来自诺丁汉的一项研究发现，在生殖诊所就诊 1 年后，只有 75% 的女性会将此事告诉他们的母亲，此时，47% 的人已放弃了自己的工作。特殊的治疗给他们带来压力，例如，性交后试验或使用捐赠配子引起的屈辱。助孕药物，如氯米芬、促性腺激素和促性腺激素释放激素（GnRH）激动剂，也可对患者的心理健康产生深远影响。

在第一周期试管婴儿助孕失败后，多达 25% 的女性患有临床抑郁症，而且这一比例随着失败的次数增加而上升。相反，男性往往临床焦虑症发病率更高（38%，而社区中为 10%），尽管焦虑症不会随着重复治疗周期的次数增加而恶化，有时反而有改善的可能。随着时间的推移，女性开始感到沮丧，对自己的伴侣更依赖，他们感到内疚，感到更大的责任，并有必要倾诉一下。男性则相反，持续关注妻子的卵巢功能，让他们感到厌倦，他们会投身于其他分散注意力的活动，他们变得更加内向，不太愿意与妻子谈论他们的不孕症及其他个人问题。

性心理问题

计划怀孕的夫妇性交的频率往往比那些不在意生育的夫妇低。造成这种差异的原因包括错误观念：认为长期禁欲可以改善精子，只能在围排卵期同房。女性开始注意自己的周期，有时沉湎于记录月经周期，并记录基础体温表或监测尿黄体生成素（LH）峰。她们的丈夫经常觉得自己像是在执行任务，做爱不是为了乐趣或爱，所以找借口拒绝性交或者造成过度紧张。此外，夫妻俩都知道，当他们接下来在诊所就诊时，他们会被问及性交频率，否则将被要求做一个性交后试验（虽然现在很少开展），或在一个促排卵周期的某一天被安排同房。

生育力低下的病例中，主要的性心理问题和阳痿占不到5%，但他们需要详细的咨询和专家意见。然而，大多数生育力低下的夫妇在性生活方面均有不同程度的压力，要慎重处理这类问题，要尽量缓和夫妇的关系。详细解释性交的最佳频率将帮助夫妇了解，没有必要在排卵日之前很长时间就开始禁欲，在月经周期的卵泡期每2～3天性交1次，可以使输卵管在排卵日达到令人满意的活动精子数（第5章）。这种方法应该可以缓解每月月经中期的压力。事实上，有报道显示超过10%的助孕男性在月经周期有性交困难，35%的夫妇在助孕期间有性交障碍。记录数个月基础体温表少有的好处之一是可以记录性交频率，这有助于医生评估。

在治疗生育力低下的夫妇时，关键是不要对性行为做过多的医学处理，这样才不会失去性交中的爱和愉悦的部分，这点很关键。接受并坦然地谈论这些问题以打破沉默也是很重要的。

如何应对工作

女性的压力很大部分是来自在工作日抽时间多次复诊。虽然很多雇主会配合和理解，因为助孕治疗的目标是让女性怀孕，这不可避免地产生对产假和产假期间工资的需要。这并不难解释为何许多女性要隐藏自己不断旷工的原因。医生可以帮忙将检查安排到上午较早时间、午餐时间或者下班后，但这对诊所工作人员有影响。

另一个因素是他们的朋友和家人对接受助孕治疗夫妇的关注。不孕夫妇对成功妊娠感到有压力，即便妊娠非他们所能控制。他们面临着不断被要求报告治疗进度的压力，使其更难以忍受未孕。应该建议这些夫妇只跟那些谨慎的人讨论他们的治疗，以免增加他们已有的压力。选择倾诉对象的必要性，偏偏增加了助孕治疗的神秘性，以及掩盖了患者公开讨论需要改善的服务。因此，这个话题在个人层面上仍然比较忌讳，尽管有对科学突破的宣传。

男方的特别需要

不管是否因男性因素导致夫妇的生育力低下，应该鼓励男方积极地参与检查和治疗。助孕治疗中男性角色相对简单，由于助孕治疗主要围绕着女性，特别是当妻子没有明显问题而又在进行紧张的、具有潜在副作用危险的治疗，男方有时候会感到被排除在外或者内疚。虽然应该鼓励他们坦然面对内疚感及情绪问题以帮助对方更好地应对助孕治疗，很多人感觉无法与咨询师甚至对方沟通。此外，这一领域的研究非常有限，因为不能纳入那些未就诊的患者以及拒绝咨询的患者，故只能猜测未进行不孕检查的不孕夫妇的数量，因为他们无法面对不孕症，而那些就诊的患者可能可以较好地应对不孕症压力及治疗。

适应父母角色

经过不孕症治疗的夫妇可能在适应为人父母角色方面有困难。他们可能处于二人世界太长时间，宝宝突然闯入他们的生活，可能会打乱他们日常的生活作息。女方可能因此不得不放弃奋斗多年的事业。她可能会憎恶她的孩子，同时会对有这样的想法而感到内疚。生育力低下的女性产后抑郁症的发生率增加，且随着不孕年限的增加而上升。在妊娠之前，太多精力都集中在怀孕上，而宝宝出生后，生活应该步入正轨，但有趣的是这些女性依然当自己是不孕的。多胞胎带给他们额外的抚养压力及困难。不仅家长发现很难跟每个宝宝相处，往往要避免过度亲密，以防止偏爱。原有的孩子也有被忽视的危险，因为父母会花很多时间与宝宝在一起。

如何向孩子解释其源于捐赠配子

所有接受供精人工授精（DI）或赠卵（OD）的夫妇都必须进行咨询，既作为治疗的重要组成部分，也是英国人类受精和胚胎学管理局（Human Fertilisation and Embryology Authority，HFEA）提出的前提条件。这些夫妇需要了解捐赠者是如何被挑选出来的，他们自己如何被筛选出来以及供、受夫妇精确匹配的局限性。咨询师也应说明孩子和孩子的父母享有的法律权利与义务，以及治疗过程遵循保密及匿名原则，但现在英国允许受者后代成年后，可以找寻他们遗传学上的父母。目前，捐精者都还是匿名捐赠。然而，卵母细胞捐赠者往往由受者夫妇提供的，有时是女方的姐妹。如果受者夫妇知道捐赠者，几乎不可能防止孩子知道他或她的遗传学上的父母。对于供精人工授精，选择权在于父母，如果他们不愿意的话，他们可以不用告诉任何人。在孩子的出生证明上有父母的姓名，所以没有人知道他们使用了捐赠配子。如果父母选择告诉他们的孩子，那么需要指导他们告诉的时机及方式。有人建议，他们分阶段告诉孩子，首先简单地解释为何需要医疗辅助妊娠，然后几年间逐渐深入，始终要强调他们多想要这个孩子，以及因为他或她的特别出现，更加珍惜。如果夫妻俩决定不告诉他们的孩子，他们应不告诉任何人，这一点很重要，因为最糟糕的情况就是孩子从别人意外失言中发现自己的身世。

据认为，与接受供精的夫妇相比，有更多赠卵的受者会向孩子说明他们的来源，但这个比例在英国只有20%，在欧洲其他地区为30%[1]。现在有更加开放的趋势，但这种开放可能会导致一系列其他问题，因为许多孩子知道他们是通过捐赠配子受孕出生的，都想要了解更多的有关配子捐赠者的情况，这点必须理解。

代　孕

代孕是代理母亲为那些女方无法承受妊娠的夫妇怀孕，通常是因为她们没有子宫或者患有不适合怀孕的严重疾病。自然代孕是指代理母亲捐献自己的卵子并借用子宫，用受者男方的精液通过人工授精或者与受者男方性交的方式完成。这些代孕方式通常是私人安排的，不总是通过生殖诊所。相反的，IVF代孕，是将受者夫妇的配子在体外受精形成胚胎，再移植到代理母亲的子宫内。英国少数几家助孕诊所可以实施。代孕的伦理问题是非常复杂的，在代孕治疗前，代理母亲及其家庭以及受者夫妇都需要全面咨询。

英国不同文化背景人群的问题

有些文化将不育与阳痿联系起来，例如，有些非洲男性只娶为自己生育过孩子的女性。如果没怀孕，女性可能因为夫妇的不孕症而遭到指责，即便男方是无精子症。

在这里，作者将对几大宗教的教义做了简要的说明。读者如果有涉及跨文化的问题，可以向牧师或者有关宗教的教师咨询。

基督教

英国国教对助孕治疗的态度是相当开放的，佛教也一样。罗马天主教会认为不孕症是命中注定的，并提倡不孕夫妇应该把精力放在领养小孩、帮助其他家庭或帮助穷人及残疾儿童。此外，天主教会认为生命从受精的时刻开始。这可能会令准备接受试管婴儿助孕的夫妇进退两难，因为他们只允许2~3个卵子进行受精，如果获卵多于3个，剩余的卵子必须丢弃，以防止发生任何丢弃早期胚胎的可能。随着技术的提高，这种情况下剩余卵子的冷冻日益普及。这可以防止选择最优质的早期胚胎进行移植，但在受精不好的情况下可能带来问题。在南美一些天主教为主的国家，试管婴儿治疗过程中所形成的胚胎不管质量如何，必须全部冷冻。如果没有在随后的月经周期中可能怀孕的时机移植这些胚胎，即使不可能妊娠，胚胎也会在黄体期被放置在子宫内，从而返回胚胎起源的部位。天主教徒并不支持使用捐赠的精子、卵子或胚胎，这会违背婚姻单一永久的原则及影响婚内出生孩子的权利。

犹太人的信仰

犹太人的信仰对助孕的态度视其正统程度而定，最正统的群体连手淫都是被禁止的，因此，禁止任何在女性体外产生精子的治疗，因为不允许破坏生殖细胞。所以，腹腔镜下卵巢打孔术也是禁止的。精液分析通常可以采用性交时射入避孕套（不含杀精剂）的精液，或者进行性交后试验。避孕是被禁止的，并允许在周期中最容易受孕的时机性交，所以犹太家庭的家系往往较大。因此，在这种传宗接代型的社会，没有孩子的夫妇会感到巨大的压力和痛苦。然而，大多数打算助孕治疗的夫妇都能够找到一个犹太教祭司，帮他们做一个特殊的豁免和保佑他们顺利治疗的仪式。

目前已有建议可以从正统犹太人的妻子性交后获得精子，如果获得的精子数量足够的话，就准备进行常规试管婴儿助孕，如果精子数量很少，则行卵胞浆内单精子注射（ICSI）试管婴儿助孕治疗[2]。这种方法需要夫妇在取卵前进行性交，这时候女性卵巢在超促排后体积增大也可能会有触痛不适。性交后辅助受孕（PC-IVF 或 PC-ICSI）使得生育成为可能，而不需要手淫、精液采集设备或体外射精。

犹太律法禁止供精，它不允许已婚女性的卵子与不是她丈夫的精子结合，主要是乱伦问题，由于孩子的父亲是未知的捐精者，虽然有些人为了避开律法，使用非犹太人的精子。如果是供精的，供精的人被认为是孩子的法定父亲。

穆斯林和印度教徒

许多穆斯林和印度教徒大多生活在封闭、家庭观念重的社区，生育力低下带来了特别的压力。在英国，很多家庭都是第一代移民，女性往往英语掌握得很不好，所以在他们生活圈被孤立起来。他们也不知道哪里可以寻求帮助。虽然男性因为通常都可以找到工作，能够更好地融入，但也在获得帮助上有困难，因此夫妻关系变得高度紧张。伊斯兰法律禁止使用捐赠的配子并指出，应该接受不孕症，而不是参与非法治疗。相反，印度教的信仰，在其他治疗失败后，允许使用丈夫近亲的精子进行供精人工授精。佛教信徒在这方面则相对自由。

对诊所工作人员的情感支持

处理压力本身也是一种压力，护士、医生、胚胎学家和管理人员在遇到困难咨询或者接诊时，要能面对和化解这种紧张，这是很重要的。有些患者会缠住某个工作人员，而他可能不会处理他们病情或者是应对不了他们的各种要求。如某个护士或者医生曾经帮助一对夫妇成功怀孕后又自然流产了，他们总会被要求继续给这对夫妇行人工授精术或者胚胎移植术。这对夫妇可能有一个不切实际的想法：那位护士或医生是诊所唯一可以帮助他们获得妊娠的人，所以每次失败后，护士及医生的压力都会剧增。有些咨询时可能会令人高度紧张，情绪高涨以致无法继续下去。紧张的情绪会传递给工作人员，有时候需要其他医护人员来暂时甚至永久接替。

在诊所当天或当周工作结束前，应有对所有咨询进行讨论的座谈会，这点是很重要的。不仅是一个教育性的座谈会，同时也可以陈述对患者的情绪问题的关注。每个工作人员还应该能够与同事私下地讨论个人问题和困难，有时咨询师也需要一名咨询师！

不可避免的是，诊所的有些工作人员本身也患有不孕症或流产，甚至可能需要在他们工作的单位接受治疗。这种助孕的需要可能会造成巨大的压力，综合许多因素，包括缺乏隐私和整个治疗过程中都备受关注。如果可以在其他诊所治疗，情况可能会简单一些，虽然地点的限制往往令这项选择行不通。

不孕症咨询师

HFEA 要求每个助孕诊所与咨询师取得联系。因为，如果没有一位受过适当培训的咨询师帮忙处理不孕夫妇进行现代辅助生育治疗过程中的情绪和伦理问题，助孕诊所几乎不能发展下去。既往都是诊所的护士充当着咨询师的角色，但现在认识到，患者应该能够与咨询师私下沟通，且这位咨询师不应该涉及患者的治疗。目前有好几个关于不孕症咨询师的培训课程及一个英国不孕症咨询师协会（BICA），后者旨在对生育咨询进行统一的培训和认证。在诊所的咨询师应接受培训，也应该定期接受一位资深同事的监督，后者不一定要在生殖领域工作。

咨询师应该帮助夫妇去接受他们的生育问题及帮助每对夫妇自己做出是否接受助孕治疗的正确决定。每对夫妇都应该知道，在治疗的任何一个周期，无论是通过供精人工授精、诱发排卵或体外受精－胚胎移植助孕，他们有很大的概率会失败，也可能需要多次努力。某些治疗周期，可能会出现意外的情况，比如卵巢对促排卵反应不良或者是出现卵巢过度刺激而取消周期。因此，咨询师要对诊所的治疗方案有一定的了解，并帮忙理清不孕夫妇的期望值。如果成功妊娠了，仍有自然流产与宫外孕的可能性，还有孕晚期的问题，特别是多胎妊娠时。无论治疗的结局怎样，咨询的目的就是帮助夫妇接受他们的情况和使他们在情绪上感到轻松。

咨询师可以以不同的方式工作，但必须熟悉患者在助孕诊所经历的可能的治疗过程和模式，以及这些带来的困境、悲伤和喜悦。他或她应该辨识严重抑郁症及其他严重的精神疾病，并能够认识到，患者夫妇的困难已经超越个人的专业知识。他或她应该熟悉调整的心理逻辑过程、悲痛的过程以及心灵的应变能力和防御能力。

咨询师也可以在心理问题和沟通技巧方面辅导团队里其他人员。有些咨询师与他们护理和临床的同事非常密切地工作，而其他咨询师会将谈话的全部内容保密。当然，如果患者希望的话，他们有权利要求完全保密，但也应该意识到一份咨询谈话的摘要可能对临床的治疗有帮助。妇科医生通常不要求咨询谈话的具体内容，但是如果造成误解或者悲伤，妇科医生适当地参与缓解相关的心理顾虑，这样可以避免发生更大的情绪躁动。一个博识的团队可以全面做好工作，如果咨询师和临床工作人员没有良好的沟通，患者可能会发现自己与工作人员对立，并将自己的悲伤或愤怒对准某个工作人员。

咨询师必须能够不批判地接受不孕夫妇做出的关于治疗的决定，并应该清楚地认识到自己的心理困境与患者和妇科医生的是如何相互影响的。作者的经验是，咨询师对诊所的成功运作有着极大的贡献，而作者遇到的那些咨询师都能够为患者着想，并对患者所关心的事情有真正的兴趣（框表6.1）。

框表6.1　咨询的关键点

咨询是不孕症治疗的重要组成部分

生育力低下的男性与女性有不同的需求，对待问题的方式也不同

要意识到不同宗教及文化背景有不同的需求，这点是很重要的

在不孕诊所工作，精神上和情感上常精疲力竭，要特别考虑工作人员的需求

咨询师应该严格地培训及挑选

生育力低的夫妇的咨询需要不同的技巧及一般咨询的知识

（邓冰冰，江　帆　译；林　津　审）

参考文献

［1］Golombok S，Brewaeys A，Cook R，et al. The European study of assisted reproduction families：family functioning and child development. Hum Reprod，1996，10：2324 – 31.

［2］Hirsh A. Post-coital sperm retrieval could lead to the wider approval of assisted con-ception by some religions. Hum Reprod，1996，11：101 – 3.

扩展阅读

Appleton T. The distress of infertility：some thoughts after 22 years of infertility counseling//Brinsden PR，ed. Textbook of In Vitro Fertilization and Assisted Reproduction，3rd edn. Abingdon，U. K.：Taylor & Francis，2005：579 – 88.

Demyttenaere K. Coping with infertility//Templeton A A，Cooke I，O'Brien PMS，eds. Evidence Based Fertility Treatment. London：RCOG Press，1998：345 – 53.

第7章 无排卵性不孕及诱导排卵

引 言

无排卵性不孕的处理原则如下：首先，纠正任何可能影响排卵的潜在障碍（如低体重患者因营养缺乏导致的促性腺激素分泌不足）；其次，在开始治疗前先改善身体健康状况（如过重的 PCOS 女性）；最后，诱导有规律的单卵泡排卵。

在诱导排卵前男方应该先做精液检测。作者建议在使用促性腺激素治疗之前先通过子宫输卵管造影术或腹腔镜检查评估输卵管的通畅性。有些学者认为除非有确切的证据（如既往盆腔感染，盆腔疼痛），否则应该在药物促排卵 3~6 周期无效后再进行输卵管通畅性的评估。但是，为了将治疗风险降到最低（第 18 章）及确保经济合算的治疗路径，每个女性在开始治疗前应先做输卵管通畅性检查。

在考虑特殊类型的无排卵性疾病的处理之前，应将闭经分为原发性和继发性闭经。当然，不是所有无排卵性不孕女性都是闭经——有一部分是月经稀发，特别是那些 PCOS 患者。但这个分类仍然是成立的，且应该按照第 5 章中描述的定义对原发性和继发性闭经进行诊断。

下丘脑垂体性无排卵

引起原发性和继发性闭经的原因列在表 7.1 和 7.2 中。下丘脑垂体性无排卵一般出现在垂体肿瘤外科手术、垂体肿瘤消融术后，此外还有 Kallmann 综合征和原发性低促性腺激素型性腺功能减退（表 7.3 和表 7.4）。虽然目前磁共振成像（MRI）和计算机断层扫描（CT）是诊断垂体肿瘤的优先选择（如下），但是可以在头部 X 线片上找到初步线索（图 7.1 和图 7.2）。

表 7.1　原发性闭经的分类

子宫原因	苗勒管发育不全（如 Rokitansky 综合征）
卵巢原因	多囊卵巢综合征；卵巢功能不全（以前称作卵巢早衰）
	（一般为遗传性，如特纳综合征）

下丘脑原因 （低促性腺激素型 性腺功能减退）	体重减轻； 剧烈的运动（如田径运动员，芭蕾舞者） 遗传性（如 Kallmann 综合征） 特发性
青春期延迟	体质性发育延迟或继发性（见正文）
垂体原因	高泌乳素血症； 垂体功能减退
下丘脑/垂体损伤 （性腺功能减退）	肿瘤（颅咽管瘤、神经胶质瘤，生殖细胞瘤，皮样瘤） 颅脑照射，头部损伤（罕见于年轻女孩）
系统性疾病	慢性消耗性疾病，常与体重减轻有关 内分泌疾病（如甲状腺疾病，库欣综合征）

表 7.2　继发性闭经的分类

子宫原因	Asherman 综合征，宫颈狭窄
卵巢原因	多囊卵巢综合征， 卵巢功能不全（以前称作卵巢早衰：源于遗传、自身免疫、感染、放疗及化疗）
下丘脑原因（低促性腺 激素性性腺功能减退）	体重减轻、运动、慢性疾病、心理压力、特发性
垂体原因	低促性腺激素性性腺功能减退、席汉综合征
下丘脑/垂体损伤 （性腺功能减退）	肿瘤（如颅咽管瘤）、颅脑照射、头部损伤、肉瘤样病、结核
系统性疾病	慢性消耗性疾病，体重减轻，内分泌紊乱（如甲状腺疾病，库欣综合征）

表 7.3　就诊于一内分泌门诊的 90 例原发性闭经患者的病因学统计

病因	%
卵巢早衰（原发性）	36
低促性腺激素型腺功能减退症	34
多囊卵巢综合征	17
垂体功能减退	4
高泌乳素血症	3
体重性闭经	2
先天异常	4

表7.4 就诊于一内分泌门诊的570例继发性闭经患者的病因学统计

病因	%
多囊卵巢综合征	36.9
卵巢早衰	23.6
高泌乳素血症	16.9
体重性闭经	9.8
低促性腺激素型性腺功能减退	5.9
垂体功能减退	4.4
运动相关性闭经	2.5

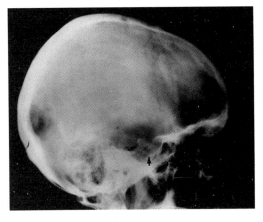

图7.1 1例垂体巨腺瘤患者的头部 X 射线侧位片，表现为垂体窝变大且蝶鞍底部被侵蚀（黑色箭头所示）

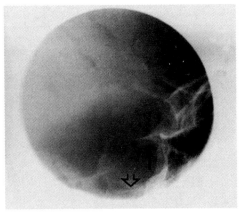

图7.2 该图为另一垂体巨腺瘤患者垂体窝的放大图像，可见被侵蚀的鞍底部呈不规则膨大（空心箭头）。床状突前端从下到尖突处都已被侵蚀（实心箭头）

低促性腺激素型性腺功能减退

如果促性腺激素浓度异常（<5U/L）的患者合并雌激素不足，应该怀疑其为低促性腺激素型性腺功能减退，病因可能在下丘脑或垂体水平。在体重过轻或过度运动等引起的继发性下丘脑性闭经患者中，通常黄体生成素（LH）受抑制程度比 FSH 要深。采用促性腺激素释放激素（GnRH）刺激无法区分病因来自下丘脑还是垂体，因为患者对单剂量 100μgGnRH 的反应差异非常大。因此，作者的单位不再进行 GnRH 兴奋试验[1]。Kallmann 综合征主要根据患者有低促性腺激素型性腺功能减退和嗅觉减退或丧失来诊断。另外，根据 CT 或 MRI 对下丘脑和垂体进行放射学诊断。

LHRH 或 GnRH 脉冲泵

GnRH 脉冲泵通过类似小型的输液泵（图7.3，图7.4）经皮下或经静脉系统来控制功能正常的垂体完成女性的诱导排卵过程。泵每隔90min 经皮下释放 15μg 或经静脉系统释放 5 ~ 10μgGnRH[2,3]。这个治疗方案尽可能地模拟生理水平以降低发生多胎妊娠或卵巢过度刺激的风险。同时可以将超声监测次数减到最少，累计妊娠率和活产率（LBRs）也与那些正常排卵的女性相似（图 7.8）[4-6]。有部分低促性腺激素型性腺功能减退的女性也表现为抑制状态的多囊样卵巢，因为卵巢没有受到周期性促性腺激素的刺激。这些小的多囊卵巢通常比一般低促性腺激素型性腺功能减退女性的卵巢要大，而且在药物刺激前可经腹部超声（图 7.5）或阴道超声（图 7.6）诊断。但是，有时她们是在药物刺激后才被识别出来（图 7.7）。如果过度刺激，这些卵巢呈现出典型的多囊形态。同样有趣的是，当给予 GnRH 脉冲刺激时，这些患者往往表现出异常升高的血 LH 浓度[7]。

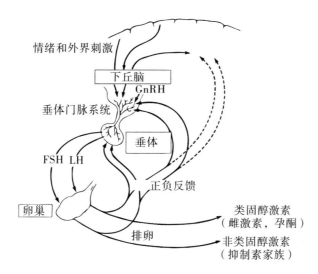

图 7.3　下丘脑垂体卵巢轴

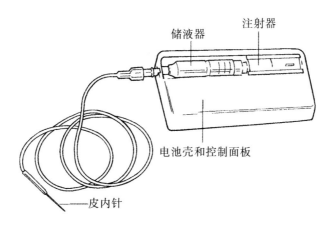

图 7.4　小型 GnRH（LHRH）脉冲泵

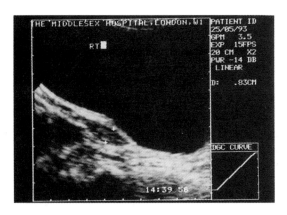

图 7.5 药物刺激前对低促性腺激素型性腺功能
减退者被抑制的多囊卵巢的腹部超声扫描

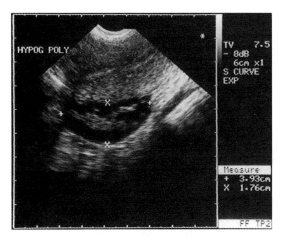

图 7.6 药物刺激前对低促性腺激素型性腺功能
减退者被抑制的多囊卵巢的阴道超声扫描

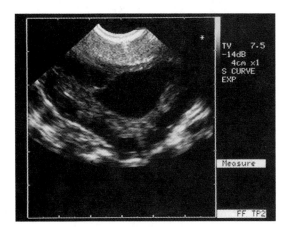

图 7.7 药物刺激后对低促性腺激素型性腺功能
减退者被抑制的多囊卵巢的阴道超声扫描

如果不能使用 GnRH 脉冲泵（如有些患者不喜欢这种仪器或一台泵不够用），不管什么原因引起的低促性腺激素型性腺功能减退都可以使用尿促性腺激素，且患者对尿促性腺激素比对纯 FSH 反应更好，这是因为前者含有的 LH 是刺激生成雄激素（合成雌激素的底物）所必需的[8]。令人沮丧的是，目前很少有医疗机构使用 GnRH 脉冲泵，因为只有少数从医者接受过该仪器的操作培训，而且泵和 GnRH 也比 HMG 贵得多。这些仪器最近已经从英国市场撤走，日后也不易获得。关于促性腺激素的治疗详见下文。

辅助治疗

有数据显示，对部分使用促性腺激素效果欠佳的女性辅助使用人生长激素有益处[9]。目前还不确定最佳剂量。作者建议隔日注射 12IU，持续 2 周以上。人生长激素似乎对长期雌激素缺乏或垂体损伤的女性有特殊的益处。生长激素是否缺乏可以通过生长激素对可乐定的负反应来诊断，可乐定可刺激生长激素释放激素分泌，因而能评估垂体分泌生长激素的能力。生长激素的基线测量基本没有用处。生长激素已经用于一些治疗方案中，但是好像对 PCOS 或高促性腺激素卵巢衰竭的患者没什么帮助，它在 IVF 治疗方案中也几乎没有益处。

体重性闭经

体重指数（BMI）小于 $20kg/m^2$ 是低于正常的（图 7.8）[4]。在月经初潮前 BMI 达到 $19kg/m^2$ 以上对于青春期正常发育也很有必要。脂肪是体重的重要组成成分，而且为维持正常排卵周期，脂肪应该至少占体重的 22%。体重减轻导致的促性腺激素缺乏症对 LH 的影响要大于对 FSH 的影响，患者对外源性 GnRH 反应降低。促性腺激素的低分泌，特别是促性腺激素脉冲分泌的破坏，可能导致如超声检查所显示的多囊样卵巢[10]。这类多囊卵巢表现为正常的青春期特征（图 5.12）。

营养与生殖的内分泌联系涉及几个因素，包括由白色脂肪细胞分泌的瘦素。瘦素可通过抑制中枢神经递质神经肽 Y

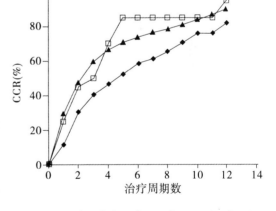

图 7.8 已接受促排卵治疗的正常女性（三角形）和 20 名体重性闭经女性（正方形）及 77 名低促性腺激素型性腺功能减退女性（菱形）的连续治疗周期的累计妊娠率（引自 Balen AH, et al. Hum Reprod, 1994, 9: 1563 – 1570.）

（NPY）的活性引起饱腹感。NPY 可以刺激食欲和进食行为，控制促性腺激素释放激素的分泌并由此影响生殖，以及影响促肾上腺皮质激素（ACTH）和促甲状腺激素（TSH）的分泌，从而影响代谢和应激反应。饥饿状态时瘦素处于低水平，导致 NPY 活动增强，使人胃口猛增，以提升促肾上腺皮质激素和皮质醇浓度及降低促甲状腺激素和甲状腺素浓度，正如作者在典型的严重神经性厌食症的患者中所看到的一样。当体重增加后，瘦素分泌也将恢复，NPY 活性下降，促性腺激素释放激素分泌恢复，随着营养状态恢复正常生育能力也恢复正常。瘦素和其他一些激素（如 kisspeptin）一起参与了 GnRH 的分泌调控，认为其对青春期的启动也起了重要作用。

还有很多与营养和生育力相关的其他激素，它们在人体饥饿时阻碍生育能力，但保留了重要的身体功能，待到人体营养状态能承受妊娠时帮助恢复生育力。胃分泌的脑肠肽，描述为饥饿激素。当人处于饥饿状态时释放脑肠肽以增进食欲，它也可直接抑制 GnRH 分泌或通过增加促肾上腺皮质激素释放激素（CRH）分泌来间接抑制 GnRH 分泌。相反，当营养充分时，小肠分泌的肽 YY 会抑制食欲并刺激 GnRH 脉冲分泌。

不是所有达到正常 BMI 的女性都能恢复规律的月经周期。某些情况下，恢复月经周期需要依赖一定程度的运动，这些人群血 LH 浓度可能仍然处于低水平。大约 20% 女性是 PCOS（第 5 章，第 8 章），这也与饮食性疾病发生率升高有关。不管 BMI 如何，PCOS 女性更容易发生月经稀发或闭经。

在闭经患者中神经性厌食症占 15% ~ 35%。现认为从神经性厌食症到贪食症都属于身心障碍范畴，而且这些疾病常常和月经紊乱有密切联系。虽然现在较过去对极端暴饮暴食更易识别，但是仍有很多体重性闭经的女性不易识别，因为表现为体型适中而且与典型的神经性厌食症相比体重减少不太明显，所以必须认识到这个疾病有一个发展的过程，由最初容易被忽视的饮食状态最后才发展成真正的厌食症。这些女性大部分将表现为闭经或不孕，往往自身还意识不到她们的问题与体重有关。鼓励增加体重是主要治疗方案，详细解释她们的闭经原因将有助于其接受治疗。对于神经性厌食症的女性，应与精神科医生进行合作管理，不太严重的节食患者通常也可经咨询或心理治疗获得帮助。

口服避孕药在诱导了人工月经周期的同时也掩盖了体重减轻是月经紊乱病因这一潜在的问题。相反，雌激素缺乏引起的骨质疏松程度可能较严重，以致雌激素替代治疗的益处超过了它可能引起的任何假定的精神风险。雌激素和瘦素缺乏将减少钙和蛋白质吸收，降低维生素 D 水平，提高皮质醇水平，这些都将导致骨质疏松症。所以，单纯雌激素治疗并不一定能解决问题。神经性厌食症的发病年龄也很重要，在获得骨峰值（大约 25 岁）的正常年龄前长时间的闭经也增加了患严重骨质疏松症的风险。妊娠和哺乳对骨骼的钙储备需求显著增加，所以，严重的骨质疏松给妊娠增加了额外的风险。

虽然 GnRH 或外源性促性腺素易于诱发排卵，但是对于低体重患者没有必要以婴儿的最高利益为代价强行妊娠，因为低体重患者妊娠后往往有胎儿宫内发育迟缓和新生儿疾病的高风险。根据作者的经验，大多数女性都能察觉和理解自身体重过轻会给胎儿带来原本可以避免的风险。因此，增加体重是受孕前的一个重要准备[11]。而且，因为 3/4 的细胞分裂发生在妊娠前 3 个月，所以在受孕前有必要改善自身的营养状态。越来越多的研究表明，低体重儿与其成年后发生心血管疾病、阻塞性肺疾患和其他疾病有关[12]。因此，胎儿期营养状态决定了成年后疾病类型。所以，生殖专家有责任与其他健康管理专家（如营养专家、咨询医生、精神科专家）共同在患者妊娠前后为患者和她的生育计划提供整体治疗方案。

在世界范围内，非自愿性饥饿是生育能力下降的最普遍原因，导致了青春期生长发育延迟和月经初潮延迟及成年后不孕。严重的营养不良，正如第二次世界大战期间和之后出现的饥荒环境，严重影响了人类的生育力。机体获得足够的营养后往往可以迅速恢复排卵功能。发展中国家中常见的慢性营养不良对生育力的影响较小，但是与分娩瘦小早产儿有关。

引起继发性闭经和无排卵的全身性疾病

慢性疾病可能因为全身性疾病的状态、体重的减轻或疾病进展影响到下丘脑 - 垂体轴而导致月经紊乱。而且，影响身体活动的慢性疾病，如慢性气道阻塞性疾病，可能增加闭经相关骨质疏松症的风险。

此外，有些疾病直接影响了性腺功能。慢性肾衰竭女性体内 LH 的异常升高，可能是肾脏清除功能受损的结果。因抑制了多巴胺的正常分泌，这些女性体内泌乳素也升高了。糖尿病可能导致功能性下丘脑垂体性闭经而且增加发生 PCOS 的风险。肝病影响血液循环中性激素结合球蛋白水平进而影响血循环中游离激素水平，因此扰乱了正常的反馈机制。各种激素代谢，包括睾酮，都通过肝脏代谢；很多患者在肝移植后月经和生育力都恢复正常。内分泌紊乱如甲状腺功能亢进和库欣综合征，都普遍和性腺功能异常相关。这些患者的处理应该着重解决基础的全身性疾病和预防雌激素缺乏带来的并发症。如果有生育要求，应该先将身体调养至最佳状态，并停止使用致畸药物。

各项研究尚未提示应激性生活事件与超过 2 个月以上的闭经有关。但是，压力可能导致身体虚弱，例如体重减轻，进而引起月经紊乱。

运动相关性闭经

处于紧张训练的运动员发生月经紊乱是非常普遍的。此类运动员 10% ~ 20% 月经稀发或闭经，而一般人群的发生率是 5%。闭经在 30 岁以下的运动员中更常见，特别是在参加耐力项目如长跑的女运动员中尤其突出。每周训练 128km（80 英里）的竞赛选手高达 50% 可能发生闭经[13]。对参加竞赛体育的女性所做的研究表明舞蹈演员中月经稀发和（或）闭经的发生率是 16% ~ 79%，体操运动员是 47%，赛跑运动员是 24% ~ 50%，游泳运动员和骑自行车运动员是 12%[14,15]。主要的病因是低体重和低体脂含量，但是推测还有其他因素。运动员的生理改变与人体处于饥饿和低体重状态时是一样的。为了保留能量，人体可能减少 TSH 分泌，三碘甲腺原氨酸（T_3）降低，无活性的反转 T_3 上升。运动也可能导致血循环中的胰岛素和胰岛素样生长因子（IGF）减少，因此减少了它们对下丘脑和卵巢的刺激。当体脂百分比低于17%的阈值及血LH浓度低于5 IU/L时发生闭经。

女芭蕾舞者为研究从事体育运动的女性亚群提供了一份有趣的数据，因为她们很早就开始训练。研究发现她们月经初潮明显推迟（平均15.4岁与12.5岁）、青春期发育延迟，而且青春期延迟的程度与她们的训练强度是相对应的。月经不调非常普遍，高达44%有继发性闭经[16]。观察75名舞蹈演员发现，61%有应力性骨折，24%有脊柱侧凸；如果还出现月经延迟或者持续长时间的闭经将增加这些病理症状。这些发现也许可以用青春期成熟延迟导致身高和发生脊柱侧凸的倾向超越预期来解释，因为雌激素是骨骼闭合所必需的。

运动导致的闭经有可能引起严重的长期病症，特别是骨质疏松症。研究表明年轻的芭蕾舞者进行的运动量不能弥补这些骨质疏松的变化。雌激素对于胶原形成非常重要，而且这些舞者软组织挫伤也很常见。适度的锻炼能减少闭经后骨质疏松，然而年轻运动员可能会让自己在年轻的时候冒着风险进行高强度的锻炼，而这个年龄段能否达到骨峰值对于骨骼长期力度的形成是非常重要的。

有时很难切断运动需求和饮食性疾病之间的关联作用，如进食过少和过度运动是相辅相成、自我加强的行为[17]。年轻运动员的精神压力不仅来自竞争对手也还来自父母和教练。身体和精神都处于紧张状态，甚至有些运动员被发现在年轻时滥用药物来提高成绩。应该给予这些运动员适当的建议，尤其是改善饮食，补充维生素、钙和铁，并应考虑使用周期性雌激素和（或）孕激素制剂。如果可能的话，应减少运动量，在此家长和教练的支持是必不可少的。但是不幸的是，人们往往将竞赛的胜利置于年轻女孩的长期健康之上。

高泌乳素血症

很多原因都会导致血泌乳素水平轻度升高，包括压力、近期身体或乳房检查。如果泌乳素浓度高于100mU/L必须复查，如果复查仍然升高就有必要进行垂体窝的影像学检查（通常采用MRI）[18]。高泌乳素血症可能是源自分泌泌乳素的垂体腺瘤或位于下丘脑无功能性大肿瘤或垂体扰乱了多巴胺对泌乳素分泌的抑制作用。大的无功能性肿瘤导致的泌乳素升高通常低于3 000mU/L（图7.9），而分泌泌乳素的巨腺瘤经常引起泌乳素浓度高达4 000mU/L或更高，可能达到50 000mU/L。其他引起轻度高泌乳素血症的原因包括甲状腺功能减退、PCOS（占15%，泌乳素浓度可达2 500mU/L）以及一些药物［如多巴胺拮抗剂酚噻嗪、选择性血清素再摄取抑制剂（SSRis）、多潘立酮和甲氧氯普胺］。实际上，SSRis是目前引起药物性高泌乳素血症的最常见原因（表7.5）[19]。

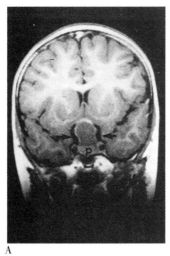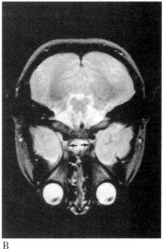

A　　　　　　　　　　　　　　B

图 7.9　颅咽管瘤头颅 MRI。A. T_1 加权像冠状面 (在 T_1 图像肿瘤信号强度减小，仅肿瘤边缘部分增强)。颈动脉是低信号强度 (黑箭头)，因为在它们里面的快速血流和偏离超过来源于垂体窝 (P) 的团块。B. T_2 加权像轴，图像没有增强，是在上面的垂体水平通过交叉池的平面。蝶鞍上延伸的肿瘤 (箭头所示) 呈高信号

表 7.5　高泌乳素血症的原因

生理性	怀孕，哺乳，新生儿期，压力
下丘脑性	肿瘤，垂体柄横断，颅脑照射
垂体性	腺瘤，肢端肥大症，库欣综合征，肿瘤压迫垂体蒂，空蝶鞍综合征
其他	原发性甲状腺功能减退，PCOS，慢性肾功能减退，肝硬化，异位性泌乳素分泌 (支气管原癌，肾上腺样瘤)，其他低活性泌乳素亚型分泌过多 (如大分子 – 泌乳素)
药物	SSRis：西酞普兰，氟西汀，氟伏沙明，帕罗西汀，舍曲林
	经典的抗精神病药：奋乃静，氟奋乃静，氟哌噻吨，硫利达嗪，丙嗪，氟哌啶醇，洛沙平，氯丙嗪，舒必利
	非典型抗精神病药：氨磺必利，舍吲哚，利培酮
	止吐药：甲氧氯普胺，多潘立酮
	心血管药物：维拉帕米，利舍平，甲基多巴
	雌激素：大剂量口服避孕药
	阿片类药物
	其他：苯扎贝特，奥美拉唑，甲氧苄啶，组胺 H_2 受体拮抗剂

如果在月经规律的情况下泌乳素浓度轻度升高，没有证据表明降低泌乳素的治疗能提高受孕率。有些人能分泌生物学上非活动的泌乳素蛋白 (如大泌乳素分子和大大泌乳素分子)，这些泌乳素蛋白被标准泌乳素分析仪检测到后给人们造成了泌乳素浓度有问题的错误印象。

无论雌激素的浓度如何，高泌乳素引起的闭经主要症状表现为雌激素缺乏症状

（如阴道干涩、性交困难）和性欲下降。长期的雌激素缺乏可能导致骨质疏松症，虽然很多患者在月经恢复后骨矿物质密度得到改善，但不是所有的患者都能完全恢复。相反，当 PCOS 患者伴随泌乳素过高时血中雌激素浓度是足够的，超声扫描时呈多囊卵巢样改变，使用孕激素可发生撤退性出血；骨矿物质密度通常是正常的。1/3 的高泌乳素血症患者有泌乳，虽然出现泌乳和泌乳素水平或肿瘤无关[18]。大约 5% 患者表现出视野缺损。

有分泌功能的垂体微腺瘤（图 7.10）经常导致泌乳素轻微升高（1 500～4 000mU/L），不大可能在头部 X 线侧位片上表现出异常。相反，定义直径 1cm 以上的为巨腺瘤（图 7.11），其分泌的泌乳素高于 4 000～8 000mU/L，可能引起典型的影像学改变，即：不对称增大的垂体窝，伴随其底部呈双轮廓，鞍突被侵蚀。在临床上，因为 CT 和 MRI 能够精确检查出肿瘤，特别是位于蝶鞍上的位置范围、对视交叉的压迫或对海绵窦的侵蚀，目前已经很少使用 X 线来检查了。泌乳素是良好的肿瘤标记物，所以 MRI 上显示的肿瘤越大，血清中泌乳素浓度就越高。相反，如果影像学上有大肿瘤而血泌乳素浓度仅轻度升高（2 000～3 000mU/L）提示是来自下丘脑的非功能性肿瘤压迫了垂体柄，切断了垂体与下丘脑的联系。

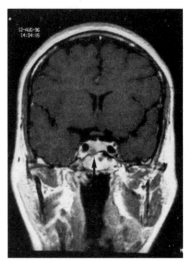

图 7.10　垂体微腺瘤。头颅 MRI。静脉注射钆后 T_1 加权自旋回波序列冠状面。正常垂体腺是高信号（明亮），而肿瘤为垂体右叶 4mm 非增强（灰色）区域，直逼近右海绵窦。它正在侵蚀右侧蝶鞍底部（箭头）

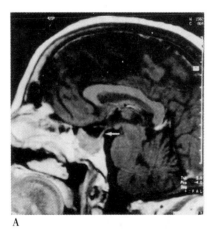

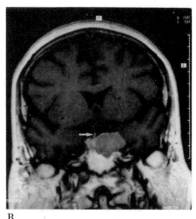

A　　　　　　　　　　　　　B

图 7.11　垂体大腺瘤。头颅 MRI T_1 加权像。A. 矢状切面中线。B. 垂体柄（白色箭头所示）水平的冠状切面有一大腺瘤，其增强程度显著低于正常垂体组织，从垂体左叶扩展至左面海绵窦。肿瘤凸出垂体隔膜并偏离至垂体柄右侧

处　理

高泌乳素血症的治疗（表 7.6）主要是围绕多巴胺激动剂（麦角衍生溴隐亭、卡麦角林和非麦角喹高利特）。尽管目前卡麦角林是可供选择的药物（见下文），但溴隐亭仍然是使用最广泛的制剂。当然，如果高泌乳素血症是药物引起的，应准备停用相关药物。然而，如果是精神类药物，中止服药可能并不合适，例如，用于治疗精神分裂症的吩噻嗪。在这些情况下，持续服用药物是合理的，在对垂体窝进行影像学检查后可以口服低剂量复合避孕药以对抗雌激素缺乏引起的症状。必须严密监测血清泌乳素浓度以确保它们不会进一步上升。有时，也可以更改为另一种药物，例如非典型抗精神病药。使用多巴胺激动剂联合抗精神病药可能降低血清催乳素浓度，但它也可能拮抗抗精神病剂的治疗效果。此外，多巴胺能药物可偶尔引起或恶化精神病病症（溴隐亭比长效卡麦角林可能更容易），所以对于有精神疾病病史的患者使用多巴胺能药物应该非常谨慎，并与精神科医生会诊后再使用[19]。

表 7.6　高泌乳素血症的药物治疗

药物	剂量	维持剂量
溴隐亭	2.5～20mg/d，分次给药	一般 5～7.5mg/d
卡麦角林	0.25～1mg，每周 2 次	一般每周 1mg
喹高利特	25～150μg/d，分次给药	一般 75μg/d

大部分患者经过多巴胺激动剂药物治疗一段时间后泌乳素水平有所下降而且 6 周内肿瘤体积有所缩小（图 7.12～图 7.14）。

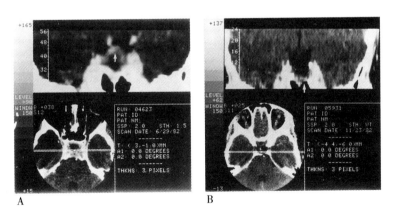

图 7.12　垂体大腺瘤。A. 垂体窝冠状面 CT 扫描图。取 1.3mm 厚的片层，显示对比度增强后蝶鞍上的混合密度肿瘤（箭头所指）。B. 溴隐亭治疗后的同一患者，肿瘤明显较前缩小，图像上已经看不到蝶鞍上的成分但是留下了这一部分鞍的底部被侵蚀到蝶窦中的证据（箭头所指）

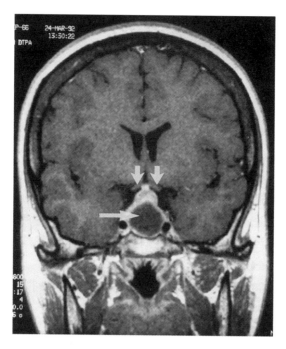

图 7.13 溴隐亭治疗前垂体巨腺瘤的 MRI 扫描图。T_1 加权像后显示中央呈囊性结构的巨腺瘤（粗箭头所指）。在蝶鞍上压迫视交叉（细箭头所指）

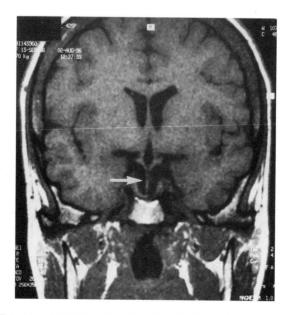

图 7.14 溴隐亭治疗后垂体巨腺瘤的 MRI 扫描。肿瘤几乎已经彻底解决，视交叉（箭头所指）的边缘已经到了蝶鞍底部

溴隐亭

先晚上服半片溴隐亭（1.25mg），隔 3～5 天逐渐增加剂量，到晚上服 2.5mg，再到早晨 1.25mg 加晚上 2.5mg 直到每日剂量 7.5mg（分 2～3 次服）。

维持剂量应该是能起作用的最低剂量，而且一般都低于起作用的最初剂量。副作用（如恶心、呕吐、头痛、体位性低血压）比较麻烦，可以通过在前 3 天治疗夜间服用和吃饭中间服用药片来减轻。长期副作用包括雷诺病、便秘、精神改变，特别是进攻行为，在一开始治疗时就可能出现[18]。

喹高利特和卡麦角林

长效制剂（如喹高利特或每周 2 次的卡麦角林）可能会用于那些不能接受上述溴隐亭副作用的患者。卡麦角林和溴隐亭相比似乎更易耐受而且效果更明显，虽然它尚未被许可用于计划妊娠的女性，目前也是治疗高泌乳素血症的可选药物。所以，当前的建议是如果有生育要求，需要将卡麦角林更换为溴隐亭（虽然这个建议是否合适还存在争议）。喹高利特和卡麦角林对抑制泌乳素分泌都是高效的，但是后者在减小肿瘤体积上更胜一筹[19]。溴隐亭和卡麦角林与肺部、腹膜后和心包的纤维性反应有关，所以建议在使用药物前先进行超声心动图检查排除瓣膜病，而且服药 3～6 个月后要复查超声心动图，此后每年检查 1 次，虽然年轻患者的风险要小于可能需要服用大剂量来治疗帕金森病的老年患者。

服用多巴胺受体激动剂治疗一段时间后可能就可以停药，治疗时间长短不一，一般是 1～5 年；停药后大约 25% 的患者能恢复到正常泌乳素水平[20]。

手术治疗

经蝶骨腺瘤切除手术主要用于耐药和巨腺瘤缩小失败或有无法忍受的药物副作用（最主要的手术指征）。无功能性肿瘤，经常是通过影像学和血清泌乳素浓度小于 3 000mU/L 来确定的，应该通过外科手术摘除。这些肿瘤可能增大至侵蚀海绵窦或压迫视交叉（损害视觉），偶可导致脑出血（垂体卒中）。当泌乳素水平处于 3 000～8 000 mU/L，试验性地使用溴隐亭是恰当的，如果泌乳素下降，可以假定这个肿瘤为分泌泌乳素的巨腺瘤。如果是蝶鞍上扩展的肿瘤，在溴隐亭治疗后体积未缩小而且患者有生育要求也可以采取手术治疗。以目前神经外科医生经蝶骨切除腺瘤的手术技能，一般很少需要求助于垂体照射，垂体照射基本没有什么好处。而且，如果使用垂体照射，需要长期监测患者有无出现不可避免的垂体功能减退，如果手术后发生垂体功能减退会立即表现出来。

有生育愿望但罹患小泌乳素瘤的女性应该遵医嘱使用溴隐亭治疗，因为提示卡麦角林可安全用于妊娠女性的数据非常有限，即使有，也是属于安慰性的[20]。当确认妊娠后，可能就可停用溴隐亭而且也不需要长期监测，因为停药后肿瘤明显增大的可能性是非常小的（<2%）。相反，如果患有巨泌乳素瘤的患者不服用溴隐亭治疗，怀孕期间肿瘤增大的风险可达 25%。如果经过治疗但是经 CT 或 MRI 扫描测定肿瘤没有缩小，这个风险同样会出现。

因此，巨泌乳素瘤的一线治疗是卡麦角林联合屏障避孕法。对于蝶鞍上扩展的肿瘤，为保障妊娠安全，药物治疗 3 个月后需进行 CT（或 MRT）扫描来明确肿瘤确实缩小后再备孕。如果患者有怀孕计划，应将卡麦角林换成溴隐亭；即使有症状提示肿瘤可能再次增大，怀孕期间也可以停药，同时应该做 MRI 扫描确认。如果肿瘤持续在蝶鞍上增长，有必要重新服用溴隐亭。也需要专家在患者怀孕期间评估她的视野是否正常。

如果患者血清中泌乳素升高但是月经规则，除非是无排卵周期且患者有生育要求，否则不需要治疗。闭经是泌乳素分泌过多的生物表现，应该修正的是它的后遗症，而不是血清中泌乳素的浓度。

多囊卵巢综合征

第 8 章将详细描述 PCOS 的定义、病理生理和远期并发症。在无排卵性不孕章节中介绍 PCOS 是因为它是发达国家最常见的无排卵性不孕症的原因。多种因素影响卵巢功能，患者的生育力不仅受个人超重的不利影响，还经常和高胰岛素血症或血 LH 浓度有关（图 7.15）。诱导排卵的治疗包括减轻体重、口服抗雌激素药物［主要是枸橼酸氯米芬（CC）］、芳香化酶抑制剂、注射用促性腺激素治疗和腹腔镜下卵巢手术。目前还没有充分有力的随机研究证明哪种治疗作为一线治疗对持续妊娠是最好的。因为 PCOS 患者有发生卵巢过度刺激综合征（OHSS）和多胎妊娠的风险，所以必须进行连续的超声扫描来仔细监测诱排过程。对 PCOS 和高胰岛素血症的认识促使了胰岛素增敏药如二甲双胍的使用。早期研究表明二甲双胍可能改善生物学形态并提高生育能力，但是大的随机临床实验（RCTs）和近期系统综述并未发现二甲双胍的显著好处（见下文）。

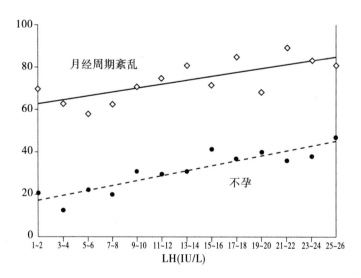

图 7.15　血清中 LH 的浓度与不孕和月经周期紊乱发生率的关系

最新的治疗方法包括芳香化酶抑制剂和从自然周期（或微刺激）的多囊卵巢中收

集卵子做体外成熟培养（IVM）的可能性。这些方法从诱导单卵泡排卵转到用于 IVF 中（图 7 - 16），是基于追求更高累计妊娠率（CCRs）的错误前提和对多胎妊娠的适当考虑。IVF 中的超排卵对于 PCOS 患者有明显的风险，即潜在的危及生命的 OHSS 并发症。仔细指导和监控诱导排卵可获得良好的累计妊娠率。而且，通过严格控制优势卵泡数量，可以将多胎妊娠率降至最低。

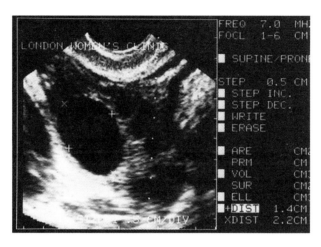

图 7.16　刺激多囊卵巢的单个卵泡成熟（经阴道超声扫描）

PCOS 女性占无排卵性不孕女性的 80% ~ 90%。有很多相互联系的因素影响 PCOS 的表达[21]。体重增加会加重症状，而减轻体重将改善内分泌和代谢的形态和症状[22]。卵巢类固醇激素，似乎更重要的是非类固醇激素，如抑制素和相关蛋白的异常分泌，致使多囊卵巢到下丘脑和垂体的反馈机制被打乱[23,24]。正常的卵巢功能是建立在对适当的信号（如 FSH）起反应的卵泡被优选后生长成为主导卵泡并排卵的基础上的。这个机制在 PCOS 患者中被打乱了，导致产生了很多小囊泡（卵泡），这些小卵泡大部分都有有潜在活性的卵母细胞，但卵泡内部功能失调了。

40% 的 PCOS 女性 LH 分泌过多，这与患者妊娠机会减少、流产风险增加相关，可能是 LH 对卵母细胞成熟产生了不良影响[23]。高 LH 水平在体型苗条的 PCOS 女性中更常见，而那些超重的 PCOS 患者可能更多的是高胰岛素血症。目前，基因研究表明高胰岛素血症是雄激素生物合成途径和胰岛素基因表达调控出现异常引起。与体重匹配对照组相比，胖和瘦的 PCOS 女性都更容易出现升高的血胰岛素浓度。实际上，高胰岛素血症更像是 PCOS 的主要病因，因为胰岛素通过卵巢间质刺激雄激素分泌，进而通过雄激素对卵泡生长的负面作用来影响卵泡正常发育，而且也可能通过抑制细胞凋亡让本来注定要消失的卵泡继续存活（第 8 章）。

诱导排卵的治疗包括传统的 CC 治疗，然后是使用促性腺激素治疗或对 CC 抵抗的患者进行腹腔镜下卵巢手术。无排卵性不孕的处理原则是在开始治疗前先让身体达到最佳状态，如体重过重的患者需要先减轻体重，然后诱导规律的单卵泡排卵，同时使 OHSS 和多胎妊娠的风险降到最低。

无排卵中的内分泌和代谢因素

LH 分泌过多和月经紊乱、不孕显著相关（表 7.7，图 7.15）[21]。实际上，正是 LH 升高导致自然妊娠和辅助助孕中妊娠率降低和流产率升高[23]。计划妊娠的女性体内持续性升高的早－中卵泡期 LH 浓度提示，不论是使用 GnRH 激动剂进行垂体脱敏还是腹腔镜下卵巢透热疗法（LOD，卵巢打孔术），都需要抑制 LH 浓度来提高妊娠率。但是，尚无大型的前瞻性随机试验表明在诱导排卵方案中降低 LH 浓度对治疗有益处。评估刺激周期（尤其是使用 CC 治疗后）中卵泡期血 LH 浓度有助于预测妊娠结局（见下文）

表 7.7　生育状态相应的血黄体生成素浓度

生育状态	血 LH 浓度（IU/L）
已生育	7.2 ± 2.1
未生育	7.4 ± 2.2
原发性不孕	11.0 ± 2.2[a]
继发性不孕	9.0 ± 2.0[b]

引自：Balen AH, et al. Hum. Reprod, 1995, 10：2107 – 2111.
a 已生育和继发性不孕组的区别
b 已生育组的区别

患者的 BMI 与月经周期紊乱和不孕症发生率的增加有关[25]，其次和胰岛素代谢紊乱有关[26]。甚至中度肥胖（BMI > 27 kg/m²）都与排卵概率减少有关[27]，体内脂肪分布导致腰臀比增加似乎比单纯的体重指数影响更大。肥胖女性的卵巢在超声扫描上更难看到，对她们进行卵泡监测也更困难，因此遗漏多发排卵、发生多胎妊娠的风险增加。英国对于管理体重过重的 PCOS 女性的国家指南是建议在开始使用药物刺激卵巢前患者最好将体重减轻到 BMI 少于 30 kg/m²[28]。

因此应该鼓励肥胖女性（BMI > 30 kg/m²）减肥（第 4 章）。几年前澳大利亚[22]的一项研究关注了减轻体重和运动对无排卵性不孕、枸橼酸氯米芬抵抗和 BMI > 30kg/m² 女性的治疗效果。这项研究的重心是超过 6 个月的实际锻炼并搭配合适的饮食疗程来强化锻炼成果。纳入的 18 名女性中有 13 名完成了这项研究。减轻体重对内分泌功能、排卵和随后的妊娠有了显著的影响。空腹胰岛素和血睾酮浓度下降，13 人中的 12 人恢复了排卵；11 人怀孕（5 人是自然妊娠，其余的人变得对枸橼酸氯米芬敏感）。所以，给予适当的支持，患者可能不需要药物治疗就能恢复自发排卵。作为这个研究的扩展，对各种诊断的女性进行研究，显示出 67 个人中就有 60 人在减轻体重后恢复自然（自发）排卵并且流产率降低、治疗花费明显减少[29]。

甚至减轻总体重的 5% 都能达到减少中心性脂肪、提高胰岛素敏感性和恢复排卵的目的。对于体重超重的 PCOS 和不排卵患者，改变生活方式显然是提高生育力的关键。当 PCOS 患者进入诊室要求进行生育治疗时，往往并没有考虑到和肥胖有关的大量的妊娠相关风险，所以，作者设置了一些问题，以判断患者应该接受治疗还是应该坚持减肥[30]。或者不管任何可能的结局，过重的女性都有权利要求接受治疗（第4章）？我们建议肥胖和PCOS女性在开始促排前应该试着将BMI控制在 30 kg/m² 以下。考虑年龄固然重要，但是，妊娠后的身体状态和孩子出生后的健康状况应该是最终要考虑的主要内容。

综合回顾所有的数据，生活方式的调整确实对代谢和内分泌指标起到了改善作用，虽然很难长期坚持而且中途退出的概率很高[31]。但是，对于肥胖相关低生育力的多数女性来说，怀孕的强烈愿望足够刺激她们去坚持。

枸橼酸氯米芬治疗

CC 或他莫昔芬的抗雌激素疗法已作为传统的一线疗法来治疗无排卵 PCOS 患者（框表7.1 和图7.17）。CC 已经使用很多年了，它的监管逐渐趋向于没那么严格。一项综合分析证实，和安慰剂比较，枸橼酸氯米芬作为一线治疗能够有效地增加妊娠率［固定比率（OR）5.8，95% CI 1.6～21.5；需治数（NNT）5.9，95% CI 3.6～16.7］[32]。但是，枸橼酸氯米芬有约 11% 的多胎妊娠风险[33]，所以，建议使用超声仔细监测来评估卵巢反应。

框表 7.1 CC 治疗方案

治疗前的检查：精液分析、评估输卵管通畅性。如果患者 BMI > 30 kg/m² 建议先减轻体重

治疗期间的监测内容：

- 连续超声监测直到证实患者对药物有反应
- 每个周期的超声监测必须标准化
- 每个周期黄体期孕酮水平
- 开始使用新剂量时第 1 个周期卵泡中期（第 8 天）的 LH 水平

剂量：50mg 开始，如果没有反应，就增加到 100mg，如果反应过强就降到 25mg

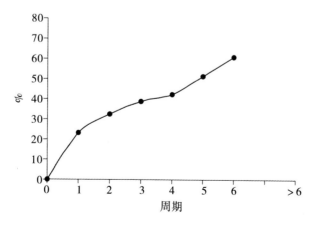

图 7.17 使用枸橼酸氯米芬诱导排卵（引自 Kousta E，et al. Hum Reprod Update，1997，3：359 – 65.）

抗雌激素疗法一般是在月经周期第 2 天开始，持续服用 5 天。如果患者有月经稀发或闭经，有必要先排除妊娠然后服用短疗程孕激素，比如醋酸甲羟孕酮每日 5mg ~ 20mg，持续 5 ~ 10 天诱导撤退性出血。CC 的开始剂量是每日 50mg，在月经周期第 3 ~ 5 天（出血第 1 天就算是月经周期第 1 天）开始，服用 5d。如果患者超过 35 天无月经来潮且未怀孕，就要使用孕激素诱导撤退性出血。只有在 3 个周期对 CC 无反应后才能增加 CC 的剂量，那些对每日 50mg 剂量有反应的女性只有 2/3 在第一周期就表现出有反应。每日 150mg 或者更多剂量似乎没有什么益处。对于某些 PCOS 患者，如果每日 50mg 反应过强，剂量可减少到每日 25mg。如果剂量已增加到每日 100mg 仍然无卵泡发育应该考虑中止使用枸橼酸氯米芬。如果患者有排卵，是否能怀孕就取决于其他因素（比如患者的年龄）了。

CC 可能导致更严重的 LH 分泌过多，并对子宫内膜和宫颈黏液有抗雌激素作用。因为有多胎妊娠的风险，所以服用 CC 的女性都应该进行内分泌激素检测联合超声检查，密切监测卵泡发育和排卵。因此枸橼酸氯米芬治疗应该由生殖诊所的专家开药并管理。

除非有超声和血孕酮监测证据证实卵泡未破，否则很少需要注射 HCG 作为扳机诱导排卵。PCOS 女性在促排周期的第 8 天应该测量血 LH 水平；如果 LH 高于 10IU/L，意味着怀孕的概率降低、流产率升高[34]。这种情况下，应该考虑 LOD 或促性腺激素治疗。其他因素也和治疗失败有关，包括肥胖、高雄激素和高胰岛素血症（见下文）。

使用 CC 后 70% ~ 85% 患者有排卵。作者推荐，就算不是全部周期，至少在首个疗程应进行连续的超声扫描和血激素检查。一项包括 167 名女性服用 CC 的大型研究表明，没有其他因素影响生育力的女性接受 6 周期治疗后的累计妊娠率为 67.3%[33]，且这比率持续上升，直到第 12 个治疗周期。这个研究报告的多胎妊娠率为 11%，和其他研究相似，流产率为 23.6%，那些流产的女性 CC 给药后立即趋向于出现更高的血清 LH 浓度。如果在 10 ~ 12 个正常排卵周期后仍未怀孕，则应向该夫妇建议行辅助生殖技术助孕。

一项关于 41 名女性使用 CC 后激素水平的研究中，28 名发生了排卵[34]。在那些排卵女性中 17 名显示出正常的激素分泌且其中 5 名妊娠，而 11 名显示出异常反应，表现为从第 9 天开始直到 LH 峰日都出现显著升高的血 LH 水平，并伴随卵泡黄素化和整个周期更高的 E2 水平，这些出现异常反应的患者无一人妊娠。这些发现更加证实了在治疗中需要严密监测，而且如果有异常反应就要中断治疗。因为 CC 的抗雌激素作用，CC 可能抑制子宫内膜厚度而影响胚胎着床。此外，宫颈黏液的减少也可能影响精子穿入。

开始 CC 治疗前给予孕激素是一个克服枸橼酸氯米芬抵抗的有效方法[35]，连续 5 天以上每天肌肉注射 50mg 孕酮就可以抑制 FSH 和 LH 分泌。10 名女性中有 7 名 LH 水平下降；所有 LH 水平下降的患者都变得对枸橼酸氯米芬有反应（那些 LH 浓度没有被抑制的患者仍然没有反应），其中 3 名在第一个治疗周期就成功妊娠。

枸橼酸氯米芬的副作用有视觉障碍（停药后立即消失）、多胎妊娠（大约 10%）、腹胀、卵巢囊肿、皮肤潮红、乳房胀痛、眩晕和恶心。有些受枸橼酸氯米芬副作用困扰的女性可以换用他莫昔芬（20 ~ 40mg，2 ~ 6d）。监测内容同枸橼酸氯米芬。

目前在英国枸橼酸氯米芬只允许使用 6 个月，因此医师只能开具 6 个月的初始处方。有研究表明使用枸橼酸氯米芬 12 个月以上和卵巢癌发生有关，大多数延长使用药物的情况下显示的问题不是不排卵而是不明原因性不孕[36]。如果患者需要使用 CC 超过 6 个月，应先向其告知潜在的可能风险。如果患者在 10 ~ 12 个正常排卵周期后仍未孕，向不孕夫妇提供辅助生殖技术助孕比较合适。

大约 15% 的女性对 CC 无反应，被认为是 CC 抵抗。对于雌激素药物抵抗的无排卵性不孕患者可能需注射促性腺激素或腹腔镜下卵巢手术。从严格意义上来讲，枸橼酸氯米芬抵抗指的是促排卵失败而不是有排卵但未怀孕，后者应该定义为 *CC 治疗失败*。

芳香化酶抑制剂

因为与 CC 促排卵和妊娠率的差异，芳香化酶抑制剂已被提议作为 CC 的替代治疗。CC 促排卵作用归于它的抗雌激素作用和耗尽雌激素受体。芳香化酶抑制剂抑制雌激素生成，因此减少雌激素对中枢的负反馈，这点与 CC 类似。对芳香化酶的抑制减少了雄激素芳香化生成雌激素，因而影响了雌激素对下丘脑 - 垂体轴的负反馈。芳香化酶抑制剂对子宫内膜和宫颈黏液的副作用少于 CC。有些报告指出芳香化酶抑制剂有良好的妊娠率及更低的多胎妊娠率[37]。

尽管来曲唑较 CC 有潜在优势，但是在一个会议报告后（报告未在经同行评审的期刊出版）[38]来曲唑用于促排卵不容乐观，该报告提出和对照组相比，来曲唑诱导排卵出生的新生儿先天性心脏病和骨骼畸形的患病率明显增加。但是，另一项比较使用来曲唑和 CC 后出生的新生儿安全性的研究并不支持来曲唑的致畸作用[39]。所以，在推荐芳香化酶抑制剂用于临床前需要更多的研究来评估它对于诱导排卵的安全性和有效性。

促性腺激素治疗

促性腺激素治疗适用于对抗雌激素药物促排卵无效或使用枸橼酸氯米芬可能降低她们妊娠概率（如持续高分泌的 LH 及抗雌作用对宫颈黏液的影响）的无排卵性 PCOS 女性患者。

为了防止过度刺激和多胎妊娠的风险，传统的标准递增法（每 3 ~ 5 天增加 75IU 至增加到 75 ~ 150IU）已经被低剂量递增法[40]或递减法取代（图 7.18）[41]。低剂量递增法起始剂量为 25 ~ 50 单位，如果没有反应就必须在 14d 后才逐渐增量，剂量为每 7d 增加半个安瓿。此法的治疗周期可能相当长，可以达到 28 ~ 35d，但多发卵泡的风险比传统的递增法低。在递减法里，每天应用 150 ~ 225 单位、持续 3 ~ 4d 后减量至 50 ~ 75 单位以维持卵泡发育，实现卵泡募集。

实验研究提示卵泡的起始生长需要增加 10% ~ 30% 的外源性 FSH，同时由于 FSH 受体数量的增加，卵泡生长的阈值发生改变，因此 FSH 维持生长所需的浓度比起始募集浓度低[42]。在以上所有提及的诱导排卵中，促性腺激素是单独使用的，没有进行垂体脱敏，因为垂体脱敏没有太大的意义。此外，不同的促性腺激素制剂使用的效果基本相同。

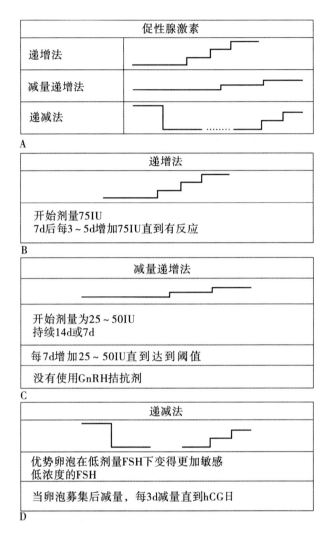

图 7.18 促性腺激素。A. 所有方法。B. 递增法。C. 减量递增法。D. 递减法。FSH：促卵泡激素；GnRH 促性腺激素释放激素；hCG：人绒毛膜促性腺激素

预测 PCOS 女性对于诱导排卵刺激的反应是极度困难的，事实上，在所有的诱导排卵治疗中，使用促性腺激素法是最大的挑战。多囊卵巢通常是典型的静止状态，至少在超声下是这样，刺激时可以表现为生机勃勃和爆炸式的反应（图 7.19）。刺激单枚优势卵泡的生长是很有挑战性的，虽然曾通过观察生长中卵泡分泌的激素和窦卵泡的数量来尝试预测多发卵泡反应，但在卵泡刺激前决定所需促性腺激素的起始剂量是比较困难的[43]。为了防止卵巢过度刺激和多胎妊娠，如果在刺激的第 8 天有多于 7 枚卵泡（≥8mm）时，宜取消周期[43]。

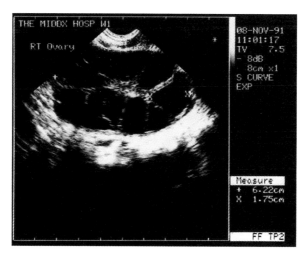

图 7.19 经阴道超声波扫描的过度刺激的多囊卵巢。双侧卵巢可能都会有这种表现，治疗必须中止以降低多胎妊娠和卵巢过度刺激综合征的风险

White 和他的同事[44] 报道了其应用低剂量疗法的大量经验，225 位女性患者的 934 个治疗周期中 102 位女性妊娠 109 个周期（45%）。在整个周期中，72% 的患者出现排卵（<5% 的患者排卵失败），这当中 77% 的患者为单卵泡排卵。多胎妊娠的概率为 6%。尽管使用低剂量方案，由于发育了 3 个以上的成熟卵泡，18% 的周期被取消，进一步揭示了即使尝试降低多囊卵巢的反应，其敏感性仍然不容忽视。在促排周期开始时起始剂量为 75IU，但在最后的 429 个治疗周期中剂量降至安瓿量的 0.7（即 52.5 IU），以此降低多发卵泡的发生概率（84% 的低剂量起始周期是单卵泡排卵）。有趣的是，他们之前报道的起始采用高剂量的流产率为 35%，而当采用 52.5IU 的起始剂量后流产率降至 20%。而且，有人指出显著影响结果的唯一因素是患者的 BMI 值。那些 BMI > 25 kg/m² 的患者有较高的周期取消率（31%；正常 BMI 值患者为 15%），在超过 6 个周期中前者有较低的累积妊娠率（46.8% 对比整组的 57%）和 31% 的流产率。作者报道了 103 名 CC 抵抗的 PCOS 女性患者的累积妊娠率和活产率（图 7.20）[4]。虽然 6 个月后累积妊娠率和活产率分别为 62% 和 54%，12 个月后分别为 73% 和 62%，多胎妊娠的概率仍有 19%，还有 3 例中重度的 OHSS 患者[4]。作者发现引进了现在多中心常规使用的经阴道实时超声监测卵泡发育后，多胎妊娠的概率降至 4%。这些数据强调了有效

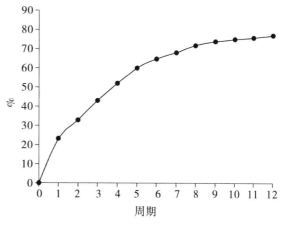

图 7.20 促性腺激素治疗用于 103 名 PCOS 女性（引自 Balen AH et al. Hum Reprod, 1994, 9: 1563 - 70.）

监测在诱导排卵中的核心作用。

剂 量

由于多囊卵巢对激素刺激的敏感性，起始低剂量的促性腺激素和应用超声监测卵泡发育是很重要的。需要进行密集的卵泡监测，如果有 3 个或以上卵泡发育，无法实时监测就应暂停治疗，因为多胎妊娠的风险显著增加[45]。作者建议的促性腺激素治疗的算法见表 7.21。

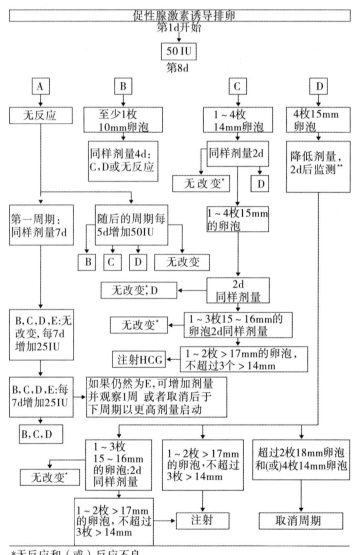

图 7.21 促性腺激素治疗用于诱导排卵。hCG：人绒毛膜促性腺激素

促性腺激素治疗应在自然或诱导的月经来潮后前 5d 内，当盆腔超声检查提示子宫内膜很薄（厚度 <5 mm）且没有卵巢囊肿时进行。起始剂量通常是 50IU 的 FSH，在第

一治疗周期的 14d 后如果通过超声检查发现卵巢没有足够的反应，接下来的周期中 7d 里每天增加 25IU。由于卵泡募集发生在第 5d 和第 15d 之间，所以在最早的 5d 之前增加起始剂量是没有价值的。间隔 4 ~ 7d 后进一步增加剂量。接下来的周期里，起始剂量是由患者之前的反应决定的，有些病例可以减至每天 25IU，有些可以增加至每天 100IU 甚至 150IU。

在促性腺激素治疗开始前，许多预处理方案被用来抑制内源性垂体促性腺激素的分泌和卵巢活动。这些方案包括联合口服避孕药或 GnRH 激动剂治疗 2 ~ 3 个月。在作者看来，这样的方法只是简单延长了治疗周期，导致排卵减少进而减少妊娠概率，在一个特定时间段内对妊娠率没有显著增加益处。GnRH 激动剂的使用也增加了 FSH 的用量。人们也发现了 GnRH 拮抗剂在诱导排卵治疗中的作用。

临床上常用单次注射 hCG 5 000 单位（肌肉或皮下）激发排卵。hCG 的应用标准是至少有一枚最大直径为 17mm 的卵泡发育。

为了降低多胎妊娠和 OHSS 发生的风险，如果有 3 枚或以上直径大于 14mm 的卵泡发育，则不能使用 hCG。在卵泡过度刺激周期中，应限制使用 hCG，告知患者风险并建议避免同房（图 7.22 ~ 图 7.24）。

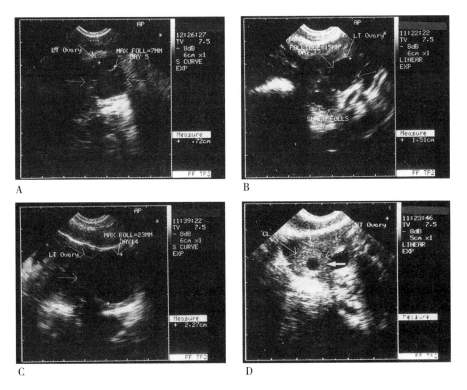

图 7.22　一个多囊卵巢综合征患者的诱导排卵，经阴道超声监测。A. 第 5d，最大的卵泡直径达 7mm。B. 第 12d，卵泡的直径为 15mm。C. 2d 后卵泡的直径为 23mm，使用 5 000 单位的 hCG 可以诱发排卵。D. 7d 后，一个黄体应可见（箭头之间）

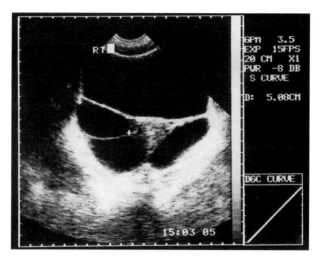

图7.23 这是经阴道超声扫描的黄素化未破裂卵泡（LUF）。在这个病例中，4个大囊肿是HCG使用后7d形成的。虽然通常认为黄素化囊肿代表排卵失败，但事实上形成受精卵才是排卵的唯一证明。1枚卵泡可以在排卵后形成囊肿

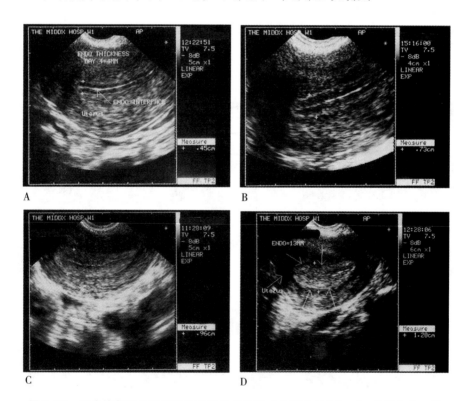

图7.24 诱导排卵过程监测到的子宫内膜变化（经阴道超声）。A. 早期卵泡，薄的子宫内膜（4.5mm）。B. 中期卵泡（7mm）。诱导排卵过程监测到的子宫内膜变化（经阴道超声）。C. 排卵前（9.6mm）。D. 黄体中期，排卵后（13mm）

由于促性腺激素治疗通常是应用于那些CC抵抗的患者，这些患者仍然拥有良好的累积妊娠率，有假设认为作为一线治疗，使用促性腺激素诱导排卵可能比CC更好。为

此，最近的一个多中心随机对照试验对比了一线治疗 CC 与促性腺激素治疗应用于无排卵的 PCOS 患者，其报道促性腺激素治疗有更高的临床妊娠率[46]。在第一个周期中，促性腺激素治疗的临床妊娠率几乎是 CC 的 2 倍。在此项研究中，302 名之前未接受治疗的 PCOS 不孕症女性被随机分为 CC 组（50 ~ 150 mg/d，共 5d）或重组 FSH 组（起始剂量为 50IU）接受多达 3 个周期的治疗。重复结果显示 FSH 治疗相比 CC 治疗的妊娠率在第一周期（30% *vs.* 14.6%，95% CI 5.3 ~ 25.8，*P* = 0.003）、每个周期（26.4% *vs.* 17.4%，95% CI 2.4 ~ 15.6，*P* = 0.008）、每位女性（58% *vs.* 44%，95% CI 1.5 ~ 25.8，*P* = 0.03）、每位女性活产率（52% *vs.* 39%，95% CI 0.4 ~ 24.6，*P* = 0.04）、累积妊娠率（52.1% *vs.* 41.2%，*P* = 0.021）、累积活产率（47.4% *vs.* 36.9%，*P* = 0.031）上均较好。因此，使用低剂量 FSH 治疗对比 CC 治疗，获得妊娠和活产似乎更有效也更快。但 CC 用药的便利和费用的优势平衡了这一结果。

如果小于 25 岁的年轻女性经过 6 个排卵周期或大于 25 岁的女性经过 12 个排卵周期后仍然未妊娠，可以得出假设不排卵很可能不是夫妇不孕的原因（图 7.25 和图 7.26）[4]。夫妇在此阶段需经过全面的检查包括腹腔镜 ± 宫腔镜或子宫输卵管造影术和精子功能测验。如果没有找到其他的解释，则表明现在需要辅助生殖技术助孕（通常是 IVF）。

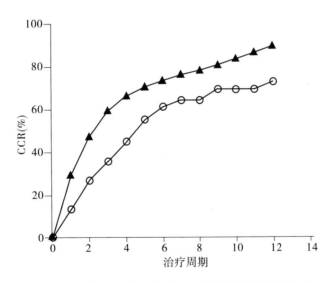

图 7.25　正常女性（三角形）及 103 名接受诱导排卵的无排卵性多囊卵巢综合征患者（圆形）在连续促排周期中的累积妊娠率（引自 Balen AH, et al. Hurn Reprod, 1994, 9: 1563 – 1570.）

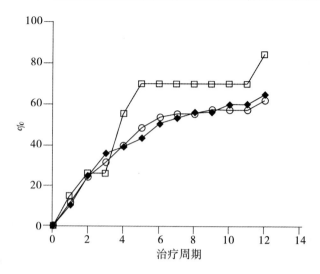

图 7.26 多囊卵巢综合征（PCOS）患者经过一个疗程诱导排卵治疗后的累积活产率（H17034；n=103），低促性腺激素型性功能减退症（H17005；n=77）和体重相关性闭经（H11623；n=20）。PCOS 与低促性腺激素型性功能减退症患者的流产率相近，但体重相关性闭经的患者较高，导致 3 个组累积活产率相似。体重相关性闭经的患者应通过鼓励其增重来进行完美的治疗，而不是使用促性腺激素来纠正无排卵性不孕

诱导排卵的并发症

PCOS 女性发展为 OHSS 的风险正逐步增加。这种情况在许多卵泡受到刺激时发生，这会导致腹水、胸腔（有时是心包）积液，伴有腹胀、不适、恶心、呕吐和呼吸困难的症状。有时需要住院治疗以静脉补充液体（胶体优于晶体），应用肝素防止因脱水造成的血栓栓塞。OHSS 是一种具有潜在致命性的并发症，即使比较罕见，仍应予以合适的监护和治疗，来避免其发生（图 7.19；第 18 章）。

助孕治疗的另一个不良反应是多胎妊娠，首先是因为围生期发病率和死亡率的增加，其次是需要照顾许多婴儿对家庭产生的巨大影响。高位数的多胎妊娠（四胞胎或更多）几乎都是由促排卵治疗造成的（图 7.27，图 7.28）。促性腺激素用于无排卵性不孕症应给予小剂量，实行排卵扳机前应严格按标准执行。

促性腺激素的来源

促性腺激素可以以尿源性的 hMG 或 FSH 的形式存在（表 7.8）。促性腺激素是糖蛋白类激素。它的生物活性是由激素结合（卵巢）颗粒细胞上受体的能力及在循环中持续的能力（半衰期）决定的。激素蛋白的结构在垂体细胞中组装后被糖基化，即碳水化合物部分加于分子上。这些碳水化合物部分决定了分子带正电荷或者负电荷。事实上人分泌混合的亚型，即分子是由相同的肽结构但不同的碳水化合物组成，因此它们有不同的酸碱度。促性腺激素的制剂大部分是以碱性亚基结合至受体的形式存在，但在循环中很快就消失，然而那些结合为较低 pH 值（酸性）的在循环中持续较长且有

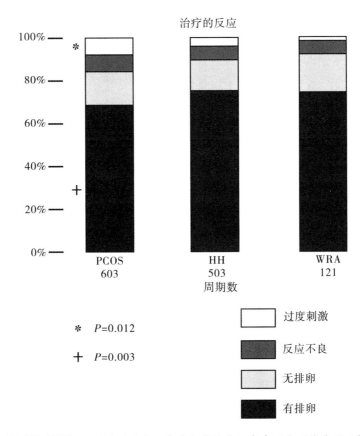

图 7.27（见彩色插页）　治疗的反应：多囊卵巢综合征患者不太可能出现不排卵周期，往往因为避免诱发太多卵泡而取消周期。HH：低促性腺激素性；WRA：体重相关性闭经（引自 Balen AH, et al. Hum Reprod, 1994, 9: 1563 - 1570.）

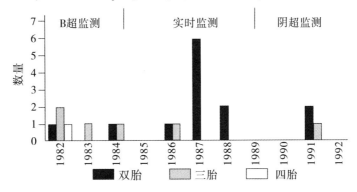

图 7.28　多胎妊娠的分布。随着实时及经阴道超声的出现（美国），由于监测与发现每个卵泡的准确性增加，多胎妊娠率随之下降（引自 Balen AH, et al. Hum Reprod, 1994, 9: 1563 - 1570.）

较高的体内生物效能。垂体分泌一系列 FSH 和 LH 亚型，它们的分布规律取决于循环的雌激素浓度及其他因素。绝经后女性分泌高度糖基化、半衰期长的促性腺激素，正是这些从绝经后女性尿液中纯化的高度糖基化的激素提供了目前使用的促性腺激素制剂。由于尿液来源的促性腺激素生物活性上的变异，每个安瓿允许的波动范围是平均值±20%，因而在一个75单位的安瓿里有效剂量为60~94单位（在不同批次的安瓿之间有潜在的达64%的变动）。最初hMG制剂是肌肉注射，然而更多的纯化制剂现在可以皮下注射，这样患者可以自行注射且更易耐受。

通过转染人促性腺激素基因至中国仓鼠卵巢细胞系重组而来的FSH、hCG和LH现广泛用于治疗。这些制剂比尿源性促性腺激素有着更高的纯度和均一性。不同重组来源制剂有着不均匀性。因此，FSH没有单一的生理性制剂。

LH的过多分泌对妊娠和流产似乎有显著的影响。最初时，GnRH激动剂治疗PCOS的非随机化报道描述了令人鼓舞的妊娠率，但前瞻性的随机研究表明治疗时使用GnRH激动剂对比单独使用hMG没有更多益处，特别是没有减少多囊卵巢发展为多发卵泡、囊肿形成或OHSS的趋势。纯化和重组FSH或那些具有减量LH的药物相比hMG没有治疗上的优势，因为hMG中LH的含量相比内源性分泌的LH微不足道[45]。

胰岛素增敏剂

一个合乎逻辑的假设是降低血胰岛素浓度应该可以改善PCOS的症状。二甲双胍抑制肝糖的产生进而降低胰岛素分泌，并在细胞水平增加胰岛素敏感度。大约20年前第一次描述了二甲双胍治疗PCOS的疗效，过去10年许多研究进行了二甲双胍对PCOS患者生殖系统影响的评估[4]。然而大多数起始研究是观察性的，已发表的随机研究仅有很少的参与者。

表7.8 英国的促性腺激素来源（2013）

来源	商品名	给药途径	尿
hCG	Choragon，Pregnyl	i.m/s.c	++
每安瓿5 000单位			
重组hCG：绒毛膜促性腺激素α	Ovitrelle	s.c	0
每安瓿6 500单位＝250μg			
hMG（尿促性腺激素）（FSH:LH≈1:1）	Menopur，Merional	s.c	+
FSH（FSH:LH＝75:＜1）	Fostimon	s.c	+
每安瓿75单位			
重组FSH：促卵泡素	Gonal-F	s.c	0
剂量盒			
促卵泡素β	Puregon	s.c	0
剂量盒			
重组LH：促黄体素α	Luveris	s.c	0
每安瓿75单位			

i.m：肌内注射；s.c：皮下注射

初步研究似乎很有希望，提示二甲双胍可以提高PCOS女性的生育力。但是，最近更多的大量RCTs已经发现针对无排卵的PCOS患者，应用二甲双胍一线治疗的有利效果显著低于CC。在20家荷兰医院、228名PCOS的女性中实行的一项多中心试验治疗对比 CC 结合二甲双胍与 CC 结合安慰剂[47]。二甲双胍组排卵率是 64%，对比安慰剂组 72%，没有显著性差异。持续妊娠率（40% *vs.* 46%）与自发流产率（12% *vs.* 11%）没有显著性差异。二甲双胍组中非常大比率的女性由于副作用而中断治疗（16% *vs.* 5%）。研究者认为二甲双胍不是一个除 CC 外有效的作为诱导 PCOS 女性排卵的首要方法。

由英国国立卫生研究院（NIH）发起的多囊卵巢综合征妊娠试验（PPCOS）注意到，PCOS 无排卵性不孕的一线治疗中，单独应用二甲双胍效果不及单独应用 CC，CC 治疗基础上增加二甲双胍受益微小[48]。这项多中心的研究招募了 676 名寻求妊娠的 PCOS 不孕女性（通过睾酮水平增高和月经不规则诊断得出）[4]。所有的女性均无药物干扰影响，另外她们均体健，年龄 18～39 岁，无其他明显的不孕因素，至少有一侧正常的输卵管，正常的子宫腔，伴侣至少一次射精浓度达到 2000 万/mL。在孕激素撤退后，这些女性被随机分为 3 个不同的治疗组共 6 个周期或 30 周：①二甲双胍 1 000mg，每日 2 次联合安慰剂；②CC 每天 50mg（3～7d）持续 5d 联合安慰剂；③二甲双胍 1 000mg 每日 2 次联合 CC 每天 50mg（3～7d）持续 5d。总体来说，活产率分别为 7.2%（15/208）、22.5%（47/209）和 26.8%（56/209），单独应用二甲双胍组显著低于其他两组，妊娠丢失率同样高于另外两个组（40.0% 分别对比 22.6% 和 25.5%）。

在一项前瞻性、随机、双盲、安慰剂对照的多中心研究 PCOS[49]中，研究目的是评估改变生活方式和二甲双胍治疗对肥胖（BMI > 30 kg/m²）无排卵女性的影响。所有患者均由一个营养研究师进行个性化评估后，制订一个切实可行、能长时间坚持的目标，这个目标每天减少 500kcal 的能量。结果二甲双胍治疗组和安慰剂组体重均减少，但是减少量无显著差异。可以观察到体重降低的女性月经次数增加，但两组研究无显著差异[49]，因此证实体重降低是提高生育力的关键。

噻唑烷二酮类如曲格列酮虽然由于报道有致命性肝损害而被撤回，它似乎可以显著改善 PCOS 患者代谢和生殖的异常。新一代噻唑烷二酮类（罗格列酮、吡格列酮）也许有利于老年 PCOS 女性患者，它们可能与体重增加相关联。但由于妊娠期间不确定的安全性和近期关于关注罗格列酮治疗 2 型糖尿病引起心肌梗死和心血管死亡的报道，故不推荐计划妊娠的患者使用。

通过分析 31 个随机对照试验中 2 537 名 PCOS 女性，最新的柯克兰回顾探究了二甲双胍和其他胰岛素增敏剂（如吡格列酮和罗格列酮）的作用。在这项系统回顾中，二甲双胍不管是单独服用（OR = 1.00，95% CI 0.16～6.39）还是联合 CC（OR = 1.05，95% CI 0.75～1.47）使用，都未发现其可以提高活产率的证据[50]。那些 CC 抵抗的女性使用二甲双胍联合 CC 治疗或许有少许益处。尽管在排卵及临床妊娠率上有些改进，但这些益处并没有转化为提高的活产率，或许归因于肥胖 PCOS 女性流产率及不良妊娠结局的发生率较高。此外，这项回顾分析并没有显示出二甲双胍在减轻体重、胰岛素敏感性或血脂中的作用，因此，应强调减轻体重和改变生活方式在 PCOS 女性中的重要性。

综上所述，已发表的关于使用二甲双胍的研究结果差异很大，这反映了在研究人群的差异较大，特别是在体重上。虽然开始的研究似乎很有前景，但是接下来的大量、随机、对照试验并未显示二甲双胍作为一线治疗无排卵性 PCOS 的预期有利结果。对于超重的 PCOS 女性，主要目标是饮食和锻炼相结合的生活方式改变，以减轻体重和改善卵巢功能。胰岛素增敏和胰岛素降敏药物治疗 PCOS 的作用有限，适用于葡萄糖耐量降低或 2 型糖尿病的女性，两种药物也常联合应用于 CC 抵抗的女性女性女性。总之，二甲双胍在治疗 PCOS 中的作用还不明确，目前的证据提示它还不是一线治疗的首选。

手术诱导排卵

对于枸橼酸氯米芬抵抗的 PCOS 患者，另一种替代促性腺激素治疗的方法是腹腔镜卵巢手术（框表 7.2 和图 7.29～图 7.31），它已取代了更具侵入性和破坏性的卵巢楔形切除术。腹腔镜卵巢手术没有多胎妊娠和卵巢过度刺激的风险，它不需要密集的超声监测。此外，卵巢打孔术似乎与传统促性腺激素治疗在枸橼酸氯米芬抵抗的 PCOS 患者上有同样效果。另外，腹腔镜卵巢手术对于无排卵的 PCOS 患者是一个非常有效的疗法，特别是对枸橼酸氯米芬无反应、持续高分泌 LH、需要腹腔镜评估骨盆情况或住处离医院太远以致无法接受促性腺激素治疗中需密集加强监测的患者。当然，手术有它自身的风险，且只能由经过全面培训的腹腔镜外科医生进行。

框表 7.2　LOD 指征

- 无排卵 PCOS：CC 抵抗
- LH 持续性分泌过多
- 对 CC 或促性腺激素反复反应过度
- 患者难以长途跋涉进行定期筛查
- 对 PCOS 的长期影响（如多毛症、肥胖）无治疗价值

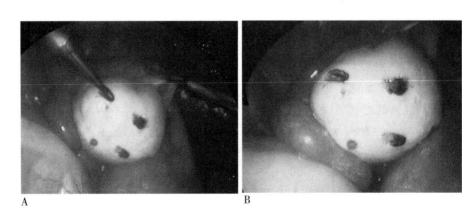

A　　　　　　　　　　　　　B

图 7.29（见彩色插页）　A. 腹腔镜卵巢打孔。探针进入卵巢皮质而卵巢固有韧带保持稳定，它将卵巢固定在子宫前方。B. 手术的最后是卵巢被电灼 4 个点

腹腔镜卵巢手术后卵巢活动得到恢复，血清 LH 和睾酮浓度下降。血清 LH 浓度下降增加了妊娠的机会同时减少了流产的风险。患者是否对 LOD 有反应似乎取决于预处理情况，具有高基础 LH 水平患者有更好的临床和内分泌反应。确实，无法用治疗前睾酮水平、BMI 值或卵巢体积来预测结果。作者进行了一项小规模的前瞻性研究，其中随机将女性分为接受单侧或双侧 LOD 治疗两组[51]。研究显示单侧打孔修复了双侧卵巢

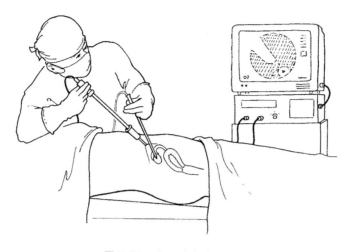

图 7.30　腹腔镜卵巢打孔术

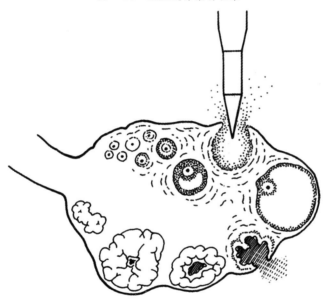

图 7.31　腹腔镜卵巢打孔术（参见图 7.29）

活动，治疗后对侧、未治疗的卵巢通常是首先排卵。作者还发现打孔法后有反应和无反应的唯一显著区别是血清 LH 浓度的下降。

虽然 LOD 诱导排卵的机制不详，似乎对无反应卵巢的微创伤可以恢复排卵周期或增加卵巢对外源性刺激的敏感性。此外，LH 对 GnRH 刺激的分泌反应减弱提示 LOD 可恢复卵巢 - 垂体轴的反馈作用，进而增加垂体对 GnRH 的反应性。作者的研究进一步表明单侧打孔引起双侧卵巢活动，提示卵巢打孔通过纠正卵巢 - 垂体的不当反馈达到效果。作者自己的假设是卵巢对于损伤的反应导致局部生长因子大量释放，那些诸如 IGF1 等与 FSH 相互作用，刺激卵泡的生长，并刺激促性腺激素抑制激素 ［GnSAF 和（或）GnSIF］ 释放从而使血清 LH 浓度下降[52]。

腹腔镜手术常用的方法包括单极电灼法（打孔术）和激光法，而单独的多点活组织检查不再使用。在首个系列报道中，卵巢打孔法使接受治疗的 62 名女性 90% 排卵，70% 妊娠[53]。虽然使用的技术和卵巢损伤的程度有很大的不同，几个后续的研究已经产生同样令人鼓舞的结果。

Gjonnaess[53] 在每个卵巢上烧灼 5~8 个点，每个点用 300~400W 持续 5~6s。Naether 等[54] 在每个卵巢上烧灼 5~20 个点，用 400 瓦持续大约 1s。他们发现用生理盐水进行腹腔灌洗时，两种方案粘连率分别为 19.3% 和 16.6%。在早期的研究中，Naether 等[55] 发现打孔术后血清睾酮浓度与卵巢损伤成比例，有些患者甚至达到 40 处打孔点。卵巢表面损伤程度越重，卵巢周边粘连形成的风险越高。这样的发现引导 Armar 等[56] 研制了打孔点数量最少的策略，即每个卵巢 4 个点，每个点用 40W 持续 4s，这是作者赞同的最新技术。高妊娠率（那些没有其他盆腔异常的可以达到 86%）提示使用少量打孔点可以减少严重粘连形成。

卵巢楔形切除术可导致严重的粘连，在一些已发表的系列病例中粘连达到 100%。LOD 术后形成粘连的风险远远低于楔形卵巢切除术（10%~20%），且粘连即使形成通常也不严重，临床意义有限。作者的技巧是灌输 1 000mL 溶液进道格拉斯窝，这样可以冷却卵巢，防止对周围组织的热损伤进而减少粘连形成。可以通过腹腔灌洗和早期腹腔镜二次探查降低卵巢周围粘连的风险，必要时可行腹腔粘连松解术。

枸橼酸氯米芬或 FSH 治疗患者，Farhi 等[58] 研究表明 LOD 术后卵巢对促性腺激素治疗的敏感度增加。

另一个需要关注的问题是卵巢受损可能导致卵巢功能衰竭，这对于想妊娠的女性来说是个灾难。已有楔形切除术和腹腔镜手术后出现卵巢功能衰竭的病例报道。很不幸，目前有个流行趋势：对 IVF 助孕超排有卵巢过度过激反应的 PCOS 患者，为了减少后续 OHSS 发生率，施行卵巢打孔术[59]。如果认为进行妥善的卵巢打孔术可以提高卵巢对 FSH 的敏感性，那么可以推断，IVF 超排卵前进行卵巢打孔术应该是提高卵巢敏感性而不是降低卵巢过激反应。为了降低卵巢过度刺激而造成卵巢损伤的可能性会相当大。因为担心卵巢永久性衰竭，作者呼吁谨慎使用这种方法。

激光治疗似乎与打孔术同样有效，且被认为可以减少粘连形成，虽然只有一项非随机研究比较两项技术的效果。该研究报道了两者相似的排卵率和妊娠率，但没有调查粘连形成情况[60]。各种类型的激光都被使用了，从 COZ 到 Nd：YAG 和 KTP。随着激光在其他领域的腹腔镜手术中使用，选择激光还是打孔似乎取决于手术医生的偏好和设备的实用性。

腹腔镜卵巢手术后，随着卵巢活动的恢复，血清 LH 和睾酮浓度下降。患者对 LOD 是否有反应似乎取决于治疗前的特征，基础 LH 水平高的患者有更好的临床和内分泌方面的反应。

卵巢打孔术与传统促性腺激素治疗在治疗 CC 抵抗的 PCOS 似乎同样有效[61]。迄今为止最大型的 RCTs 是在荷兰开展的针对 168 名 CC 抵抗的患者进行的研究，她们被随机分为 LOD 组（83 位）和应用重组 FSH（rFSH）诱导排卵组（85 位）[61]。LOD 组 6 个月后开始的累积妊娠率为 34%，对比 rFSH 组为 67%。那些接受 LOD 后无排卵的女性首先给予 CC 而后应用 rFSH，12 个月后每组的累积妊娠率大致均为 67%。因此，接受 LOD 治疗的女性需要更长的时间获得妊娠，且 54% 需要额外药物治疗[61]。LOD 最大的优点似乎是更少的监测需要和多胎妊娠率的显著降低。

多囊卵巢女性的体外受精

体外受精并不是 PCOS 的一线治疗，但许多患有 PCOS 的夫妇被建议 IVF 助孕，往往由于有一些其他的不孕原因或虽然有排卵（不管是自发还是促排的）仍然无法妊娠，即他们的不孕原因无法解释。此外，约 30% 的女性通过超声检测到多囊卵巢[62]。许多人这方面的症状不多，辅助受孕治疗是由于其他原因（如输卵管因素或男性因素）。这些无症状的多囊卵巢女性被药物刺激后有反应敏感的趋势，且发展为 OHSS 的风险增加。

多囊卵巢诱导排卵的目的在于诱导单卵泡发育，这点很明确，且明显不同于正常的卵巢，它反应趋向于缓慢，但有卵巢过度刺激的高风险。常规 IVF 取决于诱导募集多卵泡，多囊卵巢的反应不同于正常，有潜在的爆发性反应，它基于一些存在于多囊卵巢中的已发育的卵泡。膜增生〔有些病例伴随 LH 和（或）胰岛素水平的升高〕提供大量作为雌激素合成底物的雄烯二酮和睾酮。静止期的多囊卵巢虽然缺乏颗粒细胞芳香化酶，但很容易被 FSH 激活。因此，正常量的 FSH 作用于大量的基质（雄烯二酮和睾酮）以合成大量的卵巢内雌激素。多囊卵巢中过多的卵巢滤泡对 FSH 的敏感性增加（被局部高浓度的雄激素和雌激素激活的受体），结果是导致多卵泡发育伴血液循环中高水平雌激素。在某些病例中，这样的情况可能导致 OHSS，尤其是 PCOS 患者。

此外，胰岛素协同促性腺激素，增加了 LH 刺激下卵泡膜细胞雄激素的分泌，也增加了 FSH 刺激下颗粒细胞雄激素的分泌。另外，在多囊卵巢中还有广泛表达的血管内皮细胞生长因子（VEGF），VEGF 是一种血管内皮细胞分裂素，可以激活血管通透性进而参与 OHSS 的病理生理过程。VEGF 通常局限在卵巢血管的血液里，排卵后通过血管侵入相对无血管的格拉夫卵泡。中间循环环节中 LH 的增加导致 VEGF 的表达，已发现 VEGF 是黄体生成的必要中间产物。已发现相比正常的卵巢，多囊卵巢女性血清中 VEGF 水平较高[63]。

以上提到的数据有助于提醒多囊卵巢和 OHSS 之间的密切关系，也提供了多囊卵巢对于促性腺激素刺激多卵泡反应的可能机制。正常卵巢的单卵泡反应的机制之一是卵巢内的血流转向，首先是从非优势卵泡卵巢转向优势卵泡卵巢，其次是从一群卵泡转向优势卵泡。这样的转移导致了 FSH 远离一群卵泡并允许它们闭锁。多囊卵巢中广泛分布的 VEGF 可能阻止了这样的血流转向，使一些数量可观的中小卵泡暂停活动并随时准备接受促性腺激素的刺激。因此，VEGF 在多囊卵巢中的分布有助于解释了多囊卵巢其中一个基本特征，那就是卵巢内丧失的自身调节机制导致了无优势卵泡的发生。

PCOS 女性 IVF 与正常卵巢女性的病例对照研究的结果一致表明了前者有更多的卵泡发育、更高的血清雌二醇水平、更多的卵子但是通常更低的受精率。OHSS 发生率相比对照组显著增加了 5% ~ 10%，而预期仅为 1%。

关于 PCOS 女性治疗方案的长期争论在于是否在任何方面单独应用 FSH 对比 hMG 均较好？高分泌的 LH 是否为刺激多囊卵巢而产生过激反应的原因？通过单独给予 FSH 而使 LH 循环水平降低到最小是否改善治疗结果？结合 Meta 分析得出的一致结论是不管应用 hMG、尿源性 FSH 还是重组 FSH，结果均没有显著差别。

促性腺激素刺激疗法联合 GnRH 拮抗剂治疗有了最新的研究进展，这给 PCOS 患者带来了希望。GnRH 拮抗剂不会激活 GnRH 受体，在数小时内迅速抑制促性腺激素的分泌。这些方案与 IVF 治疗最初 4 周使用二甲双胍一样，均可降低 OHSS 发生率（第 14 章）[64]。

卵母细胞的体外成熟培养

近年，体外成熟培养技术作为一种新的辅助生殖技术备受关注。经阴道从未受刺激卵巢（或最小刺激）的窦卵泡获取未成熟的卵母细胞。随后的 24～48h 卵母细胞在一种特殊的培养基中培养成熟。成熟的卵母细胞通常通过胞浆内单精子显微注射技术（ICSI）而受精，2～3d 后挑选出来的胚胎被移植到子宫。虽然和传统试管受精治疗相比，卵母细胞体外成熟培养是一项耗费劳力的技术，但是有许多临床上的优点如避免使用大剂量的外源性激素，最重要的是避免 OHSS 的风险。既然相比非 PCOS 的患者，PCOS 患者有更多的窦卵泡和更高的 OHSS 风险，卵母细胞体外成熟培养可能替代传统的体外受精成为更有前景的一项技术。

值得注意的是未成熟卵母细胞更多地从多囊卵巢而非正常卵巢得到，卵母细胞总体成熟率和受精率在两组中相似。由于在挑选可移植胚胎上有更多的选择，随后每一移植周期 PCOS 患者的妊娠率和活产率显著增高。体外成熟培养技术比体外受精周期得到的成熟卵母细胞显著减少，因此每次得到的胚胎也更少。可能由于基础卵母细胞的减少或较差的子宫内膜容受性，体外成熟培养技术相比体外受精周期仍有较低的植入率。随着培养基和子宫内膜与胚胎发育同步方面的不断改进，体外成熟培养有希望在将来得到更好的成功率。

所有针对多囊卵巢女性诱导排卵方法的基本原则是使用最低可能剂量（药物或手术）来达到单卵泡排卵，从而避免多胎妊娠和 OHSS 的高风险。（表 7.9 和图 7.32）虽然对比促性腺激素治疗和 CC 作为一线治疗的研究显示：前者似乎更有效，但更耗费劳力且成本更高，所以 CC 仍然是无排卵性 PCOS 的一线药物治疗（框表 7.3）。随着当前大型 RCT 得出的结论，芳香化酶抑制剂的使用逐步增加。对于 CC 抵抗的患者，相比促性腺激素促排治疗，腹腔镜卵巢打孔术只需一次操作，由于无多胎妊娠或卵巢过度刺激的风险，因此不需加强监护。但是作者仍不确定对于安全的诱导排卵周期卵巢打孔术的合适剂量。作者还不确定不同数量的治疗（持续时间、功率、点的数量）对卵巢造成的永久损伤程度。虽然妊娠的时间更快，相比 LOD 法促性腺激素治疗似乎提供相似的长期 CCRs。

单卵泡的促排需要精细的方法，特别对于 PCOS 女性。促性腺激素治疗仍然是许多生育治疗形式的中流砥柱，且显著增加了辅助生殖技术的成本。确实，过去 10 年制剂成本已增加 4 倍。其他成本应算上各种成功治疗的结果，比如低流产率和健康的分娩，单胞胎婴儿更多，母亲没有健康风险。重组 DNA 技术的进步导致了长效 FSH 的发展，即单独 1 次注射也许便足够诱导单卵泡排卵[65]。作者也希望看到口服活性剂。当前试验的结果令人期待。

表 7.9　无排卵 PCOS 的诱导排卵策略

瘦型患者	肥胖患者（BMI > 30kg/m²）
1. CC 疗法	1. 改变生活方式达到减重
2. 如果 LH 升高采用 LOD	（如果 BMI > 35kg/m² 推迟诱导排卵）
3. 如果 CC 抵抗采用促性腺激素治疗或 LOD	
4. 排卵 9~12 个后未怀孕采用 IVF	

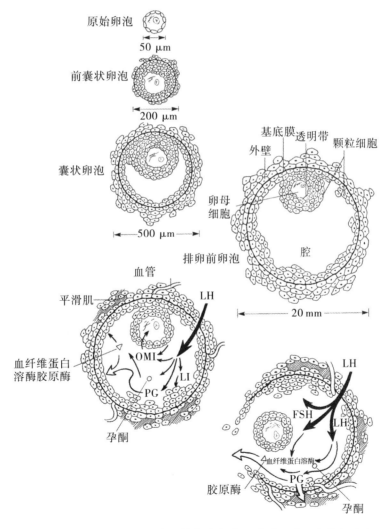

图 7.32　图示始基卵泡发育至排卵基本步骤的原理图。卵母细胞中减数分裂被成熟抑制因子（OMI）中止直至 LH 高峰的来临

框表 7.3 关键点——诱导排卵

- 无排卵性不孕原因的纠正导致其累积妊娠率接近育龄女性患者
- 治疗前良好的身体状态、确认输卵管通畅、伴侣精液分析很重要
- 低促性腺素性功能减退症的最佳治疗是皮下 GnRH 脉冲注射。如果需要使用促性腺激素，hMG 优于 FSH
- PCOS 应首选 CC 治疗，如果治疗失败，促性腺激素和 LOD 法同样有效
- 现在胰岛素增敏剂，如二甲双胍在 PCOS 治疗方案上作用有限
- CC 治疗需仔细监测。超过 100mg 的剂量无益处，如果用药后有排卵，则有理由连续促排至少 6 个月，但不超过 12 个月
- 促性腺激素治疗需要连续超声扫描进行严密的监测。主要的风险是多胎妊娠和 OHSS
- 腹腔镜卵巢打孔术是个单独的疗法，在挑选的患者效果较好。使用每个卵巢 4 点疗法（40W 持续 4s）可以达到很好的效果

（何雪梅，施迎迎 译）

参考文献

[1] Abdulwahid NA, Armar NA, Morris DV, et al. Diagnostic tests with luteinising hormone releasing hormone should be abandoned. BMJ, 1985, 291：1471 – 2.

[2] Leyendecker G, Wildt L, Hansmann M. Pregnancy following chronic intermittent (pulsatile) administration of LH-RH in women with hypothalamic and hyperprolac-tinaemic amenorrhea. Arch Gynecol, 1980, 229：177 – 90.

[3] Mason PW, Adams J, Morris DV, et al. Induction of ovulation with pulsatile luteinising hormone-releasing hormone. BMJ,1984, 288：181 – 5.

[4] Balen AH, Braat DDM, West C, et al. Cumulative conception and live birth rates after the treatment of anovulatory infertility：an analysis of the safety and efficacy of ovulation induction in 200 patients. Hum Reprod, 1994, 9：1563 – 70.

[5] Braat DDM, Schoemaker R, Schoemaker J. Life table analysis of fecundity in intravenously treated gonado-tropin-releasing hormone treated patients with nor-mogonadotropic and hypogonadotropic amenorrhea. Fertil Steril,1991, 55：266 – 71.

[6] Filicori M, Flamigni C, Dellai P, et al. Treatment of anovulation with pulsatile GnRH：prognostic factors and clinical results in 600 cycles. J Clin Endocrinol Metab, 1994, 79：1215 – 20.

[7] Schachter M, Balen AH, Patel A, et al. Hypogonadotropic patients with ultra-sonographically diagnosed polycystic ovaries have aberrant gonadotropin secretion when treated with pulsatile gonadotropin releasing hormone — a new insight into the pathophysiology of polycystic ovary syndrome. Gynecol Endocrinol,1996, 10：327 – 35.

［8］ Shoham Z, Balen AH, Patel A, et al. Results of ovulation induction using human menopausal gonadotropins or purified follicle-stimulating hormone in hypogonadotropic hypogonadism patients. Fertil Steril,1991, 56: 1048 – 53.

［9］ European and Australian Multicenter Study. Cotreatment with growth hormone and gonadotropin for ovulation induction in hypogonadotropic patients: a prospective, randomized, placebo-controlled, dose response study. Fertil Steril,1995, 64: 917 – 23.

［10］ Adams J, Franks S, Poison DW, et al. Multifollicular ovaries: clinical and endocrine features and response to pulsatile gonadotropin-releasing hormone. Lancet,1985, 2: 1375 – 8.

［11］ Van der Spuy ZM, Steer PJ, McCusker M, et al. Outcome of pregnancy in under-weight women after spontaneous and induced ovulation. BMJ,1988, 296: 962 – 5.

［12］ Barker DJP. The fetal and infant origins of adult disease. BMJ, 1990, 301: 111.

［13］ Cumming DC, Rebar RW. Exercise and reproductive function in women. Am J Ind,1983, 4: 113 – 25.

［14］ Robinson TL, Snow-Harter C, Taaffe DR, et al. Gymnasts exhibit higher bone mass than runners despite similar prevalence of amenorrhea and oligomenorrhea. J Bone Miner Res,1995, 10: 26 – 35.

［15］ To WW, Wong MW, Chan KM. The effect of dance training on menstrual function in collegiate dancing students. Aust NZ J Obstet Gynaecol, 1995, 35: 304 – 9.

［16］ Warren MP, Brooks-Gunn J, Hamilton LH, et al. Scoliosis and fractures in young ballet dancers. N Engl J Med,1986, 314: 1348 – 53.

［17］ Garner DM, Rosen LW, Barry D. Eating disorders among athletes. Sport Psychiatr,1998, 4: 839 – 57.

［18］ Webster J. Cabergoline and quinagolide therapy for prolactinomas. Clin Endocrinol (Oxf),2000, 53: 549 – 50.

［19］ Korbonitis M, Grossman AB. Drug-induced hyperprolactinaemia. Prescribers J,2000, 0: 157 – 64.

［20］ Colao A, Abs R, Barcena DG, et al. Pregnancy outcomes following cabergoline treatment: extended results from a 12 – year observational study. Clin Endocrinol,2008, 68: 66 – 71.

［21］ Balen AH, Conway GS, Kaltsas G, et al. Polycystic ovary syndrome: the spectrum of the disorder in 1741 patients. Hum Reprod,1995, 10: 2107 – 11.

［22］ Clark AM, Ledger W, Galletly C, et al. Weight loss results in significant improvement in pregnancy and ovulation rates in anovulatory obese women. Hum Reprod,1995, 10: 2705 – 12.

［23］ Balen AH, Tan SL, Jacobs HS. Hypersecretion of luteinising hormone-a significant cause of sub-fertility and miscarriage. BJOG, 1993, 100: 1082 – 9.

［24］ Lockwood GM, Muttukrishna S, Groome NP, et al. Mid-follicular phase pulses of inhibin B are absent in polycystic ovary syndrome and are initiated by successful laparoscopic ovarian diathermy: a possible mechanism for the emergence of the dominant follicle. J Clin Endocrinol Metab, 1998, 83: 1730 – 5.

［25］ Kiddy DS, Hamilton-Fairley D, Bush A, et al. Improvement in endocrine and ovarian function during dietary treatment of obese women with polycystic ovary syndrome. Clin Endocrinol (Oxf),1992, 36: 105 – 11.

［26］ Conway GS. Insulin resistance and the polycystic ovary syndrome. Contemp Rev Obstet Gynaecol,1990, 2: 34 – 9.

［27］ Grodstein F, Goldman MB, Cramer DW. Body mass index and ovulatory infertility. Epidemiology,1994, 5: 247 – 50.

［28］ National Institute for Health and Clinical Excellence. Fertility Assessment and Treatment for People with Fertility Problems. A Clinical Guideline. London: RCOG Press, 2004.

[29] Clark AM, Thornley B, Tomlinson L, et al. Weight loss in obese infertile women results in improvement in reproductive outcome for all forms of fertility treatment. Hum Reprod,1998, 13: 1502 – 5.

[30] Balen AH, Dresner M, Scott EM, et al. Should obese women with polycystic ovary syndrome (PCOS) receive treatment for infertility? BMJ, 2006, 332: 434 – 5.

[31] Moran LJ, Hutchison SK, Norman RJ, et al. Lifestyle changes in women with polycystic ovary syndrome. Cochrane Database Syst Rev,2011, (2): CD007506.

[32] Beck JI, Boothroyd C, Proctor M, et al. Oral anti-oestrogens and medical adjuncts for subfertility associated with anovulation. Cochrane Database Syst Rev,2005, (1): CD002249.

[33] Kousta E, White DM, Franks S. Modern use of clomifene citrate in induction of ovulation. Hum Reprod Update,1997, 3: 359 – 65.

[34] Shoham Z, Borenstein R, Lunenfeld B, et al. Hormonal profiles following clomifene citrate therapy in conception and nonconception cycles. Clin Endocrinol (Oxf),1990, 33: 271 – 8.

[35] Homburg R, Weissglass L, Goldman J. Improved treatment for anovulation in polycystic ovarian disease utilizing the effect of progesterone on the inappropriate gonadotropin release and clomifene citrate response. Hum Reprod,1988, 3: 285 – 8.

[36] Rossing MA, Daling JR, Weiss NS, et al. Ovarian tumors in a cohort of infertile women. N Engl J Med, 1994, 331: 771 – 6.

[37] Casper RF, Mitwally MFM. Aromatase inhibitors for ovulation induction. J Clin Endocrinol Metab,2006, 91: 760 – 71.

[38] Biljan MM, Hemmings R, Brassard N. The outcome of 150 babiesfollowing the treatment with letrozole or letrozole and gonadotropins. Abstract 1033. Fertil Steril,2005, 84: 0 – 231.

[39] Tulandi T, Martin J, Al-Fadhli R, et al. Congenital malformations among 911 newborns conceived after infertility treatment with letrozole or clomifene citrate. Fertil Steril,2006, 85: 1761 – 5.

[40] Hamilton-Fairley D, Kiddy D, Watson H, et al. Low dose gonadotropin therapy for induction of ovulation in 100 women with polycystic ovary syndrome. Hum Reprod,1991, 6: 1095 – 9.

[41] van Santbrink EJ, Donderwinkel PF, van Dessel TJ, et al. Gonadotropin induc-tion of ovulation using a step-down dose regimen: single centre clinical experience in 82 patients. Hum Reprod,1995, 10: 1048 – 53.

[42] Brown JB, Evans JH, Adey FD, et al. Factors involved in the induction of fertile ovulation with human gonadotropins. J Obstet Gynaecol Br Commonw,1969, 76: 289 – 307.

[43] Farhi J, Jacobs HS. Early prediction of ovarian multifollicular response during ovulation induction in patients with polycystic ovary syndrome. Fertil Steril, 1997, 67: 459 – 62.

[44] White DM, Poison DW, Kiddy D, et al. Induction of ovulation with low-dose gonadotropins in polycystic ovary syndrome: an analysis of 109 pregnancies in 225 women. J Clin Endocrinol Metab,1996, 81: 3821 – 4.

[45] Nugent D, Vandekerckhove P, Hughes E, et al. Gonadotropin therapy for ovulation induction in subfertility associated with polycystic ovary syndrome. Cochrane Database Syst Rev,2000, (4): CD000410.

[46] Homburg R, Hendriks ML, Konig TE, et al. Clomifene citrate or low-dose FSH for the first-line treatment of infertile women with anovulation associated with poly-cystic ovary syndrome: a prospective randomized multinational study. Hum Reprod,2012, 27: 468 – 73.

[47] Moll E, Bossuyt PM, Korevaar JC, et al. Effect of clomifene citrate plus metformin and clomifene citrate

plus placebo on induction of ovulation in women with newly diagnosed polycystic ovary syndrome: randomised double blind clinical trial. BMJ,2006, 332: 1485.

[48] Legro RS, Barnhart HX, Schlaff WD, et al. Clomifene, metformin, or both for infertility in the polycystic ovary syndrome. N Engl J Med, 2007, 356: 551 – 66.

[49] Tang T, Glanville J, Hayden CJ, et al. Combined life-style modification and metformin in obese patients with polycystic ovary syndrome (PCOS). A randomised, placebo-controlled, double-blind multi-centre study. Hum Reprod,2006, 21: 80 – 9.

[50] Tang T, Lord JM, Norman RJ, et al. Insulin-sensitising drugs (metformin, rosiglitazone, pioglitazone, D-chiro-inositol) for women with polycystic ovary syndrome, oligo amenorrhoea and subfertility. Cochrane Database Syst Rev,2012, (5): CD003053.

[51] Balen AH, Jacobs HS. A prospective study comparing unilateral and bilateral laparo-scopic ovarian diathermy in women with the polycystic ovary syndrome. Fertil Steril,1994, 62: 921 – 5.

[52] Balen AH, Jacobs HS. Gonadotropin surge attenuating factor-a missing link in the control of LH secretion. Clin Endocrinol (Oxf),1991, 35: 399 – 402.

[53] Gjonnaess H. Polycystic ovarian syndrome treated by ovarian electrocautery through the laparoscope. Fertil Steril,1984, 41: 20 – 5.

[54] Naether OGJ, Fischer R, Weise HC,et al. Laparoscopic electrocoagulation of the ovarian surface in infertile patients with polycystic ovarian disease. Fertil Steril, 1993, 60: 88 – 94.

[55] Naether O, Weise HC, Fischer R. Treatment with electrocautery in sterility patients with polycystic ovarian disease. Geburtsh Frauenheilk,1991, 51: 920 – 4.

[56] Armar NA, McGarrigle HH, Honour J, et al. Laparoscopic ovarian diathermy in the management of anovulatory infertility in women with polycystic ovaries: endocrine changes and clinical outcome. Fertil Steril, 1990, 53: 45 – 9.

[57] Ostrzenski A. Endoscopic carbon dioxide laser ovarian wedge resection in resistant polycystic ovarian disease. Int J Fertil,1992, 37: 295 – 9.

[58] Farhi J, Soule S, Jacobs H. Effect of laparoscopic ovarian electrocautery on ovarian response and outcome of treatment with gonadotropins in clomifene citrate resistant patients with PCOS. Fertil Steril,1995, 64: 930 – 5.

[59] Rimmington MR, Walker SM, Shaw RW. The use of laparoscopic ovarian electro-cautery in preventing cancellation of in-vitro fertilization treatment cycles due to risk of ovarian hyperstimulation syndrome in women with polycystic ovaries. Hum Reprod,1997, 7: 1443 – 7.

[60] Heylen SM, Puttemans PJ, Brosens LH. Polycystic ovarian disease treated by laparoscopic argon laser capsule drilling: comparison of vaporization versus perforation technique. Hum Reprod,1994, 9: 1038 – 42.

[61] Bay ram N, van Wely M, Kaaijk EM, et al. Using an electrocautery strategy or recombinant FSH to induce ovulation in polycystic ovary syndrome: a randomised controlled trial. BMJ,2004,328: 192 – 5.

[62] MacDougall JM, Tan SL, Balen AH, et al. A controlled study comparing patients with and without polycystic ovaries undergoing in-vitro fertilization and the ovarian hyperstimulation syndrome. Hum Reprod, 1993, 8: 233 – 7.

[63] Agrawal R, Sladkevicius P, Engman L, et al. Serum vascular endothelial growth factor concentrations and ovarian stromal blood flow are increased in women with polycystic ovaries. Hum Reprod, 1998, 13: 651 – 5.

[64] Tang T, Glanville J, Barth JH, et al. Metformin in patients with polycystic ovary syndrome (PCOS) undergoing IVF. A randomised, placebo-controlled, double-blind study. Hum Reprod,2006, 6: 1416 – 25.

[65] Balen AH, Mulders A, Fauser B, et al. Pharmacodynamics of a single low dose of long-acting recombinant FSH (FSH-CTP, corifollitropin alfa) in women with WHO Group II anovulatory infertility. J Clin Endocrinol Metab,2004, 89: 6297 – 304.

扩展阅读

Balen AH, Conway G, Homburg R, et al. Clinical Management of Polycystic Ovary Syndrome. London: Taylor & Francis, 2005: 234.

Thessaloniki ESHRE/ASRM-Sponsored PCOS Consensus Workshop Group. Consensus on infertility treatment related to polycystic ovary syndrome. Hum Reprod,2008, 23: 462 – 77.

第 8 章　多囊卵巢综合征

引　言

多囊卵巢综合征（PCOS）是影响女性最常见的内分泌紊乱疾病，其在症状和体征上存在异质性，形成一个紊乱的临床症候群，一些女性表现温和，而另一些女性则生殖、内分泌和代谢功能紊乱很严重[1]。PCOS的病理生理机制似乎是多因素和多基因共同参与的。该综合征的定义一直备受争议。主要特征包括月经周期紊乱、高雄激素血症和肥胖。PCOS的病理生理机制有许多卵巢外因素，但其核心是卵巢功能紊乱。这个术语很重要，从"多囊卵巢性疾病"到更广泛接受的"多囊卵巢综合征"，是个可喜的转变。PCOS还有些其他的名称，里面包含了病症的代谢因素，尽管作者认为"P-COS"更适合，但认识还存在一个过程。

到目前为止，更确切地说，无论是综合征的定义，还是什么参与构成多囊卵巢，还没有达成国际共识。2003年在荷兰鹿特丹联合欧洲人类生殖和胚胎学协会（ES-HRE）和美国生殖医学协会（ASRM）的共识会议，对PCOS的明确定义达成了一致意见，即以下三个标准中符合两个，并排除其他病因学[2]：①稀发排卵和（或）不排卵；②高雄激素血症［临床和（或）生化指标］；③多囊样卵巢。鹿特丹标准至今受到其他机构的争议，但仍然获得了广泛认可。多囊卵巢的形态学也被重新定义为一侧卵巢具有12个以上直径2~9mm的卵泡和（或）增大的卵巢体积（ > 10 cm³)[3]。另外，该定义已被进一步细化（见下文）。

不同PCOS患者之间症状和体征上存在相当大的异质性，就个体而言，这些症状和体征可能会随着时间的变化而发生改变[1]。多囊卵巢可单独存在，而不伴有该综合征的临床体征，也可以出现其他多种因素所引起的症状，其中最常见的就是体重增加。作者倾向于采取务实的方法来处理个体症状和需求，这些方法也可能会随时改变。因此，似乎可以得出一个说法是，病症的精确定义对治疗并没有什么帮助。然而，作者认为，尽管有现实相关性，但这种说法是有缺陷的，因为科学的评估治疗结果是必要的，这样才有可能去比较具有相同起点的结果。此外，尽管PCOS具有家族倾向，但因目前对PCOS表型尚没有清晰认识，故难以证明其遗传学基础，这也是在定义PCOS及其亚型时务求达成一致的另一个原因。

什么是 PCOS？

多囊卵巢通常通过盆腔超声发现，一般人群中的发病率为 20% ~ 33%[4-6]。然而，不是所有的多囊卵巢患者都表现出 PCOS 所定义的临床和生化特征。这些临床特征包括月经周期紊乱、多毛、痤疮和脱发；异常的生化指标包括血清促黄体生成素（LH）、睾酮（T）和雄烯二酮（A2）升高。肥胖和高胰岛素血症是相关联的，尽管只有 40% ~ 50% 的 PCOS 患者超重。这个综合征的表现高度多样，以至上述特征中的一种、全部或任何组合都可能呈现出与多囊卵巢相关联的超声图像（图 8.1，表 8.1）。

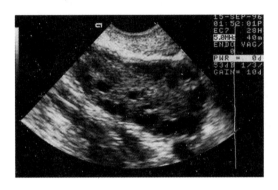

图 8.1　PCOS 中的症状、体征和内分泌紊乱可以同时或分别发生，但要求有如此图中经阴道超声所观察到的多囊样卵巢形态学的存在

表 8.1　PCOS 临床表现

症状	血清内分泌	可能的晚期后遗症
肥胖	↑雄激素（睾酮和雄烯二酮）	糖尿病
		血脂障碍
月经紊乱	↑LH	高血压
不孕症	↑空腹胰岛素	心血管疾病
高雄激素血症	↓性激素结合球蛋白（SHBG）	子宫内膜癌
无症状的	↑雌二醇、雌酮	乳腺癌？

PCOS 患者之间的症状和体征有着很大的异质性，就个体而言，这些症状和体征可能随着时间的变化而变化。PCOS 具有家族倾向，而其各个方面可能会被不同程度地遗传。多囊卵巢可以没有该综合征的临床体征，但是随着时间推移可能逐渐表现出来。有许多连锁因素影响 PCOS 的表达[8]。体重增加和病情恶化相关联，反之，体重减轻可

改善内分泌和代谢指标以及各种症状[9]。虽然体重减轻并能使疾病得到治愈，但它确实可以改善患者对治疗的反应，无论是生育力方面还是其他方面。

多囊卵巢的发病机制及其相关的症状仍有待解释，但 PCOS 的异质性表现提示其不可能是单一因素引起。一些遗传学研究已经确定 PCOS 和胰岛素代谢紊乱之间的关系，并指出其症候群可能是一个复杂的遗传性状紊乱表现[10]。PCOS 最常见的特征，如肥胖、高胰岛素血症和高雄激素血症，也被认为是心血管疾病和非胰岛素依赖性糖尿病的高危因素[11]。有研究表明，PCOS 患者疾病的病患风险增加，从而导致了远期的健康风险，这个证据引起了对筛查多囊卵巢患者必要性的争论。PCOS 和一些癌症之间也存在关联（见下文）。为进行远期风险研究，对其定义也必须有一个明确的认识。

定　义

从历史看，多囊卵巢的检出是在剖腹探查中对卵巢可视化活检进行病理证实[12]。随着进一步研究，发现了某些内分泌异常妇女与多囊卵巢组织学证据相关联，生化指标变成了诊断 PCOS 的主要指标。许多人认为高血清水平的 LH、T 和 A2 结合低或正常水平的促卵泡激素（FSH）以及分泌异常的雌二醇水平所呈现出的一个内分泌状况是 PCOS 的诊断[13]。还有大家公认的临床表现，包括月经周期紊乱［月经稀发和（或）闭经］、肥胖和多毛、痤疮或高雄激素依赖的脱发。然而，这些定义并不一致，临床特征在女性之间存在很大差异，有些具有多囊样卵巢组织学证据的女性确实没有表现出任何症状。种族间的症状表现也存在着显著差异。同样，与 PCOS 相关的生化特征在表现中也是不一致的。所以，PCOS 的异质性阻碍了以单一的生化指标或临床表现定义而达成共识。

高分辨率超声扫描技术的出现提供了一个可检查卵巢大小和形态的非侵入性手段。通过检查对切除的子宫或楔形切除后的卵巢组织研究显示，多囊卵巢形态学的超声诊断和病理组织学标准具有良好的相关性[14,15]。卵泡数目增加、肥大和黄体化的内卵泡膜细胞层和增厚的卵巢白膜已被定义为 PCOS 组织病理学标准。经腹和（或）经阴道超声已经成为鉴别多囊卵巢的最常用诊断方法，并且已经试图将超声标准作为多囊卵巢的诊断（第 5 章）[3]。大体上，多囊卵巢至少应具有下列中的一种：≥12 枚直径 2 ~ 9mm 的卵泡或增大的卵巢体积（> 10 cm³）[3]。随着超声分辨率的提高，最近有建议，将多囊卵巢的卵泡数阈值定义为 19，而生化指标抗苗勒管激素（AMH）血清浓度阈值定义为大于 35 pmol/L 时，可能比超声更精确[16]。

三维超声的创新和彩色多普勒超声的应用提高了多囊卵巢检测的技术水平，终将被更广泛应用（图 8.2）[17,18]。据称对于多囊卵巢的检查，盆腔脏器结构可视化的磁共振成像（MRI）技术的应用比超声更灵敏。但其昂贵的费用限制了使用。

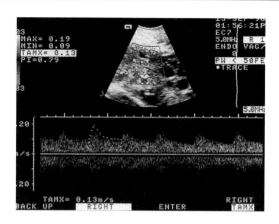

图 8.2（见彩色插页） 多囊卵巢的彩色多普勒研究。重叠的脉冲多普勒的经阴道超声（5MHz）显示一个典型的卵巢间质流速波形。在早卵泡阶段，正常速度是 <0.1 m/s（由 J. Zaidi 博士提供）

"多囊卵巢"这个术语在某些方面增加了其诊断的混乱，因其内含有卵母细胞，囊肿并非真正意义上的囊肿。因此，称其为"多卵泡卵巢"会更确切。已证实囊肿实际上就是停滞发育的卵泡。目前已证实，具有一定数量卵泡的前提条件与卵巢间质体积的相关性可能更小，而与血清 T 浓度密切相关。另外，对于 PCOS 的诊断，超声评估卵巢间质体积占总卵巢体积之比具有最大的灵敏度和特异性[19]。

虽然现在已经很清楚，超声为多囊卵巢形态学检测提供了一项非常好的手段，但是通过超声识别多囊卵巢并不能诊断 PCOS。关于综合征的精确定义和诊断是否需要确认有多囊卵巢形态学，仍然长期存在着争议。1990 年在北美，美国国立卫生研究所（NIH）关于 PCOS 的会议推荐，诊断标准应包括高雄激素血症和排卵功能障碍的证据，排除非典型肾上腺皮质增生症，而多囊卵巢形态学证据不是必需的[20]。这个定义导致了 PCOS 的迷惑状况，因为没有了"多囊卵巢"！然而，在英国和欧洲更普遍接受的理论是一系列的存在，范围从没有明显异常的具有多囊卵巢形态学的女性到具有严重临床和生化紊乱的多囊卵巢女性；因此有了 2004 年 ESHRE/ASRM 共识[2]。尽管如此，在美国学者普遍认为，多囊样卵巢的发现是主要的，并且在欧洲 ESHRE 和美国 ASRM 定义之间有很多重叠（表 8.2）。关于医生所掌握的各种检测的可靠性和可重复性一直存在争论[21]。

体外研究已证实，与正常卵巢女性相比，排卵的多囊卵巢女性卵泡膜细胞产生雄激素增加，进一步支持了卵巢生成类固醇活性基本功能障碍的说法[23,24]。采用临床、超声和生化指标相结合，即 PCOS 的诊断通常是超声图像表现为多囊卵巢并有一个或多个临床症状（月经周期紊乱、多毛、肥胖、高雄激素血症），和（或）一个或多个公认的生化指标紊乱（高 T、A2、LH 或胰岛素）。PCOS 的定义需要排除肾上腺或腺垂体特殊的隐性疾病（如高泌乳素血症、肢端肥大症、先天性肾上腺皮质增生症、库欣综合征、卵巢或肾上腺雄激素分泌肿瘤），这些疾病可能具有类似的超声和生化特征（第5 章）。

表 8.2 PCOS 的定义

来源	标准
NIH[20]	包括以下所有
	1. 高雄激素血症和（或）高雄激素临床表现
	2. 稀发排卵
	3. 排除相关疾病
ESHRE/ASRM （鹿特丹）[2]	包括以下两个，排除相关疾病
	1. 稀发排卵或无排卵
	2. 高雄激素血症的临床和（或）生化指标
	3. 多囊卵巢定义：直径 2~9mm 卵泡数量 >12 个和（或）卵巢体积增大（>10cm³）
雄激素过多协会[22]	包括以下所有
	1. 多毛和（或）高雄激素血症
	2. 稀发排卵和（或）多囊样卵巢
	3. 排除雄激素过多或相关疾病

多囊卵巢的异质性

几年前，作者报道了一系列通过超声扫描技术检测出来的患有多囊卵巢的女性[1]。所有 1 871 名患者每人至少有一个 PCOS 的症状（表 8.1），38% 的女性超重 ［体重指数（BMI）>25kg/m²］。

肥胖与多毛症风险增加、月经周期紊乱及血清 T 升高显著相关（图 8.3）[1]，肥胖还与不孕概率增加有关。26% 原发性不孕患者和 14% 继发性不孕患者的 BMI >30 kg/m²。大约 30% 患者有规律月经周期，50% 患者月经稀发，20% 患者闭经。在这项研究中，只有 39.8% 和 28.9% 的患者分别表现出血清 LH 和 T 升高，这些典型的内分泌特征[1]。而卵巢体积与血清 LH 和 T 浓度密切相关。其他研究也报道，胰岛素抵抗指标与卵巢体积和间质回声相关，其次与雄激素产生也相关[24]。

许多其他组织同样也报告了 PCOS 患者的异质性，如同样来自于英格兰的 Franks 系列丛书[25]，涉及从内分泌专家诊所招募的 300 名女性。几年前，Goldzieher[26] 全面回顾并编译了一本关于 1 079 个经手术证实多囊卵巢的案例综述。在这一系列的研究中，临床症状和体征发生的频率是相似的（表 8.3，表 8.4）。

PCOS 临床表型包括决定临床和（或）生化表现的雄激素过多（高雄激素血症），同时排除相关疾病。雄激素过多的主要临床症状是多毛症。不过，在 ESHRE/ASRM 共识会议[2]，与会者一致认为，多毛症的评估相对主观，仍然缺乏基于大量人口的标准数据。在临床实践中，很少有医生在实际中使用标准化的计分方法。在种族上也有显著差异，在雄激素过多的东亚女性中多毛症显著减少，这种现象在亚洲南部更加普遍。

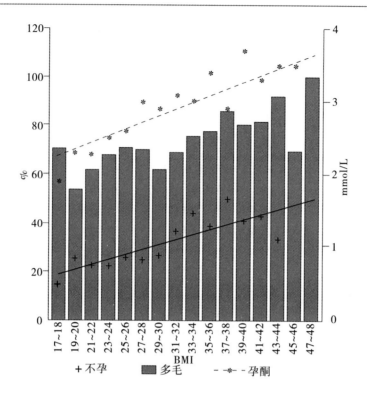

图 8.3 BMI 与多毛和 T 浓度比率的关系（Balen AH, et al. Hum Reprod, 1995, 10: 2107 - 11）

表 8.3 PCOS 的临床症状和体征

症状或体征	症状或体征的频率		
	Balen 等[1]	Franks[25]	Goldzieher[26]
	$n = 1741$	$n = 300$	$n = 1079$
	%	%	% 病例数[a]
月经周期紊乱			
月经稀发	47	52	29[b] （$n = 547$）
闭经	19	28	51 （$n = 640$）
多毛症	66	64	69 （$n = 819$）
肥胖	38	35	41 （$n = 600$）
痤疮	34	27	— —
脱发	6	3	— —
黑棘皮征	2	< q	— —
不孕症（原发，继发）	20	42	74 （$n = 596$）

注释：-：未记录的特征

    a：在 Goldzieher 的研究中，没有获得整个 1 079 名女性的临床细节；因此，用来决定每一个症状频率的病例数是一定的

    b：在这系列中，任何异常的子宫出血都被包括进来

表 8.4　PCOS 女性的生化特征

	频率（%）	
	Balen 等[1]	Franks[25]
	n = 1741	n = 300
升高的血清 LH	39.8	51
升高的血清 T	28.9	50
升高的血清催乳素	11.8	7

患者仅表现出痤疮也被认为是高雄激素血症的一个较好指标，尽管各研究报道关于这部分患者雄激素过多的确切发病率有时不一致。将仅存在男性型脱发作为高雄激素血症的指标很少被详细研究。然而，这似乎是雄激素过多的一个相对较差的标志，除非出现在稀发排卵的患者。

作者一项 1 700 余名 PCOS 患者的研究中，发现 1/3 的患者有血清总 T 浓度升高（采用传统的放射免疫分析法），总 T 的第 95 百分位数为 4.8nmol/ L[1]。因此，作者在实践中将这个值作为临界值，用以筛选雄激素过多的其他原因。如果超过 4.8nmol/ L，才需要评估更详细的雄激素相关疾病，以排除其他原因，如卵巢或肾上腺雄激素分泌性肿瘤（高雄激素血症的临床病史通常是起病较急）、迟发型先天性肾上腺皮质增生症（CAH）或库欣综合征。

游离 T（游离雄激素）或游离 T 指数（FAI）的测量被认为是评估高雄激素血症的敏感方法。由于肝脏产生性激素结合球蛋白（SHBG）被高胰岛素血症抑制，具有临床高雄激素血症的超重女性可能有一个正常的总 T，但游离 T 升高，因为其与 SHBG 的结合减少。有些学者将检测 SHBG 作为胰岛素抵抗程度的替代。质谱测定法的可用性可能为评估 T 提供了最准确的方法，而作者现在设定一个正常上限值为 1.8 nmol/L[21]。

血清 LH 浓度升高与不孕或月经周期紊乱有关。在 Balen 等的研究中[1]，血清 T 水平升高与多毛症、不孕症和周期紊乱的风险增加有关。40% ~ 60% 的 PCOS 患者血清 LH 浓度升高，这是由于 LH 脉冲幅度和频率的增加导致的。血清 LH 浓度升高与受孕机会降低以及流产风险增加有关[8]。LH 水平受到排卵短暂的影响，由于孕酮的抑制作用使 LH 暂时降至正常；LH 也受到体重的影响，瘦型 PCOS 患者更高。尽管升高的血清 LH 浓度是 PCOS 的躯体性神经功能病（缺乏月经中期即排卵前的 LH 峰或绝经过渡期的 LH 峰），但是升高的 LH 并不作为 PCOS 诊断的要求。LH/FSH 比值升高在 PCOS 诊断中不再需要，或认为没有意义[2]。

一般来说，似乎 LGH 升高引起瘦型 PCOS 女性卵巢分泌过多的雄激素，反之，在肥胖女性中胰岛素发挥了与促性腺激素协同的作用，增加了 LH 作用，并加重了高雄激素血症。

人口研究

接受评估人群的特质对评估 PCOS 的发病率有很大影响。基于有综合征（如多毛症、痤疮和月经周期紊乱）相关症状的基础上选出的人群可能会表现出比普通人群更高的发病率。

在 173 名表现出无排卵或多毛症的女性研究中，Adams 等[27]发现多囊卵巢发病率（通过超声诊断标准）在闭经女性中为 26%，在月经稀发女性中为 87%，而在多毛和月经周期规则的女性中为 92%。最近作者评估了 70 名有 PCOS 特征表现的女性，其中 20 名来自不孕症门诊，17 名来自妇科门诊，17 名来自皮肤科门诊，而 16 名来自内分泌科门诊[28]。作者评估了受试者 PCOS 的症状和体征，并进行了内分泌和代谢全面检查以及盆腔超声扫描。所有受试者都有月经问题，其中 81% 的女性超重，86% 超声表现为多囊卵巢，56% 有多毛症，53% 有痤疮，23% 有黑棘皮症，16% 有脱发，38% 有之前未诊断出的葡萄糖耐量降低（IGT）或糖尿病。正如预期的一样，4 个临床组间主要症状频率分布存在显著差别，比如，皮肤科门诊的患者患多毛症的更多，而妇科的患者月经不调的频率更高。然而，惊人的是，34% 的人患有之前未诊断出的 IGT，9% 的人发现患有糖尿病。这项研究强调理解 PCOS 涵盖的全部范畴的重要性，因为 PCOS 患者有可能因为不同的临床表现出现在不同的专科门诊。这项研究还提示不仅 PCOS 症候群诊断不足，与发病率显著相关联的如 IGT 和 2 型糖尿病也未被诊断出来。

普通人群中 PCOS 发病率还没有定论，在被研究的人群之间表现出相当大的差异。Knochenhauer 等的一项横向研究[29]显示美国女性人群中 PCOS 发病率为 4%，但是这项研究适用美国 PCOS 定义，不把超声下多囊卵巢形态学作为诊断标准的一部分。一些研究试图确定通过单独使用超声检测 PCOS 在普通人群中的发病率，他们发现了非常相似的发病率：17～22%。这项研究设计和结论总结在表 8.5 中。所有的研究都采用经腹超声诊断多囊卵巢，除了 Cresswell 等[30]的研究外，该研究在经腹超声图像不清晰时改经阴道超声扫描。

表 8.5　德国人群中 PCOS 发病率

作者	Polson[4]	Tayob[31]	Clayton[32]	Farquhar[5]	Botsis[33]	Cresswell[30]	Michelmore[6]
研究人群	志愿者 招募于伦敦圣玛丽医院临床和文秘职员（n=257）	志愿者 低剂量结合 OCP，招募于玛格丽特中心和皇家免费医院的常规诊所（n=120）	志愿者 出生于 1952 年至 1969 年，通过伦敦哈罗随机邮政邀请招募实践组清单（n=190）	志愿者 招募于两个新西兰奥特兰选举名单，通过随机邮政邀请（n=183）	志愿者 招募于进行常规巴氏涂片的门诊女性（n=1078）	志愿者 出生于 1952 年至 1953 年，招募于谢菲尔德 Jessop 医院记录，通过邀请和个人面试（n=235）	志愿者 牛津（主要学院和 GP 实践），招募进女性健康的人口研究（n=226）
回复率（%）	未知	未知	18	16	未知	68	未知
年龄（岁）	18～36	18～30	18～36	18～45	17～40	40～42	7～26
发病率（%）	22	22	22	21	17	21	33
95% CI	17～27	14～30	16～28	14～27	14～19	16～26	

由 Polson 等[4]、Tayob 等[31]和 Botsis 等[33]招募的研究人群存在选择偏倚，因为他们招募的女性来自医院人群而不是普通人群，尽管 Polson 的研究填补了医院工作者而不是患者。在 Clayton 等[32]基于社区的研究中出现了低回复率，而 Farquhar 等[5]可能降低了他们评估发病率有效性的可信度，但是令人鼓舞的是，Cresswell 等完成的较高回复率的样本中[30]，确定了一个非常相似的发病率。在缺乏一个基于大样本横向层面人群研究的情况下，上面发现的这些发病率提供了对正常人群发生多囊卵巢最好的评估。总发病率是 19%，这表明多囊卵巢（通过超声表现确定）是非常普遍的。鉴别患有多囊卵巢女性和未患有多囊卵巢女性的症状和体征频率总结在表 8.6 中。这些研究中的不一致部分可能是由于每一个被记录的症状或体征定义的不同。

由于人群中使用口服避孕药（OCP）的比例较高，患有多囊卵巢和未患有多囊卵巢女性之间激素水平的比较更加复杂，因此需要根据口服避孕药的情况将正常和多囊卵巢组的女性进一步区分出亚型。和正常卵巢女性相比，多囊卵巢女性具有紊乱的生化指标，伴随着血清 T 浓度升高，有时 LH 水平也升高。

作者研究了 224 例年龄在 18 ~ 25 之间的正常女性志愿者，利用超声鉴别出 33% 的参与者患有多囊卵巢[6]。50% 的参与者使用某些形式的激素避孕药，但是在使用激素和未使用激素避孕药中多囊卵巢发病率是相同的。与正常卵巢女性相比，未使用激素避孕药的多囊卵巢患者月经周期不规则且血清 T 浓度显著升高；然而，只有一小部分多囊卵巢女性（15%）有超过正常范围的升高的血清 T 浓度。有趣的是，多囊卵巢和正常卵巢女性之间痤疮、多毛症、BMI 或体脂比例没有明显差异，而在这组中高胰岛素血症和胰岛素敏感性降低与多囊卵巢没有关联。

在作者的研究中，用 NIH 定义的 PCOS 标准，其发病率是 8%，如果用更宽泛的 ESHRE/ASRM 鹿特丹共识标准其发病率为 26%。

然而，鹿特丹共识标准包括的特征（月经不规则、痤疮、多毛症和 BMI > 25 kg/m², 血清 T 或 LH 升高）在非多囊卵巢女性中经常发生，75% 的正常卵巢女性具有一个以上的这些特征。根据正常卵巢、单独多囊卵巢或多囊卵巢伴有 PCOS 特征进行亚型分析，显示出在 PCOS 女性中平均 BMI 水平更高，且与正常卵巢女性相比，多囊卵巢和 PCOS 组还显示出更低的空腹胰岛素浓度和更高的胰岛素敏感性。这个发现与在年龄更大的女性中的研究相反[34]。根据现有的对 PCOS 的理解很难解释，但启发医生去思考，这可能反映了年轻的、非超重人群 PCOS 发生的自然病程的早期，随体重增加后胰岛素代谢异常可能会进展。

PCOS 表达的国家和种族差异

已报道的 PCO 发病率最高的是英国南亚移民，为 52%，其中 49% 有月经不规则[35]。Rodin 等[35]指出南亚多囊卵巢女性与对照组相比有着相当程度的胰岛素抵抗，包括已确诊的 2 型糖尿病。一般来说，在南亚籍女性中，无论是移民还是本土者，都缺乏 PCOS 发病率数据。随着女性中发病率升高，2 型糖尿病和胰岛素抵抗在南亚原住民人群中有较高的发病率。胰岛素抵抗和高胰岛素血症是 2 型糖尿病共同的先驱症状，在南亚人中有高发病率。2 型糖尿病也有家族基础，与始于胎儿时期的环境因素、主要营养相互作用，作为一个复杂的遗传特性得以遗传。作者也评估了这个假设，即南亚后裔女性 PCOS 显著特征（高雄激素血症、月经不规则和肥胖的症状）的种族差异，与南亚人更高的发病率和更高程度的胰岛素抵抗相关。研究者已经指出无排卵的 PCOS 南亚人群[36]，比无排卵的 PCOS 白种女性具有更高的胰岛素抵抗和更严重的症候群症状。此外，作者发现，生活在英国的来自于南亚的女性比与她们相同情况的英国白种女性在更早的年龄表现出症状[36]。

因此，本章讨论的症候群，在世界范围内或在同一国家不同种族间，要么发病率不同，要么表现不同，有证据吗？Michelmore 等研究[6]显示基于鹿特丹共识的 PCOS 定义，80% 的多囊卵巢女性（26% 来自社区），在她们月经初潮后的几年里（18～24 岁）有 PCOS 特征。然而，用较严格的不采用卵巢形态学的北美标准，在来自阿拉巴马州的一个基于人群的研究中，非选择的白人和黑人组中，PCOS 的发病率为 4.5%～11.2%[29]，在希腊是 9%[37]，在西班牙是 6.5%[38]。一般来说，PCOS 发病率的种族差异还没有被深入研究。Dunaif 等[39]报道了在加勒比的西班牙女性中 PCOS 发病率升高。然而，Knochenhauer 等[29]在一个由美国 195 个黑人女性和 174 个白人女性组成的样本中发现，PCOS 的发病率在黑人女性与白人女性中相当（3.4% 与 4.7%）。此外，当生化指标显示的发病率在种族中相似时，还有可能在 PCOS 显著特征中有种族差异[40]。一项研究比较了来自美国、日本和意大利的 PCOS 女性，报道日本女性肥胖者更少，而雄激素过多和胰岛素抵抗的概率相当[41]。问题依然是，在症候群表达上的差异是否是由于饮食和生活方式或激素作用导致了遗传变异，如促性腺激素亚基或受体功能的多态性（影响雄激素、促性腺激素或胰岛素的表达）。PCOS 遗传学的全面讨论超出了本章讨论的范围，目前已经提出了几种候选基因。这可能是因为一些家族或种族群体具有影响 PCOS 表达的基因或呈现遗传差异。

PCOS 的病理生理学

要了解 PCOS 的病理生理机制，必须要考虑影响卵巢功能障碍的内在原因和普遍存在的改变卵巢表现的外部影响。

卵巢的生物化学

具有典型症候群的女性雄激素水平最高，即使是多囊样卵巢伴有轻微症状或没有症状的女性的平均血清 T 浓度也比正常卵巢女性的血清 T 高。大量的证据显示卵巢是过量雄激素的来源，表现出由类固醇激素合成的调节异常（失调）所导致[42]。

卵巢和肾上腺皮质大部分的类固醇生物合成途径相同，在正常女性绝经前，卵巢和肾上腺产生的 A2 和 T 在血循环中的水平是相同的。这两个腺体都分泌比 T 水平更高的 A2，而循环中的 T，50% 是由 A2 在外周代谢而来[43]。卵巢内的雄激素由卵泡的卵泡膜细胞层产生，而肾上腺皮质的束状带合成肾上腺雄激素。在卵巢 LH 和肾上腺促肾上腺皮质激素（ACTH）的内分泌调节下，从起始底物胆固醇合成 A2 的酶在两个腺体中是相似的。

所有类固醇激素生物合成的初始步骤都是胆固醇转化为孕烯醇酮，其中涉及胆固醇侧链裂解酶和类固醇急性调节蛋白两阶段的过程。孕烯醇酮然后转换为脱氢表雄酮（DHEA），通过沿 5 - 甾体途径的两个步骤，被细胞色素 P450c17a 催化而转化。孕酮经过 4 - 甾体途径平行地转化为雄烯二酮。在人类，细胞色素 P450C17 基因产物似乎在 4 - 甾体途径中 17，20 - 裂解酶的活性方面扮演次要的角色。在肾上腺，17 - 羟孕酮要么转化为皮质醇，要么转化为性激素，这取决于它是否经历 21 - 羟基化作用生成皮质醇或经由 17，20 - 裂解转换为 17 - 酮甾类。17 - 羟脱氢酶对 17 - 酮甾族转化为 T、双氢睾酮和雌二醇的作用是必要的（图 8.4）。

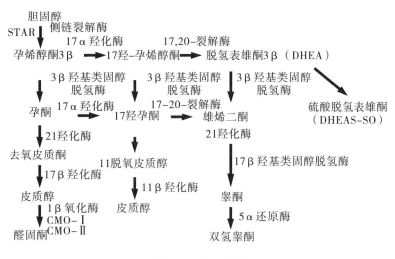

图 8.4　类固醇通路

正常女性的雄激素分泌经历了两个过程，日变化和周期性变化。类固醇生成的限速步骤是胆固醇形成孕烯醇酮，这是由促激素调控的。雄激素生成的限速步骤是 P450C17 的基因表达，这完全依赖于促激素、卵巢依赖 LH 和肾上腺皮质依赖促肾上腺皮质激素。对促激素的类固醇合成反应是由小肽阵列调制的，包括胰岛素和胰岛素样生长因子（IGFs）。

一定量的卵巢内雄激素对正常卵泡的生长和雌二醇的合成至关重要。然而，当雄激素的合成与生长卵泡的需求不协调，且过量时，会导致卵泡成熟障碍和加速卵泡闭锁。卵巢正常情况下，LH 作用于卵泡膜间质基质细胞，而 FSH 作用于颗粒细胞。根据雌激素生物合成的两细胞 - 两促性腺激素学说，卵泡膜细胞在 LH 作用下分泌雄激素，而由此形成的 A2 在 FSH 及芳香化酶的作用下在颗粒细胞转化为雌激素。当优势卵泡出现，雌激素含量超过雄激素而占主导地位并不是长环路的负反馈效应。LH 对雄激素在卵巢内的合成起着重要的调节作用。随着 LH 刺激的增加，同源的卵泡膜细胞开始脱敏。LH 的过度刺激及其对 LH 的时间 – 剂量的依赖使 LH 受体下调，降低胆固醇侧链裂解活性、17，20 – 裂解酶活性和最终的 17 – 羟化酶活性。因此，17 – 羟孕酮/雄激素的比值增加[44]。

就雄激素合成而言，通过自分泌、旁分泌和内分泌调节卵泡膜细胞和颗粒细胞功能的协调。雄激素和雌激素是 LH 的负效应调节剂，而 IGFs 发挥正效应调节作用。胰岛素通过自身受体或 IGF – 1 受体促进 LH 刺激雄激素生成。抑制素促进雄激素的合成，而反过来雄激素又刺激抑制素的生成。激活素对抗抑制素的作用。此外，前列腺素和血管紧张素也发挥促进因子的作用，而促肾上腺皮质激素释放激素、转化生长因子、表皮生长因子、肿瘤坏死因子和细胞因子在雄激素的生物合成中发挥抑制作用。

颗粒细胞发育和此芳香化酶活性的增加也决定着雄激素的产生。直径 8mm 以上的健康卵泡将 A2 有效地转化为雌二醇。相反，闭锁和（或）囊状卵泡具有较高的 A2 与雌二醇比值。FSH 对颗粒细胞的作用是使直径在 2 ~ 5mm 以上的健康卵泡生长，部分是由 IGF 系统与生理浓度的胰岛素介导，所有这些都刺激雌二醇生成。IGF 结合蛋白抑制 FSH 的生物活性，并在闭锁卵泡中显著表达。转化生长因子和表皮生长因子抑制芳香化酶，而激活素促进颗粒细胞产生雌激素，同时抑制卵泡内膜分泌雄激素。

正常成年女性血循环中的 T 近一半来源于 A2 的外周转化，而剩余部分来自卵巢和肾上腺皮质。转换发生在重要组织如肺、肝、脂肪组织和皮肤。脂肪组织中的雌酮也是由 A2 产生，从而解释了肥胖者有轻微的雌激素过剩。血浆中的双氢睾酮几乎完全是在外周 5α – 还原酶活性作用下产生，血浆雄烯二酮是其主要前体。

PCOS 的卵巢功能

增大的多囊卵巢的存在表明卵巢是内分泌紊乱特别是高雄激素血症的主要场所。1990 年，Rosenfield 等[42]认为 P450c17a 活性紊乱在卵巢雄激素产生过多的问题上发挥了核心作用。这种紊乱后来被其他学者证实。他们评估了在雄激素过多的 PCOS 女性中垂体和卵巢对单剂量促性腺激素释放激素（GnRH）激动剂（GnRHa）那法瑞林的反应，在这些患者中肾上腺来源的雄激素被地塞米松抑制[45]。该研究结果是，促性腺激素释放激素激动剂（GnRHa）产生显著升高的雄烯二酮和 17 – 羟孕酮。Franks 等[46]还研究了无排卵和有排卵雄激素过多的女性，报道了基于 GnRHa 的反应，两组 A2 水平都显著上升，且 17 – 羟孕酮也有类似反应，其中在无排卵女性中 17 – 羟孕酮升高显著。他们还表明，注射促肾上腺皮质激素后这两种激素没有显著上升，这就排除肾上腺来源的雄激素在这个过程中的作用。这些数据表明，在有排卵和无排卵 PCOS 女性中，高雄激素血症主要起源于卵巢。这一发现也证实了多囊卵巢过多雄激素生成的主要原因不是单独由于 LH 分泌过多而导致的，合理的结论是，由于卵巢卵泡膜间质细胞功能障碍的内在缺陷，或其他因素的影响，如胰岛素或 IGF – 1 的作用。

进一步研究证实，典型的 PCOS 女性注射单次 GnRHa 后有类似排卵前 FSH 和 LH 峰值的出现、17 – 羟孕酮以及相对较小程度的 A2、T、雌酮和雌二醇的高反应性分泌[45]。这一发现高度提示广义上的卵巢雄激素分泌失调，且目前 P450C17 是这个功能障碍的优先途径。

体内和体外的数据都证实，PCOS 患者卵泡膜细胞有一个普遍存在的类固醇过度活跃现象。PCOS 患者在卵泡成熟的各阶段均有雌二醇过多的倾向。这些多余的类固醇，部分归因于芳香化酶活性作用于过剩的雄激素底物，以及卵泡发育和雌二醇分泌对 FSH 的过度反应。另有报道，在体外 PCO 颗粒细胞对 FSH 无反应，而且会产生少量的孕酮[47]。

鉴于 LH 对卵泡膜细胞的刺激作用，过多的 LH 被认为是 PCOS 卵巢高雄激素血症的原因。然而，有些 PCOS 女性 LH 水平正常，但雄激素过多，而应用长效 GnRHa 致 LH 分泌下降的女性显示了 17 - 羟孕酮对注射人绒毛膜促性腺激素（hCG）的高反应性（即 LH 的挑战者，hCG 是具 LH 活性的替代物）。这些发现反驳了 LH 是引起 PCOS 雄激素过多的唯一因素。他们赞同的理论是 PCOS 女性卵泡膜细胞对促性腺激素的过渡反应，而产生过多的雄激素是由于其对正常促性腺激素作用下调的一种逃逸，从而将这种失调与过多的胰岛素和 IGF - I 联系到一起。Prelevic 和他的同事[48]通过证明在 P-COS 女性中生长抑素类似物抑制胰岛素分泌从而降低血清 LH 和雄激素来支持这一理论。的确，胰岛素作为一个协同促性腺激素，也通过抑制性激素结合球蛋白放大了 T 的作用。

抑制素是一种可以使类固醇下调的 FSH - 诱导因子。血清抑制素与 A2 浓度相关，PCOS 女性血清抑制素 B 升高[49]。这一发现有助于解释无排卵 PCOS 女性血清 FSH 浓度低于 LH 浓度。因为抑制素刺激雄激素产生，而雄激素反过来又刺激抑制素的分泌，在卵巢内有恶性循环发展的潜在性，从而抑制卵泡发育。此外，IGF 系统缺陷可能导致颗粒细胞对 FSH 反应点改变。Mason 等[47]认为 LH 在胰岛素存在下作用于颗粒细胞，从而导致过早黄素化、成熟阻滞和过多雄激素产生。

总之，卵巢内雄激素合成失调导致 PCOS 女性卵巢对促性腺素高反应性：卵泡膜细胞对 LH 的高反应解释了过多的雄激素来源，而颗粒细胞对 FSH 的高反应导致了雌激素增加。

下丘脑 - 垂体 - 卵巢轴

垂体促性腺激素是生殖功能的核心，FSH 和 LH 的生成和分泌直接受下丘脑 GnRH 控制，同时也受到整体反馈机制的影响。FSH 为卵泡发育提供初始刺激，同时通过刺激芳香化酶促进雄激素在颗粒细胞中转化为雌激素。对 LH 的经典认知是其通过促进孕激素分泌在黄体期发挥作用，也在卵泡阶段发挥至关重要的作用，诱导卵泡膜细胞生成雄激素（雌激素合成的底物）并启动月经中期卵母细胞的成熟。

GnRH，一个单一的下丘脑十肽，能刺激 LH 和 FSH 从促性腺物质中释放。促性腺激素的分泌要求脉冲式的 GnRH 刺激，而垂体持续暴露于 GnRH 导致垂体脱敏和促性腺激素分泌的抑制中。迄今认为，整个月经周期中，两个促性腺素分泌的比率随 GnRH 脉冲的变化而变化。GnRH 脉冲缓慢，FSH 分泌占主导地位，GnRH 脉冲迅速，LH 分泌占主导地位。GnRH 的作用在垂体水平上被调节，由此导致两种促性腺激素生成和分泌的不同。GnRH 导致 LH 和 FSH 的释放，并对促性腺物质有自我增强作用。促性腺激素的初级释放及其次级合成和贮存已被分别称为第一和第二池的促性腺素。GnRH 通过自身的激活作用，垂体暴露于 GnRH 中，随着垂体对 GnRH 的敏感性增强，GnRH 刺激促性腺激素分泌，称为蛋白合成依赖性增加。抑制素是促性腺激素分泌的另一个关键性调节因子，卵巢释放的抑制素控制 FSH。多囊卵巢的多个小卵泡增加了抑制素的相对数量，从而抑制与 LH 相关的 FSH，并阻止启动正常卵泡发育的 FSH 周期性升高。早已发现，异常的抑制素分泌是 PCOS 的发病机制，其观点即卵巢抑制素 B 过多分泌抑制垂体分泌 FSH，从而导致这些患者所检测到的促性腺激素的浓度相对失衡。

垂体对 GnRH 的敏感性在月经周期中的变化与血循环中雌二醇（E2）浓度的变化同步。在卵泡早期，E_2 水平很低，垂体敏感性和促性腺激素含量最低，随着卵泡发育，E_2 水平随之升高，垂体的敏感性和促性腺激素含量均增加，尤其是促性腺激素含量的增加，E_2 对垂体合成和储存促性腺激素具有刺激作用，促进 GnRH 对垂体产生自启效应。月经中期垂体对 GnRH 的敏感性最高，引发大量的促性腺激素释放。E_2 对 GnRH 也有反应能力，通过直接刺激受体合成所需的蛋白，增加 GnRH 受体的数量。

尽管 GnRH 脉冲发生器的细胞性质仍然未知，下丘脑弓状核充当了将神经元转变为内分泌信号的传感器。在这里，分泌 GnRH 的神经元以脉冲方式发挥作用，在整个正常排卵周期不断改变频率，导致促性腺激素释放的频率和振幅发生变化。GnRH 脉冲发生器的节律性控制并不完全清楚。尽管没有表现出来自垂体自身的负反馈，但是性腺类固醇和其他因子在垂体水平，也可能是在下丘脑水平发挥着调节 GnRH 的作用。

一些影响 GnRH 活性的因素包括脑内啡肽和阿片肽、血管紧张素 II、血清素、神经肽 Y、神经降压素、生长抑素、促肾上腺皮质激素释放激素、多巴胺、褪黑素、去甲肾上腺素、催产素和 P 物质。它们间的相互关系还不清楚。内源性阿片类物质对调节 LH 和催乳素分泌很重要。阿片类物质，如内啡肽，抑制 GnRH 从下丘脑内侧基底部的释放。据推测，在有足量 E2 存在时内源性阿片样物质的减少可能导致 LH 峰。在大鼠中，当阿片类物质减少时，一连串的神经内分泌活动启动，激活神经肽 Y 神经元，进而单独或连同肾上腺素能递质刺激 GnRH 分泌。阿片类物质的作用似乎依赖于类固醇激素环境，尤其是雌激素，其作用被孕酮增强。

PCOS 女性中明显分泌过多的 LH 已经表明，至少在某种程度上是由阿片类物质和多巴胺的减少导致的[44]。有证据表明，肾上腺素能活性在 LH 分泌过多的女性中是发生改变的。PCOS 女性被发现对外源性多巴胺非常敏感，并提出这些女性缺乏 GnRH 分泌的内源性多巴胺能的抑制。在正常女性，多巴胺受体拮抗剂（如甲氧氟普胺）和鸦片受体拮抗剂（如纳洛酮）都引起血清 LH 浓度上升[44]。相反，合成内啡肽引起血清 LH 浓度下降。在 PCOS 女性，给予甲氧氟普胺、纳洛酮和内啡肽没有改变 LH 分泌活性。因此提出，一个潜在的下丘脑缺陷通过减少内源性多巴胺能和阿片类物质控制 Gn-RH 分泌[44]，可能导致 LH 分泌过多。

下丘脑水平各种因素的相互作用因此而复杂，占主导地位影响 LH 分泌的因素尚未知。PCOS 的中枢干扰（即下丘脑与垂体水平）可能是继发于周围性因素，可能起源于卵巢。自从抑制素被分离和鉴定以来，它已明显地变成不仅有糖蛋白激素抑制素家族的几个成员，也有其他非甾体性腺的信号，影响促性腺激素分泌，协助调节生殖功能。已经确定卵巢抑制素对垂体促性腺激素产物产生负反馈，优先影响 FSH。最近，一个影响垂体 LH 分泌的反馈通路已经被提出，在体内和体外的证据均表明一个公认的抑制肽的存在，被称为促性腺激素峰抑制或衰减因子 ［GnSIF 和（或）GnSAF］。GnSIF 和（或）GnSAF 拟发挥的作用是相似的，尽管这个结论也只有在它们被纯化后方能被得到证实[50]。

　　LH 分泌过多的女性中 GnRH 脉冲频率是否增加存在争议。这种频率增加是很重要的，因为如果类固醇是主要影响 LH 分泌的卵巢产物，它们能够穿过血脑屏障，进而推测可能也会影响 GnRH 脉冲。然而如果主要是通过扰乱卵巢肽的分泌，它将不会穿过血脑屏障影响 GnRH 的脉冲频率。人们已经发现，一些患有低促性腺素功能减退（HH）的女性也通过盆腔超声检测出来有多囊卵巢，当这些女性通过 GnRH 脉冲诱导排卵时，她们血清 LH 浓度显著高于那些有正常卵巢的 HH 女性[51]。此外，观察到 LH 浓度升高要早于血清 E2 浓度的升高。因此，当下丘脑被人工 GnRH 脉冲发生器（即 GnRH 泵）以固定的 90min 的 GnRH 脉冲间隔（相当于卵泡早期脉冲间隔）取代时，这些女性发生了 LH 分泌过多。这些结果表明，LH 分泌过多的原因包括垂体 - 卵巢轴反馈的干扰，而不主要是下丘脑脉冲调节的干扰。这些发现也符合这个观点，即可能存在一种非甾体类因素，扰乱 LH 分泌的垂体 - 卵巢轴反馈控制。

　　在接受腹腔镜卵巢打孔的 PCOS 女性中收集到的数据也支持这一假说，垂体 - 卵巢轴反馈的改变导致 LH 分泌过多。在这些患者中，LH 脉冲幅度下降，但术后检测的（正常）脉冲频率没有变化[52]。Rossmanith 等[52]发现在腹腔镜卵巢打孔术后 GnRH 刺激的 LH 分泌衰减，结果符合调节 LH 分泌的卵巢物质产物的异常，而不支持紊乱始于下丘脑或垂体水平这一理论。

　　作者进行了一个很小的前瞻性研究，比较单侧和双侧卵巢打孔以观察其排卵的卵巢反应[53]。接受单侧打孔患者的 3/4，第 1 个周期排卵都来自对侧卵巢，然后是 2 个卵巢交替排卵。有反应组和无反应组在基础激素水平上无明显差异。当比较处理前后的数值时，有反应组或无反应组血清 FSH 和 T 浓度没有差异。然而，在有反应组，血清 LH 浓度的检测极限（LOD）（$P = 0.045$，95% CI 0.2~13.4）有明显下降，而在无反应组中治疗前后 LH 浓度没有差别。

　　LOD 诱导排卵的机制尚不明确。不过似乎对无反应性卵巢，无论在恢复排卵周期还是增加卵巢对外源性刺激的敏感性上的损害都是最低的。此外，GnRH 刺激后 LH 分泌反应衰减的发现表明了垂体 - 卵巢轴的反馈作用及对 GnRH 的垂体敏感性。作者的研究更进一步证明单侧打孔导致双侧卵巢活动，首次提出卵巢打孔是通过纠正垂体 - 卵巢轴反馈的干扰而达到它的作用。作者推断，卵巢对损伤的反应导致生长因子和 IGF -1 等局部级联，它们与 FSH 相互作用，刺激卵泡生长，且垂体 - 卵巢轴反馈导致血清 LH 浓度下降[53]（第 7 章）。

　　促性腺激素生物合成和分泌受下丘脑、旁分泌和内分泌因素影响，且在三者间有较大的重叠。非类固醇类因子对垂体和下丘脑功能的影响有待研究。LH 分泌过多的病理生理学及其在卵母细胞水平的作用需要进一步研究。

高胰岛素血症

胰岛素抵抗、代偿性高胰岛素血症和高雄激素血症之间的关联使得学者对 PCOS 的发病机制得以深入理解。学者对 PCOS 中胰岛素抵抗的细胞和分子机制都进行了广泛的研究，显示其主要缺陷是因为胰岛素受体介导的信号转导的受体后结合异常，从而胰岛素敏感性降低，显著地减少对胰岛素的反应[54]。所以，PCOS 低胰岛素敏感性在遗传易感女性中是一个潜在的内在缺陷，因为它独立于肥胖、代谢异常、体脂分布和性激素水平而存在。可能有调节胰岛素受体磷酸化的遗传异常，从而增加胰岛素不依赖性丝氨酸磷酸化，减少胰岛素依赖性酪氨酸磷酸化[54]。

尽管胰岛素抵抗可能独立于 BMI 出现，但常见的 PCOS 与肥胖的关联对葡萄糖体内平衡具有协同负作用，可以加重高雄激素血症和无排卵。单独评估 BMI 并不能可靠预测心血管疾病风险。据报道，BMI 和冠心病之间的关联作用，在校正了血脂异常、高血糖和高血压后几乎消失。一些正常 BMI 的女性患有严重的代谢异常，而其他 BMI 升高的女性风险因素却很少[53]。这表明，相对于 BMI 本身，脂肪分布更重要，男性型肥胖比女性型肥胖更具风险[55]。因此，测量腰臀比（WHR），或腰围测量，是检测腹部内脏脂肪而不是皮下脂肪的一种测量方法。内脏脂肪具有代谢活性，当其增加时可导致增加的胰岛素抵抗、2 型糖尿病、血脂异常、高血压和左心室扩大[55]。Lord 和 Wilkin[55]发现，通过计算机断层扫描（CT）评估，腰围与腰臀比和 BMI，与内脏脂肪量之间的联系更加密切。理想情况下腰围应该小于 79cm，大于 87cm 存在较大风险。事实上，锻炼对减少内脏脂肪和减少心血管疾病风险有很大作用，减少体重的 10% 可能等同于内脏脂肪减少了 30%。

胰岛素通过多个位点增加内源性雄激素水平。外周胰岛素抵抗的增加导致血清胰岛素浓度更高。过多的胰岛素与 IGF - 1 受体结合，增加 LH 刺激下卵泡膜细胞雄激素的生成[56]。高胰岛素血症也降低了肝脏 SHBG 的合成。因此，血清游离 T 浓度增加并导致随后的外周雄激素作用。此外，高胰岛素血症抑制肝分泌胰岛素样生长因子结合蛋白 - 1（IGFBP - 1），导致 IGF - 1 和 IGF - 2 的生物利用度增加，该因子是卵巢卵泡成熟和类固醇生成的重要调节因子[57]。伴随着卵泡膜细胞分泌更多的 IGF - 2，IGF - 1 和 IGF - 2 通过作用于 IGF - 1 受体进一步促进卵巢雄激素生成。

胰岛素也可能通过增加卵巢和肾上腺类固醇激素生物合成重要的细胞色素 P450c17a 酶活性来增加内源性雄激素的浓度。胰岛素诱导的 P450c17a 过度活跃和血清 17 - 羟孕酮（17 - OHP）对 GnRHa 刺激的过度反应也已被证明[58]。卵巢内过多的雄激素直接作用于卵巢，促进卵泡闭锁是导致不排卵的重要原因。卵泡闭锁过程的特点是颗粒细胞的凋亡。因此，有越来越丰富的间质细胞层持续地对 LH 产生反应并继续分泌雄激素。

胰岛素抵抗

胰岛素抵抗是指给予定量的胰岛素后葡萄糖反应减少，可能继发胰岛素受体抵抗、肝胰岛素清除率减少和（或）胰腺敏感性增加。肥胖和非肥胖 PCOS 女性比年龄和体重相当的正常卵巢女性更易出现胰岛素抵抗和高胰岛素血症。因此，PCOS 女性似乎具有促进胰岛素抵抗的因素，而且该因素和肥胖不相关[59]。在 PCOS 女性中发现胰腺细胞功能障碍，从而导致胰岛素的基础分泌增加而餐后反应不足。即使在减肥后葡萄糖耐量得到改善，但这种缺陷仍然存在[60]。

胰岛素在靶细胞内可以通过其受体启动一连串的受体后反应。磷酸化导致胰岛素受体底物（IRSl－4）经由跨膜葡萄糖转运载体（GLUT4）促进葡萄糖摄取和细胞内蛋白质合成。酪氨酸磷酸化增加胰岛素受体的酪氨酸激酶活性，而丝氨酸磷酸化抑制酪氨酸激酶的活性。似乎至少有 50% 的 PCOS 女性具有过度的丝氨酸磷酸化和正常信号的抑制[59]。这种丝氨酸磷酸化只影响葡萄糖体内平衡，而不影响胰岛素的其他多效活性，以便于细胞生长和蛋白质合成可持续进行。丝氨酸磷酸化也增加 P450c17 在卵巢和肾上腺中的活性，从而促进雄激素合成，所以这可能是某些 PCOS 女性胰岛素抵抗和高雄激素血症的机制。

PCOS 的健康预后

心血管疾病和糖尿病

在一般人群中肥胖和代谢异常是公认的发生缺血性心脏病（IHD）的危险因素，而这些异常也被公认为是 PCOS 的特征[11]。在欧洲 IHD 占男性死亡人数的 18%，占女性死亡人数的 14%。在男性，35 岁之后 IHD 的发病率增加，而在女性则在 55 岁后发病率增加。问题是 PCOS 女性患 IHD 的风险是否增加，以及与正常卵巢女性相比这种风险增加是否会在更早的年龄发生。PCOS 女性患心血管疾病风险更大的这个观点的依据是，这些女性比体重匹配的对照组更易发生胰岛素抵抗，且在其他人群中与胰岛素抵抗相关的代谢紊乱也被认为是增加心血管疾病的风险。

在一般人群中，心血管疾病的风险因素包括胰岛素抵抗、肥胖，尤其是腰围增加、葡萄糖耐受不良、糖尿病、高血压和血脂异常，特别是血清甘油三酯升高。

胰岛素敏感性随月经的模式而改变。月经稀发的 PCOS 女性比月经正常女性更可能患胰岛素抵抗——不论她们的 BMI 如何。PCOS 女性胰岛素受体存在一个胰岛素信号缺陷，导致胰岛素抵抗。性激素诱导的生长激素的增加会引起青春期生长突增，也会导致胰岛素抵抗，并解释了在那些易于发展为 PCOS 女性中出现症状的时间。肥胖和（或）2 型糖尿病的存在加重了胰岛素抵抗的程度。

胰岛素抵抗仅局限于胰岛素对内脏器官上葡萄糖扩散的特别作用。肝脏不受影响，因此 SHBG 和高密度脂蛋白（HDL）下降；卵巢不受影响，因此出现月经问题和雄激素分泌过多；皮肤不受影响，因此发生黑棘皮症。胰岛素抵抗导致代偿性胰岛素分泌过多，特别是对葡萄糖的反应，所以正常血糖的维持通常以高胰岛素血症为代价。

据报道，多达 20% 的瘦型 PCOS 女性和 40% 的肥胖型 PCOS 女性患有糖耐量受损（IGT）。在哥德堡对 1 462 名 38 ~ 60 岁的女性进行的一项前瞻性研究，检测了女性心血管疾病的风险因素[61]。Dahlgren 等[61]指出，在 PCOS 女性中 2 型糖尿病的患病率是15%，而对照组则是 2%。年龄 40 ~ 59 岁的 PCOS 女性中高血压的患病率也被发现高于对照组 3 倍[61]。大多数年龄在 45 岁以下的 2 型糖尿病患者患有 PCOS。胰岛素抵抗合并腹部肥胖被认为是 PCOS 女性 2 型糖尿病患病率更高的原因，且伴随妊娠期糖尿病风险增加。作者推荐白人 BMI > 30 kg / m² PCOS 女性和亚洲 BMI > 25 kg / m² PCOS 女性（第 5 章）进行葡萄糖耐量试验。PCOS 女性患妊娠期糖尿病的风险也增加。

血脂异常

PCOS 女性血清甘油三酯增高和高密度脂蛋白（HDL）水平降低，尤其是更低的 HDL2 亚型。HDLs 在脂类代谢中发挥重要作用，并且在预测女性心血管疾病风险方面是最重要的脂质参数。HDLs 执行反向胆固醇运输任务。也就是说，它们从循环和组织中去除多余脂质并运输到肝脏排泄，或转移到其他脂蛋白颗粒中。胆固醇只是 HDL 的一个组成部分，其不断改变构成形成 HDL3 及之后的 HDL2，由于非酯化胆固醇来自组织，酯化并与其他种类脂蛋白交换甘油三酯。因此，颗粒中单一成分的测量涉及一个动态过程，这呈现出的是一个不完整画面。

在对 HDL 构成的深入研究中，发现肥胖是与 PCOS 受试者组和对照组中都升高的血清甘油三酯、总胆固醇和磷脂浓度有关的最重要的因素[62]。此外，肥胖 PCOS 女性比肥胖对照组女性在所有亚型中具有更低的 HDL 胆固醇和磷脂浓度。研究发现 HDL 载脂蛋白 a 蛋白质成分数量是正常的。这些发现提示 HDL 颗粒的数量在肥胖 PCOS 女性和肥胖对照组女性中是相同的，但 HDL 颗粒脂质减少，因此有效功能更低。PCOS 的存在是对 HDL 成分有着独立影响的唯一因素，而不是肥胖或升高的血清雄激素或胰岛素浓度。

纤溶酶原激活物抑制因子 - 1（PAl - 1）是一种强有力的纤维蛋白溶解抑制剂，并发现在肥胖和非肥胖 PCOS 女性中均升高。PAl - 1 血浆水平与血清胰岛素浓度直接相关，并已被证明是心肌梗死的一个重要预测指标。因此，当检查心血管疾病的替代风险因素时，有证据表明，胰岛素抵抗、中央性肥胖和高胰岛素血症是 PCOS 的特征，并对脂类代谢产生不利影响。PCOS 女性已被证明有血脂异常，伴随着 HDL 胆固醇降低和血清甘油三酯含量以及血清 PAI - l 浓度升高。因此越来越多的证据表明，PCOS 女性日后发生心血管疾病和糖尿病的风险可能增加，这对她们的管理具有重要意义。

年轻女性 PCOS

PCOS 女性心血管疾病的危险因素会在什么阶段显现出来呢？毋庸置疑，大多数 P-COS 女性肥胖和胰岛素抵抗危险因素的研究调查对象是成年人，通常是在内分泌专科或生殖医学诊所里就诊的女性。然而，在更年轻的人群中也发现了 PCOS 患者[6]，这些 PCOS 症状日渐明显的女性胰岛素抵抗更严重。这些研究强调对 PCOS 年轻女性需要进行长期前瞻性研究，以便阐明自然病程和确认哪些女性在以后的生活中将会有糖尿病和心血管疾病的风险。一项对平均年龄 39 岁的 PCOS 女性随访超过 6 年的研究，发现 9% 糖耐量正常的 PCOS 女性随后发生 IGT，8% 发生非胰岛素依赖性糖尿病[63]，而在研究开始时 54% 患 IGT 的女性在随访中罹患糖尿病。并不奇怪的是，疾病进展风险程度在超重女性中最严重。

在一项大型回顾性研究中，Pierpoint 等[64] 报道了在 1930—1979 年 1 028 名被诊断为 PCOS 女性的死亡率。所有女性年龄都在 45 岁以上，且 770 名女性做过卵巢楔形切除术。研究者共对 786 名女性进行了跟踪，诊断时平均年龄为 26.4 岁，随访的平均时间为 30 年。有 59 人死亡，其中 15 人死于循环系统疾病。这 15 人中，13 人死于缺血性心脏病。与预期的 1.7 人死亡相比，共有 6 人死于作为潜在或诱发因素的糖尿病。整体标准化死亡率和心血管疾病死亡率，与全国女性死亡率相比，PCOS 女性并没有更高，尽管所观察到的女性糖尿病患者比例作为一个诱发或潜在因素导致死亡显著高于预期 （OR 3.6，95% CI 1.5 ~ 8.4）。因此，虽然有心血管疾病的替代标记物，但在这项研究中证明心血管疾病的死亡并未增加。然而，来自相同研究的后续报告，表明了糖尿病导致死亡风险增加并不显著。调整糖尿病 BMI 后 （OR 2.2，95% CI 0.9 ~ 5.2）[65]，仍然没有增加 PCO 组长期冠心病死亡率，尽管在调整 BMI 后仍有增加脑卒中相关死亡率的证据[65]。

升高的血浆半胱氨酸

适度增加的血浆总同型半胱氨酸 （Hcy） 浓度与增加的动脉粥样硬化风险相关。在由蛋氨酸合成半胱氨酸及半胱氨酸硫内酯生成过程中，Hcy 是活性甲基基团，由四氢叶酸转移到 S - 腺苷甲硫氨酸的重要中间体。血浆和尿液中同型半胱氨酸异常升高的原因是同型半胱氨酸生成和代谢失衡，可以是人口统计、遗传、营养或代谢的病因，并与早发的血管疾病相关。轻度高同型半胱氨酸血症已被证明诱导血管内皮细胞持续损伤，促进血栓形成和动脉粥样硬化发生。血浆总同型半胱氨酸正常浓度范围在 5 ~ 16 mmol/L，然而 10 mmol/L 被认为是预期上限；随着女性年龄增加其浓度也下降。

目前已报道在白人 PCOS 女性中血浆 Hcy 升高[66,67]。一项研究显示了 Hcy 升高和年轻 PCOS 女性心脏舒张期功能障碍超声心动图证据 （作为 CAD 的早期标志）、血浆胰岛素和尿酸浓度之间的相互关联，从而将高同型半胱氨酸血症与 PCOS 胰岛素抵抗联系在一起[66]。最近一项研究表明，南亚移民 PCOS 出现在更早的年龄，伴随着比欧洲白人 PCOS 患者更严重的症状和更大程度的胰岛素抵抗，提示 PCOS 代谢功能障碍程度有种族基础[68]。在南亚人中有比英国亚洲人 （排除移民） 更严重的胰岛素抵抗，这是先前观察到的 PCOS 的代谢综合征种族变异的唯一解释。来自同一研究者进一步的报告已首先证明，在 PCOS 女性中升高的 Hcy 具有种族差异，它反映了在 PCOS 胰岛素抵抗程度有种族变异[69]。此外，与其他对照组相比，在正常斯里兰卡生育年龄女性中，明显较高浓度的血浆 Hcy 和胰岛素支持一个假设，即在南亚人中，胰岛素抵抗和高半胱氨酸血症有固有的种族倾向。

Randeva 等[67] 报道了在青少年超重和 （或） 肥胖 PCOS 女性中，规律体育锻炼 6 个月后，血浆 Hcy 水平与 WHR 显著下降。减肥和有规律的体育锻炼是公认的干预措施，可帮助减少胰岛素抵抗的代谢综合征。已提出，高同型半胱氨酸血症和胰岛素抵抗通过对血管内皮细胞相似的致病作用被直接关联，且建立高 Hcy 诱导的胰岛素抵抗的恶性循环，而高胰岛素血症反过来会导致血浆 Hcy 进一步累积。

值得注意的是，由腰臀比确定的中心性肥胖，也是代谢综合征的一个重要组成部分，显示了与 PCOS 患者血浆 Hcy 显著的线性关系。这种关系在患 PCOS 的斯里兰卡女性中尤其显著，发现她们在给定 BMI 中有最高的 Hcy 平均浓度以及最高的 WHR[69]。中心性肥胖差异也归因于种族起源，现已确定亚洲人可在 BMI 较低时身体脂肪比例却较高。这些发现在年轻的斯里兰卡 PCOS 受试者群中最严重，其招募的方式与在英国的受试者相同，斯里兰卡 PCOS 女性与英国的亚洲人和欧洲白人 PCOS 相比，具有最高的葡萄糖耐量受损患病率[69]。然而，不同的环境影响可能解释在亚洲本地人中观察到的更严重的代谢紊乱。

子宫内膜癌

子宫内膜腺癌是第二常见的女性生殖器官恶性肿瘤，但只有 4% 的病例发生在不到 40 岁的女性。现已证实患子宫内膜癌的风险受到一些因素的不利影响，包括肥胖、长期使用无拮抗雌激素、未生育和不孕。子宫内膜癌的相对风险值在 12 岁以前初潮女性中是 1.6，在 52 岁以后绝经女性中是 2.4[70]。子宫内膜癌女性与对照组相比生育更少，且也已表明不育本身相对风险值是 2。高血压和 2 型糖尿病长期以来一直与子宫内膜癌关联，其相对风险值分别为 2.1 和 2.8[70]，目前已知的情况也与 PCOS 有关。

Coulam 等[71]的一项研究调查了 1 270 名被诊断为慢性无排卵综合征患者患子宫内膜癌的风险。这组的定义特征包括 PCOS 的病理或肉眼证据，或慢性无排卵的临床诊断。这项研究确定了子宫内膜癌的过度风险达到 3.1（95% CI 1.1 ~ 7.3），并提出高风险可能是由于无拮抗雌激素的异常水平。然而，PCOS 女性患子宫内膜癌的真实风险很难确知。

子宫内膜增生可能是腺癌的前兆，2 ~ 10 年后可能有 0.4% 病例发生囊腺增生进展，多达 18% 的病例发生腺瘤样增生过长。精确估计进展速率是不可能的。一些研究报道通过刮宫术和结合大剂量孕激素对 PCOS 女性子宫内膜腺癌进行保守治疗，其原理是子宫内膜癌通常在早期阶段表现出来，分化良好，转移低风险，因而不危及生命，而年轻女性低分化腺癌预后较差并需要切除子宫。不过，关于 PCOS 女性和子宫内膜增生或腺癌的文献表明这些女性生育力预后很差。这个预后可能是因为诱发子宫内膜病理改变的因素——经常与肥胖相结合的慢性无排卵，或继发于中断潜在的胚胎种植子宫内膜病理改变。因此，一种更传统彻底的手术方法（即子宫切除术）被认为是预防癌症进展的最安全方法。疾病早期可能允许保留卵巢并有通过代孕实现妊娠的可能性[72]。

虽然风险程度还没有明确定义[11]，但人们普遍认为对闭经或月经稀发的 PCOS 女性，人工诱导撤退出血预防子宫内膜增生是合适的处理。

事实上，作者认为 PCOS 女性至少每 3 个月脱落 1 次子宫内膜是重要的。对于那些不希望使用周期性激素疗法的月经稀发或闭经的女性，作者建议每 6 ~ 12 个月（根据月经史）进行一次超声波扫描，测量子宫内膜厚度和形态学。月经稀发女性子宫内膜厚度大于 10mm 应保证使用人工撤退出血，如果子宫内膜还没有脱落，应重复进行超声波扫描和子宫内膜活检进行随访。另一个选择是放置孕激素释放宫内系统如宫内节育器，如曼月乐® 。

乳腺癌

肥胖、高雄激素血症和不孕在 PCOS 中频繁发生，它们是已知的与乳腺癌发生有关的特征。然而，PCOS 和乳腺癌之间关系的研究并不确定 PCOS 可显著增加乳腺癌的风险[11]。Coulam 等的研究[71]计算了慢性无排卵女性组的乳腺癌相对风险值为 1.5（95% CI 0.75~2.55），并没有统计学意义。然而，按年龄分层后，发现相对风险值在绝经后年龄组是 3.6（95% CI 1.2~8.3）。Pierpoint 等[64]报道了一系列在 1930 年和 1979 年之间英国 786 名 PCOS 女性，这些女性进行 PCOS 组织学诊断后通过医院的记录对其进行追踪。死亡率通过国家注册的死亡和用来计算与正常人群相比 PCOS 患者的标准化死亡率（SMRs）来评估。平均随访期为 30 年。所有肿瘤的 SMR 为 0.91（95% CI 0.60~1.32），乳腺癌为 1.48（95% CI 0.79~2.54）。事实上，乳腺癌在这个队列是主要死亡原因。

卵巢癌

关于不孕女性卵巢癌的风险有许多争论，尤其是涉及辅助受孕过程中使用药物诱发超排卵技术。本质上，卵巢癌的风险似乎在多卵泡排卵的女性中增加了——也就是，在未生育过的女性（可能因为不孕），伴随着早发月经初潮和绝经期延迟。因此，在不孕女性中诱导多卵泡排卵可能会增加她们的风险（第 18 章），这只是一个观点，而不是已被证明的事实。如果重要的是一生排卵的数量而不是妊娠与否，那么稀发排卵或无排卵 PCOS 女性预期患卵巢癌的风险较低。诱导排卵纠正无排卵性不孕症旨在诱导单卵泡排卵，所以从理论上讲，PCOS 女性患卵巢癌的风险应该会比有正常排卵的女性高。然而，PCOS 对刺激特别敏感，随着高分辨率经阴道超声的发展，单卵泡排卵率才达到可以接受的水平。在 1960 年代、1970 年代、1980 年代使用枸橼酸氯米芬和促性腺激素诱导排卵导致比现在高得多的多卵泡排卵（事实上多胎妊娠）发生率，当这些女性达到 60 岁即发病率最高的年龄，可能因此而卵巢癌的患病率增加。

有一些研究已经阐述了 PCOS 和卵巢癌之间的关联性。结果是矛盾的，并且由于研究设计的问题，普遍性受到限制。Pierpoint 等的一项大型英国研究中[64]，卵巢癌的 SMR 为 0.39（95% CI 0.01~2.17）。

PCOS 非生育力方面的管理

关于 PCOS 女性的进一步调查研究可参考第 5 章。无排卵性不孕的诱导排卵包含在

第 7 章中。PCOS 女性不孕治疗的详细描述不在这本书范围之内，所以下面只做简单概述。

心理支持和生活质量

业已证明，PCOS 的典型症状导致与健康相关的生活质量显著下降。健康的生活质量是一种多元性的、动态的概念，包含了身体、心理和社会等各方面，与疾病的特殊性或治疗密切相关。因此，PCOS 女性的任何一种管理都需要基于这些社会心理因素考虑和理解这些负面效应。例如，虽然多毛症的治疗也许被认为是一个单纯的美容问题，但是面部过多的毛发已经成为 PCOS 女性显著的心理压力的主要原因之一，毛发过度生长常常令她们很尴尬。不孕和肥胖也被认为是影响社会和心理的因素。不孕可以引起家庭关系紧张、自我认知改变和工作出现问题。尽管肥胖使得代谢症状恶化，但是代谢同时阻碍体重下降，许多妇女在试图减肥时备受打击，自尊心受损并忍受着糟糕的身体形象。

肥胖症

PCOS 女性的管理应该集中在患者的特殊问题上。肥胖症使得症状加重和内分泌系统紊乱。所以应该鼓励肥胖妇女（BMI > 30kg/m^2）通过限制卡路里摄入结合锻炼的方式减肥。体重下降可以促进内分泌系统的改善，提高排卵和健康妊娠的可能。

胰岛素增敏剂（例如二甲双胍）在 PCOS 女性的治疗中变得非常普遍，由于它可能直接作用于疾病的发病机制，辅助纠正代谢和内分泌系统的问题。早期研究表明，二甲双胍可以改善生殖功能和调整月经周期。长期服用有益于健康，包括可能延迟 2 型糖尿病的发生。然而，大样本的前瞻性随机调查研究并未证明其有效性：通过治疗并不能达到减肥的目的，虽然一些生化指标也许改善了，但是这种改善并未转化为一种明显受益的结局。因此，目前胰岛素增敏剂（例如二甲双胍和噻唑啉二酮类）在 P-COS 的治疗中的作用仍是不明确的。

关于节食和 PCOS 的报道已有很多，对个人而言正确的节食方式是实用的，可耐受的，并与患者的生活方式一致。最合适 PCOS 患者的特殊节食方式尚未见报道。通过降低绝大多数碳水化合物中糖的含量，减轻血糖负荷，同时避免高脂饮食就是合理的。肉食替代疗法或是低卡路里饮食尤为适用，如果可以参考营养师的指导则受益匪浅。活动量的增加是基本的，最好成为日常生活的一部分。每天 30min 的锻炼能够保持健康，但是对于减肥或是保持低体重，建议每天运动 60 ~ 90min。节食和运动一致的行为治疗提高了减肥成功的概率。

减肥药对于减肥也许有帮助。奥利司他是一种胰脂肪酶抑制因子，能够抑制近 30% 的食物脂肪的吸收，但是对于低脂饮食是无效的。由于肥胖的全球流行使得肥胖症手术得到广泛应用（第 4 章），当然在肥胖 PCOS 女性的治疗中也有一定作用。BMI > 40kg/m^{2}的人可以考虑接受手术治疗。如果有并发症，例如糖尿病，BMI 的手术阈值应该降到 30 ~ 35 kg/m^2。

月经失调

控制月经周期最简单的方式是使用低剂量口服避孕药，从而建立一个人工的促进子宫内膜周期性剥脱的周期。再次鼓励减肥也非常重要。由于 PCOS 女性患心血管疾病的风险增加，故建议服用一种亲脂复合避孕药。第三代口服避孕药是脂溶性的，但是有潜在的静脉栓塞的副作用，特别是对于肥胖女性。达英－35 是一种抗雄激素的口服避孕药，并且对高雄激素血症妇女具有特殊疗效。优思明包含了新的抗雄激素成分——屈罗酮，它是螺内酯的衍生物。口服避孕药的替代治疗包括孕激素疗法，例如，醋酸甲羟孕酮（普维拉）或是地屈孕酮（达芙通），每 1~3 个月口服 12 天然后引起撤药性出血，或是置入曼月乐。

对于无排卵性的妇女，因为缺乏周期性的孕激素分泌导致雌激素作用于子宫内膜呈无抵抗状态，从而引起子宫不规则出血、子宫内膜增生过长，甚至子宫内膜癌（见上述）。超声评估子宫内膜厚度成为生物测定卵巢和外周脂肪组织雄激素转化产生的雌激素的方法。如果子宫内膜厚度超过 10mm，可诱发撤退性出血；如果子宫内膜不能脱落，需要行子宫内膜活检以排除子宫内膜过度增生或恶性肿瘤。

雄激素增多症和多毛症

睾酮的生物利用率受血清中性激素结合球蛋白（SHBG）浓度影响。高胰岛素血症降低了 SHBG 的产生，增加了游离的雄激素。高浓度的雄激素刺激外周雄激素受体，使得 5α 还原酶活性增加，直接促进睾酮向活性更强的代谢物双氢睾酮转化。雄激素增多症的症状包括多毛和痤疮，都是令人苦恼的事情。多毛症的特点是毛发呈男性化分布，包括下巴、上唇、胸部、上下背部、上下腹部、上臂、大腿和臀部。一个标准化的评分系统，例如 Modified Ferriman 和 Gallwey Score，可用来评估治疗前后多毛症的程度。

治疗方法可选择化妆品或是药物治疗。多毛症的药物治疗也许要花 6~9 个月甚至更长的时间才能观察到疗效。物理治疗例如电针、涂蜡和漂白在药物治疗起效前也许起到帮助作用。许多年来，去除多余毛发最持久的方法是电针。电针法费时、疼痛并且昂贵，应由专业医师来执行。毛发再生很常见，除了近年来点阵激光技术的快速发展，没有真正永久性的美容治疗。有许多不同类型的激光，每一种都要求进行剂量强度、有效性、安全性的评估。这是一项有前景的技术，较剃刮、涂蜡或化学药物脱毛都更快更有效。重复治疗可以达到接近永久性脱毛的疗效，因为每次治疗可使生长期的毛发滤泡闭锁。毛发的生长经历 3 个周期，所以 6~9 个月的规律治疗是最标准的。应该适当地选择患者（完好的皮肤上的黑色毛发最好），提醒其不建议祛除全部毛发，有些人可能会留瘢痕组织。目前，点阵激光技术尚不能被广泛接受，它仍旧是一种昂贵的选择。

依氟鸟氨酸作为多毛症的局部治疗近年来逐步发展。它通过抑制毛发滤泡中的鸟氨酸脱羧酶发挥作用，对于想要避免激素治疗的人也许是一种有效的方法，但它也许可以与激素联合使用。

医学饮食疗法应该阻止多毛症进一步发展，降低毛发生长的速率。痤疮治疗的目的是减少皮脂排泄物，改变滤泡细胞脱落，减少丙酸杆菌和减轻炎症反应。如果使用抗雄激素疗法，避孕药剂量适当对育龄妇女非常重要，因为抗雄激素药物可以经胎盘途径影响男性胎儿生殖器的发育。

被证实的最有效的药理学治疗是一种复方孕激素——醋酸环丙孕酮，一种抗促性腺激素和抗雄激素的药物，含有炔雌醇。达英是包括炔雌醇（35 μg）和环丙孕酮的混合制剂，虽然环丙孕酮剂量比较低，只有 2 mg（75）。达英可以适度缓解严重的多毛症和严重的痤疮。抗雄激素的作用可以在 2 ~ 3 月内减少皮脂分泌，使痤疮在 4 ~ 6 个月内得到临床改善。

雌激素通过轻度抑制促性腺激素的分泌和促性腺激素敏感性的卵巢类固醇产生的联合效应降低循环中的雄激素，通过促进肝脏产生 SHBG，使得游离睾酮减少。醋酸环丙孕酮偶有引起肝脏损伤，应定期复查肝功能（6 个月之后，然后每年一次），它被认为也可以增加血栓栓塞的风险，所以，症状控制后维持 3 ~ 4 个月，推荐转换成低剂量口服避孕药。而许多妇女长期服用达英却没有任何不良反应。

螺内酯是一种具有抗雄激素活性的弱利尿剂，也许可以应用于有口服避孕药禁忌证的多毛和（或）痤疮的妇女，每日剂量为 25 ~ 100mg。新的口服避孕药优思明含有螺内酯的衍生物屈螺酮，对 PCOS 女性亦是有效。其他抗雄激素的药物如酮康唑、非那雄胺和氟他胺也曾被尝试使用，但因为副反应和潜在的严重副作用它们没有在英国广泛用于治疗多毛症，而且它们不及醋酸环丙孕酮有效。

局部抗痤疮药物能够安全成功地联合全身抗雄激素药物治疗尽可能地达到从病因学角度治疗的目的。然而，许多单纯的局部治疗对于皮脂产生有轻度的影响，所以单独应用于 PCOS 女性痤疮的治疗并不能取得广泛成功。局部维生素 A 酸类药物可以影响微小粉刺——非炎症性和炎症性痤疮的前体，它们也具有直接抗炎症活性的作用，这些药物作为联合抗雄激素治疗的辅助治疗非常有效，也可以作为全身治疗停止后的维持治疗。局部杀菌剂［苯甲酰过氧化物和（或）抗生素］有很好的抗炎作用，辅助抗雄激素治疗时能够降低炎症损害。

口服异维 A 酸是一种处方药，单独用于全身性治疗，能够针对 4 个痤疮相关的因子。然而目前只能够在执业医生许可下用于严重痤疮而不应作为替代疗法。近期一项关于异维 A 酸的欧洲指南已经将其列为妊娠期禁用药物，因为这种药物具有较高的致畸风险。欧洲指南推荐口服避孕药可以安全地辅助口服异维 A 酸。虽然口服异维 A 酸使得临床治愈痤疮成为可能，但 PCOS 女性治疗后的复发率远高于治疗平均值。

结　论

PCOS 是最常见的内分泌紊乱性疾病。一方面，它也许只会在盆腔超声中表现为多囊样卵巢而被发现。另一方面，其症状如肥胖、雄激素增多症、月经周期紊乱和不孕也可以单独或联合出现。PCOS女性以胰岛素抵抗、中心性肥胖和血脂异常为特征，使得她们成为具有发展成糖尿病和心血管疾病风险的高危人群。一些外界因素也许影响多囊卵巢综合征的表现，特别是由于过度饮食和缺乏锻炼引起的胰岛素抵抗倾向。P-COS在人群中存在的一个似乎合理的假说是富有显性遗传基因型，饥荒时期，这些有肥胖倾向的人能够维持生育能力从而生存下来，正常体重的人因为体重下降而低于生育体重阈值导致了人数减少。这种假说也许可以解释英国南部PCOS的流行，因为那里的人饮食营养相对更丰富，正是PCOS适宜表达的环境。另外，节约表型假说提出胰岛素抵抗导致子宫内胎儿耐受了受损的营养环境，并在整个成人生活中持续存在，最后被放大成营养过剩（肥胖）。

PCOS虽然没有明确的定义，但却不能否认它是一个全世界范围内的问题。许多因素影响了它的表达和存在，无论是皮肤和毛发分布的种族差异（如日本和地中海妇女）或是激素产生和受体活性的变化。从本质上讲，根本情况可能是一致的。无论是美容、生育还是代谢的治疗应直接符合个体需求，都应该注意其潜在的远期后遗症。相对于治疗和明确其基因型，更要搞清楚多囊卵巢综合征的表型。

PCOS女性的特征是胰岛素抵抗、中心性肥胖和血脂异常，这使得她们发展为糖尿病、心血管疾病的风险明显升高。回顾性的长期随访研究虽然尚未证实PCOS女性具有更高的缺血性心脏病死亡率的风险，但是已经证实PCOS会增加糖尿病发病率的风险。一项横断面研究已经证实PCOS和缺血性心脏病显著相关。未来纵向研究能否证实这种风险值得期待。关于心血管疾病和糖尿病的长期的潜在的风险似乎有足够的生物化学证据，可用于对PCOS女性的忠告。纵然很难达到，鼓励减肥仍是最有效的一线治疗措施。PCOS的自然发展过程和其对妇女健康的后遗症尚需进一步纵向研究。

（江　帆，邓冰冰　译；李　萍　审）

参考文献

[1] Balen AH, Conway GS, Kaltsas G, et al. Polycystic ovary syndrome: the spectrum of the disorder in 1741 patients. Hum Reprod,1995, 10: 2107 – 11.

[2] Fauser B, Tarlatzis B, Chang J, et al. The Rotterdam ESHRE/ASRM-sponsored PCOSConsensus Workshop Group. Revised 2003 consensus on diagnostic criteria andlong-term health risks related to polycystic ovary syndrome (PCOS). Hum Reprod,2004, 19: 41 –7.

[3] Balen AH, Laven JSE, Tan SL, et al. Ultrasound assessment of the polycystic ovary: international consensus definitions. Hum Reprod Update,2003, 9: 505 – 14.

[4] Polson DW, Adams J, Wadsworth J, et al. Polycystic ovaries - a common finding in normal women. Lancet, 1988, 1: 870 – 2.

[5] Farquhar CM, Birdsall M, Manning P, et al. The prevalence of polycysticovaries on ultrasound scanning in

a population of randomly selected women. Aust N Z J Obstet Gynaecol,1994, 34: 67 – 72.

[6] Michelmore KF, Balen AH, Dunger DB, et al. Polycystic ovaries and associated clinicaland biochemical features in young women. Clin Endocrinol (Oxf) ,1999, 51: 779 – 86.

[7] Balen AH, Michelmore K. What is polycystic ovary syndrome? Are national views Important? Hum Reprod, 2002, 17: 2219 – 27.

[8] Balen AH. The pathogenesis of polycystic ovary syndrome: the enigma unravels. Lancet1999; 354: 966 – 7.

[9] ClarkeAM, LedgerW, Galletly C, et al. Weight loss results in significant improvement in pregnancy and o-vulation rates in anovulatory obese women. Hum Reprod,1995,10: 2705 – 12.

[10] Franks S, Gharani N, McCarthy M. Candidate genes in polycystic ovary syndrome. Hum Reprod Update, 2001, 7: 405 – 10.

[11] Fauser BCJM, Tarlatzis BC, Rerbar RW, et al. Consensus on women's health aspects of polycystic ovary syndrome (PCOS): the Amsterdam ESHRE/ASRM-Sponsored 3rd PCOS Consensus Workshop Group. Simultaneous Publication Hum Reprod,2012, 27: 14 – 24.

[12] Stein IF, Leventhal ML. Amenorrhea associated with bilateral polycystic ovaries. Am J Obstet Gynecol, 1935, 29: 181 – 9l.

[13] Franks S. Polycystic ovary syndrome. N Engl J Med,1995, 333: 853 – 6l.

[14] Saxton DW, Farquhar CM, Rae T, Beard RW, Anderson MC, Wadsworth J. Accuracy of ultrasound meas-urements of female pelvic organs. Br J Obstet Gynaecol,1990, 97:695 – 9.

[15] Takahashi K, Eda Y, Abu Musa A, et al. Transvaginal ultrasoundimaging, histopathology and endocrinop-athy in patients with polycystic ovarian syndrome. Hum Reprod,1994, 9: 1231 – 6.

[16] Dewailly D, Gronier H, Poncelet E, et al. Diagnosis of PCOS: revisiting the threshold values of fo llicle count on ultrasound and the serum AMH level for the definition of polycystic ovari es. Hum Reprod,2011, 26: 3123 – 9.

[17] Kyei-Mensah A, Maconochie N, Zaidi J,et al. Transvaginal three-dimensional ultrasound: reproducibility of ovarian and endometrial volume measurements. Fertil Steril,1996, 5: 718 – 22.

[18] Zaidi J, Campbell S, Pittrof R, et al. Ovarian stromal blood flow in women with polycysticovaries - a possi-ble new marker for diagnosis? Hum Reprod,1995, 10:1992 – 6.

[19] Fulghesu AM, Angioni S, Frau E, et al. Ultrasound in polycystic ovary syndromethe measuring of ovarian stroma and relationship with circulating androgens: results of a multicentre study. Hum Reprod, 2007, 9: 2501 – 8.

[20] Zawadski JK, Dunaif A. Diagnostic critetia for polycystic ovary syndrome; towards a rational approach. In: Dunaif A, Givens JR, Haseltine F, eds. Polycystic Ovary Syndrome. Boston: Blackwell Scientific, 1992, 377 – 84.

[21] Barth J, Yasmin E, Balen AH. The diagnosis of polycystic ovary syndrome: the Cliteria are insufficiently robust for clinical research. Clin Endocrinol (Oxf),2007, 67: 811 – 15.

[22] Azziz R, Carmina E, Dewailly D, et al. Position statement: criteria for defining polycystic ovarysyndrome as a predominantly hyperandrogenic syndrome: an AndrogenExcess Society guideline. J Clin Endocrinol Metab, 2006, 91: 4237 – 45.

[23] Gilling-Smith C, Story H, Rogers V, et al. Evidence for a primary abnormality of thecal cell steroidogene-sis in the polycystic ovary syndrome. Clin Endocrinol (Oxf),1997, 47: 93 – 9.

[24] Dewailly D, RobertY, Helin I, et al. Ovatian stromal hypertrophy in hyperandrogenic women. Clin Endo-crinol (Oxf),1994, 41: 557 – 62.

[25] Frank S. Polycystic ovarian syndrome：a changing perspective. Clin Endocrinol（Oxf）,1989, 31：87 - 120.

[26] Goldzieher JW. Polycystic ovarian disease. Fertil Steril, 1981, 35：371 - 94.

[27] Adams J, Polson DW, Franks S. Prevalence of polycystic ovaries in women with anovulationand idiopathic hirsutism. Sr Med J（Clin Res Ed）,1986, 293：355 - 9.

[28] Sivayoganathan D, Maruthini D, Glanville JM, et al. Full investigation of patientswith polycystic ovary syndrome（PCOS）presenting to four different clinical specialtiesreveals significant differences and undiagnosed morbidity. Hum Fertil,2011, 14：261 - 5.

[29] Knochenhauer ES, Key TJ, Kahsar-Miller M, et al. Prevalenceof the polycystic ovary syndrome in unselected black and white women of thesoutheastern United States：a prospective study. J Clin Endocrinol Metab, 1998, 83：3078 - 82.

[30] Cresswell JL, Barker DJ, Osmond C, et al. Fetal growth, length of gestation, and polycystic ovaries in adult life. Lancet,1997, 350：1131 - 5.

[31] Tayob Y, Robinson G, Adams J, et al. Ultrasound appearance of the ovaries during the pill-free interval. Br J Fam Plann,1990, 16：94 - 6.

[32] Clayton RN, Ogden V, Hodgkinson J, et al. How common are polycystic ovaries in normal women and what is their significance for the fertility of the population. Clin Endocrinol(Oxf),1992, 37：127 - 34.

[33] Botsis D, Kassanos D, Pyrgiotis E, et al. Sonographic incidence of polycystic ovaries in a gynecological population. Ultrasound Obstet Gynecol,1995, 6：182 - 5.

[34] Conway GS, Clark PM, Wong D. Hypetinsulinaemia in the polycystic ovary syndromeconfirmed with a specific immunoradiometric assay for insulin. Clin Endocrinol（Oxfj）,1993, 38：219 - 22.

[35] Rodin DA, Bano G, Bland JM, et al. Polycystic ovaries and associated metabolic abnormalities in Indian subcontinent Asian women. Clin Endocrinol（Oxf）,1998, 49：91 - 9.

[36] Wijeyaratne CN, Balen AH, Barth J,et al. Polycystic ovary syndrome in southAsian women：a case control study. Clin Endocrinol（Oxf）,2002, 57：343 - 50.

[37] Diamanti-Kandarakis E, Kouli CR, Bergiele AT, et al. A survey of the polycystic ovarysyndrome in the Greek island of Lesbos：hormonal and metabolic profile. J Clin Endocrinol Metab,1999, 84：4006 - 11.

[38] Asunción M, Calvo RM, San Millan JL, Sancho J, Avila S, Escobar-Morreale HF. A prospective study of the prevalence of the polycystic ovary syndrome in unselected Caucasian women in Spain. J Clin EndocrinoL Metab, 2000, 85：2434 - 8.

[39] Dunaif A, Sorbara L, Delson R, et al. Eth nicity and polycystic ovary syndrome are associated with independent and additive decreases in insulin action in Caribbean Hispanic women. Diabetes, 1993, 42：1462 - 8.

[40] Solomons CG. The epidemiology of polycystic ovary syndrome - prevalence and associated disease risks. Endocrinol Metab Clin North Am,1999, 28：247 - 63.

[41] Carmina E, Koyama T, Chang L, et al. Does ethnicity influence the prevalence of adrenal hyperandrogenism and insulin resistance in polycystic ovary syndrome? Am J Obstet GynecoL,1992, 167：1807 - 12.

[42] Rosenfield RL, Barnes RB, Cara JF, et al. Dysregulation of cytochrome P450cl7a as the cause of polycystic ovarian syndrome. FertiL Steril,l990, 53：785 - 91.

[43] Ehrmann DA, Barnes RB, Rosenfield RL. Polycystic ovary syndrome as a form of functional ovarian hyperandrogenism due to dysregulation of androgen secretion. Endocrine Rev,1995, 16：322 - 53.

[44] Cumming DC, Reid RL, Quigley ME, et al. Evidence for decreased endogenous dopamine and opioid in-

hibitory influences on LH secretion in polycystic ovary syndrome. Clin Endocrinol (Oxf),1984,20:643 – 8.

[45] White DW, Leigh A, Wilson C, et al. Gonadotropin and gonadal steroid response to a single dose of a long-acting agonist of gonadotropin-releasing hormone in ovulato ry and anovulatory women with polycystic ovary syndrome. Clin EndocrinoL (Oxf), 1995, 42: 475 – 81.

[46] Franks S, White D, Gilling-Smith C, et al. Hypersecretion of androgens by polycystic ovaries: the role of genetic factors in the regulation of cytochrome P450cJ 7a. BaLLieres Clin EndocrinoL Metab,1996, 10: 193 – 203.

[47] Mason HD, Willis DS, Beard RW, et al. Estradiol production by granulosa cells of normal and polycystic ovaries (PCO): relationship to menstru al cycle history and to concentrations of gonadotropins and sex steroids in fo llicular fluid. J Clin EndocrinoL Metab,1994, 79: 1355.

[48] Prelevic G, Wurzburger M, Balint-Peri C, et al. Inhibitory effect of sandostatin on secretion of luteinizing hormone and ovarian steroids in polycystic ovary syndrome. Lancet,1990, 336: 900 – 3.

[49] Anderson R, Groome N, Baird D. Inhibin A and inhibin B in women with polycysticovarian syndrome during treatment with FSH to induce monoovulation. ClinEndocrinol (Oxf),1998, 48: 577 – 84.

[50] Balen AH, Er J, Rafferty B,et al. Evidence that gonadotropin surge attenuating factor is not inhibin. J Reprod Fertil, l995, 104: 285 – 9.

[51] Schachter M, Balen AH, Patel A, et al. Hypogonadotropic patients with ultrasonographically diagnosedpolycystic ovaries have aberrant gonadotropin secretion when treated with pulsatile gonadotropin releasing hormone - a new insight into the pathophysiology of polycystic ovary syndrome. Gynecol Endocrinol ,1996, 10: 327 – 35.

[52] Rossmanith WG, Keckstein J, Spatzier K,et al. The impact of ovarian laser surgery on the gonadotropin secretion in women with PCOD. Clin EndocrinoL (Oxf),1991, 34: 223 – 30.

[53] Balen AH, Jacobs HS. A prospective study comparing unilateral and bilateral laparoscopic ovarian diathermy in women with the polycystic ovary syndrome. Fertil Steril, 1994, 62: 92 1 – 5.

[54] Dunaif A. Insulin resistance and the polycystic ovary syndrome: mechanisms and implication for pathogenesis. Endocr Rev, 1997, 18: 774 – 800.

[55] Lord J, Wilkin T. Polycystic ovary syndrome and fat distribution: the central issue? Human Fertil,2002, 5: 67 – 71.

[56] Bergh C, Carlsson B, Olsson JH, et al. Regulation of androgen production in cultured human thecal cells by insulin -like growth factor I and insulin. Fertil Steril,l993, 59: 323 – 31.

[57] De Leo V, la Marca A, Orvieto R,et al. Effect of metformin on insulin-like growth factor (IGF) I and IGF-binding protein I in polycystic ovary syndrome. J Clin Endocrinol Metab,2000, 85: 1598 – 600.

[58] la Marca A, Egbe no, Morgante G, et al. Metformin treatment reduces ovarian cytochrome P450c17a response to human chorionic gonadotropin in women with insulin resistance-related polycystic ovary syndrome. Hum Reprod,2000, 15: 21 – 3.

[59] Tsilchorozidou T, Overton C, Conway GS. The pathophysiology of polycystic ovary syndrome. Clin Endocrinol (Oxf), 2004, 60: 1 – 17.

[60] Holte J, Bergh T, Berne C, et al. Restored insulin sensitivity but persistently increased early insulin secretion after weight loss in obese women with polycysticovary syndrome. J Clin Endocrinol Metab,1995, 80: 2586 – 93.

[61] Dahlgren E, Johansson S, Lindstedt G, et al. Women with polycystic ovary syndrome wedge resected in

1956 to 1965：a long term follow up focussing on natural history and circulating hormones. Fertil Steril, l992,57：505 - 13.

[62] Rajkhowa M, Neary RH, Knmptala P, et al. Altered composi tion of high density lipoproteins in women wi th polycystic ovary syndrome. J Clin Endocrinol Metab ,1997, 82：3389 - 94.

[63] Norman RJ, Masters L, Milner CR, et al. Relative risk of conversion from normoglycaemia to impaired glucose tolerance or non-insulin dependent diabetes mellitus in polycystic ovary syndrome. Hum Reprod, 2001, 16：1995 - 8.

[64] Pierpoint T, McKeigue PM, Isaacs AJ, et al. MOltality of women with polycystic ovary syndrome at long-term follow-up. J Clin Epidemiol,1998, 51：581 - 6.

[65] Wild S, Pierpoi nt T, McKeigue P, et al. Cardiovascular disease in women with polycystic ovary syndrome at long-term follow-up：a retrospective cohort study. Clin Endocrinol (Oxf),2000, 52：595 - 600.

[66] Loverro G, Lorusso F, Mei L, et al. The plasma homocysteine levels are increased in polycystic ovary syndrome. Gynecol Obstet Invest, 2002, 53：157 - 62.

[67] Randeva HS, Lewandowski KC, Drzewoski J, et al. Exercise decreases plasma total homocysteine in overweight young women with polycystic ovary syndrome. J Clin Endocrinol Metab, 2002,87：4496 - 501 .

[68] Wijeyaratne CN, Balen AH, Barth JH, Belchetz PE. Clinical manifestations and insulin resistance (IR) in polycystic ovary syndrome (PCOS) among South Asians andCaucasians：is there a difference? Clin Endocrinol (04),2002, 57：343 - 50.

[69] Wij eyaratne CN, Nirantharakunar K, Balen AH, et al. Plasma homocysteine in polycystic ovary syndrome：does it correlate with insulin resistance and ethnicity? Clin Endocrinol (Oxf),2004, 60：560 - 7.

[70] Elwood JM, Cole P, Rothman KJ, et al. Epidemiology of endometrial cancer. J Natl Cancer Inst,1977, 59：1055 - 60.

[71] Coulam CB, Annegers JF, Kranz JS. Chronic anovul ation syndrome and associated neoplasia. Obstet Gynecol,1983, 61：403 - 7.

[72] Balen AH. Polycystic ovary syndrome and cancer. Hum Reprod Update,2001,7：522 - 5.

[73] Jones GL, Benes K, Clark TL, et al. The Polycystic Ovary Syndrome HealthRelated Quality of Life Questionnaire (PCOSQ)：a Validation. Hum Reprod,2004,19：317 - 77.

[74] Tang T, Lord JM, Norman RJ, et al. Insulin-sensitising drugs(metformin, rosiglitazone, pioglitazone, D-chiro-inositol) for women with polycystic ovary syndrome, oligoamenorrhoea and subfertility. Cochrane Database Syst Rev,2012, (5)：CD003053.

[75] Barth JH, Cherry CA, Wojnarowska F, et al. Cyproterone acetate for severe hirsutism：results of a double-blind dose-ranging study. Clin Endocrinol (Oxf),1991,35：5 - 10.

扩展阅读

Assessmentand management of polycystic ovary syndrome：summary of an evidencebased guideline (2011). Available from：http://www. managingpcos. org. au/pcos-evidence-based-guidelines.

Balen A, Franks S, Homburg R, Kehoe S, eds. Current management of polycystic ovary syndrome. proceedings of 59th RCOG Study Group, London：RCOG Press, 2010：228.

第9章 卵巢早衰与卵子捐赠

引 言

卵巢功能过早减退（POI）以前称为卵巢早衰，其定义为女性40岁之前卵巢功能衰竭，在女性中发生率约1%。卵巢功能依赖于始基卵泡中卵母细胞的数量。始基卵泡和卵母细胞发生于胎儿时期。婴儿出生前卵巢原始干细胞系就已经消失了。

卵巢衰老的调控

卵巢衰老的调控机制仍然是生殖生物学的一个未解难题。卵巢功能依赖于始基卵泡中卵母细胞的数量。始基卵泡和卵母细胞发生于胎儿时期。婴儿出生前卵巢原始干细胞系就已经消失了。大约妊娠4周时，人类卵黄囊分化出生殖细胞，它们沿着后肠向生殖腺嵴迁移。卵原细胞能通过似变形虫的伪足运动移动。一旦卵原细胞到达生殖腺嵴，它们就与皮质索相关联，并且失去运动能力。妊娠5~28周，卵原细胞进行有丝分裂，同时许多卵原细胞闭锁。有些是在向生殖腺嵴迁移的过程中闭锁，另一些是到达生殖腺后闭锁。在大约妊娠9周时开始出现减数分裂，进入第一次减数分裂，并停止在减数分裂前期，此后卵母细胞进入它的生命周期。因此卵母细胞最后的数量取决于3个方面：①有丝分裂能达到的最大数量；②它们进入减数分裂的时间；③闭锁的比例。影响有丝分裂数量的机制及从有丝分裂转变为减数分裂的机制目前还不清楚。

大约妊娠16周，生殖腺嵴的前颗粒细胞分化成颗粒细胞，覆盖在卵泡膜细胞对应的基底膜上。从大约妊娠16周至产后6个月，卵母细胞分泌透明带，始基卵泡开始出现。卵原细胞的数量靠细胞因子和生长因子调控，特别是卵原细胞自身的干细胞生长因子。

许多的生殖细胞在胎儿时期就已经凋亡了，仅有少数的生殖细胞幸存。生殖细胞在妊娠20周时达到最大数量，大约为700万个[1]。到出生时，这个数量减少至100~200万个。有人推测，淘汰的生殖细胞相对保留的生殖细胞来说，染色体异常的概率更高，但这个推测尚未被证实。

青春期始基卵泡的数量与该物种成年后的最终体重相关。这种关系用方程式 $N = 27700M^{0.47}$ 表示，M表示成年体重，单位为千克[2]。这个方程式对不同物种均有效[2]。物种的寿命也与青春期始基卵泡数量有关，用方程式 $N = 820L^{1.58}$ 表示。所有物种始基卵泡数量均随着年龄增长而减少。举例来说，小鼠青春期前始基卵泡减少率明显快于青春期后。相反在人类，始基卵泡消失加速是在生命晚期。卵泡储备量与排卵速度并不直接相关，而是与每日的卵泡募集有关，卵泡募集随年龄增加而改变。始基卵泡的募集发生在生命的任何时期，最初不依赖于 FSH，FSH 受体仅仅在初级卵泡阶段才表达。始基卵泡的募集受总卵泡数减少而正调节，由此可以解释随着人类年龄增加，卵泡消失速率增快[3]，卵泡开始生长多于闭锁，使高龄卵巢卵泡耗竭速率加快，但是这个控制机制还有待研究。从出生到青春期，大约 75% 卵泡储备丢失。到青春期，大约 25 万枚卵泡保留，从青春期到绝经期，大约 500 枚卵泡发育成熟并排卵（图 9.1）[4]。

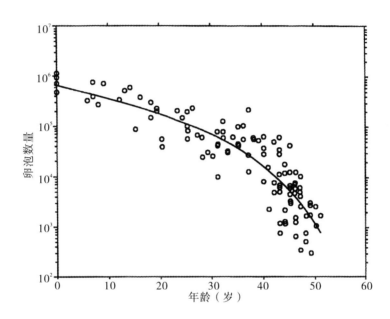

图 9.1　卵母细胞减少与年龄的关系（引自 Faddy MJ, Gosden RG. Hum Reprod, 1996, 11: 1484 - 6)

绝经出现在卵巢上只剩大约 1 000 个卵泡时。因此绝经后仍有少量卵泡，但是它们不能发育成熟，可能是因为 FSH 水平过高导致受体降调节。许多数学模型试图描述始基卵泡数量减少率[4-6]。当剩余 1 000 个卵泡时，绝经大约在 5~10 年内发生，当剩余 10 万枚卵泡时，绝经在 21.5~26.5 年后发生。25 岁时，人类每日大约有 37 枚卵泡通过生长或闭锁从卵巢上消失（大约为 1000 枚/月），然而到了 45 岁，数量减少到大约 2 枚/日。卵巢老化速率已经决定，卵泡数量半衰期大约为 7 年，37.5 岁后，半衰期呈指数递增。

如果卵泡消失的速率没有增加，人类可能在 71 岁左右进入更年期。人类出现更年期的原因尚不清楚，但可以通过增加营养及促进人类健康的方式来延长寿命。募集始基卵泡是一个未知的细胞新陈代谢和（或）信号传导过程，生理学干预并不能终止募集反应。因此，个体一旦怀孕卵泡募集就开始了，口服避孕药时仍然存在募集反应。

数年前的一项研究评估了 17 位 45~55 岁绝经期妇女的卵泡数量，这些妇女均进行了子宫、双侧附件切除术[7]。根据患者的月经类型将其分成 3 组。3 组的平均年龄相似，研究发现月经规则的妇女卵泡平均数量为 1 694 个，绝经前月经不规则的妇女有 181 个卵泡，已绝经妇女没有卵泡。已通过统计 763 位美国妇女做出了绝经期年龄的频率分布图[8]。西方国家出现绝经的年龄相似，发展中国家妇女绝经年龄要早 5 ~ 6 年；这种差异可能是因为胎儿期营养状态造成的，婴儿期及成人营养对卵巢年龄没有直接影响。

从不同年龄卵泡计数及平均绝经年龄的资料中，Faddy 和 Gosden 开发出计算卵巢年龄的数学模型。例如，外科手术切除一侧卵巢后，绝经年龄的提前不会超过 7 年（因此，44 岁时 5% 女性绝经）。如果 30 岁时 50% 卵泡消失，绝经的预计年龄在 44 岁，50% 卵泡消失的年龄每推迟 1 年，绝经年龄将推迟 0.6 年。由此推算，37.5 岁时 50% 卵泡消失，绝经期预计在 48 岁。相比之下，14 岁 90% 卵泡已经消失，则卵巢活动期预计只有 13 年，也就是说绝经期预计在 27 岁。90% 卵泡消失的年龄每推迟 1 年，绝经期将推迟 0.6 年，也就是说，37.5 岁时 90% 卵泡消失，绝经期预计在 41 岁。

闭锁和凋亡［程序化和（或）生理性细胞死亡］指受外界刺激时由基因编码的效应蛋白导致的细胞死亡。一旦卵泡达到初级阶段即开始闭锁。卵泡未被选择排卵，则在窦前或窦卵泡早期闭锁了（直径 1 ~ 5mm），继续生长是 FSH 依赖的。闭锁的卵泡在使用 FSH 后可复苏，卵母细胞如果不是晚期闭锁仍然是健康的。

卵巢功能过早减退（POI）确切的发病率还不知道，但预计占女性人口的 1% ~ 5%[9]。对 1 858 女性进行调查，POI 在 30 岁时发病率为 1∶1000，40 岁时发病率为 1∶100[9]。对闭经女性调查，POI 发病率为 10% ~ 36%[10,11]。

卵巢抵抗综合征

在卵巢功能真正停止前，许多女性都经历了闭经与间断的月经恢复[12]。在这些自然周期中，促性腺激素水平常仍维持在高值，血浆中 FSH 浓度为 15 ~ 20IU/L。隐匿的和（或）早期的卵巢功能减退，或是卵巢抵抗综合征，在卵巢活检中可看到始基卵泡。但并不被推荐在评估这些疾病时进行卵巢活检，因为单个样本并不能真实反映病情，而且对治疗没有帮助。卵巢抵抗综合征患者偶尔会自然妊娠。诱导排卵通常无效，因为卵巢对外源性促性腺激素和内源性激素均不敏感。

有报道称[13]，对 361 名女性用雌二醇抑制促性腺激素分泌，此后用尿促性腺激素（HMG）刺激排卵，68 名女性排卵（19%），但其中只有 8 名妊娠。另一类似的报道称，在体外受精（IVF）中用复方口服避孕药抑制女性 FSH 处于低水平，成功率有限[14]。就作者经验来说，这些方法并不成功。对于有些患者，免疫抑制疗法效果有限，但是没有随机对照试验，作者也可以推荐这种治疗。关于 POI 或卵巢抵抗综合征患者妊娠的报道，并不能说是治疗的成功，而是卵巢功能上下波动的结果。偶尔有恢复排卵或妊娠的报道，这表示围绝经期早期卵巢功能上下波动，或是由于病毒性卵巢炎使卵巢功能短期衰竭。人们发现卵巢功能缓解大多发生于超声下能发现卵巢的这部分患者。

　　如果患者有卵巢抵抗综合征，并有雌激素缺乏的症状，这类患者如果希望妊娠，就必须用激素替代疗法（HRT）准备，HRT 并不抑制排卵（或不利于妊娠）。若患者不期望妊娠，可以采用口服避孕药治疗或 HRT 治疗同时采取避孕措施。

卵巢早衰（POI）的诊断

　　随着女性年龄增长，女性月经周期差异越来越大，但平均周期缩短（28 ~ 23d）。英国女性平均绝经年龄为 50.6 岁；作者定义 45 岁前停经为过早绝经，卵巢早衰定义为 40 岁前停经。有些医师将过早绝经和卵巢早衰两个定义互用，因此将两者年龄均截止于 40 岁[15]。最初的激素改变仅仅是 FSH 单独停止，紧接着是 FSH、LH 升高，随着闭经的发展血浆雌二醇浓度降低。接下来一年，雌二醇进一步下降。超声开始显示卵巢正常，之后卵巢体积变小，卵泡数减少，再之后卵巢体积小于 2mL，卵泡消失。血清抗苗勒管激素（AMH）浓度下降到很低的水平。

　　如果一名女性闭经，且两次以上检测血清 FSH 浓度均上升（> 20 IU/L），即可诊断 POI。闭经时间越久则 FSH 水平越高，AMH 水平越低，卵巢永久衰竭的可能性越大。单纯的 FSH 升高，即使高于 40 IU/L，也应注意患者可能出现自发排卵及受孕。一旦诊断 POI，进一步的内分泌学检验就不必要了。但应附加一些检查，包括染色体核型、自身抗体筛选、自身免疫性疾病相关检查和骨密度测定。心血管评估同样重要，包括血压、血脂。详细询问病史非常重要，特别是 POI 的家族史和自身免疫性疾病史。

卵巢早衰的原因

　　大约 2/3 案例，卵巢功能减退的原因不能明确（框表 9.1）[15]。尚不明确这些案例是特发性，还是由一些目前尚未发现的遗传、免疫或环境因素导致的。调查 323 名 POI 女性，其中 23% 为特纳综合征，6% 接受过化疗，4% 有家族性 POI，还有 2% 有盆腔手术史、盆腔放疗史、半乳血糖血症或 46，XY 性腺发育不全[16]。病毒或细菌感染也会导致卵巢功能衰竭，因此感染，例如腮腺炎、巨细胞病毒或成人感染人免疫缺陷病毒（HIV）以及严重的盆腔炎会长期影响卵巢功能。青春期前的卵巢功能衰竭通常是因为染色体异常，或儿童时期的恶性肿瘤曾经行化疗或放疗引起的。在癌症治疗后发生卵巢功能衰竭的可能性很难预估，但患者的年龄是有效的参数——患者越年轻，卵泡池越大，保留卵巢功能的机会越大。化疗药物的剂量和类型同样重要（第 19 章）。环境毒素也是导致 POI 的因素之一。众所周知的毒素就是抽烟，这已经被证实会导致绝经年龄提前[17]。

框表 9.1　POI 原因

```
特发性
遗传性：特纳综合征、家族性
自身免疫性
盆腔手术
盆腔放疗
化疗
病毒和（或）细菌感染
半乳糖血症
```

POI 的遗传病因

青少年月经初潮后不久就丧失卵巢功能，大多数是因为特纳嵌合体（46，XX/45，X）或 X 三体（47，XXX）。许多基因位于 X 染色体上，这对正常卵巢功能至关重要。两条活动的 X 染色体是胎儿时期储备正常卵泡所必需的。女性细胞中一条 X 染色体随后失活，在男性和女性之间剂量补偿了 X 连锁基因。遗传缺陷导致 POI，通常是 X 染色体，少部分是常染色体[15]。特纳综合征胎儿时期，生殖腺嵴有正常数量的卵母细胞，但在胎儿晚期闭锁加速了[18]。因此出现条索状性腺，只有特纳嵌合体才可能有卵巢功能。X 染色体的嵌合现象，如 45，X/46，XX 和 45，X/47，XXX 是关于 POI 报道中最常见的染色体异常，占 5% ~40%[11]。X 染色体缺失或易位，包括 POF1 和 POF2 位点，导致原发性闭经或更常见的继发性闭经，POI 出现的时间早（POF2 易位为 16 ~21 年）或迟（POF1 易位为 24 ~39 年）[15]。

特纳综合征

特纳综合征是性腺发育不全的最常见原因。最严重的基因型为 45，X，特纳综合征最典型特征包括身材矮小，颈蹼，肘外翻，乳头间距大，心脏、肾脏畸形，还经常有自身免疫性甲状腺功能低下。发现主动脉狭窄很重要，因为此类患者通过赠卵受孕不安全，除非在治疗主动脉狭窄后。患者可能会有自然月经来潮，特别是嵌合体患者，但经常此后接着发生 POF。处理包括低剂量雌二醇治疗，促进乳房及子宫发育；雌激素联合孕激素序贯治疗可能作为维持疗法。

脆性 X 染色体综合征

脆性 X 染色体综合征是导致智障的最常见原因，男性发病率为 1：4 000，女性为 1：8 000。它有各种混合特征，包括身体、行为和认知。大部分文献描述的是男性脆性 X 染色体综合征，有大约 80% 为中度到重度智障，而女性通常表现为轻度表型，其 IQ 常在 70 ~85，处于正常边缘。脆性 X 染色体综合征是一个 X 连锁显性遗传病，外显率降低。家族中未受影响的载体使疾病世代相传的风险增加。疾病是由于 X 染色体长臂上一个基因突变，称为脆性 X 精神发育迟缓 - 1（FMR - 1，Xq27.3）；这个蛋白转录胞质蛋白，它在所有细胞中都存在，但在卵巢、大脑及睾丸中浓度更高。脆性 X 染色体综合征患者缺乏这个蛋白。受累的家族 *FMR*1 基因突变，导致遗传不稳定性。这些突变大小可变，最大的是完全突变，小一些的突变为前突变。因为女性的 X 染色体随机失活一条，因此只有 1/2 全突变女性有脆性 X 染色体综合征。有前突变的女性表型正常，但 POI 风险增加。对 395 例前突变携带者的大样本研究发现，16% 发生 POI，而正常对照人群这一比率为 0.4%[19]。

家族性 POI

有证据证明女性更年期发生年龄受遗传因素影响很大。最近研究热点转向对 POI/POF 特殊家系进行研究，这个家系里 X 染色体长臂临界区域 Xq13 到 Xq26 出现异常。至少 2 个遗传性变异已经被鉴定出：*POF*1 基因（Xq21.3 - q27）[20] 和 *POF*2 基因（Xq13.3 - q21.1）[21]。也存在几个与 POF 相关的罕见的综合征，如半乳糖血症。

POF 自身免疫因素

69% 以上 POI 患者发现有卵巢自身抗体。但化验费用昂贵，且不易操作。如果有一些临床体征，要考虑其他免疫性疾病，如筛选甲状腺、胃黏膜壁细胞和肾上腺自身抗体。有研究表明 20% ~ 40% PIO 女性有其他免疫性疾病病史，最常见的是甲状腺疾病[15]。有许多潜在的卵巢抗原和许多的潜在的自身抗体长期以来相识别。抗卵巢抗体的临床意义尚不明确，特别是抗卵巢抗体的浓度并不能代表疾病的严重程度。目前不确定是抗卵巢抗体导致 POI，还是卵巢损伤后释放抗原导致产生抗卵巢抗体。

POI 医源性因素

有许多医源性的原因导致暂时性或永久性闭经。这些原因包括恶性肿瘤需要的腹部和（或）盆腔放疗或化疗。这两种治疗都能导致永久性性腺损伤，患者的年龄、治疗的累计剂量和患者治疗前月经情况直接影响损伤的严重程度。癌症治疗后，发展成卵巢功能衰竭的可能性很难预测，但患者越年轻，卵泡池越多，她保留卵巢功能的机会越大。据估计，每 1 000 个成人中就有 1 人是儿童期恶性肿瘤的幸存者，在这些女性和（或）男性治疗前低温保存性腺组织，能给他们提供恢复生育力的机会，也能提供天然激素替代的可能性。

妇科操作，如卵巢切除术和子宫切除术不可避免地会导致闭经。适当的时候要给予这些患者激素替代。激素治疗本身可用来干扰月经周期。医源性因素导致卵巢休眠同其他病原体感染一样，也会产生雌激素缺乏症状。

POI 的治疗

POI 的诊断及预后要详细地告知患者。对于年轻女性来说，很难接受需要服用上述清楚标明用于绝经后女性的雌激素制剂，同时不能自然受孕。卵巢功能衰竭和雌激素缺乏的短期、长期后果与 50 岁和 60 岁女性发生的那些是相似的。但问题持续时间会更长，因此合理使用激素替代（HRT）可减少长期雌激素缺乏所引起的后果。

卵巢功能过早减退的年轻女性罹患骨质疏松的风险增加。一项关于 200 名 16~40 岁闭经女性的研究表明：与对照组对比，在校正过体重、吸烟及运动因素后，其骨矿物质密度平均减少 15%[22]。骨质丢失的量与闭经持续的时间及雌激素缺乏的严重程度有关，原发性闭经比继发性闭经更严重。恢复雌激素的正常水平能改善骨密度，但骨盐密度改善不超过 5%~10%，骨密度也不可能恢复到其正常水平。目前还不确定放射学的改进是否确实能降低骨折的风险。补充钙质不等同于强化骨质。因此早期诊断及早期纠正低雌状态十分重要。

POI 女性心血管疾病发生风险也增加。雌激素已被证实有保护心血管作用。它不仅增加保护心脏的高密度脂蛋白水平，也增加总的甘油三酯水平，降低总胆固醇和低密度脂蛋白水平。它的整体效果是心血管保护作用，虽然这种作用从来都没有被有效地证实。

雌激素分泌不足而闭经的女性，需要激素替代治疗。患者需要雌-孕激素序贯治疗，来防止子宫内膜增生症。HRT 治疗适合于绝经女性，也是年轻女性的首选，因为即使是现代低剂量复方口服避孕药也至少含有 2 倍剂量的雌激素。HRT 包含的是天然雌激素，而不是大多数口服避孕药中含有的人工合成炔雌醇。但是没有进行长期对照试验。HRT 需个体化用药，所以年轻女性更喜爱小包装的复方口服避孕药，而不是通常与绝经后老年女性有关的 HRT 制剂。

激素替代治疗的益处在于它可以减少骨质疏松和心血管疾病死亡率，这些被认为比乳腺癌风险更重要，特别是对于 POI 女性。高风险的女性每年都要进行乳腺检查，例如，乳腺癌家族史的女性患者。正常女性进行乳腺透视，因为乳腺组织较活跃，所以结果很难判定，故不推荐 HRT 治疗的年轻女性采取乳腺透视方法进行筛查。终身使用雌激素十分重要，所以 POI 年轻患者必须坚持使用 HRT 治疗，至少到绝经的平均年龄（例如 51 岁），或之后继续治疗 5 年或更久，HRT 治疗不会增加她们乳腺癌发病风险。治疗后的 POI 患者需进行随访，至少每年需进行一次 HRT 治疗的基本评估，监测疾病的发展，根据情况调整用药及进行咨询。

卵子捐赠

无论何种病因，卵子捐赠可用于 POI 女性的治疗，也可用于不希望用自己卵子传递遗传基因的女性。卵子捐赠也可用于 IVF 治疗中卵巢对刺激没有反应的女性，或是精子正常情况下卵子反复受精失败的女性。对 50 岁、60 岁绝经后女性进行供卵存在争议，英国及欧洲人类生殖胚胎学会不允许这类实验。但目前为止没有观察到对接受者有任何不利影响。究竟谁是孩子的父母是一个伦理问题。

受卵者种植率的高低与捐赠卵子女性的年龄相关，一般每个治疗周期种植率在 30%~40%。良好的结局使得卵子捐赠广泛应用，虽然出生率有下降趋势，特别是 40 岁以上的受者，要告知小子宫对结局的影响。子宫内膜对患者种植率的影响很明显。通过调查卵巢功能衰竭的病因，发现 POI 患者中子宫解剖正常的患者妊娠率最高。没有自然青春期的特纳综合征的女性，还有接受盆腔放疗、子宫血供减少、在外源性雌激素刺激下子宫内膜生长不良的女性（有时放疗破坏后续的子宫内膜功能），这些女性接受供卵成功率很低。此外，POI 患者用亲姐妹的卵进行供卵移植也不适合，因为发现用其他生育力强的女性的卵进行供卵移植成功率更高[23]。

有月经周期的女性首先要进行垂体降调，而 POF 女性则要开始口服雌二醇代替平常的 HRT 治疗。戊酸雌二醇的量逐渐增加，6mg 的起始剂量效果较好，可以持续到 100d 后，没有副作用。在使用孕酮之前，雌二醇的持续时间一般是 12～14d。子宫内膜厚度至少为 8mm 时可以开始使用孕酮，孕酮治疗［阴道黄体酮栓 cyclogest 800mg/d（夜间），或 Uterogestan 微粒化黄体酮 300mg/d（日间）］或黄体酮肌肉注射（100mg/d）后的第 4d 进行胚胎移植。验孕阳性后孕酮及雌二醇要持续用药，直到妊娠 7～8 周，血清孕酮大于 127 nmol/L。激素支持在接下来 2 周逐渐减少。实际上雌二醇可以在胚胎移植当天停药，孕酮可以在验孕阳性时停药。

给受卵者人工激素替代治疗十分必要，经常予递增法口服雌激素[24]，在移植前 3d 添加孕激素（图 9.2）。有自然月经周期的受者在开始激素治疗之前需要垂体脱敏，反之，卵巢功能衰竭的绝经女性不需要。有趣的是，后者的结果要好于前者，可能是因为后者 HRT 治疗不是强加于先前存在的月经周期。受卵者周期与供者 IVF 鲜胚移植周期要同步，最终的妊娠率冻胚移植更高。

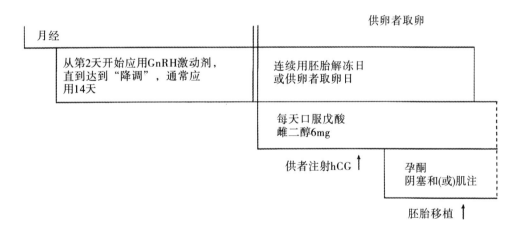

图 9.2　冻胚移植周期的 HRT 治疗或供卵的 HRT 治疗

同精子捐献一样（第 12 章），应向夫妻双方充分告知情况，而供卵者，可能是接受辅助生殖技术的患者，或者是有捐卵意向的正常人，由她们来接受试管婴儿周期。首选捐赠者匿名，虽然相互知道的捐卵者并不少见。捐卵者必须小于 36 岁，以减少年龄相关的染色体异常的风险。

卵子共享是目前流行的捐卵方法。卵子共享就是指一个需要 IVF 的女性自己治疗的费用不足，她可以捐赠一部分她的卵子来获得免费的治疗。充分沟通后，卵子共享运行得非常成功，且如果供卵者没有成功妊娠也没有不良的心理后果。必须保证供卵者自己有一定数量的卵子（一般是 6～10 枚），其他的卵子才能用于捐赠，这就必须有严格的制度，来防止为了多获得卵子而进行不必要的过度刺激卵巢。

卵巢组织和卵子的冷冻保存

在动物实验中已经成功地把始基卵泡移植入受过辐射的卵巢里，此后能正常排卵及妊娠（第 19 章）[25]。随着这项工作的进展，可使人类卵巢组织成功冷冻保存[26]以及组织解冻后重新植入卵巢，并且卵泡在外源性 FSH 刺激下能生长。采取这种方法可以在化疗及放疗之前，保存年轻女性的生育力及卵巢功能。从遗传事件或家系可以预测那些患卵巢功能衰竭风险高的女性，可能需要冷冻保存卵巢组织或卵子。当然不确定冷冻保存的卵巢组织在遗传学上是否可用，如有一天青春期脆性 X 染色体前突变女性或特纳嵌合体女性要求卵子冷冻。也可冷冻特纳嵌合体女性的卵子，但这些卵子需经鉴定以确保其遗传学正常[27]。

（张　玲，曾春花　译；林　津　审）

参考文献

[1] Baker TG. A quantitative and cytological study of germ cells in human ovaries. Proc R Soc Loud B Biol Sci, 1963, 158: 417 – 33.

[2] Gosden RG, Telfer E. Numbers of follicles in mammalian ovaries and their allometric relationships. J Zool, 1987, 211: 169 – 75.

[3] Gougeon A, Ecochard R, Thalabard JC. Age-related changes of the population of human ovarian follicles: increase in the disappearance rate of non-growing and early-growing follicles in aging women. Biol Reprod, 1994, 50: 653 – 63.

[4] Faddy MJ, Gosden RG. A model confirming the decline in follicle numbers to the age of menopause in women. Hum Reprod, 1996, 11: 1484 – 6.

[5] Faddy MJ, Gosden RG. A mathematical model for follicle dynamics in human ovaries. Hum Reprod, 1995, 10: 770 – 5.

[6] Faddy MJ, Gosden RG, Gougeon A, et al. Accelerated disappearance of ovarian follicles in mid-life-implications for forecasting menopause. Hum Reprod, 1992, 7: 1342 – 6.

[7] Richardson SJ, Senikas V, Nelson JF. Follicular depletion during the menopausal transition: evidence for accelerated loss and ultimate exhaustion. J Clin Ettdocrirtol Metab, 1987, 65: 1231 – 7.

[8] Treloar AE. Menstrual cyclicity and the pre-menopause. Maturitas 1981; 3: 249 – 64.

[9] Coulam CB, Adamson SC, Annegers JF. Incidence of premature ovarian failure. Obstet Gynzecol, 1986, 67: 604 – 6.

[10] Balen AH, Shoham Z, Jacobs HS. Amenorrhea-causes and consequences//Asch RH, Studd JJW, eds. Amaual Progress in Reproductive Medicitae. Carnforth, Lancashire: Parthenon Press, 1993, 205 – 34.

[11] Anasti JN. Premature ovarian failure: an update. Fertil Steril, 1998, 70: 1 – 15.

［12］ Cameron IT, O'Shea FC, Rolland JM, et al. Occult ovarian failure: a syndrome of infertility, regular menses and elevated follicle-stimulating hormone concentrations. J Clin Errdocrinol Metab,1988, 67: 1190 – 4.

［13］ Check JH, Nowroozi K, Chase JS, et al. Ovulation induction and pregnancies in 100 consecutive women with hypergonadotropic amenorrhoea. Fertil Steril,1990, 53: 811 – 16.

［14］ Keltz MD, Gera PS, Skorupski J,et al. Comparison of FSH flare with and without pretreatment with oral contraceptive pills in poor responders undergoing IVF. Fertil Steril,2007, 88: 350 – 3.

［15］ Goswami D, Conway GS. Premature ovarian failure. Hum Reprod Update,2005, 11: 391 – 410.

［16］ Conway GS. Premature ovarian failure. Curr Opin Obstet Gynecol,1997, 9: 202 – 6.

［17］ Cooper GS, Baird DD, Hulka BS, et al. Follicle-stimulating hormone concentrations in relation to active and passive smoking. Obstet Gynecol,1995, 85: 407 – 11.

［18］ Singh RP, Carr DH. The anatomy and histology of XO human embryos and fetuses. Arxat Rec,1966, 155: 369 – 83.

［19］ Allington-Hawkins DJ, Babul-Hirji R, Chitayat D, et al. Fragile X premutation is a significant risk factor for premature ovarian failure: the International Collaborative Premature Ovarian Failure and Fragile X Study-preliminary data. Am J Med Genet, 1999, 83: 322 – 5.

［20］ Krauss CM, Turksoy RN, Atkins L, et al. Familial premature ovarian failure due to an interstitial deletion of the long arm of the X chromosome. N Engl J Med,1987, 317: 125 – 31.

［21］ Powell CM, Taggart RT, Dtumheller TC, et al. Molecular and cytogenetic studies of an X; autosome translocation in a patient with premature ovarian failure and review of the literature. Am J Med Genet, 1994, 52: 19 – 26.

［22］ Davies MC, Hall M, Davies HS. Bone mineral density in young women with amenorrhoea. BMJ,1990, 301:790 – 3.

［23］ Sung L, Sustillo M, Mukherjee T, et al. Sisters of women with premature ovarian failure may not be ideal ovum donors. Fertil Steril,1997, 67: 912 – 16.

［24］ Lutjen P, Trounson A, Leeton J, et al. The establishment and maintenance of pregnancy using in vitro fertilization and embryo donation in a patient with primary ovarian failure. Nature,1984, 307: 174 – 5.

［25］ Gosden RG. Restitution of fertility in sterilized mice by transferring primordial ovarian follicles. Hurry Reprod,1990, 5: 499 – 504.

［26］ Newton H, Aubard Y, Rutherford A,et al. Low temperature storage and grafting of human ovarian tissue. Hum Reprod,1996, 11:1487 – 91.

［27］ Balen AH, Harris SE, Chambers EL, et al. Conservation of fertility and oocyte genetics in a young patient with mosaic Turner's syndrome. BJOG,2010, 117: 234 – 7.

第 10 章　子宫内膜异位症

引　言

子宫内膜异位症会导致盆腔痛和不孕。在解决低生育力的前提下，医生不得不考虑什么程度的子宫内膜异位症需要治疗。首选手术治疗，因为术后即可受孕，而采用激素治疗则有避孕作用。

诊　断

经腹腔镜仔细检查盆腔子宫内膜异位症病灶，查出有病灶的患者生育力竟高达 18%[1]。人们认识到不是所有的子宫内膜异位症病灶都有典型的紫蓝色色素沉着。不典型的病灶包括火焰样水泡、结节、白色斑块及腹膜缺损[2]。对肉眼观正常的腹膜进行活检，在显微镜下检查也可发现子宫内膜腺体，所以这种改变是病理性还是生理性仍有争议（图 10.1）[2]。

有人认为，非色素性病变常发生在年轻女性，较深的病变发生在年长女性或严重疾病时[3]。此外，子宫内膜异位症病灶位置会随时间变化。人们认为子宫内膜异位症同地上长蘑菇一样，病灶会在不同时间、不同的地点出现或消失。

虽然有数个理论来解释子宫内膜异位症的发病机制，但经血逆流学说是最流行的也是最让人信服的。经血逆流非常常见，75%～90% 月经期进行手术的女性都能发现经血逆流[4]。经血并不是都包含子宫内膜细胞，影响异位内膜种植的因素目前还不清楚。子宫内膜异位症的发病率为 1%～20%，而不是 75%～90%。子宫内膜异位症患者有免疫功能的改变，因此可以允许逆流的经血种植。细胞黏附分子异常，包括整合素类和细胞外基质蛋白类，也被认为是发病机制之一。距离末次分娩的时间间隔越长，子宫内膜异位症患者不孕的可能性就越大。

有症状的子宫内膜异位症女性有内膜细胞植入腹膜的遗传倾向，进一步发展为异位子宫内膜周期性的炎症反应。众所周知，子宫内膜异位症的严重程度与盆腔痛、性交痛及痛经等症状的严重程度并不相符。预测哪些患者疾病会进行性发展成盆腔粘连和卵巢囊肿不太现实。

严重的子宫内膜异位症通过改变盆腔的解剖结构，使卵巢和输卵管粘连而失去功能，以及发生卵巢子宫内膜异位囊肿而影响生育（图 10.2）。不孕女性中子宫内膜异位症患病率高达 20%～68%[5]。虽然在输卵管表面发现子宫内膜异位灶，但对输卵管

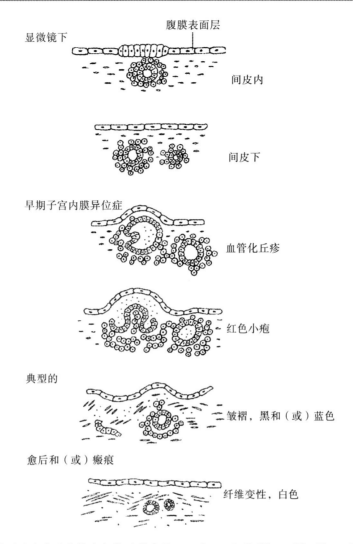

显微镜下

腹膜表面层

间皮内

间皮下

早期子宫内膜异位症

血管化丘疹

红色小疱

典型的

皱褶，黑和（或）蓝色

愈后和（或）瘢痕

纤维变性，白色

图 10.1　腹膜子宫内膜异位症发展（引自 Browns I, et al. Baillieres Clin Obstet Gynaecol, 1993, 7: 741 - 57.）

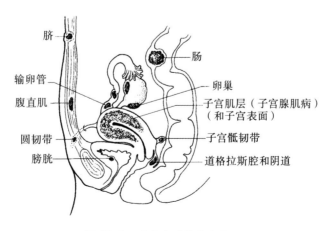

脐

输卵管

腹直肌

圆韧带

膀胱

肠

卵巢

子宫肌层（子宫腺肌病）（和子宫表面）

子宫骶韧带

道格拉斯腔和阴道

图 10.2　子宫内膜异位部位

管腔没有影响，输卵管仍是通畅的。随着病情加重，性交痛也能影响生育力。人们仍在争论，如果盆腔内没有变形，什么范围的子宫内膜异位症会影响生育。有人提出，子宫内膜异位症会使腹膜环境改变，增加了巨噬细胞浓度，而巨噬细胞能减少精子的活力，吞噬精子，干扰输卵管伞端拾卵和精卵受精。先前有试验试图用药物及手术方法来增加轻度子宫内膜异位症女性的妊娠率，可是失败了[6]，但 2 项随机对照试验证明手术切除病灶是有益的[7,8]。

子宫内膜异位症的分类

大多数生殖医学的探索性试验指出，测试生殖功能时所提供的有关基本问题的动态信息很少。特别是在轻度子宫内膜异位症情况下，诊断性腹腔镜手术很可能没有提示疾病的进展。

标记物

关于子宫内膜异位症标记物的研究有很多，越来越多的是非侵入性试验，但不能监测疾病的进展。最常见的是糖蛋白 CA125，一种癌胚体腔上皮分化抗原。子宫内膜异位症患者腹膜液和内异症囊肿里抽取的 CA125 水平明显高于血清。急性盆腔炎和卵巢癌患者血清中 CA125 水平也升高；虽然浓度要高于子宫内膜异位症患者，但也有相当多的重叠。建议 35U/mL 是血清 CA125 水平截断值，低于此值子宫内膜异位症不太可能会发生。然而，CA125 的测量与疾病的发展程度及治疗效果关联性不大。有些卵巢囊肿通过超声或腹腔镜很难辨别，CA125 水平有助于从这些卵巢囊肿中区别出卵巢型子宫内膜异位症。

抗子宫内膜抗体

研究发现抗子宫内膜抗体在子宫内膜异位症患者中显著升高，虽然它对疾病的严重程度和进展的预测性及敏感性较差。疾病发生的早期抗体反应要强于疾病晚期，因此测量子宫内膜抗体的技术就不用定量。这些子宫内膜异位症标记物和其他至少 100 种标记物，被研究证实没有一种可候选，或被作为生物学标记模板用于临床[9]。此外，广泛的子宫内膜异位症筛查在临床实践中并不可行，这种筛查只在有子宫内膜异位症家族史的患者可行，并决定何时需要行侵入性检查。

腹腔镜检查

子宫内膜异位症是靠腹腔镜检查来分期，最著名的分期是美国生育协会（AFS），也就是现在的美国生殖医学会（ASRM）提出的。这个分期以病变的范围、粘连的程度、直肠子宫陷凹消失的程度来进行评分（表 10.1）。腹腔镜检查所观察到的内容要详细记录，可能的话可以留下照片或录像（图 10.3 和框表 10.1）[10]。但 AFS 分类法也有其局限性，它不能提供疾病活动性的指标，也不能预测疼痛和生育力低下。最近常用的临床评分系统是子宫内膜异位症生育指数（EFI；表 10.2 和表 10.3）[11]。EFI 考虑到年龄，不孕年限，既往有无妊娠史，并结合外科手术发现。EFI 指数越高，随着时间推移累积妊娠率越高，8~10 分的 3 年后累积妊娠率约为 80%，相比之下，0~3 分的 3 年后累积妊娠率仅为 5%（图 10.4）[12]。

表 10.1　美国生育协会子宫内膜异位症分期法修正版

	子宫内膜异位症	<1cm	1~3cm	>3cm
腹膜	浅	1	2	4
	深	2	4	6
右卵巢	浅	1	2	4
左卵巢	深	4	16	20
	浅	1	2	4
	深	4	16	20

	部分		完全	
直肠子宫陷凹				
封闭	4		40	

粘连		<1/3 包裹	1/3~2/3 包裹	>2/3 包裹
右卵巢	薄膜	1	2	4
	致密	4	8	16
左卵巢	薄膜	1	2	4
	致密	4	8	16
右输卵管	薄膜	1	2	4
	致密	4[a]	16	20
左输卵管	薄膜	1	2	4
	致密	4[a]	8[a]	16

a 如果输卵管全部被包裹，应为 16 分

框表 10.1　子宫内膜异位症严重性分类

轻度：腹膜表面有散在新鲜病灶；卵巢表面有微小病灶；没有输卵管周围粘连

中度：一侧或双侧卵巢表面有一些病灶，有瘢痕、孪缩或小的子宫内膜异位症囊肿；卵巢周围或输卵管周围小范围粘连；瘢痕形成或孪缩引起的直肠子宫陷凹表面部分封闭

重度：一侧或双侧卵巢子宫内膜异位症囊肿（>2 cm）；一侧或双侧输卵管闭锁或被粘连阻塞，直肠子宫陷凹封闭；子宫骶韧带增厚，肠道及输尿管受累

引自 Acosta et al, Obstet Gynecol, 1993, 42：19-25

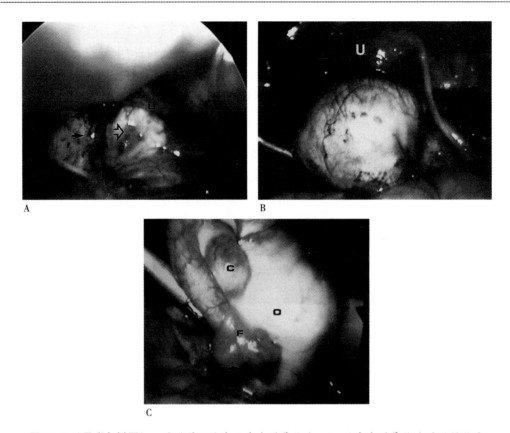

图 10.3（见彩色插页） 腹腔镜下检查子宫内膜异位症。A. 子宫内膜异位症的活性位点在子宫骶韧带和直肠子宫陷凹之间（空心箭头），靠近病灶有新生血管形成和新的腹膜形成（实心箭头）。B. 左卵巢粘连于子宫（U）后方，子宫内膜异位症囊肿使左卵巢增大。C. 观察到左卵巢（O）上有黄体（C），提示刚排过卵。输卵管伞端（F）未发现异常，虽然它的后侧有子宫内膜异位症病灶（箭头所指）

表 10.2 子宫内膜异位症生育指数（EFI）：手术后给出最小功能评分

得分		描述		左		右
4	=	正常	输卵管	☐	+	☐
3	=	轻微功能障碍	伞端	☐	+	☐
2	=	中度功能障碍	卵巢	☐	+	☐
1	=	重度功能障碍				
0	=	无功能	最低分	☐	+	☐ = ☐
				左		右 LF 分值

计算 LF 分值，是将左侧和右侧最低分相加。如果一侧卵巢缺如，LF 分值是将剩下的卵巢那侧的分值乘以 2

表 10.3　子宫内膜异位症生育指数

病史因素			手术因素		
因素	描述	得分	因素	描述	得分
年龄	≤35 岁	2	LE 分值	LF 分 = 7 ~ 8（高分）	3
	36 ~ 39 岁	1		LF 分 = 4 ~ 6（中分）	2
	≥40 岁	0		LF 分 = 1 ~ 3（低分）	0
不孕年限	≤3 年	2	AFS 内异症评分	AFS 病损评分 < 16	1
	> 3 年	0		AFS 病损评分 ≥ 16	0
既往妊娠	有	1	AFS 总分	AFS 总分 < 71	1
	无	0		AFS 总分 ≥ 71	0
总病史因素			总手术因素		
EFI = 总历史因素 + 总手术因素			病史因素 + 手术因素 = EFI 分数		

AFS：美国生育协会　EFI：子宫内膜异位症生育指数　LF：最小功能

引自 kovacs G. The Subfertility Handbook：A Clinicoian's Guide，2nd ed. Cambridge University Press，Canbridge，2010.

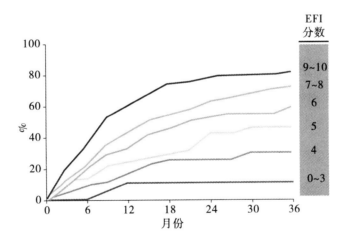

图 10.4（见彩色插页）　通过子宫内膜异位症生育指数（EFI）分值来估计妊娠率

活　检

如果腹腔镜不能明确诊断，可取病灶进行活检来提供组织学诊断。尽管多达 1/3 的临床典型案例中组织学检查未提示子宫内膜异位组织。此外，腹膜活检会导致出血，破坏其他脏器的组织结构，所以活检不是常规进行。腹膜病灶随年龄而改变，25 岁以下患者常常能见到清楚的丘疹，接下来是红色（高度活跃），黑色（纤维变性，伴随陈旧性出血，中度活跃），白色（瘢痕性，静止的组织）病损，也可以是各类型重叠。

囊　肿

有人认为卵巢表面的子宫内膜异位症使卵巢皮层内陷，卵巢表面粘连，从而导致包裹性囊肿，形成卵巢子宫内膜异位囊肿。卵巢可能与周围的腹膜、血管、输尿管下段粘连。手术剥除囊肿必须仔细沿囊肿边缘剥除，而不能剥除正常卵巢组织。

子宫内膜异位症的治疗

子宫内膜异位症的治疗取决于患者的意愿，特别是她主要的就诊原因是疼痛还是不孕。如果要求生育，但疼痛也是一个问题，那么治疗常常用镇痛药，可以单独使用，也可以与手术治疗相结合［镇痛药包括非甾体抗炎药（NSAIDs）；萘普生（250mg 每日 3 次（tid）或每天 4 次（qid）或甲芬那酸（500mg tid）特别有效］。有证据证明 NSAIDs 通过抗前列腺素作用抑制排卵过程，但子宫内膜异位症的疼痛常发生于月经期，而不是月经中期，所以这些药物对希望妊娠的女性是安全的。

当评价子宫内膜异位症治疗效果时，很有必要区分通过二次腹腔镜检查评价盆腔疾病的恢复情况和达到妊娠和（或）疼痛减轻的预期结果的本质区别。另外，需谨记治疗后腹腔镜评估盆腔情况，应在月经周期刚恢复进行，而不是治疗中断后立即进行，从而获得具有代表性的评估[13]。接受二次腹腔镜检查的常常是做临床试验研究的患者，这并不是常规的临床治疗，常规治疗更侧重于不孕的治疗。

针对生育的药物治疗

一项对照研究表明，与未处理对照组相比，轻度子宫内膜异位症（未出现解剖结构异常的情况下）患者通过药物或手术治疗，不能证明可改善妊娠率。与期待治疗相比，药物治疗没有优势[7,14,15]。系统综述中收纳了这些治疗[16]，包括 23 个试验，3 043位女性。经过抑制排卵治疗后妊娠的女性，与安慰剂组和随机未治疗的女性相比，OR值分别为 0.79（95% CI 0.54 ~ 1.14，$P = 0.21$）和 0.8（95% CI 0.51 ~ 1.24，$P = 0.32$）[16]。这个结果表明，治疗不能提高妊娠率，还有可能降低妊娠率。这种治疗没有效果，反而有避孕作用，所以对希望妊娠的女性来说，医生并不提倡药物治疗。此外药物治疗子宫内膜异位症只在给药期间起效，并不能防止疾病的进一步发展。

子宫内膜异位症变化发生于月经周期和激素治疗时，随年龄增长而变化。表面的子宫内膜异位症病灶，包括卵巢子宫内膜异位囊肿早期，有在黄体期发生分泌期改变的倾向。相反，包裹性结节病灶在月经期经历增生，而不是坏死、脱落。子宫内膜异位症对卵巢激素周期性变化有反应，当妊娠时血清内雌激素、孕激素浓度增高，内异症病灶就萎缩了。假孕疗法是持续给予复方口服避孕药（COC），首先内异症病灶增生、蜕膜化，但最后内异症病灶萎缩。子宫内膜异位症组织上雌激素及孕激素受体比子宫内膜上要少，所以要持续治疗数月，才能使病情稳定。

最初人们用高剂量的合成雌激素/孕激素，而不是现在 COCs 里的低剂量激素，那时经常由于高剂量激素的副作用而中断治疗。还未证实持续给予低剂量 COCs 对治疗子宫内膜异位症相关性不孕有效。COC 治疗可使月经量减少，正在服用 COC 的患者及近期停用 COC 的患者，子宫内膜异位症发生率低于停用 COC 超过 12 个月以上的患者。是否对内异症家族高风险的女性预防性使用 COC 治疗还不确定。

醋酸甲羟孕酮

单独使用孕激素可使内膜蜕膜化，之后发生萎缩。醋酸甲羟孕酮（MPA）能引起闭经，起始剂量为 30mg/d[17,18]。如果发生突破性出血，剂量可加至 50mg/d，或极少情况下可加至更高剂量来达到闭经的目的，主要副作用为体重增加、乳房胀痛、情绪改变和水钠潴留。

促性腺激素释放激素激动剂

促性腺激素释放激素（GnRH）激动剂可使垂体脱敏，从而引起闭经。缓释剂可以每月治疗 1 次或 3 个月治疗 1 次。副作用是雌激素缺乏的各种反应：潮热、性欲低下、痤疮及皮肤油脂增多。可反向添加孕激素[19]或雌激素，来防止骨质疏松和一些其他的长期雌激素过低引起的并发症。作者喜欢用复合甾体类制剂替勃龙，因为它可以提供有效的反向添加，且副作用很小。对于那些期望缓解疼痛的子宫内膜异位症患者，这种治疗是慢性治疗，也不适合那些不孕患者。此外，作者不推荐在体外受精（IVF）前长期使用 GnRH 激动剂，但推荐手术后短期应用 GnRH 激动剂后即行 IVF。

达那唑

达那唑是合成类固醇制剂，有抗黄体生成素及抗雌激素作用。它抑制促性腺激素分泌，还有雄激素作用。达那唑和 GnRH 激动剂都能抑制内异症活动和降低抗子宫内膜抗体水平[21]。一般服药 8 周内能够达到闭经，才有治疗效果，起始剂量常为 200mg/d，但有时加至 600 ~ 800mg/d。副作用主要是药物代谢影响和雄激素作用导致的副作用，包括潮热、痤疮、皮肤油脂分泌增加、多毛、声音低沉、性欲减退、体重增加、恶心、头痛和肌痛性痉挛。正因为这样的副作用，所以达那唑不是子宫内膜异位症治疗的一线用药。

效 果

在很多前瞻性随机对照试验中都比较了 GnRH 激动剂、醋酸甲羟孕酮和达那唑的治疗效果。它们减少子宫内膜异位症评分的效果差不多，大约都为 50% 左右，大约 25% 病例症状缓解[22-28]。目前争论的问题是，严重的子宫内膜异位症是否影响 IVF 治疗的成功率，有人认为受精率和种植率受影响。在 IVF 治疗前给予 2 ~ 3 个月的 GnRH 激动剂治疗来抑制活动性子宫内膜异位症，被证实能改善 IVF 的治疗结果[29,30]。对先前有过卵巢手术或卵巢储备下降的女性，应慎用 GnRH 激动剂，因为 GnRH 激动剂的抑制时间会延长，这会降低卵巢对其后的促性腺激素刺激的反应。

新治疗：选择性孕激素受体调节剂及芳香化酶抑制剂

抗孕激素 RU486（米非司酮）抑制排卵，破坏子宫内膜的完整性，对抗雌激素对内膜的有丝分裂效应，而不降低血清雌激素平均浓度[20]。另一个是选择性孕激素受体调节剂（SPRMs），如醋酸优力司特，在保证循环中雌激素水平的同时，也能达到闭经和抑制子宫内膜异位症的功效。芳香化酶抑制剂抑制芳香化酶 P450 转化为雄激素（雄烯二酮和睾酮），从而抑制雌酮和雌二醇。芳香化酶活性在正常子宫内膜中检测不到，但在子宫内膜异位症组织中活性很高，因此治疗潜力很大。

手术治疗

如果患者已经提供适当的信息，但诊断仍不能明确时，在患者同意的情况下可进行诊断性腹腔镜检查，同时可对子宫内膜异位症进行治疗。在诊断性腹腔镜手术中清除小的子宫内膜异位症病灶或进行粘连松解术，手术时间的增加不会超过 10 ~ 15 分钟。严重病变常常没有先兆症状或体征，因此，这些患者进行手术之前必须进行详细讨论。手术前或手术后对子宫内膜异位症进行药物治疗抑制病灶，只能延迟妊娠，有非正式的研究表明这种治疗有益。严重的子宫内膜异位症在术前用药物抑制，可以减少血供，减少手术难度，但雌激素缺乏的组织变得更脆而且愈合不良[31]。一篇系统综述观察了子宫内膜异位症手术前、后采用激素抑制治疗效果[31]。有研究比较了术前药物治疗和单独手术子宫内膜异位症 AFS 分值，发现术前药物治疗组 AFS 分值有明显改善，［加权平均差（WMD）为 9.60，95% CI 11.42 ~ 7.78］，但这种改善不一定与患者更好的预后有关系。子宫内膜异位症术后激素抑制与单独手术相比，在缓解疼痛或提高妊娠率上并没有优势，但可以明显减少疾病复发［AFS 分值（WMD － 2.30，95% CI 4.02 ~ 0.58）］[31]。实验证实，术前激素抑制和术后激素抑制相比，两者缓解疼痛的结果没有显著性差异［风险值（RR）1.01，95% CI 0.49 ~ 2.07］。AFS 分值和手术后症状减轻的信息只是总结性描述，所以组间的差别不能被量化[31]。作者建议，如果手术只是针对于 IVF 前去除活动性病灶，可在术后适当给予 GnRH 激动剂来降低术后组织粘连的风险，并计划 6 ~ 8 周后开始超排卵治疗（这时不用反向添加治疗）。另外，一个循证医学综述提出，接受 GnRH 激动剂治疗的女性临床妊娠率要明显高于对照组（3 个研究：OR 4.28，95% CI 2.00 ~ 9.15）[30]。

一旦考虑手术，必须区别是卵巢子宫内膜异位囊肿还是深度浸润性子宫内膜异位症，后者是指子宫内膜异位症侵入腹膜表面下 5mm 以上。卵巢子宫内膜异位囊肿往往与粘连相关，而深度浸润性子宫内膜异位症则不是，它经常位于直肠子宫陷凹、子宫骶韧带和膀胱子宫反折。有时虽然表面看起来很小，但病灶非常深。磁共振成像有助于明确病变局限程度并指导手术。有时手术前需要进行直肠镜检查和静脉尿路造影。如果是深部浸润型，手术前需行肠道准备。二氧化碳激光切除病灶比外科电刀切除病灶效果要好，因其手术穿透深度最小，可控性及精准性更好。

有证据表明，大于 3cm 的子宫内膜异位症囊肿进行手术切除的效果要比单纯引流和消融的效果要好[32]。一篇系统综述报道，腹腔镜手术切除子宫内膜异位症囊肿的囊壁可以减少卵巢子宫内膜异位囊肿的复发率（OR 0.41，95% CI 0.18~0.93），减少进一步手术的可能（OR 0.21，95% CI 0.05~0.79）和一些临床症状的复发率，如痛经（OR 0.15，95% CI 0.06~0.38）、性交困难（OR 0.08，95% CI 0.01~0.51）和非经期的盆腔痛（OR 0.10，95% CI 0.02~0.56）。它也可以提高低生育力女性的自然周期妊娠率（OR 5.21，95% CI 2.04~13.29）[32]。

只有训练有素的外科医生才能进行子宫内膜异位症的腹腔镜手术。子宫内膜异位症与其他盆腔疾病相比，要求外科医生所掌握的手术技能水平更高。有时可能需切除受累的肠管及膀胱，这时需要肛肠外科及泌尿外科医生帮助。在输尿管旁进行手术时需特别小心，输尿管镜可能有帮助。大的病灶通常需要开腹手术，这种大手术适用于已生育且有剧烈疼痛的患者，而不适合不孕的患者。不孕患者更适合用 GnRH 激动剂结合 IVF 治疗。

深度浸润性子宫内膜异位症和卵巢子宫内膜异位囊肿经过手术治疗，能使患者 12 个月的累积妊娠率高达 60%，此后 IVF 相比二次手术来说，妊娠率更高。

子宫内膜异位囊肿在 IVF 中可导致严重的问题。的确，作者曾在经阴道 B 超引导下穿刺取卵时，意外穿入子宫内膜异位囊肿，此后发生严重盆腔感染。因此建议预处理抽吸子宫内膜异位囊肿，这可以增加获卵数，提高妊娠率。药物治疗对子宫内膜异位囊肿效果有限。尽管有人报道经阴道抽吸囊肿效果很好，但作者倾向于在腹腔镜手术时，在较宽的及直接的视野中去除子宫内膜异位囊肿，而不是经阴道处理。腹腔镜手术能够准确地治疗，且可以减少复发。必须记住，任何年龄的女性，卵巢囊肿都有恶变可能，所以适当的随访是必需的。子宫内膜异位囊肿不管是进行腹腔镜手术还是经阴道抽吸，都是有风险的，所以对于双侧卵巢功能都好的女性，如果在取卵前不去处理小的囊肿（<2cm），也要避免在取卵时抽吸囊肿。如果卵巢反应不良，则建议在 IVF 治疗前先治疗囊肿。如果囊肿较大或双侧卵巢囊肿，建议在 IVF 开始前进行手术治疗。如果取卵时意外穿入囊肿，应该彻底吸净囊肿，之后给予 7 天抗生素（阿莫西林或头孢菌素 + 甲硝唑）预防感染。

轻度子宫内膜异位症手术治疗

为了了解轻度（微型）的子宫内膜异位症是否需要治疗，在加拿大进行了一个多中心、随机对照实验的 Endocan 研究[8]。它研究的是在轻度或小的子宫内膜异位病灶时，烧灼或切除病灶是否能改善累积妊娠率。主要结果是怀孕，且随访至 36 周。研究设计良好，排除所有可能影响妊娠的因素，腹腔镜手术时间随机化。所选的病例，均可见典型的深蓝色子宫内膜异位症病灶，AFS 分值不少于 16 分。不巧的是这种规定使粘连的患者包含在研究当中，所以干预处理不单独是烧灼病灶。研究最后，341 名患者的结果可用于分析：172 名患者经历腹腔镜治疗，169 名仅仅为诊断性腹腔镜检查。那些经历治疗的患者不仅仅烧灼了内异症病灶（常常是电灼术），也同时分离了粘连。所以尽管研究的目的是调查烧灼及切除病灶的效果，但有9%的患者严重干扰了研究的进行。

腹腔镜治疗后的患者妊娠率显著提高（OR 2.03，95% CI 1.28～3.24），孕20周后持续妊娠率也显著提高（OR 1.95，95% CI 1.18～3.22）。排除那些粘连患者，OR值也很高，但两组置信区间非常宽，下限接近1。除去粘连的患者，只剩下284名患者，因此这个研究单独考虑烧灼的效果，证据不是很充足（评估需要330位患者）。有趣的是，尽管药物治疗随机对照试验的随访大于24周，循证医学综述表明，治疗组的累积妊娠率仍低于期待疗法组[14]，妊娠率为23.5%～47.2%，这种差异可能是因为包含了粘连的患者。

一个研究子宫内膜异位症的意大利小组做了一个小型研究[9]，随机选定了54位进行轻度子宫内膜异位症治疗的患者，和47位单纯进行腹腔镜的患者。1年后，妊娠率无明显差异，分别为24%和29%。因此，尽管治疗不太可能造成身体损伤，但也不能过度延长腹腔镜的手术过程。

一个循证医学综述结合这两个研究[33]得出结论，微型或轻度子宫内膜异位症采取腹腔镜手术治疗可以提高成功率。手术治疗能显著提高妊娠率和活婴分娩率（OR 1.64，95% CI 1.05～2.57）。但有关的试验有一些方法上的问题，因此需在此方面有更进一步的研究[33]。

子宫内膜异位症治疗策略

子宫内膜异位症相关的不孕女性，每周期生育力减少1%～3%；除外盆腔器官机械变形，其他影响生育的机制尚不清楚。中度到重度子宫内膜异位症患者如果要进行辅助生殖治疗，则需在治疗前2个月采取药物治疗，使子宫内膜异位灶稳定，此后再采取促排卵治疗。轻度患者行诊断时可以进行腹腔镜手术，中、重度患者手术前需仔细准备，手术的目的是去除子宫内膜异位囊肿，减少卵巢及输卵管周围粘连。如果6～12个月内没有妊娠，则需行IVF治疗（框表10.2）。

框表 10.2　子宫内膜异位症的关键点

● 经血逆流可能是子宫内膜异位症的主要原因
● 子宫内膜异位症的病理生理学及演变过程目前还不清楚
● 微型和轻度子宫内膜异位症影响生育，可以通过腹腔镜评估来治疗
● 中度至重度子宫内膜异位症会导致不孕，需更广泛的手术
● 药物治疗子宫内膜异位症有避孕作用，所以适用于那些疼痛但无生育要求的患者
● 经过适当选择的子宫内膜异位症患者，手术治疗能改善他们的生育力
● 重度子宫内膜异位症患者常常需要辅助生殖技术
● 经阴道穿刺抽吸子宫内膜异位囊肿可能导致严重的盆腔感染，比如IVF取卵时误穿囊肿

（张　玲，曾春花　译）

参考文献

[1] Vessey MP, Villard-Macintosh L, Painter R. Epidemiology of endometriosis in women attending family planning clinics. BMJ,1993, 306: 182 – 4.

[2] Brosens I, Puttemans P, Deprest J. Appearance of endometriosis. Baillieres Clin Obstet Gynaecol,1993, 7: 741 – 57.

[3] Redwine DB. Age-related evolution in color appearance of endometriosis. Fertil Steril,1987; ,48: 1062 – 3.

[4] Kruitwagen R. Mensriwation as the pelvic aggressor. Baillieres Clin Obstet Gynaecol,1993, 7: 687 – 700.

[5] Bosteels J, Van Herendael B, Weyers S, et al. The position of diagnostic laparoscopy in current fertility practice. Hum Reprod Update, 2007, 13: 477 – 85.

[6] Thomas EJ, Cooke ID. Successful treatment of asymptomatic endomeCriosis: does it benefit infertile women? BMJ,1987, 294: 1117 – 19.

[7] Marcoux S,Maheux R,Berube S,et al. Laparoscopic surgery in infertile women with minimal and mild endometriosis. N Engl J Med,1997, 337: 217 – 22.

[8] Parazzini F. Ablation of lesions or no treatment in minimal-mild endometriosis in infertile women. A randomized trial. Hum Reprod,1999, 14: 1332 – 4.

[9] May KE, Conduit-Hulbert SA, Villar J,et al. Peripheral biomarkers of endometriosis: a systematic review. Hum Reprod Update, 2010, 16: 651 – 74.

[10] Acosta AA, Puttram VC, Franklin RR, et al. A proposed classification of pelvic endometriosis. Obstet Gynecol,1993, 42: 19 – 25.

[11] Adamson GD, Pasta DJ. Endometriosis fertility index: the new, validated endometriosis staging system. Fertil Steril,2009, 94: 1609 – 15.

[12] Kovacs G, ed. The Subfertility Handbook: A Clinician's Guide, 2nd edn. Cambridge: Cambridge University Press, 2010.

[13] Evers J. The second look laparoscopy for the evaluation of the results of medical treatment of endometriosis should not be performed during ovarian suppression. Fertil Steril,1987, 47: 502 – 4.

[14] Badaway SZ, El Bakry MM, Samuel F, et al. Cumulative pregnancy rates in women with endometriosis. J Reprod Med, 1988, 33: 757 – 60.

[15] Telimaa S. Danazol and medroxyprogesterone acetate are inefficacious in the treatment of infertility in endometriosis. Fertil Steril,1988,50: 872 – 5.

[16] Hughes E, Brown J, Collins JJ, et al. Ovulation suppression for endometriosis. Cochrane Database Syst Rev,2007, (3): CD000155.

[17] Luciano AA, Turskoy RN, Carleo J. Evaluation of oral medroxyprogesterone acetate in the treatment of endometriosis. Obstet Gynecol,1988, 72: 323 – 7.

[18] Moghissi KS. Treatment of endometriosis with estrogen-progestin combination and progestogens alone. Cliu Obstet Gyrzecol,1988,31:823 – 8.

[19] Cedars MI, Lu JK, Meldrum DR, et al. Treatment of endometriosis with a long-acting GnRH agonist plus medroxyprogesterone acetate. Obstet Gyrzecol,1990,75: 641 – 5.

[20] Murphy AA, Castellano PZ. RU486: pharmacology and potential use in the treatment of endometriosis and leiomyomata uteri. Curr Opin Obstet Gyrzecol,1994,6: 269 – 78.

[21] Bayer SR, Seibel MM, Saffan DS, et al. Efficacy of danazol treatment for minimal endometriosis in infertile women. J Reprod Fertil,1988, 33: 179 – 83.

[22] Henzl MR,Corson SL,Moghissi K,et al. Administration of nasal nafarelin as compared with oral danazol for endometriosis N ENgl J Med,1988,318: 485 – 9.

[23] Dmowski WP, Radwanska E, Binmor Z. Ovarian suppression induced with buserelin or danazol in the management of endometriosis: a randomized, comparative study. Fertil Steril,1989, 51:395 – 400.

[24] Donnez J, Nisolle-Pochet M, Casanas-Roux F. Endometriosis-associated infertility: evaluation of preoperative use of danazol, gestrinone and buserelin. Int J Fertil,1990, 35: 297 – 301.

[25] Fedele L, Bianchi S, Arcaini L, et al. Buserelin versus danazol in the treatment of endometriosis-associated infertility. Am J Obstet Gyuecol,1989, 161:871 – 6.

[26] Fraser IS, Shearman RP, Jansen RPS, et al. A comparative treatment trial of endometriosis using the GnRH agonist nafarelin and the synthetic steroid danazol. Aust NZ J Obstet Gynaecol, 1991, 31:158 – 63.

[27] Nafarelin European Endometriosis Trial (NEET) Group. Nafarelin for endometriosis: a large scale, danazol-controlled trial of efficacy and safety, with 1 year follow up. Fertil Steril,1992, 57: 514 – 22

[28] Shaw RW. An open randomized comparative study of the effect of gosarelin depot and danazol in the treatment of endometriosis. Fertil Steril,1992,58: 265 – 72.

[29] Surrey ES, Silverberg KM, Surrey MW, et al. Effect of prolonged GnRH-agonist therapy on the outcome of IVF in patients with endometriosis. Fertil Steril,2002,78: 699 – 704.

[30] Sallam HN, Garcia-Velasco JA, Dias S, et al. Long term pituitary down-regulation before IVF for women with endometriosis. Cochrane Database Syst Rev 2006.

[31] Yap C, Furness S, Farquhar C. Pre and post operative medical therapy for endometriosis surgery. Cochrane Database Syst Rev, 2004, (3): CD003678.

[32] Hart RJ, Hickey M, Maouris P, et al. Excisional surgery versus ablative surgery for ovarian endometriomata. Cochrane Database Syst Rev,2005,20: CD004992.

[33] Jacobson TZ, Barlow DH, Koninckx PR,et al. Laparoscopic surgery for subfertility associated with endometriosis. Cochrane Database Syst Rev,2002, (4): CD001398.

第 11 章　输卵管性不孕与子宫肌瘤

引　言

虽然体外受精（IVF）已经彻底改变了多种形式的不孕治疗，但对于轻、中度输卵管疾病，采用 IVF 助孕还是输卵管手术，仍存在争议。IVF 是一项紧张而耗时的治疗，且每次助孕仅提供单次妊娠机会，除非可以冻存胚胎以供将来使用。与此相反，一次成功的输卵管手术，可以提供永久性治疗，术后具有一次以上妊娠的可能性。此外，输卵管手术可通过腹腔镜进行，究竟是选择经腹输卵管显微外科手术还是选择经腹腔镜输卵管手术，其各自的适应证仍有争论。有学者建议，经腹输卵管手术的唯一指征是输卵管复通术。在英国，输卵管手术往往是由国家卫生服务机构提供资金，而对于 IVF 治疗仅给予较少的资助。但是，作者所讨论的是忽略费用问题，选择针对患者的个体化治疗方案。

技　术

输卵管的手术技巧是至关重要的，无论是剖腹手术还是腹腔镜手术，均需要足够的专业培训。经腹输卵管手术最好使用手术显微镜进行。放大倍数通常为 20 ~ 40 倍，以便在输卵管重建过程中可检视黏膜，并能正确地对齐缝合管腔。必须充分显露盆腔器官，但并不一定需要大切口。术中应小心处理组织，并用生理溶液（乳酸林格液，或 Hartmann 液，有时需肝素化）持续冲洗术野[1]。合成的非吸收性缝合线（8 - 0 尼龙）可减少愈合过程中的组织反应，有些医生亦倾向于使用合成的可吸收缝合线（如薇乔）。

虽然部分医生仍主张继续应用开腹显微手术治疗输卵管疾病，但腹腔镜现已得到了青睐。即使经历四孔切口的腹腔镜手术，患者的恢复速度也比开腹手术快，通常可在术后次日回家，有时甚至当天即可出院。有一项研究比较了显微外科和腹腔镜手术松解输卵管粘连的效果，在累积妊娠率上无统计学差异，随访 12 个月，妊娠率均略超过 40%[2]。影响妊娠率最显著的因素是不孕的持续时间，不孕年限每增加 1 年，妊娠率降低约 20%。因此，患者等待手术的时间越长对其受孕的影响越大。

进行腹腔镜手术必须极其细心，并且尽可能降低器械对周围组织的损伤，尤其在使用激光或电凝时。后续的研究已证实在组织损伤和松解粘连方面，腹腔镜使用 CO_2 激光与显微外科手术之间没有差异（根据残余碳颗粒、异物反应或组织坏死程度评估）。

内镜工具

电外科器械是最常用的内镜工具，常用间断的电凝使细胞脱水，或连续电切来气化组织，或者两种模式混合使用。单极电凝产生的电流穿过组织接到地面上，而双极电凝电流仅在两个电极钳之间流动，所以较少引起邻近组织的损伤。内镜电凝通过加热至120℃来凝结组织，且无电能逃逸到患者体内。

激光治疗需要昂贵的设备。短波长激光（KTP，Nd：YAG激光）凝结效果很好，但汽化效果较差。CO_2激光切割精确，因为它们气化很好，但凝血较差，因此用于电凝时造成组织损伤的范围更广泛。

超声波振动手术刀（超声刀）的振动频率超过50kHz，可使蛋白质变性，而且切割组织时与电外科手术或激光相比，对周围组织损伤最小。待组织蛋白冷却时，会形成一个止血凝结物。

术前注意事项

不孕夫妇在决定行输卵管手术前需做全面检查。如果双方均存在不孕原因，例如，精子功能障碍，则应推荐体外受精（IVF）。另一个重要的考虑因素是患者的年龄，因为体外受精的成功率随着年龄的增长而下降，尤其是38岁以上的女性，谨慎的治疗方法是直接进行IVF，而不是等待输卵管手术带来受孕机会。

术前检查应包括对子宫腔及输卵管的评估，宫腔情况可通过子宫输卵管造影（HSG）或宫腔镜评估，输卵管一般通过腹腔镜（第5章）评估。曾有学者建议，可通过经腹腔镜或经宫腔镜的输卵管镜从输卵管内部进一步评估可能会有所帮助（图11.9）。然而，这些技术昂贵而费时，且未被证明可以改善预后，因此，在最初的尝试后，这些技术基本上都被摒弃了。选择性输卵管造影和输卵管插管有助于辨别输卵管近端梗阻的位置，并且有时可疏通输卵管，而不需行外科手术。这项操作可在门诊行输卵管造影时由放射科医生动态地执行，有时可在基础麻醉下进行。外科手术在以下情况意义不大，如输卵管破坏严重仅存很短一段正常，或盆腔广泛粘连，或有活动性病变，如子宫内膜异位症（第10章）。

粘连松解术

输卵管周围粘连会干扰拾卵和输卵管的运送功能，而卵巢周围的粘连可能会阻碍排卵。如果粘连松解术后输卵管及卵巢游离得很好，（图11.1～图11.3），将产生良好的累积妊娠率（随访24个月可达60%），但在二次腹腔镜中经常会发现一定程度的复发粘连[3]。致密粘连比纤细的膜状粘连预后差。术中重要的是要避免产生腹膜剥蚀，这将增加手术后粘连形成的概率。一些学者主张初次手术后的早期也就是术后 5 天至 2 个月，进行二次腹腔镜，以使膜状粘连在变得致密以前（通常术后 4～6 个月）得到进一步处理。

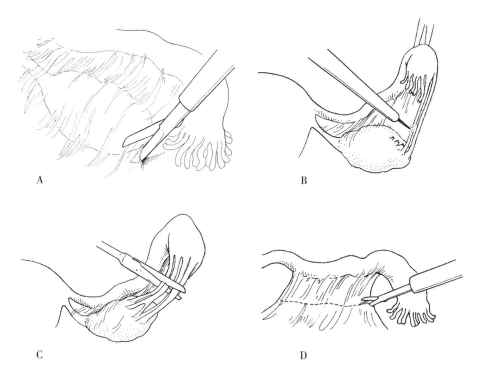

图 11.1　A. 腹腔镜下输卵管周围及卵巢周围的粘连松解。B、C. 腹腔镜输卵管伞端粘连松解。D. 输卵管粘连松解

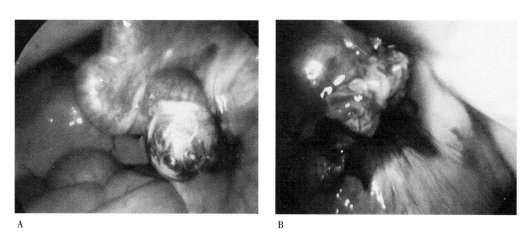

图 11.2（见彩色插页）　A. 腹腔镜检查和染液。输卵管伞端周围的粘连导致所注入的染液潴留，仍有一些染液溢入腹腔。在这种情况下，子宫输卵管造影可提供输卵管功能正常的印象。B. 进行粘连松解，输卵管伞端可见染液顺畅流出

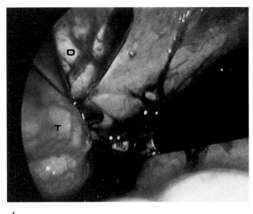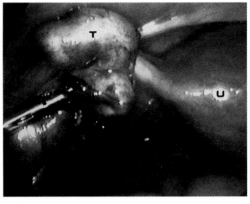

A   B

图 11.3（见彩色插页）　A. 腹腔镜检查和染液。左侧卵巢（O）粘连于阔韧带后叶，输卵管（T）是粘连在道格拉斯窝。用剪刀来分离粘连。B. 进行粘连松解，但在输卵管（T）呈曲颈甑状，肿大，并已严重受损。子宫（U）尚正常

　　腹腔镜对术野的放大程度使得手术与开腹显微外科手术同样轻松，且更容易到达粘连的盆腔器官，而不需要开腹。加拿大生育能力评估研究小组进行了一项多中心的随机对照研究，比较腹腔镜下输卵管卵巢粘连松解术后与未经手术治疗的患者，发现12 个月的妊娠率分别为 45% 和 16%[4]。输卵管卵巢粘连松解术后的异位妊娠率约 5%，而人群的异位妊娠率为 0.5% ~ 1%[5]。

输卵管造口术

　　输卵管造口术的重点是在输卵管的末端造一个小口，输卵管黏膜外翻以重建输卵管伞端，并可自由移向卵巢。应该避免输卵管粗糙面与线状切口粘连愈合。虽然输卵管末端梗阻时通常存在输卵管及卵巢周围的粘连，但输卵管壁薄、黏膜正常、卵巢周围无粘连的患者治疗效果最佳。

　　巨大输卵管积水（直径超过 1.5cm）预后较差，通常予以切除（见下文）。

　　一些学者认为在进行腹腔镜下输卵管伞端重建术之前如插入输卵管镜检查，发现输卵管腔内粘连及输卵管黏膜的严重破坏会使得术者放弃输卵管伞端重建术。这种说法有一定的科学逻辑，但插入输卵管镜前需打开输卵管末端，因此同时进行输卵管伞成形术也没什么损失。输卵管造口术后的妊娠率为 20% ~ 40%，异位妊娠率为 5% ~ 20%，（图 11.4 ~ 图 11.6）。关键是要提醒输卵管病变患者妊娠后尽早进行超声检查评估胚胎着床位置，以便早期确诊及处理异位妊娠（第 22 章）。

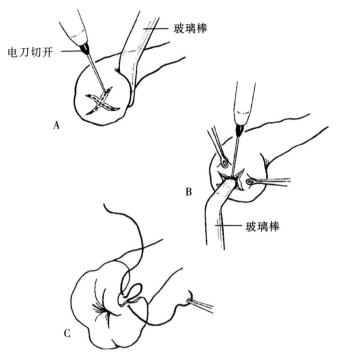

图 11.4　开腹输卵管显微外科手术：输卵管造口术。A. 用电刀在输卵管末端做一个"十"字切口。B. 仔细延长切口。C. 输卵管黏膜边缘外翻并用不可吸收 6-0 缝线缝合

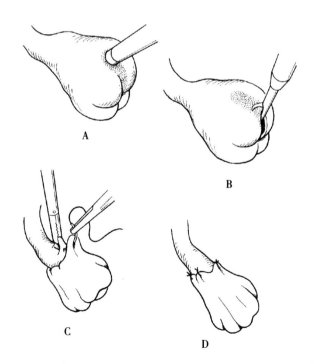

图 11.5　腹腔镜下输卵管造口术，使用激光或电刀切开（A），锐性切开（B）和腹腔镜下缝合（C、D）

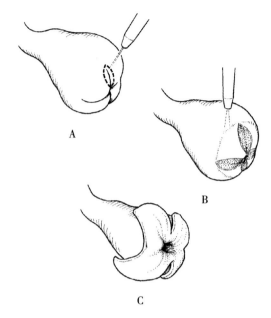

图 11.6 腹腔镜下应用激光或电刀进行输卵管造口术（A），切开输卵管（B），浆膜层形成瘢痕以使（C）黏膜外翻

宫角闭塞

输卵管与宫角的吻合术最好使用开腹显微外科手术。腹腔镜手术的倡导者探索应用腹腔镜进行输卵管吻合术，但迄今为止的结果各异。输卵管近端如病损严重，通常行输卵管子宫再植术。输卵管再植手术的效果往往不佳，且有妊娠期间子宫破裂的风险，所以这些病例目前最好进行 IVF 治疗。由于感染（例如结节性峡部输卵管炎、盆腔炎、结核病）导致宫角闭塞，通常与该输卵管显微镜下的受损长度有关，所以其预后较差，异位妊娠的风险比输卵管复通术后更大。输卵管修复术需分两层次进行——黏膜下肌层和浆膜层——用 8 - 0 不可吸收的合成缝线。输卵管支架可导致内皮损伤，所以不推荐。切除足够长的输卵管使得术后病损的输卵管无残留很重要，85% 的病例术后输卵管通畅，但不等于输卵管功能好转或能够妊娠，术后妊娠率为 50% ~ 60%。据报道，术后异位妊娠率为 5% ~ 10%。

输卵管复通术有良好的结局，不仅是因为患者是可生育的（虽然术前检查卵巢功能及她现任丈夫的精液分析尤为重要），而且还因为输卵管的受损部分非常小。尽管如此，确定绝育术的方式很有必要，如波麦罗伊绝育术和输卵管电疗等传统术式与使用输卵管结扎环相比，对输卵管功能的影响大得多，比使用输卵管夹更具破坏性。如果重建的输卵管长度超过 4cm，且远端至少具有 1cm 壶腹部，预后是最好的，妊娠率60% ~ 80%，而异位妊娠率通常低于 5%（图 11.7）。虽然开腹的显微输卵管复通术仍然是标准的术式，一些医生采用腹腔镜技术已取得良好效果，有时也使用机器人协助手术。

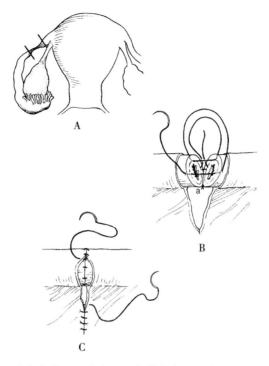

图 11.7 开腹输卵管显微手术：输卵管宫角吻合术。A. 用电刀锐性切除输卵管狭窄段后，用 8 - 0 尼龙线进行端端缝合。B. 第一针从 6 点缝合，穿透肌层（不穿透黏膜）。4~8 针缝合是必需的。C. 浆膜层和输卵管系膜要求用 6 - 0 尼龙线缝合

据报道，输卵管重建术后 72 个月以上，37 岁以下女性的累积分娩率为 72%，相比之下 IVF 为 52%（$P = 0.012$），而在年龄超过 37 岁的女性中，分娩率分别为 51% 和 36%（差异无显著性）[6]。考虑到成本效益，建议高龄女性最好直接行 IVF 治疗[6]。

对侧输卵管和卵巢的整形

在一些罕见的病例中，一侧输卵管缺失且对侧卵巢也缺失，这就有必要调整卵巢的韧带使之接近对侧输卵管。在另一些病例中，医生则将双侧受损的残余输卵管整形为一根输卵管。

经宫颈输卵管复通术

在输卵管造影或腹腔镜术中可能因输卵管痉挛或存在黏液栓造成输卵管阻塞的假象，可通过输卵管镜或选择性输卵管造影排除上述情况。经宫颈输卵管插管，在透视

引导下使用球囊进行输卵管整形，近几年已有对这种方法的评估，据报道，约80%的病例可实现输卵管通畅，妊娠率为35%[7,8]。迄今为止，这些方法尚无对照研究，但是有可能受孕的，也有可能是患者输卵管功能性梗阻的自然恢复（图11.8）[9]。

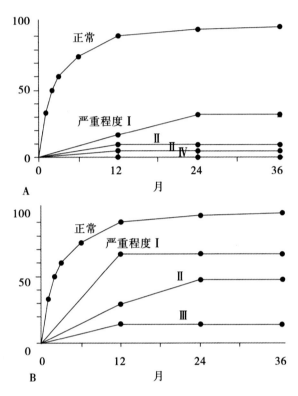

图11.8 累积妊娠率（CCRs）。A. 输卵管手术前。B. 输卵管手术后，根据输卵管疾病的严重程度（四级病变未行手术）（引自 Wu CH，Gocial B. Int J Fertil，1998，33：341－6）

经宫腔镜的输卵管镜

软性输卵管镜经宫腔镜插入输卵管不仅可见管腔视野，而且可通过通液或输卵管整形实现输卵管复通。如输卵管内仅有轻微粘连或有黏液栓和纤维蛋白沉积需要去除，可使用输卵管镜。输卵管镜下黏膜异常清晰可见，比起仅看到复通后的输卵管外观正常，医生会更快指导患者进入 IVF 治疗（图11.9）。输卵管镜受可利用光学系统的限制，人们仅在早期对其应用产生过一定兴趣，最终并没有推广使用。目前，该产品已经退出市场。

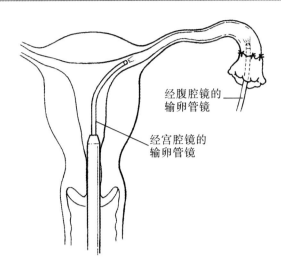

图 11.9 经宫腔镜的输卵管镜和经腹腔镜的输卵管镜。软性经宫腔镜的输卵管镜经由鞘插入操作中的宫腔镜,而经腹腔镜的输卵管镜(通常是硬性的)常在腹腔镜评估盆腔时经腹进入输卵管

经腹腔镜的输卵管镜

输卵管镜经腹腔镜自输卵管伞端插入输卵管,可提供输卵管壶腹部的清晰图像,并多用于引导医生决策对患者进行输卵管手术或体外受精(IVF)治疗(图 11.9)。尽管早期对输卵管镜有所期望,但这项技术还没有得到普及,现已很少使用。

体外受精

大多数输卵管性不孕女性的最佳治疗是体外受精(IVF;第 14 章)。如果患者有重复异位妊娠史,在 IVF 治疗前应先行绝育术,因为没有什么比经历一个 IVF 周期的治疗压力后,再次发生异位妊娠更痛苦。IVF 治疗后总的异位妊娠率为 5%(即高于正常),因为并不能保证胚胎移植入子宫后会留在宫腔内。接受 IVF 对于想要受孕的女性来说,需迈出很大的一步,但对于经历过异位妊娠且输卵管严重受损的女性来说通常是可以接受的。如果本来存在输卵管病损的患者 IVF 助孕后发生异位妊娠,术前需讨论此次手术应行绝育术还是输卵管切除术。

目前已有很好的证据表明,输卵管积水通过影响子宫内膜环境而影响 IVF 的结局,可能通过有毒物质逆流入宫腔,从而破坏胚胎植入[11-13]。如果输卵管完全堵塞且存在较大的输卵管积水,则在 IVF 助孕前,应切除积水的输卵管。迄今为止,在大的前瞻性随机对照试验(RCT)中,204 名患者进入试验,192 名开始 IVF 助孕[14]。虽然输卵管切除组(36.6%)和未干预组(23.9%)之间的妊娠率无显著差异,但前者活产率有所提高（28.6%比16.3%，$P = 0.045$）。在双侧输卵管积水（尤其是超声可见的输卵管积水）患者中，差异（图11.10）更为显著（临床妊娠率45.7%比22.5%，$P = 0.029$；活产率40%比17.5%，$P = 0.038$）。纳入5项随机对照试验的系统回顾已经确认IVF助孕前治疗输卵管积水的益处[15]，无论是输卵管切除术，还是腹腔镜下输卵管栓塞或超声引导下输卵管积水抽吸术。在4项涉及输卵管切除术的试验中，妊娠的比值比（OR）为2.49（95% CI为1.60~3.86），不增加治疗的并发症，也对流产或异位妊娠的发生率无影响[15]。术后的平均妊娠率较高，可达21.7%（95% CI为15.1~28.3）；因此，每5位手术治疗的患者中，即有1位患者通过IVF受孕。输卵管切除术通常可经腹腔镜进行，但应注意不要影响卵巢的血供。虽然早期研究表明手术对后续IVF治疗中的卵巢反应并无影响[16]，但最近的研究表明手术对卵巢反应还是有影响的，但不会影响妊娠率[17]。

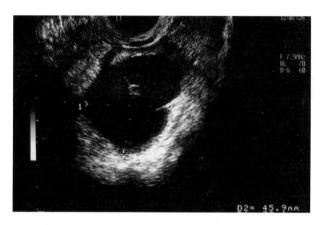

图 11.10　输卵管积水的阴道超声扫描（由 Leeds 生殖医学中心辅助生殖中心的 Mrs J Smith 提供）

粘连的影响

盆腔手术与粘连形成的发生率及粘连的再形成均相关，可能会影响日后的生育。因此人们对应用多种物质预防粘连形成一直有很大兴趣，包括使用类固醇、抗组织胺药、肝素、4%艾考糊精及透明质酸制剂和凝胶喷剂，所有这些药物均在循证医学数据库[18]中进行分析。尚无证据显示使用类固醇、右旋糖酐或其他药物对生育结局有益。使用透明质酸制剂可能会减少粘连形成（OR 0.31，95% CI 0.19~0.51），并防止之前存在的粘连加重（OR 0.28，95% CI 0.12~0.66），但没有足够证据表明4%艾考糊精或凝胶喷剂可用作防粘连剂[18]。但另一项前瞻性随机双盲研究表明，使用4%艾考糊精与乳酸林格液对比，前者预防粘连形成效果显著，并在二次腹腔镜中得到证实[19]。然而，所有在盆腔手术中辅助使用的研究试剂均未被证实可提高妊娠率。

子宫手术

子宫肌瘤切除术

子宫肌瘤很常见，其发病率随年龄增长上升。有报道在年龄 25～32 岁的瑞典白人女性中子宫肌瘤发病率低至 3%，在年龄 33～40 岁女性中为 8%[20]，而在 50 岁美国白人及黑人中发病率高达 70% 和 80%[21]。子宫肌瘤可通过超声检查获得影像学资料和初步评估，但磁共振成像（MRI）对进一步描述多发肌瘤的生长位置很有帮助，并可与腺肌瘤相鉴别[22]。子宫肌瘤按其生长的位置分类：浆膜面的肌瘤对生育的影响最小，浆膜下肌瘤突出浆膜面超过 50% 后其影响不断增加；肌壁间肌瘤不影响宫腔形态，少于 50% 的肌壁间肌瘤突出于子宫壁；相反，黏膜下肌瘤可有蒂进入子宫（0 型），无蒂的黏膜下肌瘤向宫腔突出小于 50%（Ⅰ型），大于或等于 50%（Ⅱ型）。目前认为，子宫肌瘤如影响宫腔形态或直径大于 4cm 的肌壁间肌瘤最有可能影响生育能力。从不孕不育流行病学的许多方面可见子宫肌瘤对不孕不育影响的研究是非常庞杂的，通常是回顾性的研究。

子宫肌瘤往往不加选择地切除，而子宫肌瘤剔除术可导致盆腔广泛粘连和破坏子宫腔的完整性。直到最近，人们认识到只有当肌瘤显著影响宫腔形态或者长在宫角堵塞输卵管开口时才需切除。因此，Farhi 等[23]的研究表明，体外受精（IVF）后着床率并未因肌瘤的存在而受到影响，除非子宫腔的形状发生改变。可能不是肌瘤的存在影响着床率，而是宫腔形态的改变可能影响了子宫内膜增殖和血管的分布，从而影响着床率。子宫肌瘤对妊娠可能有不良影响，肌瘤的生长可引起孕早期的疼痛，使流产、早产、胎先露异常发生率和剖宫产率增加。

子宫肌瘤切除术对子宫的完整性及功能具有潜在的风险。术前使用促性腺激素释放激素激动剂治疗 6～8 周将显著缩小肌瘤，减少血供及术中出血。小的黏膜下肌瘤可经宫腔镜剔除（图 11.11）。辅助生育治疗前行子宫肌瘤剔除术还是期待自然受孕，尚有待于进行随机对照研究。

一项针对肌壁间肌瘤对自然受孕和辅助生育影响的系统回顾性研究发现（表 11 - 1），肌壁间肌瘤的女性，其临床妊娠率降低［风险比（RR）0.81，95% CI 0.70～0.94］，种植率（RR = 0.68，95% CI 0.59～0.80）和活产率（RR0.70，95% CI 0.58～0.85；表 11.1）也降低[23]，流产率升高（RR1.75，95% CI 1.23～2.49）。当仅将子宫腔评估纳入研究时，肌瘤对妊娠率、活产率及流产率的影响消失。尽管如此，人们普遍认为，肌壁间肌瘤对生育有不利影响；然而，切除肌壁间肌瘤对改善临床妊娠率或活产率并无显著的效果[24]。

黏膜下肌瘤对临床妊娠率（RR 0.36，95% CI 0.18～0.74）、着床率（RR 0.28，95% CI 0.12～0.65）和活产率也产生不利影响（RR0.32，95% CI 0.12～0.85），且增加流产率（RR 1.68，95% CI 1.3～2.05）[24]。系统回顾性研究确实表明手术后临床妊

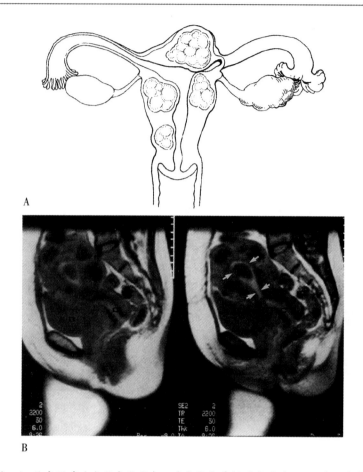

图 11.11 A. 子宫肌瘤改变子宫腔形态，造成输卵管间质部堵塞。B. 质子密度 MRI 扫描显示子宫的两个矢状切面，宫颈管（C）和膀胱（B）。多发性肌壁间肌瘤（F）可见。巨大带蒂的黏膜下肌瘤（S）是由高信号（白色）表示，子宫内膜（箭头）。这与图 5.30 为同一患者

娠率显著提高（RR 3.77，95% CI 0.47～30.14），但在流产率及活产率[24]方面无显著改善。此外，很难证实肌瘤大小与妊娠结局的相关性。

　　作者的实践经验是在子宫肌瘤剔除术前应用长效促性腺激素释放激素激动剂 6～8 周进行预处理以减少子宫血供，从而减少术中出血。也有学者建议使用选择性孕激素受体调节剂醋酸乌利司他（5mg/d）进行术前预处理，可能有利于改善育龄女性中重度子宫肌瘤症状。治疗的持续时间限为 3 个月，术前使用可有效控制子宫肌瘤患者的出血症状，相当于每月注射促性腺激素释放激素激动剂（亮丙瑞林），且副作用较小。两项大型的随机对照试验已于近期完成。在第一项试验中，对有症状的子宫肌瘤女性应用两种剂量乌利司他与安慰剂，患者均有子宫过度出血和贫血[25]，试验超过 13 周，所有女性接受补铁治疗。13 周后，91% 服用 5mg 乌利司他、92% 服用 10mg 乌利司他和 19% 服用安慰剂的女性，出血症状得到控制。闭经率分别为 73%、82% 和 6%，大部分接受乌利司他患者在用药 10d 内发生闭经。子宫肌瘤体积的平均变化分别为－21%、

-12% 和 3%，乌利司他治疗的患者肌瘤缩小的效应可持续更长时间。第二项研究是在有症状子宫肌瘤和子宫过度出血的 307 名女性中，直接比较乌利司他和醋酸亮丙瑞林的疗效[26]。90% 服用 5mg 乌利司他、98% 服用 10mg 乌利司他和 89% 注射醋酸亮丙瑞林的女性，子宫出血得到控制。闭经的中位数时间为分别为：5mg 乌利司他组 7d，10mg 乌利司他组 5d 和醋酸亮丙瑞林组 21d。患者潮热发生率分别为 11%、10% 和 40%，乌利司他治疗的女性血清雌激素水平维持在绝经前水平[25,26]。乌利司他也可能导致 10% ~ 15% 的患者子宫内膜良性增厚，并且在治疗停止后可逆转，月经可复潮。目前尚不清楚经过这样处理后多长时间可安全受孕。

比子宫肌瘤切除术创伤小的治疗方法也用于肌瘤的处理，包括子宫动脉栓塞和 MRI 引导下激光凝固性坏死或高强度聚焦超声破坏肌瘤。这些技术在不孕症处理中的意义仍有争议。此外，虽然子宫动脉栓塞已成为肌瘤处理中流行的方法，但不推荐有生育要求的女性用此方法，因为其对子宫和卵巢的血供有潜在的不利影响[27]。孕期的不良事件也有所增加，包括流产、胎盘粘连、需要剖宫产分娩和产后出血[28,29]，所以，作者不推荐有生育要求的女性进行子宫动脉栓塞。

表 11.1　肌瘤的位置对体外受精结局影响的 Meta 分析

肌瘤位置	纳入的研究数	Breslow-Day 检验（P 值）	普通 OR（95% CI）
临床妊娠率			
黏膜下肌瘤	2	0.92	0.3（0.1 ~ 0.7）
肌壁间肌瘤	7	0.38	0.8（0.6 ~ 0.9）
浆膜下肌瘤	3	0.92	1.2（0.8 ~ 1.7）
肌壁间和（或）黏膜下	11	0.30	1.0（0.8 ~ 1.2）
所有类型	16	0.24	0.8（0.7 ~ 1.0）
分娩率			
黏膜下肌瘤	2	0.79	0.3（0.1 ~ 0.8）
肌壁间肌瘤	7	0.09	0.7（0.5 ~ 0.8）
浆膜下肌瘤	3	0.94	1.0（0.7 ~ 1.5）
肌壁间和（或）黏膜下	11	0.68	0.9（0.7 ~ 1.1）
所有类型	16	0.43	0.8（0.6 ~ 0.9）

宫腔息肉

息肉经常在超声检查子宫腔内或子宫输卵管造影或宫腔镜检查时被发现。如果息肉堵塞输卵管的宫角开口或者与异常出血相关，则应将其切除。如果正在进行宫腔镜检查，息肉可以很容易去除。然而，如果息肉是盆腔影像学检查过程中偶然发现，且没有症状，是否有手术指征仍存在争议，因为没有明确的证据证明息肉与不孕有关[30]。

一项纳入215名女性的随机对照试验发现息肉切除术后行宫腔内人工授精可获得更高的妊娠率（63%比28%，RR 2.3，95% CI 1.6~3.2）[31]。作者的实践经验是切除直径大于1cm的息肉，如果患者出现不规则阴道出血或阴道分泌物增多，应切除息肉以排除恶性变。人们普遍认为在开始不孕不育治疗前应行宫腔镜检查评估子宫腔，切除息肉，并排除任何其他异常情况，有些学者主张IVF两周期失败后应再次行宫腔镜检查，有证据显示妊娠率增加约2倍（RR 1.7，95% CI 1.5~2.0）[32]。

宫腔粘连

应行宫腔镜下粘连分离。如果患者因宫腔粘连综合征闭经，为保持宫腔的完整性需放置宫内节育器2个月，以恢复正常月经来潮，取环后患者可以受孕（图11.12）。也可使用宫腔防粘连剂。周期性激素疗法（雌孕激素联合）可能对内膜再生有益。

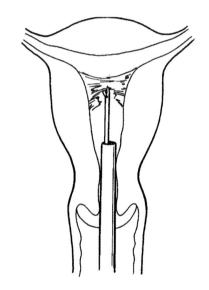

图11.12 宫腔镜下子宫粘连切除术

子宫畸形的重建

某些先天性子宫畸形可能与不育和流产风险增加有关，尽管许多女性可以受孕，可能只是在妊娠期间行超声检查时或剖宫产[33]时发现子宫异常。约5.5%的女性子宫先天性异常，最常见的是鞍形子宫。在不孕和流产的女性中纵隔子宫是最常见的异常，但不常见的子宫畸形，如双角子宫、单角子宫和双子宫也与生育力下降相关，外科手术对这些病例帮助甚小。较大的子宫纵隔，可能会导致流产的风险增加，如果在不孕症的常规检查中发现纵隔子宫，患者将基于该子宫异常对生育的影响来咨询是否需要手术治疗。但是，让本来就存在生育困难的患者受孕后继续冒着流产的高风险，这是否合理呢？鉴于子宫畸形并不一定引起流产，医生在子宫手术前需劝患者谨慎定夺，因为手术可能进一步破坏子宫的完整性或导致破坏性粘连形成。目前尚无有关此问题的前瞻性随机对照试验；尽管如此，大的子宫纵隔可能仍值得行宫腔镜电切术。

患有子宫畸形或先天性无子宫（MRKH 综合征）的女性唯一的妊娠机会是 IVF 代孕，通常经阴道取卵（因为这些患者通常阴道正常），与她丈夫的精子受精，然后将胚胎移植到一位代孕母亲体内。有时，卵巢位置高出骨盆腔，则需在超声引导下经腹取卵，这对于操作者相当具有挑战性。子宫移植已经在非人类灵长类动物和女性中实施，在前者已有受孕的报道[34,35]。

输卵管性不孕的处理策略

输卵管性不孕的处理实际上是在输卵管手术和 IVF 之间进行选择。如果一对生育力低下夫妇有其他因素，如精子功能障碍或女方超过 37 岁，考虑选择 IVF 而非手术是合乎逻辑的。IVF 也适于有中、重度输卵管疾病的患者，即输卵管远端梗阻伴积水，尤其是当积水直径大于 1.5cm，壁厚，且伴有广泛的附件粘连。如果通过输卵管造影和现已少用的输卵管镜发现输卵管腔内结构变形及粘连，输卵管手术的预后将更差。粘连松解对游离输卵管和分离膜状粘连有效，对于致密粘连预后极差。表 11.2 列出了英国生育协会与术后自然受孕预后相关的盆腔疾病的分类。

表 11.2 英国生育协会的输卵管和（或）盆腔感染性疾病分类

轻度（手术的预后有利：2 年以上 >50%）

无纤维化的输卵管近端梗阻

输卵管远端梗阻但无输卵管增粗

输卵管造影显示黏膜正常

输卵管和（或）卵巢周围膜状粘连

中度（手术预后可疑）

单侧严重的输卵管损害

输卵管和卵巢周围有限的致密粘连，输卵管正常

重度（预后较差：2 年以上 <10%）

双侧输卵管严重受损

广泛输卵管纤维化

输卵管增粗 >1.5cm

黏膜异常

双侧梗阻

广泛致密粘连

腹腔镜手术对所有输卵管手术均优于开腹显微外科手术，但输卵管复通术除外，而且腹腔镜下处理输卵管很少采用锐性剥离、激光或电外科器械。持续的组织湿润和

良好的止血是必不可少的，以减少手术后粘连的形成。输卵管手术 12 个月后的累积妊娠率迅速下降，所以应向患者建议 IVF 助孕（框表 11.1）。

框表 11.1 输卵管疾病的要点

- 腹腔镜手术在很大程度上取代了开腹输卵管显微外科手术，除外输卵管复通术
- IVF 助孕适用于输卵管手术后 6~9 个月仍未受孕的患者
- 双侧输卵管切除术或输卵管绝育术适用于有输卵管损伤、有异位妊娠病史及输卵管积水的女性

有输卵管病损和异位妊娠史需 IVF 助孕的女性应行双侧输卵管切除术或输卵管结扎术，尤其 IVF 助孕后发生异位妊娠的患者，因为发生再次异位妊娠的风险增加。输卵管积水患者也应行双侧输卵管切除术或输卵管结扎术，因为输卵管积水的有毒液体逆流入宫腔，可能会对 IVF 的着床率造成不利影响。

（林　津，李　萍　译）

参考文献

[1] Winston RML, Margara RA. The role of reproductive surgery// Templeton AA, Drife JO, eds. Infertility. London: RCOG, 1992, 185 - 98.

[2] Saravelos HG, Li T-C, Cooke ID. An analysis of the outcome of microsurgical and laparoscopic adhesiolysis for infertility. Hum Reprod, 1995, 10: 2887 - 94.

[3] Graebe RA. The role of endoscopy in the management of the infertile patient. Curr Opin Obstet Gynecol, 1995, 7: 265 - 72.

[4] Tulandi T, Collins JA, Burrows E, et al. Treatment-dependent and treatment-independent pregnancy among women with periadnexal adhesions. Am J Obstet Gynecol, 1990, 162: 354 - 7.

[5] Maier DB, Nulsen JC, Klock A, et al. Laser laparoscopy versus laparotomy in lysis of pelvic adhesions. J Reprod Med, 1992, 37: 965 - 8.

[6] Boeckxstaens A, Devroey P, Collins J, et al. Getting pregnant after tubal ster-ilization: surgical reversal or IVF? Hum Reprod, 2007, 22: 2660 - 4.

[7] Gleicher N, Confino E, Corfman R, et al. The multicentre transcervical balloon tubo-plasty study: conclusions and comparisons to alternative technologies. Hum Reprod, 1993, 8: 1264 - 71.

[8] Lederer KJ. Transcervical tubal cannulation and salpingoscopy in the treatment of tubal infertility. Curr Opin Obstet Gynecol, 1993, 5: 240 - 4.

[9] Wu CH, Gocial B. A pelvic scoring system for infertility surgery. Int J Fertil, 1988, 33: 341 - 6.

[10] Kerin JF, Williams DR, San Romano GA, Pearlstone AC, Grundfest WS, Surrey ES. Falloposcopic classification and treatment of fallopian tube lumenal disease. Fertil Steril 1992; 57: 731 - 41.

[11] Andersen AN, Yue Z, Meng FJ, et al. Low implantation rate after in vitro fertilisation in patients with

hydrosalpinges diagnosed by ultrasonography. Hum Reprod,1994, 9: 1935 - 8.

[12] Fleming C, Hull MG. Impaired implantation after in vitro fertilisation treatment associated with hydrosalpinx. Br J Obstet Gynaecol,1996, 103: 268 - 72.

[13] Strandell A. The influence of hydrosalpinx on IVF and embryo transfer: a review. Hum Reprod Update, 2000, 6: 387 - 95.

[14] Strandell A, Lindhard A, Waldenstrom U. Hydrosalpinx and IVF outcome: a pro-spective, randomized multicentre trial in Scandinavia on salpingectomy prior to IVF. Hum Reprod,1999,14: 2762 - 9.

[15] Johnson NP, van Voorst S, Sowter MC, et al. Surgical treatment for tubal disease in women due to undergo IVF. Cochrane Database Syst Rev,2010, (1): CD002125.

[16] Strandell A, Lindhard A, Waldenstrom U, et al. Prophylactic salpingectomy does not impair the ovarian response in IVF treatment. Hum Reprod,2001, 16:1135 - 9.

[17] Gelbaya TA, Nardo LG, Fitzgerald CT, et al. Ovarian response to gonadotropins after laparoscopic salpingectomy or division of the Fallopian tubes for hydrosalpinges. Fertil Steril,2006, 85: 1464 - 8.

[18] Metwally M, Watson A, Lilford R, et al. Fluid and pharmacological agents for adhesion prevention after gynaecological surgery. Cochrane Database Syst Rev,2006, (2): CD001298.

[19] Brown CB, Luciano AA, Martin D, et al, the Adept Adhesion Reduction Study Group. Adept (icodextrin 4% solution) reduces adhesions after laparoscopic surgery for adhesiolysis: a double-blind, randomized controlled study. Fertil Steril,2007, 88: 1412 - 26.

[20] Borgfeldt C, Andolf E. Transvaginal ultrasonographic findings in the uterus and the endometrium: low prevalence of leiomyoma in a random sample of women age 25 - 40 years. Acta Obstet Gynecol Scand, 2000, 79: 202 - 7.

[21] Baird DD, Dunson DB, Hill MC, et al. High cumulative incidence of uterine leiomyoma in black and white women: ultrasound evidence. Am J Obstet Gynecol,2003, 188: 100 - 7.

[22] Somigliana E, Vercellini P, Daguati R. Fibroids and female reproduction: a critical analysis of the evidence. Hum Reprod Update,2007, 13: 465 - 76.

[23] Farhi J, Ashkenazi J, Feldberg D, et al. Effect of uter-ine leiomyomata on the results of in vitro fertilisati-on treatment. Hum Reprod,1995, 10: 2576 - 8.

[24] Pritts EA, Parker WH, Olive DL. Fibroids and infertility: an updated systematic review of the evidence. Fertil Steril,2009, 91: 1215 - 23.

[25] Donnez J, Tatarchuk TF, Bouchard P, et al. Ulipristal acetate versus placebo for fibroid treatment before surgery. N Engl J Med,2012, 366: 409 - 20.

[26] Donnez, J, Tomaszewski J, Vazquez F, et al. Ulipristal acetate versus leuprolide ace-tate for uterine fibroids. N Engl J Med,2012, 366: 421 - 32.

[27] Hehenkamp WJ, Volkers NA, Broekmans FJ, et al. Loss of ovarian reserve after uter-ine artery embolization: a randomized comparison with hysterectomy. Hum Reprod,2007,22: 1996 - 2005.

[28] Homer H, Saridogan E. Uterine artery embolisation for fibroids is associated with an increased risk of miscarriage. Fertil Steril,2010, 94: 324 - 30.

[29] Kitson SJ, Macphail S, Bulmer J. Is pregnancy safe after uterine artery embolisation? BJOG,2012,119: 519 - 21.

[30] Lieng M,Itra 0,Qvigstad E. Treatment of endometrial polyps: a systematic review. Acta Obstet Gynecol, 2010,89: 992 - 1002.

[31] Perez-Medina T, Bajo-Arenas J, Salazar F. Endometrial polyps and their implications in the pregnancy rates of patients undergoing IUI. Hum Reprod,2005, 20: 1632 – 5.

[32] Bosteels J, Weyers S, Puttemans P, et al. The effectiveness of hysteroscopy in improv-ing pregnancy rates in subfertile women without other gynaecological symptoms: a systematic review. Hum Reprod Update, 2010,16: 1 – 11.

[33] Chan YY, Jayaprakasan K, Zamora J, et al. The prevalence of congenital uterine anomalies in unselected and high risk popu-lations: a systematic review. Hum Reprod Update,2011, 17: 761 – 71.

[34] Mihara M, Kisu I, Hara H, et al. Uterine autotransplantation in cynomolgus macaques: the first case of pregnancy and delivery. Hum Reprod,2012, 27: 2332 – 40.

[35] Del Priore G, Saso S, Meslin EM, et al. Uterine transplantation-a real possibility? The Indianapolis con-sensus. Hum Reprod,2013, 28: 288 – 91.

第 12 章　男性不育

引　言

男性不育症病因中仅有少部分能明确诊断，大部分不育症患者确诊为特发性男性不育，目前尚无明确的治疗方法。事实上，数年前一项针对 7000 多名男性不育患者的调查研究发现，在不育症病因中，不明原因性不育占 48.5%，特发性精液异常占 26%（少精子症 12%，畸形精子症 7%、弱精子症 4%），精索静脉曲张占 12%（这种诊断存在争议），感染占 7%，免疫因素占 3%，先天性和性功能障碍各占 2%，内分泌因素占 0.6%[1]。

目前单一检查不能预测男性生育力。精液分析与潜在病因很少相关或不相关（第 5 章），大多治疗都以提高体外精子质量为目标，而不是治疗潜在疾病。目前尚未明确定义轻 – 中度不育，其治疗策略也高度变化不定，尽管如此，严重男性因素不育夫妇仍可受益于体外受精（in vitro fertilization，IVF）和（或）卵泡浆内单精子注射（intracytoplasmic sperm injection，ICSI）技术。过度关注 IVF 显微辅助技术的发展，使得人们已经不再深入了解男性不育症病因。作者认为，应当尽量让夫妇双方通过性交自然受孕，而不是提供让他们倍感压力、花销昂贵且很大程度上让女方承担风险的辅助受孕方案。

在不孕原因中双方因素占 1/3 以上，因此，除了对男方进行详细检查外，还必须确保女方具有正常生育力。

隐睾症

第 2 章中讨论了隐睾症的治疗。

性腺功能减退症

临床表现

内分泌功能障碍导致的男性不育症并不常见，但易于治疗。第 7 章介绍了女性低促性腺激素型性腺功能减退症的病因，这些病因同样存在于男性。除 Kallmann 综合征外的其他先天性促性腺激素释放激素（GnRH）分泌障碍性疾病都与体质性青春期发育延迟一样表现为青春期延迟，包括 Prader-Willi 综合征、Lawrence-Moon-Biedl 综合征和家族性小脑共济失调。

垂体功能不足通常继发于颅咽管瘤、垂体腺瘤、创伤、转移瘤或血色病。偶会发生垂体原发性单一促性腺激素缺乏症。

治 疗

脉冲式 GnRH 给药替代治疗是低促性腺激素型性腺功能减退症的最常用生理疗法，激素经微型输注泵皮下给药，剂量为 5 ~ 20 μg/120min。睾丸生长并产生精子可能需要数月，因此女方受孕可能需要 1 年或更久。比 GnRH 脉冲给药更实用的方法是促性腺激素肌肉或皮下注射，每周 2 ~ 3 次。

部分低促性腺激素型性腺功能减退症患者可对治疗产生耐药性，特别是合并隐睾症病史患者。低促性腺激素型性腺功能减退症合并隐睾症是由新生儿期促性腺激素分泌不足引起，新生儿期高水平促性腺激素是由于新生儿期垂体不再受到母体和（或）胎盘类固醇激素负反馈抑制，而这正是促使睾丸能正常下降的机制。

精子发生需要 FSH 和睾酮。而应用外源性睾酮足以维持男性性征发育，但在睾丸内睾酮未达到刺激精子发生的水平。因此，如果垂体功能衰竭，必须给予含有 FSH 和黄体生成素（luteinising hormone，LH）活性的促性腺激素，例如，人绒毛膜促性腺激素（hCG）1 500 ~ 2 500 IU，每周 2 次，或者人绝经期促性腺激素（hMG）150 IU，每周 2 ~ 3 次（一些治疗方案会在 hCG 治疗 8 ~ 12 周后添加 hMG）。部分学者通过应用重组 FSH 获得了一些成功经验。部分低促性腺激素型性腺功能减退症伴生长激素缺乏症的男性，可通过添加生长激素治疗获益。

对于没有生育需求的，或曾使女方妊娠过的性腺功能减退症男性，给予维持量的睾酮非常重要，睾酮给药形式有多种，一般每 1 ~ 3 个月给予 1 次长效注射剂。睾酮治疗不会降低后续 GnRH 或促性腺激素治疗刺激精子发生概率，如果既往已成功刺激精子发生，则后续精子发生会更为快速。因此，初诊为下丘脑或垂体性功能减退症的年轻男性，应当在睾酮维持治疗之前给予 1 个疗程 GnRH 和（或）促性腺激素治疗以刺激精子发生。因此，将精子冷冻保存以备日后助孕成为可能。

一般健康状况

酒精可损伤精子生成。对于既往存在精子功能损伤的男性，即使是适度饮酒（10 单位/周）也可能进一步损伤其生育力。应当劝告少精子症男性减少饮酒量或完全戒酒，但是患者不应期望病症在 3 个月内得到改善，即使有改善也可能是缓慢的过程。吸烟同样会损伤生育力，应当鼓励夫妻双方戒烟，特别是在试孕期间。睾丸暴露于高温环境会受到损伤，如果患有潜在性疾病，这种损伤可能会更加明显。因此，患者应避免热水坐浴以及穿紧身裤。过去有研究建议患者冷水沐浴，但作者并不推荐。

作者曾经看到一名严重少精子症男性在整个自行车赛季结束时精液质量完全恢复。在进入下一个赛季的几周内，他穿着 Lycra® 行大量训练，随后精子数量急剧下降。与女性运动员出现下丘脑性闭经类似，男性运动员也可能出现下丘脑性性腺功能减退。已有文献详细描述了精液质量的季节性变化，夏季精液质量会下降，这足以使部分男性生育力降低。

肥胖可对精子发生产生不良影响[2]（第 4 章），任何慢性虚弱性疾病也可能导致男性不育。还有一些值得注意的疾病明显影响男性生育力，即糖尿病[3]、慢性肾衰竭和甲状腺功能亢进。即便简单如需青霉素治疗的链球菌咽喉炎之类的急性疾病，也能够导致暂时性无精子症。因此，在分析精液结果时，必须关注患者过去 3 个月内是否发生过此类疾病。

损伤男性生育力的几类药物和工业毒素：

• 药物：柳氮磺胺吡啶（而非美沙拉嗪）、西咪替丁、钙离子拮抗剂、呋喃妥因、螺内酯。

• 放射治疗和细胞毒性药物。

• 职业毒素：铅、砷、二硫化碳、二甲苯、除草剂、杀虫剂、二氯二苯基三氯乙烷（DDT）、放射物。

• 娱乐性药物：酒精、合成代谢类固醇、大麻、鸦片制剂。

少、弱精子症

大多生育力低下男性诊断为特发性少、弱精子症。一些证据表明男性生育力低下具有家族遗传倾向，在男性生育力低下患者中，常染色体隐性遗传比例高达 60%[4]。虽然目前超排卵联合宫腔内人工授精（intrauterine insemination，IUI）或 IVF ± ICSI 等辅助受孕治疗可能有益，但无法直接治疗。

无精子症与染色体异常有关，如克氏综合征（染色体核型为 47，XXY，男性发病率为 1:500）表现为曲细精管纤维化和睾丸间质细胞异常。克氏综合征的男性基本无生育功能。虽偶有报告采用睾丸取精术和 ICSI 获得了妊娠，但仅见于克氏综合征变异型患者，其染色体为嵌合型。47，XYY 核型与精子发生功能障碍以及唯支持细胞综合征有关，但部分男性仍然存在局灶生精功能。而常染色体易位可能导致无精子症或生育力严重下降。

最近有研究发现精子发生相关基因位于 Y 染色体长臂的一个区域 [AZF（azoospermia factor）或称 DAZ（deleted in azoospermia）位点]。目前人们正严格统计 Y 染色体微缺失在不明原因精子发生障碍中的相对发生率，并探究 Y 染色体微缺失意义，这对日后诊断和治疗可能有重要影响[5]。有些更为棘手的问题则更难识别和有效地治疗，如氧化应激对精子完整性及其 DNA 的影响（第 5 章）[6]。

对于大多表面上为无精子症的患者，鉴别其睾丸是否具有局灶性生精功能至关重要。在疑似无法治疗的不育男性中（如患有唯支持细胞综合征、精子成熟障碍），多达50%的患者可产生精子。采用特殊精子制备技术，如多次射精、再悬浮和离心（multiple ejaculation，resuspension and centrifugation，MERC）可从射出精液中找到精子，使用多点活检技术（增加找到正常生精灶的可能性）也可从睾丸内获得精子。虽获得精子数量较少，但只要有成熟精子，通常足以行 ICSI 助孕。然而，当血清 FSH 水平升高或采用睾丸组织获取精子时，精子染色体异常率会增加，而且这些异常可经 ICSI 遗传给子代（第 17 章）[7]。

性交频率

精子正常的男性连续射精，活动精子浓度按次降低，但少精子症或弱精子症男性连续射精（间隔 1~4 h 或 24 h）却非常有益，与第一次射精相比，第二次射出精液中的活动精子数量相近或者更多，因此，MERC 精子制备技术可用于辅助受孕[8,9]。研究结果表明，男性生殖道输送受损的精子是导致精子活力下降的原因之一[10]。因此，应该建议生育力低下的男性在女性排卵期前后如无法每天性交 2 次，应至少每天性交 1 次，而不应遵循正常男性的一般建议——隔日性交（第 5 章）[11]。如男性患者需辅助受孕，这时采用同一天收集的混合新鲜精液可以获得益处（第 14 章）。如果医生不确定患者取卵日能否取出精液，则应在治疗周期开始前冻存其精液备用。

白细胞精液症

在无明显生殖道感染症状的男性精液中如果发现大量白细胞（ $>10^6/mL$ ），则表明其可能存在亚临床感染、尿道共生菌污染或误诊（经验不足的检验师会将未成熟的生殖细胞误认为白细胞）。衣原体性附睾炎能够导致永久性损伤，或在无常驻菌群时造成长期的炎症反应。有证据表明，精液中的白细胞通过介导释放细胞因子和活性氧（reactive oxyen species，ROS），可能会降低精子的受精能力。虽经验性抗生素治疗可使白细胞浓度下降并同时提高精子穿透力试验评分（第 5 章），但这不等同于体外受精结果会得到改善。改善精子功能障碍的方法包括：在处理用于 IVF 的精子时在培养基中加入超氧化物歧化酶，并且在体外应用己酮可可碱。抗生素治疗无明显效果时，可能是因为白细胞精液症是由病毒（如巨细胞病毒）而非细菌感染引起的，所以，一些学者建议可以尝试使用抗病毒药物如齐多夫定（AZT）治疗。应用抗生素治疗的一些前瞻性随机研究也发现对照组自然缓解率高。

治　疗

目前尚未确定重度白细胞精液症的最佳治疗方法，是否给予抗生素，使用哪些抗生素，需要多长时间，虽然早发现治疗希望更大，但未经治疗患者存在较高自然缓解率。由于精浆中含有天然抗氧化剂，所以体外受精比体内受精更易受轻度白细胞精液症的影响。

　　如果患有白细胞精液症，作者的经验是给予其 4 ~ 6 周的多西环素（每日 100mg）或环丙沙星（每日 500mg），随后再次分析精液。如有改善，则在治疗结束后 3 个月重复分析精液，如果再次发现白细胞，患者应长期服用抗生素直到受孕。如果抗生素治疗无法改善，在未证实有临床感染的情况下应停止治疗。如果夫妇双方接受辅助受孕，则女方从 GnRH 激动剂降调开始直到取卵前均预防性应用抗生素。如果在 IVF 治疗期间患者仍有明显的白细胞精液症，则可在体外使用免疫磁珠（Dynabeads®）清除白细胞或使用抗氧化剂以减少白细胞的影响。

　　在临床实践中，男性患有明显生殖器感染的并不常见；事实上，在世界某些地区，淋病等性传播疾病是生殖道梗阻的主要病因。

氧化应激和 ROS

　　作者已经提到 ROS 可能损伤精子核完整性，它可通过影响精子膜来影响精子活力及精卵结合能力。此外，ROS 还可直接损伤精子核 DNA，从而损伤胚胎中父系基因的作用[6]。ROS 包括氧离子、自由基和过氧化物。他们是正常细胞代谢产物，精液中升高的 ROS 同时来源于精子或白细胞。白细胞产生 ROS 浓度高于精子细胞，虽然白细胞与精子 DNA 损伤之间的关系尚存争议，但学者认为精子自身产生的内源性 ROS 与精子核 DNA 损伤的相关性更大。此外，精浆和精子中抗氧化剂在保护精子完整性方面发挥了关键作用，因而其含量下降显得至关重要。保护性抗氧化剂包括各种酶（超氧化物歧化酶、过氧化氢酶、谷胱苷肽过氧化物酶）以及抗坏血酸（维生素 C）、α - 生育酚（维生素 E）、谷胱苷肽、白蛋白、肉碱、类胡萝卜素、类黄酮、尿酸盐、蛋白酶体以及氨基酸牛磺酸和亚牛磺酸[6]。

　　氧化应激可能源于生活方式不当（如吸烟、饮酒、饮食、肥胖、过度运动）、衰老、环境污染、感染、慢性疾病和自身免疫性疾病，也可能源于精索静脉曲张。

治　疗

　　许多补充剂用于对抗 ROS 作用，例如叶酸；维生素 B_6、B_{12}、C 和 E；锌；硒以及各种其他制剂[6]。但遗憾的是，有关维生素和抗氧化剂可改善精液参数的证据相互矛盾，没有确凿研究证据显示其有利于生育，其与生育的关系仍需大规模临床研究。

精索静脉曲张

　　精索静脉曲张结扎术是男性不育症治疗实践中最有争议的问题。男性人群中10% ~ 20% 患有精索静脉曲张，其中，30% ~ 40% 男性以不育原因就诊。检查精索静脉曲张时，可应用超声检查（±多普勒血流检查）、磁共振扫描、热红外线或静脉造影对其进行分级（第5章）并做进一步检查。尽管精索静脉曲张程度与生精功能障碍程度无明显相关性，但精索静脉曲张可能影响精液参数和激素水平，且病情随时间延长而加重[12]。精索静脉曲张与同侧睾丸体积缩小有关。虽然对侧睾丸可代偿，但随着时间推移，精子生成会减少，且睾酮生成水平会下降，而血清 FSH 水平可升高。在一些患者中，单侧精索静脉曲张可能对双侧睾丸产生不利影响。精索静脉曲张在男性不育症病理生理中似乎起一定作用，会破坏精子发生和精子头形成，增加 ROS 水平及顶体功能异常率[13]。

观察发现青春期男孩出现精索静脉曲张时睾丸发育缓慢，精索静脉曲张结扎术能够扭转这一趋势[14]。尤其没有精液分析或无生育力相关长期随访数据时，对十几岁男孩广泛进行手术治疗并非标准做法，有学术观点认为精索静脉曲张是成年男性的一种渐进性病变，在某些情况下如果不及时治疗可能导致不育程度加重且不可逆转[15]。

精索静脉曲张结扎术通常是从腹股沟切口进行精索静脉结扎。正如目前大部分外科手术一样，也已经尝试进行腹腔镜手术，未来可由经验丰富的放射科医师采用微创方法即栓塞术来治疗精索静脉曲张（图 12.1）。

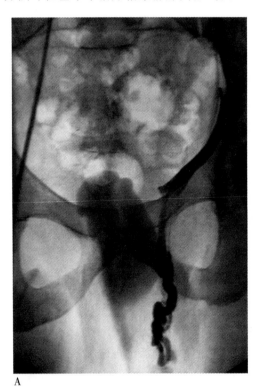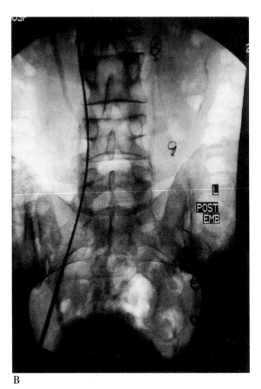

A
B

图 12.1　精索静脉曲张栓塞术。A. 左侧睾丸静脉数字减影静脉造影图显示左侧睾丸周围精索静脉曲张。B. 栓塞术后，通过血管造影导管沿左侧睾丸静脉到左侧肾静脉置入多个不锈钢线圈

最近有一项 meta 分析证实手术治疗有效[16]：5 项研究总共纳入 396 例受试者以及 174 例对照组；仅 1 项研究显示治疗明显有效，该项研究样本量较小且可信区间较大。

研究表明精索静脉曲张术后自然妊娠率为非手术患者的 2.87 倍（95% CI 1.33 ~ 6.20），而术后需助孕治疗人数为非手术者的 5.7 倍（95% CI，4.4 ~ 9.5）。这是一个有争议的问题，目前并没有达成明确共识。在英国，倾向于对有症状的患者进行手术治疗。

抗精子抗体

精子表面及宫颈黏液中抗精子抗体（ASAB）成为部分夫妇不孕不育的病因，但其缺乏标准化检验方法，且治疗效果大多没有得到证实。干扰生育的 ASAB 具有异质性，而且能与精子膜和顶体上许多表位发生反应。第 5 章讨论了 ASAB 检测。

支持细胞间紧密连接（在配子形成之后）可以防止精子进入血液循环并阻止血液成分，如免疫球蛋白（Igs）、巨噬细胞和白细胞进入生精小管。附睾和输精管中的 T - 抑制淋巴细胞能够进一步促进免疫防御。作者认为当男性血睾屏障破坏或 T - 抑制淋巴细胞活性下降时会产生 ASABs。生育力低下主要是由 IgA 而非 IgG 抗体引起。下列情况生殖道梗阻或损伤会伴有血睾屏障破坏。

• 50% 以上男性在输精管结扎后会产生血清 ASAB。在人类白细胞抗原 A28（HLA-A28）和人类白细胞抗原 Bw28（HLA - Bw22）存在时产生 ASAB 的风险会增加，但在精浆中 ASAB 水平较低。

• 先天性输精管梗阻与血清 ASAB 水平升高有关，与精浆 ASAB 水平降低无关。任何引起输精管梗阻的病因（如疝修补术）均可能导致机体产生抗体，如果是单侧梗阻，切除梗阻侧睾丸后病情可得到改善。

• 感染：衣原体性或淋菌性感染。

• 睾丸外伤如活检和损伤会增加 ASAB 产生率。因此医生在慎重考虑后，应在有 ICSI 操作仪的医疗机构完成睾丸活检（第 14 章）。青春期前睾丸扭转因不存在精子抗原所以不会形成抗体。

• 特发性

女性体内产生 ASABs 可能是由生殖道、腹腔或胃肠道上皮屏障缺陷或精浆内免疫抑制物质不足引起。尽管如此，令人欣慰的是接受过 IUI 的女性体内 ASAB 生成率似乎并没有增加。

不孕不育夫妇血清、精液和宫颈黏液中 ASAB 检出率为 5% ~ 25%，而有生育能力的夫妇血清、精液和宫颈黏液中 ASAB 检出率小于 2%。虽然 ASAB 有多种检测方法（第 5 章），但人们仍难以界定有临床意义的抗体浓度的临界水平。此外，血清中检测到 ASAB 并不一定代表生殖道也存在 ASAB，因此 ASAB 的血清检测价值尚不确定。

ASAB 可能影响精子活力。精子相关 IgG 会激活补体并导致补体与多核型白细胞结合，从而使精子失活。由宫颈和输卵管分泌的 IgA 可进一步损伤精子活力，同时可能影响受精。宫颈黏液中的 ASAB 与精子活力以及妊娠率都有显著相关性。当 80% 以上的精子与 ASAB-IgA 结合时，ASAB-IgA 通过干扰精子获能和顶体反应而降低受精率。研究 ASAB 影响的文献颇多，目前，到底是 IgA 还是 IgG 更具有临床意义仍存在争议。有研究表明 ASAB 作用于精子头部抗体会直接影响受精，另有研究表明 ASAB 通过作用于精子尾部而影响精子运动更具有意义。

治　疗

目前尚不确定 ASAB 患者的治疗方法。男科医生广泛应用皮质类固醇激素治疗，激素确实能降低血清 ASAB 水平，但对已与精子结合的 ASAB 效果欠佳。皮质类固醇治疗存在明显副作用（如患者可能出现严重的情绪变化；胃炎；体重增加）及并发症（如十二指肠溃疡、高血压、葡萄糖耐受不良、股骨颈无菌性坏死）。采取的治疗方案是，从女方月经周期的第 1 天至第 10 天，应用泼尼松每日 40 mg，第 11 或 12 天减少至 20 mg，然后停药（部分病例第 11 或 12 天使用剂量为每日 5 或 10 mg）[17]。虽然有研究发现类固醇激素治疗无益处，但仍有学者建议应当服用类固醇激素持续治疗至少 9 个月，这有利于提高妊娠率[18]。部分学者认为，患者应在 IgG（作用于精子尾部）抗体浓度明显提高且精子活力为 I 级时开始口服皮质类固醇激素，这样对男性患者最有益处[19]。自 ICSI 出现以来，皮质类固醇疗法已基本被弃用。

目前，在体外不可能将抗体从精子中清除而不破坏精子。虽没有采用 ASAB 浓度增高女性血清进行培养（过去的常规做法），当存在相关 ASAB 时，行 IUI 妊娠率往往较低，但 IVF 仍然提供了一个更好的受孕机会。至于类固醇治疗是否能改善伴有 ASAB 男性 IUI 或 IVF 结局，目前仍存在争议。如患者需要治疗，作者认为辅助受孕可能比类固醇类药物更能提高生育力。

梗阻性无精子症

附睾梗阻患者一半以上无潜在病因。附睾梗阻最初往往是由感染引起，特别是在发展中国家，而西方国家则不是如此；感染原因包括淋病、衣原体、丝虫病、结核病以及血吸虫病。

先天性双侧输精管缺如

在欧洲，2/3 先天性双侧输精管缺如（CBAVD）的男性存在囊性纤维化（CF）基因的突变。虽然采用附睾精子行辅助受孕，但其受精率低下。有一半辅助受孕出生的婴儿会出现 CF 基因的复杂突变，目前尚不清楚 CBAVD 患者后代患此类疾病的概率。因此，虽 2/3 以上 CBAVD 和 CF 基因复杂突变的患者无 CF 症状，但治疗之前夫妇双方应行基因筛查。无输精管缺如的患者通常存在精子自身抗体。

Young 综合征

Young 综合征包含慢性呼吸疾病和继发于浓缩附睾液的梗阻性无精子症。通常附睾较大且呈囊性，输精管正常而不存在 ASAB。此疾病的发生与含汞牙粉（现在已不用）的使用有关。Young 综合征、CF 和 Kartagener 综合征具有相似临床征象。

Kartagener 综合征

Kartagener 综合征或纤毛不动综合征是常染色体隐性遗传性疾病，具有鼻窦炎、支气管扩张、内脏转位（如右位心）、精子活力下降相关的男性不育的一组临床综合征。动力蛋白臂通过相邻微管之间运动产生纤毛摆动，动力蛋白臂上超微结构缺陷导致此疾病的发生。

手术创伤和输精管结扎术

儿童期接受腹股沟疝手术、睾丸鞘膜积液术或行输精管结扎术可导致医源性输精管阻塞。仅在青春期以后，血睾屏障破坏才产生 ASAB。在要求输精管结扎术复通的男性中，输精管复通术后 ASAB 发生率显著增加。在输精管结扎术后 5 年，随着时间推移，手术成功率有所下降[20]。

显微外科输精管复通术

输精管吻合术应由熟练的泌尿科医师采用手术显微镜和 9 - 0 和（或）10 - 0 号尼龙缝线进行。传统上采用两层吻合术，尽管在某些患者中，这一技术已经过改良。对近 1 500 例输精管结扎复通术进行回顾分析发现，结扎术后 3 年内，复通率为 97%，妊娠率为 76%。如果输精管结扎术时间超过 15 年，复通率和妊娠率分别为 76% 和 30%。即使不使用手术显微镜，结扎术后 2 ~ 3 年，复通率仍可达到 80%，妊娠率达 50%。

如果附睾存在梗阻，则需行输精管附睾吻合术。如果在远端附睾进行吻合术（单侧附睾小管的端端或端侧吻合），吻合术成功率最高（图 12.2 ~ 图 12.4）。

每实施任何一种外科手术时，必须具

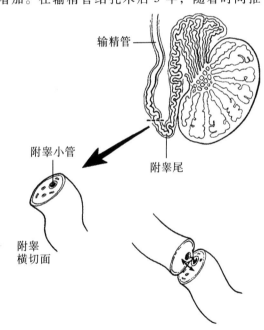

图 12.2　显微外科吻合术：输精管附睾吻合术。单侧附睾小管端端吻合术。横切远端附睾，如有必要，则切除梗阻区域。找到通畅附睾小管后，将其与输精管吻合

备从附睾或睾丸获得精子冷冻保存设备。如果初次手术失败，以上述方法获得的精子可冷冻保存于液氮罐中以备后期行 IVF 和（或）ICSI 助孕。

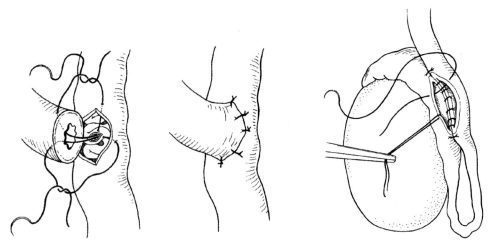

图 12.3 端侧吻合术   **图 12.4** 附睾与输精管的侧侧吻合术

　　如果复通术失败，可通过手术从附睾或睾丸获得精子。简单情况下，例如输精管结扎术后，可在局麻下行经皮附睾精子抽吸术（percutaneous epididymal sperm aspiratin，PESA）。如果精子抽吸失败，可尝试直接行睾丸精子获取术（testicular sperm extraction，TESE）手术。或者可在全麻下行显微外科附睾精子抽吸术（microsurgical epididymal sperm aspiration，MESA）（图 12.5）。获得的精子予以冷冻保存。因其精子数量不足或质量欠佳，无法行 IUI 或常规 IVF，但 ICSI 助孕可获得较好的结局（第 14 章）。

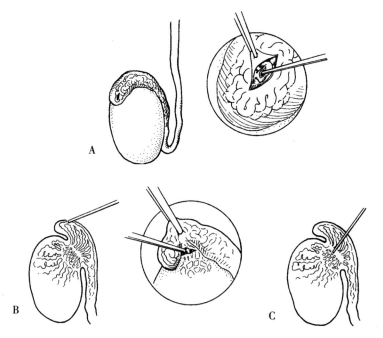

图 12.5 显微外科附睾精子抽吸术（MESA），手术部位：近端附睾（A）、输精管（B）、睾丸网（C）

特发性男性不育

大约 50% 不育患者精子功能障碍病因不明，可选择辅助受孕〔如超排卵和（或）IUI 或者 IVF ± 显微操作技术〕或经验性治疗。虽尝试许多经验性治疗方法，但无客观证据能够证明哪一种方法是成功的。为了内容完整性，下面列出一些弃用方法。

- hCG、hMG 或抗雌激素（枸橼酸氯米芬、他莫昔芬）对于促性腺激素分泌正常特发性男性不育症患者无效；在某些情况下，精子数量可能增加但其中大多为异常精子。
- 睾酮治疗同样无效，而且可能有避孕作用。
- 睾内酯通过抑制睾酮转换成雌二醇从而增加血清 FSH 水平，但此过程对男性不育症的价值未得到证实。
- 溴隐亭治疗失败，如果血清泌乳素水平升高，结果通常是阳痿而非不育症。
- 一些激肽释放酶试验结果表明无明显效果，尽管汇集分析（pooled）的结果表明可能效果轻微，但在作者的临床实践中发现激肽释放酶并未发挥作用。
- 咖啡因衍生物己酮可可碱在体外可增强精子功能，但口服己酮可可碱或咖啡因未能促进自然受孕。
- 未经处理的精液行夫精人工授精（artificial insermination with husbands sperm，AIH）无意义。

父亲年龄

父亲的年龄越大，先天性遗传缺陷的风险越大，高龄母亲也是如此（第 2 章）。这些缺陷包括显性遗传疾病如软骨发育不全、骨化性肌炎、阿尔伯特综合征、马方综合征、杜氏肌营养不良症、血友病以及性连锁隐性遗传双侧视网膜母细胞瘤。现已证明，男性不育症与睾丸老化加速相关，因此，不育症患者生育后代可能会增加上述疾病的风险。

性心理问题和性功能障碍

性心理问题

如果性功能障碍，生育力自然下降。此外，如果夫妇中一方有较强烈的生育孩子的愿望，这会加重性心理问题，这些问题要采取感情交流方式解决，并向专业人员提供心理咨询。

勃起功能障碍

阴茎勃起是由副交感神经支配（S2，S3，S4），睾酮维持阴茎海绵体硬度、未受损动脉供血和静脉闭合的一种神经血管反应。交感神经系统启动射精（T10～L2），膀胱内括约肌闭合防止逆行射精。勃起功能障碍患者中约80%有明确病因，通常与供血减少有关，仅20%属于心理性因素。阳痿和不射精症的各种病因列举如下：

阳痿：心理性因素、焦虑、抑郁、外周动脉疾病、糖尿病、高泌乳素血症、性腺功能减退症以及抗高血压和精神药物。

不射精症：心理性因素、性腺功能减退症、酚噻嗪类、α受体拮抗剂、主动脉或腹部手术［如经腹会阴（AP）切除术］、根治性前列腺癌切除术、脊髓损伤、交感神经系统损伤、糖尿病和多发性硬化症。

阳痿和（或）勃起功能障碍可在初级保健机构进行治疗。男性患者及其配偶将受益于心理咨询，消极和积极心理状态以及夫妻关系将对性行为产生影响。最初治疗采用5型磷酸二酯酶抑制剂治疗（如口服西地那非、他达拉非和代地那非）。如果口服药物治疗失败，下一步可采用前列腺素 E_1（前列地尔）或罂粟碱经海绵体内注射或经尿道内注射。必须谨慎完成此治疗过程，最初需要在医生监督下进行。如果存在血管病变或局部动脉病变，适合行血管显微外科手术。目前已采用可控性阴茎支撑体治疗，已取得不同程度成功。

重要的是，神经性病变导致阳痿的男性患者（如糖尿病患者），不给予睾酮治疗，因为睾酮会提高性欲，而性欲无法满足时会加重原有疾病痛苦状态。

许多射精失败患者用外部振动按摩取精，由患者自己或女方操作，将一个振动器放在阴茎根部并收集精液用于自我授精。如果此方法失败，可用直肠探头行电刺激取精。因为可诱发自主神经反射和高血压风险，所以此种方法必须由专业人员完成。许多脊髓损伤男性采用电刺激射精法。脊髓损伤后，随着时间推移，精液质量呈下降趋势，因此收集的精子大多用于 IVF 和（或）ICSI 而不是用于阴道内人工授精或 IUI。贮精囊已用于一些患者中，贮精囊通过手术连接到附睾，当贮精囊中精液充盈时，精子经皮取出，但因贮精囊易于阻塞输精管，因而无法得到普及。最近，从输精管行精子抽吸术已经取得成功。可用α受体激动剂，如盐酸麻黄碱（25mg，每日2次）等药物治疗，虽然此治疗常引起逆行射精后遗症。

逆行射精

前列腺切除术、膀胱颈损伤、交感神经切除术后或伴发于糖尿病或多发性硬化症等均可导致逆行射精。如果不射精或射出精液量少（＜1 mL），精液中少或无精子，可诊断为疑似逆行射精。若在射精后采集尿液检测到精子，则可证实该项诊断。最初可尝试α-受体激动剂治疗，如盐酸麻黄碱（25 mg，每日2次）。如果上述治疗失败，可在射精后用导尿管收集尿液，立即用 IVF 培养液处理回收精子，再行人工授精。碱化尿液非常重要，方法是口服碳酸氢钠（1.3 g，每日4次）。另一种方法是膀胱灌注以阻断精子逆行通道，让患者尝试自行射精。

高促性腺激素性睾丸衰竭症

高促性腺激素性睾丸衰竭症可能是先天发生（生精细胞发育不全、唯支持细胞综合征、生精细胞成熟阻滞或生精功能低下），或者是后天获得，例如由病毒性睾丸炎（如腮腺炎）、创伤或毒素（框表 12.1）引起。部分嵌合型克氏综合征男性间断地生成精子，然而大部分均为不育患者。

框表 12.1　高促性腺激素性睾丸衰竭症的病因

无睾症——胚胎期睾丸缺失、创伤、扭转

感染——腮腺炎、睾丸炎

性腺发育不良——Y 染色体微缺失

持续性输卵管综合征——缺乏苗勒管抑制因子

生殖细胞或睾丸间质细胞发育不全

克氏综合征

隐睾症

镰状细胞病

综合征

强直性肌营养不良症

有证据显示，Y 染色体长臂上有一个区域，称为 AZF（或 DAZ）基因座，与无精子症相关。该区域位点突变或缺失可导致无精子症（第 5 章）。

在部分患者中，只有血清 FSH 水平升高，而 LH 和睾酮水平正常；在另一部分患者中，血清促性腺激素升高而睾酮水平下降。睾酮治疗不增加睾丸内睾酮水平进而刺激精子发生。虽睾丸内注射睾酮在动物试验中取得成功，但在人类中应用尚无益处。

对于无精子症且血 FSH 水平升高患者，既往行供精人工授精治疗，最近治疗方案已改变。如果双侧睾丸均未萎缩而且至少有一睾丸体积正常，则可以考虑行睾丸探查及活检，偶会获得精子，并冷冻保存精子后以期行 IVF + ICSI 助孕（第 14 章）。在这些患者中，可能是输精管某一处梗阻导致睾丸总体功能下降以及无精子症，进而导致FSH 水平升高。现今，甚至值得考虑对双侧小睾丸进行活检常获取少许精子。

IUI、IVF 和 ICSI（第 14 章）

对于轻度男性不育症，当制备后有活力精子总数大于 $1 \times 10^6 /mL$ 时，行 IUI 是有效治疗方法。可采用自然周期或微刺激方法（枸橼酸氯米芬或低剂量促性腺激素任选其一）行 IUI，两种情况都应连续超声监测以期降低多胎妊娠风险。不幸的是，一项Meta 分析显示，因男性因素行药物刺激周期 IUI 相比自然周期未显示出任何益处[21,22]。

ICSI 的出现彻底改变了对男性因素不育的治疗方法，应用 ICSI 技术可把单个精子注射到卵母细胞中形成可用胚胎并获得妊娠。围绕 ICSI 已发展出多种获取精子技术，因此，可从附睾、输精管或睾丸抽取自身精子，让梗阻性无精子症（不适合复通手术或手术已失败）男性获得生育力（框表 12.2）。

框表 12.2　男性不育症的要点

乐观健康、限制饮酒和吸烟

内分泌治疗对低促性腺激素型性腺功能减退症有效

激素或其他药物对特发性男性不育无效

应当延长应用抗生素治疗感染疗程——多西环素或环丙沙星——至少 4 ~ 6 周

不建议常规行精索静脉曲张结扎术或栓塞术

ASAB 是一个难题，延长高剂量类固醇疗程对部分男性有效，但副作用很严重且危险。作者建议采用辅助生殖技术（IVF ± ICSI）

血清 FSH 水平升高不代表无法受孕，睾丸探查可获取少量精子，可用于 ICSI

对于患有绝对不育或基因遗传性疾病的男性，供精人工授精仍是必要的

雄激素不敏感综合征

雄激素不敏感综合征（以前称为睾丸女性化综合征）患者，其可能完全不敏感或部分不敏感，具有男性基因核型及腹内睾丸，但靶器官出现不同程度的雄激素不敏感。他们有女性外生殖器而作为女孩抚养，通常在青春期出现原发性闭经并阴毛稀少体征时可确诊。有时，在婴儿期需行腹股沟疝气手术，当在疝内发现睾丸时，诊断更加明确。因腹内睾丸存在恶变风险，应予以切除，目前对最佳手术时机尚存争议。虽无法生育，但人们仍在研究如何从性腺中获取遗传物质以供体外应用。

供精人工授精

尽管显微外科手术及辅助受孕技术已为许多梗阻性无精子症或严重少、弱、畸形精子症不育男性治疗带来可能性，但患有绝对的非梗阻性无精子症或基因遗传疾病性不育男性仍占有一定比例，因此这部分男性仍需供精助孕。

选择捐精者

捐精者的选择和筛查必须严格认真，不仅要确保冻存精子有受精能力，而且要防止将疾病传播给受者。虽证明有生育力的捐精者是最好选择，但在现实中，大多数捐精者为学生，其目的是为了获得一部分报酬以支付大学学费或生活费。在英国，人类受精和胚胎学管理局（Human Fertilisation and Embryology Authority，HFEA）规定，捐

献精子至少保存 6 个月，以便后期检测捐精者是否患有艾滋病以及乙型和丙型肝炎。通常情况下，会延期支付部分捐精报酬以激励其后续的 HIV 检测。供精人工授精治疗已经不再采用新鲜精子。

精液加入 7.5% 甘油冷冻液后冷冻保存在 −196℃ 液氮中。预冷冻精子的理想密度应大于 $50 \times 10^6/mL$，具有形态正常的前向运动精子率大于 50%。解冻后活动精子密度至少大于 $10 \times 10^6/mL$，在最终人工授精液中活动精子密度大于 $2 \times 10^6/mL$，或精子具有 50% 存活率和 30% 活力。然而，如果患者在行化疗前冷冻保存精子可降低标准，解冻后如果其精子不足以行 IUI 治疗，则必须行辅助受孕（可能为 ICSI）。

捐精者的筛查应包括完整病史，包含其家族遗传病史；疱疹和人类乳头状瘤病毒检查及尿道拭子衣原体检查；精液培养；并筛查血液乙型和丙型肝炎、HIV、梅毒和巨细胞病毒；还会对捐精者行血型（Rh 血型）检查以及染色体分析；另外还需行 CF 筛查。

捐精者与受者配对

通常根据捐精者与受者表型特征（如种族、毛发和眼睛颜色、身高和体型）及 ABO 和 Rh 血型进行配对（虽然后者更多为家族性而非医疗性原因）。

应检查女方生育力，如果女方年轻、健康、月经周期规律且无妇科疾病史，可行最低限度的检查；至少对风疹有免疫力，而且在排卵后黄体期孕酮能达到一定水平。除非提示有输卵管损伤史，否则在供精人工授精 6 个周期之前不建议行输卵管通畅试验。而治疗前应行盆腔超声详细检查卵巢形态。

时　机

在月经中期早晚用尿 LH 试纸条检测尿液中 LH 水平，当检测到 LH 峰时，患者应到诊所接受供精人工授精。作者更倾向于通过连续超声监测排卵。当确认排卵即将发生时，可通过用尿 LH 试纸条来最大限度地减少患者就诊次数。超声检查不仅可监测卵泡生长，而且可确定给予 hHCG 诱发排卵及其行 IUI 准确时间。如果女性月经周期不规律，超声检查是必要的；有时还需行诱导排卵治疗（首选枸橼酸氯米芬）。

手　术

行人工授精时，护士应评估宫颈黏液，以确保宫颈黏液在雌激素影响下而保持适宜的黏度。把精子装入连接 1mL 注射器的授精管，并在直视下把精子注进入宫颈管或子宫。然而，一些前瞻性随机研究的结果表明，供精 IUI 比宫颈内人工授精更有效[23]。是否进行一次或两次 IUI（连续两天 IUI），各中心做法不一，但目前尚无证据表明两次 IUI 可改善临床结局。

妊娠率

在年龄小于 35 岁[24]的女性中，行冻存精子人工授精每月妊娠率（图 12.6，图

12.7)[24]在 10% 左右，预期 6 个月累积妊娠率率为 40% ~50%，1 年妊娠率为 70% ~80%。

不育夫妇中无精子症患者妊娠率高于少精子症患者，因为后者可能存在女方因素。如经过 10 ~12 个周期治疗后仍未怀孕，应考虑辅助受孕技术。超促排卵配合 IUI 需精液处理，因此活动精子初始数量要高于单纯供精人工授精，相反，IVF 需要精子数量较少，但其比 IUI 更具有侵入性。

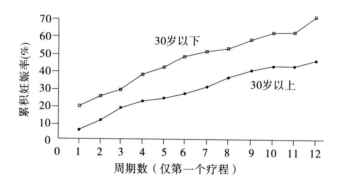

图 12.6 伦敦米德尔塞克斯医院 30 岁以下（图中方框表示）以及 30 岁以上（图中圆点表示）女性接受供精人工授精的累积妊娠率（引自 Shenfield F, et al. Hum Reprod, 1993, 8: 60 – 64）

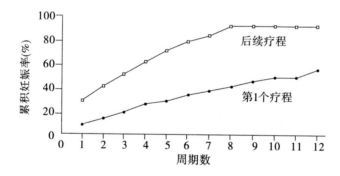

图 12.7 进行供精人工授精女性在第 1 个疗程（图中圆点表示）和后续疗程以及前期成功治疗后（图中方框表示）累积妊娠率率。因此，如果治疗过程顺利，患者更可能返回接受更多治疗而且再次成功概率更高（引自 Shenfield F, et al. Hum Reprod, 1993, 8: 60 – 4）

遗传来源

由于在未来数年内供精出生后代有相遇的风险，目前英国 HFEA 规定捐赠精子须使少于 10 名妇女受孕，希望后代并不知道自己的来历。英国 HFEA 保存了所有捐精者及其妊娠结果并总体记录，但不会在出生证明上记录孩子的遗传来源。现在，当供精人工授精治疗后生育后代年满 18 岁时，可提供捐精者身份识别信息。然而，在供精助孕夫妇中，在实际生活中只有不到 20% 的夫妇将他们的妊娠方式告诉孩子。英国舆论普遍认为身份识别信息对于已知自己出生方式但仍想知道自己遗传来源者非常重要。然而，自从英国修改法律允许公布详细身份识别信息，前来捐精者的人数显著下降，这样，需要治疗的不育夫妇需等待更长时间、花费更多费用，而且有时不得不放弃生育，第 17 章将进一步讨论。

（沙艳伟　译；邓冰冰　审）

参考文献

[1] The ESHRE Capri Workshop Group. Male stetility and subfertility: Quidelines for management. Hum Reprod, 1994,9: 1260 – 1264.

[2] Teerds KJ, de Rooij DG, Kijer J. Functional relationship between obesity and male reproduction: from human to animal models. Hum Reprod Update, 2011,17: 667 – 683.

[3] Agbaje IM, Rogers DA, MeVicar CM, et al. Insulin dependent diabetes mellitus :implications for male reproductive function. Hum Reprod,2007,22: 1871 – 1877.

[4] Lilford R, Jones AM, Bishop DT,et al. Case-control study of whether sub-fertility in men is familial. BMJ, 1994,309: 570 – 573.

[5] Evenson D, Wixon R. Meta-analysis of sperm DNA fragmentation using the sperm chromatin structure assay. Reprod Biomed Online, 2006,12: 466 – 472.

[6] Tremellen K. Oxidative stress and male infertility-a clinical perspective. Harm Reprod Update,2008,14: 243 – 258.

[7] Levron J, Aviram-Goldring A, Madgar I, et al. Sperm chromo-some abnormalities in men with severe male factor infertility who are undergoing in vitro fertilization with intracytoplasmic sperm injection. FertiL Steril, 2001,76: 479 – 484.

[8] Matilsky M, Battino S, Ben-Ami M,et al. The effect of ejaculatory frequency on semen characteristics of normozoospermic and oligozoospermic men from an infertile population. Hum Reprod, 1993, 8: 71 – 73.

[9] Tur-Kaspa I, MaorY,Levran D, et al. How often should infertile tnen have intercourse to achieve conception? Fertil Steril, 1994, 62: 370 – 375.

[10] Cooper TG, Keck C, Oberdieck U, et al. Effects of multiple ejaculations after extended periods of sexual abstinence on total, motile and normal sperm numbers, as well as accessory gland secretions, from healthy normal and oligozoospennic men. Hum Reprod, 1993,8: 1251 – 1258.

[11] Levitas E, Lunenfeld E, Weiss N, et al. Relationship between the duration of sexual abstinence and semen quality: analysis of 9,489 semen samples. Fertil Steril, 2005, 83: 1680 – 1686.

[12] Chehval MJ, Purcell RN. Deterioration of semen parameters over time in men with untreated varicocele: evidence of progressive testicular damage. Fertil Steril,1992,57: 174 – 177.

[13] Marmar JL. The pathophysiology of varicoceles in the light of can – ent molecular and genetic information. Hum Reprod Update,2001,7: 461 – 472.

[14] Laven JS, Haans LC, Mali WP,et al. Effects of varicocele treatment in adolescents: a randomised study.

Fertil Steril, 1992, 58: 756 – 762.

[15] Cozzolino DJ, Lipshultz LI. Varicocele as a progressive lesion: positive effect of varicocele repair. Hunt Reprod Update, 2001, 7: 55 – 58.

[16] Marmar JL, Agarwal A, Prabakaran S, et al. Reassessing the value of varicocelectomy as a treatment for male subfereility with a new mesa-analysis. Fertil Steril, 2007, 88: 639 – 648.

[17] Hendry WF, Hughes L, Scammel G, et al. Comparison of prednisolone and placebo in subfertile men with antibodies in spermatozoa. Lancet, 1990, 335: 85 – 88.

[18] Lahteenmakithe outcomeA, Rasanen M, Hovatta O. Low dose prednisolone does not improve of in vitro fertilisation in male immunological infertility. Hum Reprod, 1995, 10: 3124 – 129.

[19] Sharma KK, Banatt CL, Pearson MJ, et al. Oral steroid therapy for subfertile men with antisperm antibodies in the semen: prediction of the responders. Hum Reprod, 1995, 10: 103 – 109.

[20] Belker AM, Thomas AJ, Fuchs EF, et al. Results of 1,469 micro-surgical vasectomy reversals by the Vasovasostomy Study Group. J Urol, 1991, 145: 505 – 511.

[21] Bensdorp AJ, Cohlen BJ, Heineman MJ, et al. Intrauterine insemination for male subfertility. Cochraue Database Syst Rev, 2007, 3: CD000360.

[22] The ESHRE Capri Workshop Group. Intrauterine insemination. Hmn Reprod Update, 2009, 15: 265 – 277.

[23] Besselink DE, Marjoribanks J, Farquhar C, et al. Cervical insemination vs intra-uterine insemination of donor sperm for subfertility. Cochrane Databcase Syst Rev, 2008, 2: CD000317

[24] Shenfield F, Doyle P, Valentine A, et al. Effects of age, gravidity and male infertility status on cumulative conception rates following artificial insemination with cryopreserved donor semen: analysis of 2998 cycles of treatment in one centre over 10 years. Hum Reprod, 1993, 8: 60 – 64.

第 13 章 不明原因性不孕症

引 言

有两种方法可用于诊断和治疗不明原因性不孕症。第一种方法是完全科学的，即在诊断不明原因性不孕症之前，寻找和排除每一个可能导致不孕症的原因。第二种方法是一个基于以治疗为策略导向的实用方法，这种治疗开始于常见生育障碍已被排除之后[1]。不明原因性不孕症治疗的根本目的是提高生育力，包括联合超排卵及促使精卵结合。有时，辅助生殖技术是为病因诊断提供线索，例如，只能在体外受精（IVF）治疗中才能检测到是否有受精问题。

不孕症病因的评估

许多研究中心有自己感兴趣的专业化研究领域，将有助于寻找不明原因性不孕症未查明的原因（框表13.1）。这个表可能列出很多不孕症的原因，其中许多确实无法证明，实际上只有很少数显示通过矫正治疗可以提高生育力。应该记住的是，生育力正常的夫妇也可以有异常的检验结果。一旦排除不孕症的常见原因（第5章），对不明原因性不孕症夫妇的治疗就应按照明确的方案进行。重要的检测包括排卵评估（血清孕酮检测）、精子功能（精液常规分析）和输卵管通畅性（子宫输卵管造影）。辅助检查如卵泡监测、子宫内膜活检、宫腹腔镜手术和复杂的精子功能试验，有助于预测妊娠的概率，但它们对治疗结果都没有影响。

框表 13.1 生育力低下可能的微妙原因

```
卵巢和内分泌因素
● 卵泡发育异常
● 未破裂黄素化卵泡和卵巢功能性囊肿
● 高黄体生成素（LH）
● 高泌乳素
● 生长激素分泌减少和（或）敏感性降低
● 卵母细胞细胞学异常
● 卵母细胞遗传学异常
● 透明带抗体
```

续表

腹膜因素
- 巨噬细胞及免疫活性改变
- 轻度子宫内膜异位症
- 沙眼衣原体抗体

输卵管因素
- （输卵管）蠕动及纤毛活动异常
- 巨噬细胞和免疫活性改变

子宫内膜因素
- 子宫内膜蛋白分泌异常
- 粘连蛋白和黏附分子异常
- T细胞和自然杀伤细胞活性异常
- 胚胎毒性因子的分泌
- 子宫灌注和收缩异常

宫颈因素
- 宫颈黏液改变
- 免疫原性增强

一般的免疫因素
- 细胞介导的免疫改变

男性因素
- 精子活动力，顶体反应，以及卵母细胞透明带结合能力降低
- （精子）头部形态超微结构异常

胚胎学因素
- 胚胎质量差
- 体外囊胚发育缓慢
- （胚胎）染色体异常——流产率增加

对不孕症患者的研究表明，10%～25%为不明原因性不孕症，20%～30%为排卵功能障碍，20%～35%为输卵管损伤，10%～50%为精子功能障碍，5%～10%为子宫内膜异位症，5%为宫颈黏液问题以及5%为性交功能障碍[2]。30%～50%夫妇双方的生育力有一定程度降低，但生育力低下通常是相对的而不是绝对的。需要记住的是，生育力低下更微妙的原因，已被视为潜在的不明原因性不孕，因为生育力正常的夫妇也常常发现会有这些问题（纠正这些问题并不总能改善生育力）。

不孕症的普遍性，使得筛选试验的预测价值更大，所以日常的各种检测对于找出生育力低下的常见原因都很有价值。由于各种检测的局限性，医生应该知道：输卵管通畅并不等同于功能正常，黄体期孕激素的水平升高并不意味着排卵已经发生。

不明原因性不孕症的定义是：在未发现任何异常的情况下，1 年内未避孕未孕。据报道，不明原因性不孕症夫妇，每个月经周期的自然妊娠率为 2% ～4%[3]。有一项研究报道，不明原因性不孕症夫妇 1 年内妊娠率为 15%，2 年 35%，3 年以上累积妊娠率甚至曾报道达 80%[2]。这表明，治疗应延期至试孕 2～3 年之后，在这之前的治疗可能不会增加受孕概率（图 13.1）[2]。

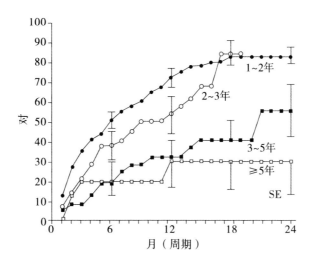

图 13.1　在初步调查的时间内，未经治疗的不明原因性不孕症患者的累积妊娠率与不孕症的持续时间相关（引自 Hull MG, et al. BMJ, 1985，291：1693 –7.）

以上研究显示，最重要的预测因素是不孕的年限和女方的年龄。当然，各种提高生育力疗法的进展速度取决于夫妇双方的年龄和他们的迫切程度，以及可利用的（负担得起的）资源。不明原因性不孕症的处理通常是凭经验，但应为每对接受治疗的夫妇进行个体化处理。

不明原因性不孕症的处理

不明原因性不孕症的处理方法有几种，其中有一些已经进行了讨论，并且提出了在实践中分阶段运用的方案。对于未避孕未孕超过 1 年的夫妇，治疗的目标应该是使每月自然妊娠率提高 1.5% ～3%。

枸橼酸氯米芬

过去一直认为枸橼酸氯米芬通过纠正卵巢功能的细微缺陷、卵泡发育障碍或黄体功能不足来提高生育力，但其更可能的原因是通过刺激卵巢增加发育的卵泡数和排卵数来提高生育力。使用枸橼酸氯米芬时，必须考虑到多胎妊娠的副作用和长期使用（＞12 周期）所带来的可能的卵巢癌风险（第 18 章）。

多年来，许多发表的文章和综述已表明，枸橼酸氯米芬在不明原因性不孕症的应用上存在争议。最近来自 7 个随机试验的 1 159 名参与者的循证医学报告，无证据显示枸橼酸氯米芬治疗比不治疗或使用安慰剂在提高活产率（OR 0.79，95% CI 0.45 ~ 1.38；$P = 0.41$）或提高临床妊娠率方面（IUI）（OR 2.40，95% CI 0.70 ~ 8.19；$P = 0.16$）更有效（OR 0.79，95% CI 0.45 ~ 1.38；$P = 0.41$）。后两种方法联合 IUI（OR 1.03，95% CI 0.64 ~ 1.66；$P = 0.91$）或未联合 IUI，以及未联合 IUI 也不使用人绒毛膜促性腺激素（hCG），结果也无明显差异（OR 1.66，95% 可信区间 0.56 ~ 4.80；$P = 0.35$）[6]

超促排卵联合 IUI

关于促性腺激素在不明原因性不孕症治疗中单独应用的前瞻性随机研究很少，大多数关于促性腺激素联合 IUI 的研究属于回顾性分析。促性腺激素治疗需超声连续仔细监测以降低卵巢过度刺激综合征和多胎妊娠风险（第 18 章）。

通过促性腺激素诱导排卵，排 2 ~ 3 个卵子，同时将处理好的精液注入宫腔可提高生育力，这种期望是合理的。然而，在 Melis 等[7]报道的对比促性腺激素治疗结合同房与促性腺激素结合 IUI 的文献中，200 对 3 年以上不明原因性不孕症的夫妇使用 FSH 促排产生至少 2 枚卵泡，两组之间结果无显著性差异，经过 3 个周期的治疗累积妊娠率约为 43%，多胎妊娠率为 10%。Glasgow[8]的一项类似研究表明，随机抽取 100 例患者诱导排卵，先用促性腺激素释放激素（GnRH）激动剂降调，接着用 FSH 促排，然后同房或 IUI，经过 3 个周期的治疗，IUI 组妊娠率（42%）明显高于同房组（18%）。

最近，Cochrane 数据库公布了一项 Meta 分析[9]。IUI 对妊娠的具体益处未知，但促排卵联合 IUI 与同房相比，确实提高了妊娠率［6 项随机对照试验（RCT），517 名妇女：比值比 1.68，95% CI 1.13 ~ 2.50][9]。促排卵联合 IUI 的活产率明显高于自然周期 IUI（4 项随机对照研究，396 名妇女：比值比 2.07，95% CI 1.22 ~ 3.50）。然而，这个试验并无法充分证明，合并或不合并卵巢过度刺激的 IUI 对各种结局（活胎，多胎妊娠，流产和卵巢过度刺激的风险）的影响，无证据表明，IUI 结合促排治疗与自然周期同房有差异。有趣的是，自然周期 IUI 优于促排结合同房（1 项随机对照研究，342 名妇女：比值比 1.95，95% CI 1.10 ~ 44）[9]。总之，有证据表明 IUI 结合促排治疗与单独 IUI 相比增加了活产率。另外，有证据表明，自然周期 IUI 的妊娠率，相比于促排后同房，也有提高。总之，IUI 联合促排治疗对不明原因性不孕症的治疗有一定作用，但作用有限。

促排卵结合 IUI 方案

IUI 周期促排的理论依据是：使至少 1 个卵子与处理过的精液尽可能接触（图 13.2）。精液处理方法有很多，最常用的有：简单的精子洗涤法、上游法和密度梯度分离法。精子洗涤是将液化的精液标本稀释后加入培养基中，然后进行离心和再悬浮，从而去除精浆中的细菌和不活动精子[10]。若重复洗涤，在 30~60min 后，碎片、细菌以及非活动精子将留在试管底部，而精子上游到培养基表面，将被进一步优化。上清液中应该包含 80%~100% 活动的及正常形态百分比更高的精子。另外，精液可以放在不同密度梯度的等渗 Percoll 液中，以分离出形态正常且活动的精子。

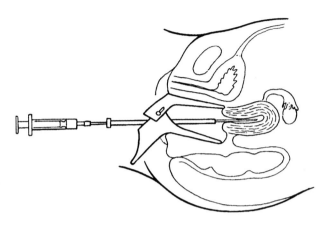

图 13.2　宫腔内人工授精

最佳的促排卵方案是直接注射促性腺激素，而不需事先降调。作者发现，递减方案的好处是可以募集 2~3 个优势卵泡。从月经第 2 天开始使用 150U 的起始剂量（年龄在 30 岁以下或者 B 超提示卵巢为多囊卵巢起始剂量可以为 75~100U），注射 3 次之后减量至 75U（37.5~50U），然后从月经第 8 天开始 B 超监测。继续用药和调整剂量直至产生 2 枚直径 16mm 以上的卵泡，或至少 1 枚直径 18mm 以上的卵泡，但大于 14mm 以上的卵泡最多不超过 3 枚。通过这种方法，每个月的妊娠率是 15%~20%，4 个月的累积妊娠率为 40%。双胎妊娠的风险是 20%，三胎妊娠的风险低于 1%。

促排卵的主要问题是增加了多胎妊娠风险，然而作者认为，只要结合严密的 B 超监测，并且严格地执行有 2 枚以上的成熟卵泡即取消的原则，多胎妊娠率可以保持在 5% 以下。

配子输卵管内运输

配子输卵管内运输（GIFT）相对于超排卵和（或）结合 IUI 更进一步。它是先收集卵子，然后将卵子和精子直接送入输卵管（图 13.3；第 14 章）。GIFT 推进了不明原因性不孕症的治疗。人们认为，相对于培养皿，输卵管提供了一个更合适的孵化环境。与 IUI 相比它的主要缺点是，需要更复杂的腹腔镜手术和促排卵方案（第 14 章）。而与体外受精相比，GIFT 不能给不孕症夫妇提供受精卵，但多余的卵子可以在体外受精，且可以冷冻保存以供将来使用。目前，还很少使用 GIFT。

体外受精

相对于 GIFT，体外受精是一项侵入性较小的治疗。它可以研究受精情况，且可以

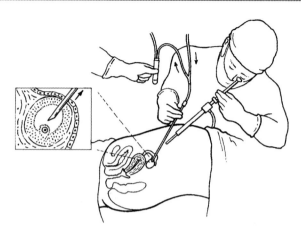

图 13.3 配子输卵管内运输（GIFT）。将卵子和精子移入输卵管前的腹腔镜下取卵

挑选质量好的胚胎移入宫腔。纳入 6 项研究的 Cochrane 数据表明，IVF 的活产率（LBR；45.8%）显著高于治疗预期（3.7%）（比值比 22.00，95% Cl 2.56 ~ 189.37，1 RCT，纳入 2 组 51 名妇女的随机对照试验）[11]。IVF 和 IUI 无明显差异（40.7% 与 25.9%，比值比 1.96，95% CL 0.88 ~ 4.36，纳入 113 名妇女的随机对照试验）。IVF 与 IUI + 促排卵比较，两个接受治疗组的活产率没有显著性差异（比值比 1.09，95% Cl 0.74 ~ 1.59，纳入两组 234 名妇女的随机对照试验）。但是一个大规模的随机对照试验显示 IUI + 枸橼酸氯米芬预处理然后行 IVF 组的活产率明显高于 IUI 组，目前无证据显示两个治疗组的多胎妊娠率以及卵巢过度刺激综合征的发生率有显著差异[11]。

作者认为，不明原因性不孕症夫妇经促排卵和（或）IUI 治疗后进入 IVF 周期是明智的。对于年龄超过 35 岁的妇女，应将 IVF 作为首选治疗方案。

不明原因性不孕症的处理策略

在不明原因性不孕症患者的处理上，医生要权衡利弊，尽量避免侵入性的治疗方案。现有证据表明，在夫妇双方试孕至少 2 ~ 3 年之前开始治疗没有意义。然而，面对焦虑的不明原因性不孕症夫妇，这一治疗原则很难在临床上执行。此外，他们中的一些人存在不明原因的精子、卵子或受精缺陷，只有在 IVF 的治疗过程中才能发现。这是有一定逻辑性的，因此，若受精正常应直接进入 IVF 周期，而并非不做任何治疗直到 3 年过去，或采取侵入性更小的治疗（如促排卵结合 IUI）。考虑到年龄因素，超过 35 岁的女性更应及时治疗。IVF 是提高妊娠率和活产率最有效的方法，正越来越多地用于不明原因性不孕症的治疗。治疗的速度和强度取决于夫妇双方的渴望程度，其中，有些人希望尽快采取辅助生殖技术，而有些人则希望避免高科技治疗手段。必须客观评估不孕症夫妇接受治疗或不治疗的妊娠概率，同时告知他们各种治疗方法的风险和副作用。

（曾春花，张　玲　译）

参考文献

[1] Siristatidis C, Bhattacharya S. Unexplained infertility: does it really exist? Does it matter? Hum Reprod, 2007,22: 2084 – 7.

[2] Hull MG, Glazener CM, Kelly NJ, et al. Population study of causes, treatment and outcome of infertility. BMJ,1985, 291: 1693 – 7.

[3] Polyzos NP, Tzioras S, Mauri D, et al. Treatment of unexplained infertility with aromatase inhibitors or clomiphene citrate: a systematic review and meta-analysis. Obstet Gynecol Surv,2008, 63: 472 – 9.

[4] Isaksson R, Tiitinen A. Obstetric outcome in patients with unexplained infertility: comparison of treatment-related and spontaneous pregnancies. Acta Obstet Gynecol Scand 1998; 77: 849 – 53.

[5] Guzick DS, Sullivan MW, Adamson GD, et al. Efficacy of treatment for unexplained infertility. Fertil Steril,1998,70: 207 – 13.

[6] Hughes E, Brown J, Collins JJ, et al. Clomiphene citrate for unex-plained subfertility in women. Cochrane Database Syst Rev,2010, (1): CD000057.

[7] Melis GB, Paoletti AM, Ajossa S, et al. Ovulation induc-tion with gonadotropins as sole treatment in infertile couples with open tubes: a randomized prospective comparison between intrauterine insemination and timed vaginal intercourse. Fertil Steril,1995, 64: 1088 – 93.

[8] Chung CC, Fleming R, Jamieson ME, et al. Randomized comparison of ovulation induction with and without intrauterine insemination in the treatment of unexplained infertility. Hum Reprod,1995, 10: 3139 – 41.

[9] Veltman-Verhulst SM, Cohlen BJ, Hughes E, et al. Intra-uterine insemina-tion for unexplained subfertility. Cochrane Database Syst Rev,2012, (9): CD001838.

[10] The ESHRE Capri Workshop Group. Intrauterine insemination. Hum Reprod Update,2009, 15: 265 – 77.

[11] Pandian Z, Gibreel A, Bhattacharya S. In vitro fertilisation for unexplained subfer-tility. Cochrane Database Syst Rev,2012, (4): CD003357.

第 14 章　辅助受孕

引　言

辅助受孕技术包括实验室配子的准备，人工混合配子，并通过改变受精方式或提高治疗前预期的获卵数来提高受孕力。

辅助受孕指征

辅助受孕治疗应用在下列条件或指征中。

输卵管损伤

如果输卵管手术预后很差或在术后 6 ~ 12 个月内受孕失败，可以考虑辅助受孕（第 11 章）。治疗前应讨论是否进行输卵管结扎，如何将异位妊娠率降到最低，然而实际中却很少在助孕前讨论这些问题。输卵管积水如在超声下可见，胚胎种植率将会降低，输卵管切除可改善这种情况（第 11 章）。

子宫内膜异位症

中重度子宫内膜异位症患者腹腔镜术后 12 个月内受孕失败是体外受精（In vitro ferilisation，IVF）的指征，当然还需要考虑年龄和其他生育因素（第 10 章），同时还需要考虑助孕治疗前子宫内膜异位囊肿的处理（第 10 章）。

男性因素不育

如果存在严重精子功能缺陷或精子经处理后不能为促排卵后人工授精（IUI；第 12 章，第 13 章）提供足够的精子，或超促排和（或）IUI 3 ~ 4 个周期受孕失败，应该采用体外受精技术助孕。如果是严重男性因素不育可采取显微操作技术助孕，如卵胞浆内单精子注射技术（intracytoplasmic sperm injection，ICSI）。

无精症和供精人工授精（donor insemination，DI）受孕失败也是 IVF 的指征。供精人工授精治疗周期数应根据女方年龄和其他生育因素进行调整：35 岁以下的女性，适宜尝试 12 个周期，50% ~60% 的夫妇在 6 个周期的治疗后应会受孕；35 岁以上的女性则可能需要更长时间受孕，但由于辅助受孕治疗的成功率也在相应降低，因此应及时采用成功率更高的治疗方式。

不明原因不孕

可以通过 1 个周期的 IVF 来尝试在体外环境下精子是否能与卵子正常受精。如果受精正常而没有妊娠，可采取初级治疗手段治疗几个周期后再转行 IVF，如超促排卵和（或）IUI（第 13 章），但作者目前并没有按照这个顺序为患者进行治疗。大多数夫妇和临床医生都倾向于在不孕治疗中采取渐进式的阶梯方案，最终才会选择 IVF。显然，医生同患者夫妇共同讨论治疗方案并制订一个计划会比较合适。大多数夫妇在进行了一定周期数的特定治疗后才会安心转向另一项治疗。有时，对于患者和临床医生来说，最困难的问题是懂得何时进入下一步治疗，因为即使下一个精心制订的个性化治疗周期，其结局也是很难估计的。

宫颈性不孕

宫颈性不孕占所有不孕病例的不到 5%，过去对这种疾病存在过度诊断情况。不管不孕的真正病因是不明原因的还是宫颈性的，选择的治疗方案都是超排卵和（或）IUI（第 13 章），当 IUI 失败后采取 IVF 治疗。因此，对宫颈性不孕的诊断和对宫颈黏液的研究显得多余了。

性交障碍

性功能障碍患者初诊时，如诊断非器质性病因（第 12 章），应进行性心理咨询（第 6 章）。如需要辅助受孕可选择 IUI（超排卵或不超排卵；第 13 章），如果 IUI 失败可采取 IVF。可建议患者在治疗前冷冻保存精子以防止在治疗当天取精困难。

植入前遗传学诊断

一些患有致命先天性疾病的患者可行 IVF，而后从胚胎中取出单个细胞进行遗传学研究或性别检测。早期胚胎中的每个细胞都是多能性的，因此在囊胚阶段前移除单个卵裂球不会影响胎儿发育。通过这项技术可以只移植健康的早期胚胎从而避免产前诊断（如绒毛膜穿刺、羊膜穿刺）的风险，也避免了当这些穿刺检查结果为阳性时被迫终止妊娠。虽然目前在英国只有一半的中心可进行植入前遗传学诊断，但植入前可诊断疾病的数量却在逐步增加。尽管目前遗传学筛查的有效性仍存在争议，但将来可能所有移植前的胚胎都将进行非整倍体筛查。

辅助受孕治疗

本书不能详细列举所有辅助受孕技术的细节，所以作者向那些需要更多信息的读者列举了参考文献。作者列举了目前的诊疗策略，有兴趣的妇产科医生或全科医生可获得相应信息。IVF 是最常见的辅助受孕治疗，将会在本章末尾详述。

在辅助受孕治疗前，除了基本的不孕筛查，大多数诊所常规检查夫妇双方 HIV 和乙肝、丙肝病毒，避免患者间水平传播，同时为实验室人员在处理体液时提供防护。此外，冻存的配子和胚胎有可能通过液氮交叉感染（虽未经证实）。

超排卵和（或）IUI

采用或不采用促排卵方案的 IUI 指征是不明原因不孕、轻中度男性因素和宫颈性不孕。关于 IUI 的详述见第 13 章。

配子输卵管内移植

配子输卵管内移植（gamete intrafallopian transfer，GIFT）[1] 要求至少 1 条输卵管有功能，同时将 50 000 ~ 200 000 个处理后的精子和最多 3 枚卵子移入输卵管内，手术通常在超声下进行（图 13.3）。促排卵步骤与 IVF 相同，而在 GIFT 前需要先取卵。一些诊所在腹腔镜下取卵，但作者采用与 IVF 相同的超声引导下卵泡抽吸，以便可抽吸到所有被刺激生长的卵泡。

虽然男性不育的一线治疗手段不是 GIFT，但实际上 GIFT 的指征同促排卵治疗和 IUI 的指征，不同之处在于配子直接被移入输卵管内，即体内正常受精位置。此外，如有 3 个以上成熟卵泡，采用 GIFT 较为安全，因为所有卵泡都被抽吸出来了，而如果此时进行促排卵治疗或 IUI，就必须要取消周期（或最后转为与卵泡抽吸相关的治疗方案）。多余卵子可行体外受精，如形成合适的早期胚胎可冻存。

GIFT 发展成一种治疗手段，只需要很少的实验室投入，但是如果有多余的卵子需行 IVF，GIFT 也就丧失其优势。同 IVF 相比，GIFT 的缺点是需要进行麻醉和腹腔镜手术，最终的受精结局也无法得知。虽然 GIFT 治疗还可尝试经宫颈输卵管插管的方式避免使用腹腔镜，但此法的治疗结局不如常规 GIFT。

GIFT 的成功率并不高于 IVF，某种程度上甚至低于 IVF，而且 GIFT 的操作过程侵入性更多，因而在英国很少开展。目前，作者只在有明显宫颈狭窄（如锥切活检后）的患者采用腹腔镜下移植，作者更倾向于开展输卵管内合子移植（zygote intrafallopian transfer ZIFT）。如果患者夫妇因道德或宗教原因拒绝体外受精，也会采用 GIFT。

合子输卵管内移植、原核期移植与输卵管内胚胎移植

ZIFT 比 GIFT 更进一步，因为移植的是受精后 18 ~ 24h 的原核期合子。当受精后 48h 胚胎卵裂时可行输卵管内胚胎移植（tubal embryo transfer，TET）。这项技术[2,3] 可

在腹腔镜下或经宫颈输卵管插管下进行（图 14.1）[4]。

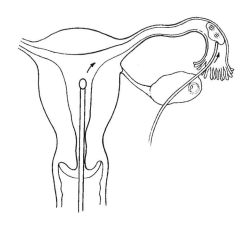

图 14.1 宫颈或输卵管早期胚胎或合子移植

不论是配子还是早期胚胎移植，宫腔内还是输卵管内移植，宫腔内持续妊娠率和异位妊娠率相似，作者的经验是 IVF（结局）要优于 ZIFT（或相关技术），因为避免了腹腔镜手术的并发症和死亡率的风险。但在一些非常罕见病例（如宫颈上皮内瘤样病变术后）不能进行宫颈插管。作者也建议可行腹腔镜下输卵管内移植术。还有一种可替代的方法是经子宫肌层穿刺胚胎移植[5]。因为这些治疗方法在发达国家中很少使用，故仅在史料中有记载。

体外受精

辅助受孕的指征已在上面列举。对于要进行 IVF 的一对夫妇，要求女方至少一侧卵巢功能正常，并具备正常的子宫，男方每次射精至少能找到一个精子。然而，卵巢功能障碍可以通过供卵来解决，无精子可以通过供精来解决（二者也可直接行胚胎捐赠），无子宫也可行 IVF 代孕。有时，精卵或剩余胚胎均由其他夫妇捐赠，因此后代同父母双方并无遗传关系。这些夫妇实际上只是收养了胚胎，但是确实经历了怀孕和分娩的过程。

作者认为，虽然作者不主张无故拖延治疗（特别是在高龄患者中），但有时作者在未尝试其他方法前就开始进行 IVF 治疗，并认为 IVF 对所有不孕夫妇都是高科技的现代治疗方案，这是不正确的[6]。IVF（和其他辅助受孕技术）给不孕夫妇带来巨大压力，也带来了风险和并发症［如卵巢过度刺激综合征（OHSS）和多胎妊娠；第18章］。

IVF 方案

IVF 治疗近年愈加简化[7,8]。早期使用枸橼酸氯米芬和促性腺激素的促排卵方案需要谨慎监测来预测排卵前 LH 峰，而联合使用促性腺激素释放激素（gonadotropin – releasing hormone，GnRH）激动剂、拮抗剂和促性腺激素使得超排卵更容易。在没有 GnRH 类似物调节的周期中，有 15% ~20% 的周期取消率，因为在监测到内源性 LH 峰后 26 ~28h 必须进行取卵，而这意味着有些取卵需要在夜间或周末进行。

使用 GnRH 激动剂或拮抗剂时，取卵时间可以精确地控制，一般在 hCG 注射后 34 ~38h 进行（表 14.1；图 14.2）。注射 hCG 模拟正常的 LH 峰，可以使卵子恢复减数分裂，做好受精准备。此外，有充足的证据表明卵子在即将取卵的卵泡中不会过于成熟，因此可通过推迟 hCG 注射时间来避开周末取卵[8]。事实上，通过避免在周四取卵也就避免了在周末进行胚胎移植，因此诊所只需在工作日运行。但是，大多数大诊所提供灵活性的和每周 7 天的服务，也提供灵活的 D3 胚胎移植或 D5 囊胚移植。

表 14.1　GnRH 激动剂（粗体表示结构的改变）

	商品名	结构	效价	剂量
天然 GnRH		Glu. His. Trp. Ser. Tyr. Gly. Leu. Arg. Pro. Gly. NH	1	
布舍瑞林	Suprecur	Glu. His. Trp. Ser. Tyr. D-Ser9. (tBut). Leu. Arg. Pro. EA	100	150μg（1 个剂量）鼻喷 每天 4 次
	Suprefact		100	500μg 皮下注射减量至 200μg
那法瑞林	Synarel	Glu. His. Trp. Ser. Tyr. D. Nal（2）. Leu. Arg. Pro. Gly. NH	100	200μg 鼻喷（2 个剂量）每天 2 次
曲普瑞林	Decapeptyl	Glu. His. Trp. Ser. Tyr. D. Trp. Leu. Arg. Pro. Gly. NH	100	3mg 肌注 每 4 周 1 次
戈舍瑞林	Zoladex	Glu. His. Trp. Ser. Tyr. D. Ser.（ + But）. Leu. Arg. Pro. Aza. Gly. NH	50	3.6mg 皮下注射 每 4 周 1 次
亮丙瑞林	Prostap	Glu. His. Trp. Ser. Tyr. D. Leu. Leu. Arg. Pro. EA	50	3.75mg 皮下或肌内注射 每 4 周 1 次

注：达到垂体降调效果时可以减少短效制剂的剂量

使用 GnRH 激动剂的缺点是使用 Gn 促排卵前，有 10 ~14 天的垂体脱敏期（降调）。垂体脱敏效果可结合子宫内膜脱落情况、低血清雌激素及 LH 水平来评估（虽然不通过生物化学方法，也可以通过超声观察变薄的内膜和静止的卵巢来确认）。一些诊所更倾向于在月经周期第 21 天开始进行激动剂降调，认为这样比在月经第 2 天降调更迅速。但是，在 21 天降调有形成功能性黄体囊肿的风险。在第 2 天降调可确保患者未妊娠（尽管意外使用了 GnRH 激动剂对继续妊娠也没有危害）。

作者有时为了控制和计划治疗周期，从月经第 1 天开始联合使用口服避孕药 2 ~3 周。之后停药开始使用激动剂治疗。这种方案可以让一个繁忙的中心有计划地安排周期，口服避孕药也能减少 GnRH 火焰效应产生的卵巢囊肿，缺点是延长了整个治疗周期。

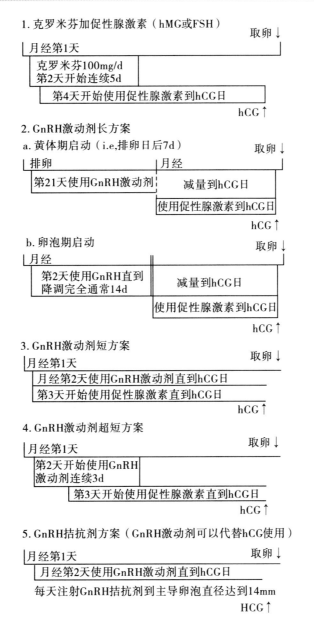

图 14.2 从实用性的原因考虑，大多数促排方案都是在月经期开始（如第 2 天）。月经期第 1 天开始也可以接受但通常不使用，因为大多数诊所喜欢当患者开始准备治疗时才联系。另一种方案是，可以使用复方口服避孕药来计划周期（见正文）。当血清 LH 水平小于 5IU/L 并且雌激素浓度小于 150pmol/L（如果检测孕酮值，应大于 3nmol/L）视为达到垂体脱敏（降调节）。促性腺激素制剂包括 hMG 或促卵泡激素（FSH）。当最大卵泡直径 >18mm 并且至少有其他 2 枚卵泡 >17mm 时，hCG 或重组 LH 可以作为促进卵子成熟的扳机。取卵可以在 35 ~36h 后进行。胚胎移植大约在取卵后 48h 时进行。胚胎移植当天开始进行黄体支持，通常使用黄体酮阴道栓剂或凝胶（每晚使用天然黄体酮栓200 ~800mg）或者肌内注射（Gestone 或者 Prontogest 50 ~100mg/d），持续至验孕日。有一些黄体支持会持续到孕 12 周，虽然当使用了黄体酮栓剂后这种持续使用不是必要的

GnRH 激动剂可以鼻内给药、皮下注射或者肌肉注射（使用特定溶媒）。短效制剂也可用来诱导火焰效应，可以在月经第 1 天使用，其后使用促性腺激素促排卵。激动剂可以一直使用直到 hCG 注射（短方案）或者仅使用 3 天（超短方案）。火焰效应可以用在那些卵巢低反应的患者中，在过去，这些患者只能通过增加剂量来增加卵巢对刺激的反应。事实上，很难去预测个体对卵巢刺激的反应：年轻的和有多囊卵巢（P-COS）的患者往往反应良好，而大龄患者和卵巢储备功能减退的患者反应差一些（见后）。CC 和 GnRH 激发试验可以用于预测卵巢反应（第 5 章），但是灵敏度不太高，而且在英国使用也不普遍。测定卵巢窦卵泡数和抗苗勒管激素（anti-Miillerian hormone，AMH）水平已广泛用于评估卵巢储备（第 5 章，卵巢储备试验）。更多关于 GnRH 激动剂方案的细节可以在 Balen 发表的文献中查询[9]。

现在临床方案多种多样，作者的治疗结果也是来源于一个相对小的样本量。而且，治疗中应用了不同的准备方案和标准，使得很难去比较研究。作者必须使用 Meta 分析来提供更有力的结论。最近在 Cochrane 数据库的一篇综述比较了使用不同 GnRH 激动剂方案的研究结果[10]。在 29 篇纳入的研究中，17 篇比较了长方案和短方案；2 篇比较了长方案和超短方案；4 篇比较了卵泡期启动和黄体期 GnRHa 降调；3 篇比较了在 Gn 启动时继续使用和停止使用 GnRHa；3 篇比较了 GnRHa 恒量和减量使用；1 篇比较了短方案和超短方案。无证据证明这些方案在活产率上有差异，但其中只有 3 篇研究中有活产率的数据。有证据表明长方案的临床妊娠率显著高于短方案（OR 1.50，95% CI 1.16~1.93）。但是当进行合适的随机化分组并行 Meta 分析后，这种差异的显著性就消失了（OR 1.38，95% CI 0.93~2.05）。有证据显示长方案比短方案卵泡数增加了 60%，虽然长方案中多使用了 13 支 Gn 针剂（每支 75IU）。无证据表明黄体期和卵泡期降调，Gn 启动时继续使用和停止使用 GnRHa 方案间的妊娠结局有任何不同[10]。

第 3 代 GnRH 拮抗剂的使用可以免除垂体脱敏环节，并且在月经第 2 天开始卵巢刺激，在刺激的第 5 天或第 6 天开始每天注射拮抗剂，或者当主导卵泡直径达到 14mm 时开始注射（通常在第 6 天或者第 7 天），虽然在第 6 天使用的成功率似乎要高于使用灵活方案[11]。GnRH 拮抗剂对抑制垂体分泌促卵泡激素（follicle-stimulating hormone，FSH）和黄体生成素（LH）的作用更为迅速，并且无激动剂的火焰（flare）效应，且不需要 10~14 天的脱敏。内源性 LH 峰可以被人为抑制，从而可在需要的时间取卵。拮抗剂方案比长方案周期时间短得多，对患者更为有利，因此越来越多的诊所开始使用拮抗剂方案。可以联合使用复方口服避孕药或戊酸雌二醇，在 Gn 开始刺激的前 3 天停药。此方案的效果尚存在争议。最近的 Meta 分析指出拮抗剂方案可能对诊所的日程安排帮助更大，但会稍微降低临床妊娠率（RR 0.80，95% CI 0.66~0.97）[12]。

在 GnRH 拮抗剂周期中，在取卵前可使用 GnRH 激动剂而不使用 hCG 扳机。这种策略可以减少 OHSS 的风险，因为 GnRH 激动剂的半衰期比 hCG 更短，但是临床妊娠率可能更低，因此还是推荐常规使用 hCG 扳机[13]。此外，拮抗剂方案的 OHSS 风险要低于激动剂长方案。GnRH 拮抗剂的使用也可能减少 Gn 总用量。同样的，因为周期短和副作用最小（例如，避免了垂体脱敏后雌激素缺乏相关症状），患者也许更喜欢 Gn-

RH 拮抗剂方案。无证据表明使用拮抗剂方案后需要改变 Gn 的种类和剂量（与激动剂方案）。最初研究发现虽然在判断计划取卵的最佳时机时可能需要经验，但拮抗剂方案的妊娠率大约比 GnRH 激动剂方案低 5%。一篇 Meta 分析结果表明 GnRH 激动剂和 GnRH 拮抗剂方案的活产率相近[14]，这的确鼓舞人心。总的来说，尽管出于计划和时间上的方便，大多数诊所还是使用激动剂长方案，但对大多数 IVF 周期来说拮抗剂方案不失为一种更明智的策略。拮抗剂周期同样可以使用 COCP 直到周期启动前 5 天来解决工作安排不便的问题。如果使用 GnRH 激动剂而不是常规使用 hCG 来扳机促使卵子成熟，可能可以显著降低 OHSS 风险[15]。但是，早期研究表明对继续妊娠的帮助源于 hCG 在黄体期对卵巢孕酮分泌的刺激作用，所以在拮抗剂方案中有必要进行调整黄体支持，可以在黄体期联合补充孕激素和雌激素或者给予额外剂量的 hCG（使用低剂量以减小 OHSS 风险至最低）[15]。一些临床医生甚至支持在 GnRH 拮抗剂周期选择性地使用全胚冷冻以避免 OHSS 风险，之后在激素替代周期（HRT）移植冷冻胚胎，而激素替代周期的内膜环境对胚胎植入和胎盘形成更有利。这种方法现在已经在世界范围广泛采用，当然，这还取决于一个高质量的低温冷冻保存技术。

促性腺激素治疗

促性腺激素治疗是为了进行超排卵刺激，最初使用 hMG，它包含尿源性 FSH 和 LH，根据制备方法的不同，二者的含量比例也不同，后来单纯使用尿源性 FSH。最初制备的制剂是肌肉注射，随着外源蛋白的纯化和提取，药物可以进行皮下注射（表 7.8）。重组 Gn 的出现拓宽了治疗药物的范围，并可能无限量供应。最初的证据表明重组 FSH（recombinant FSH，rFSH）比尿源性制剂可能产生更多卵子和胚胎，所以将随后的冷冻胚胎移植周期（frozen embryo replacement cycles，FERCs）纳入，总妊娠率会更高。现有证据表明使用 hMG 性价比更高（见后）。当然，除了绝对获卵数，其质量对持续妊娠和活产来说更为重要。重组 LH 作为 LH 峰的替代物，生理效果上更为接近，同时其半衰期比 hCG 更短，在理论上可降低 OHSS 的风险。

在讨论一种促性腺激素制剂的优点时，必须考虑其临床效果、副作用及性价比。临床效果包括对刺激卵泡发育的能力成熟卵子的数量与内膜发育相适的甾体生成、IVF 过程中足够的优质胚胎和最终令人满意的妊娠率。治疗用促性腺激素的最初来源是人死后垂体的提取物和绝经期妇女的尿液。前一种来源因为［使用尸源性激素和（或）脑垂体提取物可能传播］克雅病（病原体）而被禁止，克雅病主要分布于澳大利亚，但在欧洲也有病例报道。

从绝经期妇女尿液提取和纯化技术最早在 1940 年代晚期出现在意大利，从而可以制备 hMG。为了提供一个 hMG 治疗周期足够的促性腺激素需要 20 ~ 30L 尿液。到 1960 年代，去除非特异性蛋白的制备方法更加成熟，较早期制剂活性已提高 10 倍，达到了每 1mg 蛋白 100 ~ 150IU FSH。纯度提高可以降低超敏反应，随着注射容量更少而不适感也更小。虽然与最初的制剂相比，hMG（menotropin）和 uFSH（urofollitropin）的纯度在不断增加，但最终产品的活性成分仅占 1% ~ 2%，且仍然包含大量尿源蛋白（包括细胞因子、生长因子、转运蛋白和其他可能调节卵巢活动性的蛋白），使得制定统一标准变得非常困难，可能导致注射部位局部反应和罕见的全身性疾病。

1980 年代单克隆抗体的使用可从大量 hMG 中进一步特异性地纯化 FSH[16]。提取物称为高纯度尿源性 FSH（u-hFSH HP），纯度可达 95%，促性腺激素生物活性增强了几百倍。临床实验进一步表明 uFSH（urofollitropin）和高纯 FSH 的促排卵效果和妊娠率相当。由于改良的制剂降低了超敏反应，因此可以用于皮下注射。但由于供应、收集、运输、储存和加工中的问题和对尿的来源持续增长的需求一直存在，制药公司转向利用基因工程来制造生物合成制剂。FSH 的 α 和 β 亚基基因被整合入载体中然后导入中国仓鼠卵巢细胞系中，这样就可以无限地生产高特异活性和高稳定性的治疗针剂[17]。

FSH 的活性很大程度上由糖基化的水平决定，因此只能由生物测定而不能使用免疫方法测定[18]。药典中利用固有精度的生物测定方法，允许 95% 置信区间，在 80% ~ 125% 的剂量范围内可以达到预计的生物活性，因而相当于每 75IU 的针剂中有 60 ~ 94IU 的活性（不同批次间有 57% 的潜在变异度）。药典中对重组 FSH 制剂有同样的要求，虽然实际上变异度要低得多（±2% ~3%）。有证据表明不同的重组制剂有不均一性，因此分别命名为促卵泡素 α 和 β。体内生物活性测定的数据表明控制 FSH 作用的主要因素是对不同亚型清除的相对程度。有趣的是这些类型的 FSH 在体外比在体内更有效。

许多内外因素影响一种药物在体内的表现。例如对于 rFSH 来说，糖基化的模式，特别是蛋白骨架末端的唾液酸化作用，对激素的生物活性起着重要作用。总的来说，虽然 rFSH 的同功激素组成同垂体提取物极为相似，但是还是付出了很多努力在构建有最大生物活性的表型，从而来设计最有特异和可预测的药物。唾液酸化决定酸度和等电点电位。其基本构型有很高的受体结合力和体外生物活性，但是比起酸性构型其基本构型在体内循环中更快被清除。因为酸性高的构型有更高的吸收率，更低的清除率和更长的半衰期，因而在体内的生物活性提高 20 倍左右。分子结构被改变以延长半衰期和体内的生物活性，通过增加来自 hCG 的 C - 末端钛（FSH-CTP，corifollitropin α）来达到一个持续 7d 的效果[19]。

注：直到大约 10 年前，所有的促性腺激素制剂都是每支 75IU，而现在出现了很多不同包装的产品。因此现在对于用药剂量，重要的是指出单位而非支数。现在可供使用的促性腺激素制剂在表 14.2 中列出。对于 40 岁以下、卵巢储备功能正常的患者，最佳起始剂量是每天 150IU。尽管增加剂量可轻微增加获卵数，但没有证据表明可以提高妊娠率和胚胎冷冻率[20]。对有过度刺激风险的女性，即 PCOS 女性，作者通常将起始剂量定为每天 100IU，而对于卵巢储备功能减退或有卵巢低反应史的女性，作者推荐起始剂量为 300IU/d，最多 450IU/d。现在有许多关于温和刺激的报道，而温和刺激在一些地方也是十分时髦的词语。作者认为重要的是使用最低有效剂量，适合个性化的治疗需要，预测敏锐并在没有达到预期反应时及时调整剂量。

表 14.2　目前可用的促性腺激素制剂

促性腺激素	来源	成分	商品名
人绝经期促性腺激素	尿	FSH : LH 1 : 1	Merional，Menopur
尿促卵泡激素	尿	FSH	Bravelle，Fostimon
绒毛膜促性腺激素	尿	hCG	Chorgon，Pregnyl
促卵泡激素 α	重组	FSH	Gonal-F
促卵泡激素 β	重组	FSH	Puregon
黄体生成素 α	重组	LH	Luveris
促卵泡激素 α 和黄体生成素 α	重组	FSH : LH	Pergoveris
Corifollitropin α	重组	FSH-CTP	Elonva
绒毛膜促性腺激素 α	重组	hCG	Ovitrelle

rFSH 的优劣

　　rFSH 比起之前的尿源性制剂具有一些潜在的优点。除了制药工艺的改进外，比起在大量和非均一的尿液中提取的制剂，可控的制作过程可以提供更均一化、批内差异更小的制剂。制剂的供应可以是无限的，因此供应问题对临床工作不再是难题。比起人源产物，基因重组药物及其代谢物无感染或污染的风险。制造商也已确认药物经血清转化为抗促性腺激素抗体的案例尚未有报道。产品的纯度便于给药，皮下注射时有效、安全、创伤小。rFSH 最显著的优点是纯度和特异性更高。最初认为可能它的使用剂量更小，药物反应更容易预测，但目前尚未被证实。

　　多个研究比较了不同的促性腺激素制剂，包括 hMG、纯化的尿源 FSH 和 rFSH 的各种比较。两种 rFSHα 和 β 制剂相似，但比较两者的研究相对较少。近几年有一些 Meta 分析比较了不同类型的促性腺激素，得到的结论也不同。现在的共识是使用 rFSH 的活产率（LBR）要略低于使用 hMG（OR 0.84，95% CI 0.72～0.99），但与其他尿源性促性腺激素的差异无统计学意义[21]。此外，hMG 看起来性价比更高，特别是将冻胚移植周期（FERCs）纳入分析因素时[22]。但在促性腺激素的使用，自然流产率、多胎妊娠率、取消周期率或 OHSS 率上，hMG 和 rFSH 并无显著差异。这些研究均使用激动剂长方案，目前证据显示使用拮抗剂方案也有类似结果。

　　一系列出版物已经证明：与 LH 水平小于 0.5IU/L 的女性相比，hCG 日血清 LH 水平大于 0.5IU/L 的女性的受精率和持续妊娠率有所改善。因此在超排卵方案中 LH 水平虽然低但似乎在卵泡中、晚期十分重要。假如垂体抑制不太深的话，不需要在注射促性腺激素时额外补充 LH。

　　大部分的随机对照实验（randomised controlled trials，RCTs）和 Meta 分析都包括 IVF 和 ICSI 周期。然而，这两种受精的类型可能反映了不同的两种人群，他们有不同的不孕症原因和不同的卵子和（或）胚胎处理方式。因此，将 IVF 和 ICSI 数据混合不论从方法论还是从临床角度出发都不是最佳的方法。在一个大型的比较 HP-hMG 和 rF-

SH 的 RCTs 中，随机化是通过受精方法来划分的，并且结果被分为 IVF 周期和 ICSI 周期进行独立分析[24]。在 IVF 女性中，HP-hMG 组的持续妊娠率（30%）高于 rFSH 组（20%）（$P = 0.037$）[24]。在 ICSI 患者中，这两组的持续妊娠率无显著差异（HP-hMG 组 21% 而 rFSH 组 23%）。最大的 RCT 比较了 IVF 女性中使用的促性腺激素，数据说明了 LH 活性对治疗结局的影响[25]。在这次试验中，HP-hMG 制剂中的大部分 LH 活性是由 hCG 提供的[26]。促排第 6 天血清 hCG 浓度的增加与优质胚胎率和持续妊娠率的显著提高有关[27]。

这些数据表明，LH 活性的增加对妊娠率的影响在 IVF 组和 ICSI 组中可能不同。外源 LH 对 IVF 周期结局改善的机制目前还未完全阐释清楚。然而最近一些基因表达数据支持了一个假说，更好的卵子和（或）胚胎质量与卵巢刺激过程中活性 LH 作用后的卵丘细胞的特征有关。这些数据说明在胚胎发育过程中卵丘细胞存在一些分子调节机制[28]。

人类传染性海绵状脑病（transmissible spongiform encephalopathies，TSEs）包括一组罕见的神经退行性疾病，包括散发性 CJD，分布广但发病率仅约 1:200 万。正如前文所提及，因垂体源性性腺激素紊乱而引起的 CJD 可由医源传播。最近，自从变异性 CJD 爆发后（主要在英国），人们对人尿传播朊病毒的潜在风险提出了疑问。至今，没有证据表明尿液具有传染性，也没有报道过通过尿液传染的确切案例[29]。但是现在无法检测供者的尿中或终产物中有朊蛋白。因此，风险评估基于尿中传染的可能性，尿的来源和生产过程中排除任何偶发传染物的能力。制造医药产品的尿源应尽量避免从那些患有人类 TSEs 的人群中获得。因为没有有力证据证明 TSE 能从尿中传染，所以作者认为供者尿中存在致病性朊蛋白和 TSE 传染性的风险很小。尿源性促性腺激素可能仍然是安全的[29]。

注意事项：在评估有关促性腺激素的争议时，了解清楚促性腺激素制剂制药公司的利益以及审查已出版研究的作者身份和赞助方是必要的。

卵巢储备和促排卵反应的预测

卵巢储备（或可以排出的卵数）随着卵巢年龄的增加而下降，与女性的年龄不一定总是符合。随着卵巢储备下降，排出卵子的染色体整倍性也下降，因此流产率和胎儿染色体异常率增加。有几种不同的方法可以测试卵巢储备，但都有局限性。通常，月经第 3 天血清的基础 FSH 浓度是一个相当好的预测卵巢储备的指标。当卵巢功能减退时，卵泡期的 FSH 浓度开始升高。当 FSH 升高时，每月 FSH 浓度的波动可能会比 FSH 正常时更大。波动的基础 FSH 水平提示卵巢功能已经减退，等到 FSH 水平接近正常范围再开始治疗则几乎没什么效果。

检测卵巢激素，特别是 AMH，可能可以更好地反映卵巢年龄（第 5 章）。超声检查卵巢可能也有帮助。卵巢反应与卵巢体积和窦卵泡数呈正相关（第 5 章）。卵巢对促性腺激素刺激的反应是对卵巢功能必要的检测，但这只是一个回顾性的分析，而不是前瞻性地预测对治疗的可能反应，因此也就不能用来决定启动剂量或者促排卵方案。

不论是否确诊为 PCOS，卵巢的 PCO 征都预示着卵巢可能对促排卵刺激反应敏感，可能有许多卵泡发育，虽然不一定有同等数量的高质量卵子。有 PCO 征的患者发生 OHSS 的风险最大（第 18 章）。

刺激实验一直用于评估卵巢对促排卵的反应。在第 5 天到第 9 天服用 CC（100mg），在第 3 天和第 10 天检测血清 FSH 浓度。通常认为在第 3 天基础 FSH 升高之前 CC 刺激试验的第 10 天血 FSH 先升高。枸橼酸氯米芬激发试验结果正常并不能提示卵巢功能正常，而结果异常往往能提示卵巢功能减退。GnRH 激动剂刺激试验也可用来评估卵巢储备。如果使用这些试验，需要界定不同年龄患者的正常值范围。在实践中，这些试验很少使用，并且大多数试验仍然是检测月经第 3 天基础内分泌值（FSH，LH，E2）和检测 AMH 联合超声检查卵巢形态（包括窦卵泡计数）。生育门诊就诊的女性应每年做 1 次这些检查，当月经周期改变或者卵巢对刺激的反应意外变差时，应该增加检查的频率。

作者推荐对于 38 岁以下、卵巢储备正常的女性，IVF 促排卵的起始剂量为 150 单位的 FSH 或 hMG。38 岁以上的女性应该根据她们的基础卵巢储备试验给予 200～250 单位。对于卵巢储备差或在先前一个周期中卵巢反应差的患者（获卵数低于 5 枚），作者增加剂量到最大 450 单位。不过使用更高剂量似乎并没有好处（事实上，一些诊所使用 300 单位的最大剂量）；当卵泡被募集后，提高刺激处理的剂量似乎也无显著效果。如果基线超声波扫描显示 PCO 征（不论是否有多囊卵巢综合征的迹象），均应根据年龄和以前的刺激反应降低起始剂量到 50～100 单位（见下文对不同方案的进一步讨论）。如果预期可能出现过度刺激的情况，作者建议早些进行超声监测（刺激第 6 或 7 天），当募集卵泡直径大于 10 mm 时应尽快降低 FSH 剂量。在每个治疗周期后都观察患者的反应情况，据此调整刺激剂量。作者更喜欢用最低剂量达到预期的反应以及减少卵巢过度刺激的风险。

低反应

在低反应情况下，加入重组 LH（rLH）可能会有益处，虽然在该领域还需要更多研究。一项有关联合使用重组 LH 和（或）rFSH 和单独使用 rFSH 在 IVF 或 ICSI 周期中控制性超排卵（controlled ovarian hyperstimulation，COH）方案有效性和安全性上相比较的偏位分析显示，二者之间临床妊娠率或活率率均无统计学差异[30]。其他辅助疗法已用于低反应者，包括已经有很多商业宣传和患者相继推荐和需求的脱氢表雄酮（DHEA）疗法。同样的，添加生长激素也已被提出。一些小型的有关使用生长激素的研究并未确认其显著的益处，但在纳入偏位分析时还是提示有一定益处的，可增加 22% 的胚胎移植率和 16% 的临床妊娠率（95% CI +4～+28）[31]。然而适当大小的随机对照试验没有得出很好的证据表明有任何佐剂和特定方法可以让低卵巢储备的女性受益[32,33]。

IVF 中 PCO 对促排卵的反应

对多囊卵巢进行诱导排卵的目标是达到和（或）刺激单个卵泡的发育，这是与正常卵巢反应有显著差别（第7章，第8章）。在低剂量诱导排卵方案中，反应往往较慢，而且有卵巢过度刺激和/或形成囊肿的风险（第7章）。因而可以预见在一个 IVF 周期中 PCO 的反应也应和正常卵巢不同。实际上，一些研究已经表明多囊卵巢女性每周期获卵数多于正常卵巢患者。前者虽然成熟卵子总数和受精率可能相对较低，但不论是否有多囊卵巢，患者 IVF 妊娠率和活产率是看似相似的，因为可移植的优质胚胎数是相似的[34]。尽管多囊卵巢综合征的女性往往比正常卵巢女性需要的促性腺激素刺激剂量更低，但发生中重度 OHSS 的风险却更高，据报道为 10% ~ 18%（PCOS 患者）与 0.3% ~ 0.5%（正常女性）[34]。

虽然大多数数据表明 PCOS 女性每移植周期的妊娠率同对照组相当，但她们在 IVF 治疗后流产率可能增加，这可能和她们的高体重指数（BMI）、高腰臀比和胰岛素抵抗相关[35]。Fedorcsak 等[36]报道 BMI 指数 > 25kg/ m² 的女性孕6周前流产的相对风险为 1.77（95% CI 1.05 ~ 2.97）。

对于 PCOS 女性，肥胖带来的是 FSH 刺激需求的增加。因此，她们可能对低剂量刺激方案无反应。但是一旦 FSH 剂量增加到阈值后，后续的反应是爆发性的，从而增加了 OHSS 风险。对促性腺激素低反应的机制尚不确定，但可能与高胰岛素血症和胰岛素抵抗有关[37]。关于 PCO 对卵巢刺激的过度反应则有一些可能的解释。PCOS 女性有窦卵泡数更多。同早期理论不同的是，这些卵泡没有闭锁，而可选择的、对外源性促性腺激素敏感的窦卵泡变得更多。比起正常卵巢女性，PCOS 女性增加的窦卵泡数也体现在 AMH 水平的升高上。因为从卵泡池里募集的原始卵泡增多了，因此窦卵泡数也就相应增加了。PCOS 患者有一系列的反应，他们较高的 AMH 水平导致其表现出更多的症状，例如闭经和胰岛素抵抗，其中一些治疗起来容易，另一些就比较困难。

PCO 和 PCOS 的促排卵策略

很少有研究具体比较有或无 PCOS 女性的不同治疗方案，并且对于不同女性这种疾病的定义和对症状的诊断也有差别。对这些女性的治疗有两个特定的目标，一个是通过抑制升高的 LH 和雄激素来纠正异常的激素环境，另一个是避免卵巢过度刺激。延长垂体的脱敏期可以避免初期促性腺激素的波动，引起 GnRH 激动剂短方案中卵巢激素的释放。虽然长方案理论上是控制性超排卵，但 PCO 患者比起卵巢正常患者仍然更有可能发生过度刺激。使用短效 GnRH 拮抗剂联合低于平均值的启动剂量（75 ~ 100 单位）可以降低 OHSS 风险，现为 PCOS 女性所青睐。GnRH 拮抗剂不会激活 GnRH 受体，并能在数小时内很快抑制促性腺激素的分泌，因此可能比使用 GnRH 激动剂长方案治疗时间更短。一项 Cochrane 综述表明，GnRH 拮抗剂组和 GnRH 激动剂长方案组的活产率差异没有显著性（9篇随机对照；OR 0.86，95% CI 0.69 ~ 1.08），并且在 GnRH 拮抗剂组中 OHSS 的发生率显著降低（29篇随机对照；OR 0.43，95% CI 0.33 ~ 0.57）[38]。

天然 GnRH 或 GnRH 激动剂可以置换与垂体 GnRH 受体结合的拮抗剂。这种置换作用让医生可以使用 GnRH 激动剂作为激发 LH 峰的扳机从而使卵子成熟。Itskovitz-Eldor 等[39]研究表明在注射 GnRH 激动剂后 LH 快速上升，在注射后 4h 达到高峰。因为与 hCG 相比它产生 LH 的半衰期更短（60min 对比 32 ~ 34h），所以这种扳机更符合生理情况，发生 OHSS 的风险更低。有报道称不论是使用激动剂扳机还是 hCG 扳机，获卵数、胚胎质量、种植率和妊娠率都相当。然而一项 Cochrane 综述发现虽然 GnRH 激动剂扳机的活产率降低（OR 0.44，95% Cl 0.29 ~ 0.68），但 OHSS 发生率的下降也的确是个优势[41]。一项多中心双盲研究表明在 IVF 治疗周期中重组人 LH 诱导卵泡成熟与 hCG 同样有效，并且 OHSS 发生率更低[42]，但它在 ART 中的临床应用尚未完全阐明。

胰岛素抵抗和代偿性的高胰岛素血症也是 PCOS 的病因（第 8 章）。许多研究表明了胰岛素增敏剂（主要是二甲双胍）在 PCOS 患者治疗中的作用。但一项大样本的随机对照研究却证明二甲双胍没有效果，尤其是对那些超重的患者（第 4 章，第 7 章）。高胰岛素血症经常伴随着高雄激素血症，高雄激素水平可能是导致 PCOS 患者受精率低下的原因之一。因此，在 IVF 治疗中，推荐使用二甲双胍作为提高对外源促性腺激素反应的联合药物。5 篇对照研究解答了这个问题，其中 4 篇使用 GnRH 激动剂来降调。二甲双胍使用的总剂量和时间没有统一标准，从 500mg 每日 2 次到 850mg 每日 3 次，持续使用到 16 周，通常一直使用到 hCG 扳机。Fleming 等[43]研究表明长期使用二甲双胍超过 4 个月可能会降低窦卵泡数和 AMH 水平，而这种治疗并没有改善获卵数和受精率。Tang 等[44]报道，与安慰剂组相比，短期服用二甲双胍（长方案中是从使用 GnRH 激动剂到 hCG 日）活产率会有显著的改善（32.7% 与 12.2%）。安慰剂组的出生率为何低于预期很难解释，可能与卵子和（或）胚胎质量或子宫内膜发育有关。Kjotrod 等[45]确认了 Tang 的发现，表明 LBR 在瘦的 PCOS 患者中可能有提高。在最近的 Cochrane 综述[46]表明使用二甲双胍的公认益处可能是降低 OHSS 发生率，OR 值为 0.27（95% Cl 0.16 ~ 0.47，P = 0.000044）。IVF GnRH 拮抗剂方案中使用二甲双胍对比安慰剂可以将 OHSS 风险从 15% 降低到 5%。这个研究虽然有前景，但尚无足够证据表明对 OHSS 有显著的改善。现在作者也在做一项随机对照研究去尝试回答这个问题。二甲双胍可能减少血清雄激素浓度和游离雄激素指数（free androgen index，FAI），且胚胎移植后 12 天 β-HCG 水平和 FAI 呈负相关。在卵巢水平减轻高雄激素血症和胰岛素抵抗可能改善卵泡生长，因此改善胚胎发育潜能。使用二甲双胍的患者在注射 hCG 日血管内皮生长因子（VEGF）和雌激素浓度也大大降低[44]。通过改善血清血管内皮生长因子（VEGF）的表达可降低 OHSS 的风险。因而，虽然有数据表明二甲双胍不能改善 IVF 的抱婴率，但它确实降低了高危 PCOS 患者发生中重度 OHSS 的风险。

卵巢囊肿与 IVF

应注意治疗前行超声检查以明确是否存在单纯囊肿，并应仔细观察以确认囊肿是否自行消失。假如囊肿没有产生雌激素且未阻止子宫内膜脱落，则不需要在治疗前处理。对于年轻患者是否会出现卵巢恶性囊肿很难预测，因此如果有任何可疑因素（如实质区域，多房），则需检测 CA125 水平并且在 IVF 开始前处理囊肿，复杂的囊肿不能经阴道穿刺。几年前，有研究在 IVF 中发现的卵巢囊肿分为两类：GnRH 激动剂治疗前出现者和治疗后出现者[48]。在这两组中患者被随机分为囊肿穿刺组和囊肿保留组，分析了两组患者的 IVF 结局。在那些本身有囊肿而非激素刺激引起囊肿的患者（治疗前出现者），经过囊肿穿刺的卵巢比保留囊肿的卵巢产生更多卵泡和卵子。然而两组患者间总卵泡数和卵子数没有差别。相比之下，患者因为 GnRH 激动剂治疗而生长的囊肿（治疗后出现者）不管在促排卵前是否穿刺，两组患者都有相同的卵巢反应，因此单侧卵巢囊肿穿刺似乎并没有提高卵泡生成或卵子回收率。作者只建议当子宫内膜不能脱落而证明囊肿有激素活性时才可以进行囊肿穿刺。

监测治疗

仅用超声就可以监测卵巢对促排卵的反应。从促排卵第 8 天起，每天或者隔日测量生长卵泡的大小，同时测量内膜厚度。每天检测血清雌激素水平对预测 OHSS 的发生和发展有一定帮助（第 18 章）。而且，血清雌激素水平似乎与促排卵方案中使用的促性腺激素 LH 量呈正比。但在 GnRH 激动剂长方案中，只用 FSH 刺激卵巢时血清雌激素水平大约是用 hMG 刺激时的一半。

通常当主导卵泡直径至少为 17~18mm 并且至少有 3 枚卵泡大于 17mm 时，开始进行排卵前的 hCG 扳机（图 14.3）。

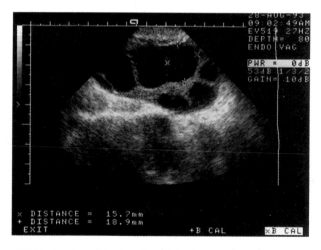

图 14.3 经阴道超声检查促排卵药物刺激的卵巢，该平面有 3 枚成熟卵泡

取 卵

取卵通常在轻度镇静加止痛下经超声介导进行；同时静脉注射苯二氮䓬类药物，咪达唑仑、阿片肽和丙泊酚制剂（偶用），在术中和术后要给予适当的监护。或在阴道后穹隆局部注射麻醉剂（1% 利多卡因）。手术应该是无痛的。患者是清醒或者轻微镇静的，可以从连接显微镜的闭路电视上观测到卵子。虽然可以允许患者配偶在场，但是在作者目前的实践中并没有这么做，因为如果配偶看到患者被镇静会产生压力。但在

胚胎移植时夫妻双方同时在场是合理的。在取卵前与患者仔细沟通十分重要，因为患者在取卵过程偶尔会感到疼痛。焦虑的患者可能需要大量的镇静剂甚至在麻醉师监护下实施全身麻醉（图 14.4，图 14.5）。

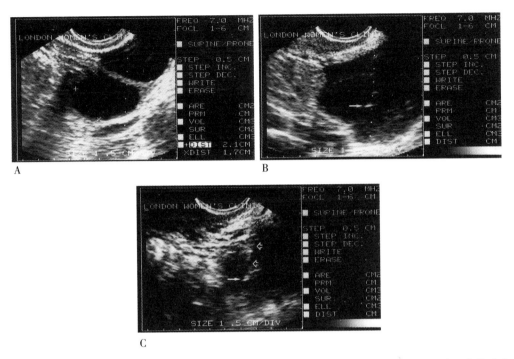

图 14.4　取卵。A. 在取卵过程中，卵巢被进一步放大，穿刺线（虚线）可以指示针进入卵巢的轨迹。B. 针进入 1 枚卵泡。它的尖端看起来像一个密集回声（箭头）。C. 当抽吸卵泡时，针尖（实心箭头）在缩小的卵泡中仍然可见。当去除穿刺线时仍然有可能看到针的虚线（空心箭头）

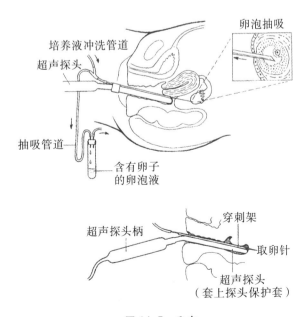

图 14.5　取卵

取卵需要大约20min。作者使用连接电子泵的双腔针，可以快速抽吸并以最小液量冲洗每个卵泡。作者确实发现反复冲洗卵子受精率差，形成的胚胎质量不如第1次卵泡抽吸就被冲洗下来的卵子，所以作者现在已经不进行冲洗，除非对于卵泡数很少，或者预期获卵数少于5枚的患者，才会在抽吸后进行卵泡冲洗[49]。

医生应该对可能发生 OHSS 风险的患者进行书面知情告知，警示可能会发生的症状，因为在给予镇静药物后口头信息已经不够。安排 3～5d 后随访评估也是必要的，尤其是计划早期胚胎全胚冷冻和延迟胚胎移植的患者。

取卵后，需要处理精子。授精通常在取卵后 1～6h 进行，每枚卵 50～200 000 条活动精子；在受精 16h～18h 后检查卵子是否出现 2 个原核来判断是否正常受精（图14.6～图 14.10）。多原核提示多精受精或者双雌原核受精（例如排出第二极体失败），因此不宜移植。

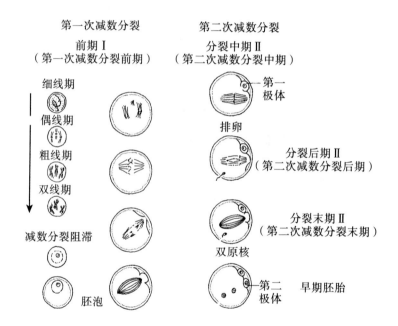

图 14.6 卵子的减数分裂。分裂前期开始于胎儿期。在偶线期和粗线期，同源染色体进行联会后纵向分离，这时遗传物质已经完成潜在的交换。在双线期，除了在染色体交叉点染色体分离，并进入第一次减数分裂阻滞期。减数分裂在排卵前 LH 峰来临时重新启动。第二次减数分裂在受精后完成

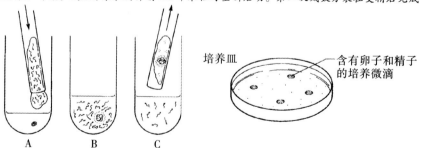

图 14.7 体外受精。A. 洗涤的卵子暴露在精子中。B. 观察受精。C. 早期胚胎移入胚胎移植管中。体外受精可以在试管中进行或在培养皿中盖油的微滴中进行

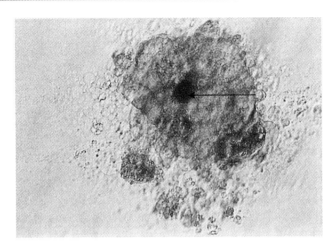

图 14.8（见彩色插页） 在卵泡抽吸后获得的卵子（箭头），被卵丘细胞包被

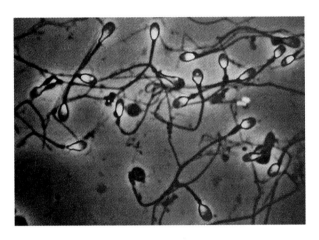

图 14.9（见彩色插页） 相差显微镜下的正常精子

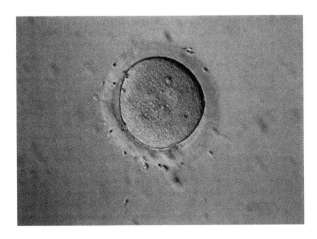

图 14.10（见彩色插页） 受精后可以清楚看见双原核，可见精子附着在透明带上

胚胎移植

胚胎移植（图 14.11 ~ 图 14.19）通常在取卵后第 2 ~ 5 天进行（从 4 细胞期到囊胚期；图 14.12 和图 14.13）。考虑到胚胎的进一步发育可能对妊娠结局有积极意义，作者建议延迟胚胎移植的时间从第 2 天到第 3 天甚至到囊胚期（第 5 ~ 6 天）。囊胚移植被认为可以降低胚胎的细胞应激压力，使胚胎的发育和内膜同步化，当子宫收缩减少时进行囊胚移植。此外，囊胚期更有利于胚胎选择，因此如果在第 3 天有 3 个或 3 个以上的优质胚胎（8 细胞期），可以培养至第 5 天来移植单囊胚（双囊胚移植的双胎率大约为 50% ）。Gardner 和他的同事们[50]已经提出使用序贯培养基来得到满意的囊胚形成率。其他一些团队也在与作者合作寻找（优化的）胚胎培养条件来改善胚胎质量，尤其是 York 大学的 Leese[51]。通过高效液相色谱来分析单个胚胎中氨基酸的转换，可以分辨哪些胚胎可以发育成囊胚，而哪些胚胎会停止发育，因此可以在第 2 天或者第 3 天选择出合适的胚胎进行移植。这个有趣的发现不仅有重要的临床意义，也表明卵子质量对胚胎的发育能力起决定作用，因为到了 4 ~ 8 细胞阶段合子基因组才被激活。

Cochrane 数据库已经评估了囊胚移植的优势，12 个随机对照研究报道囊胚移植活产率有显著改善（1 510 名患者，Peto OR1.40，95% CI 1.13 ~ 1.74）（第 2 ~ 3 天，31% ；第 5 ~ 6 天，38.8% ，$I^2 = 40\%$ ）[52]。这意味着诊所如果采取囊胚移植，活产率将由（早期）卵裂胚移植的 31% 提高到 42%。然而囊胚移植使得冷冻的胚胎减少。所以这些研究发现卵裂胚移植的累积妊娠率有显著的优势（266 名患者，Peto OR 1.58，95% CI 1.11 ~ 2.25）（第 2 ~ 3 天，56.8% ；第 5 ~ 6 天，46.3% ）[52]。

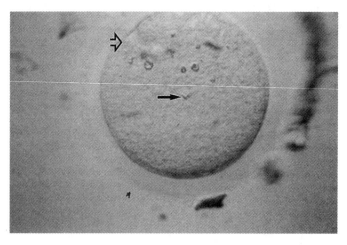

图 14.11（见彩色插页） 卵胞浆内单精子注射后的卵子。可以清晰地看见进针的路径（空心箭头），也可以看见精子的头部（实心箭头）

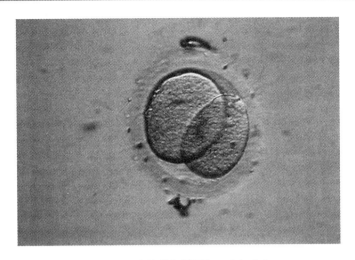

图 14.12（见彩色插页）　2 细胞期

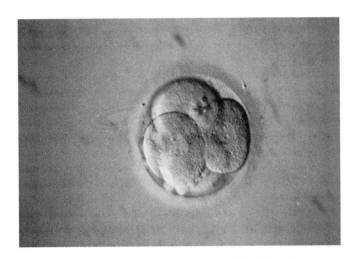

图 14.13（见彩色插页）　4 细胞期早期胚胎

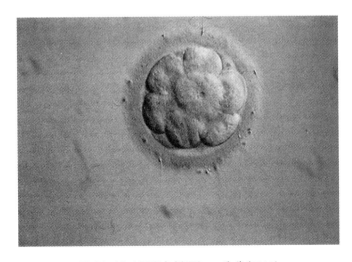

图 14.14（见彩色插页）　桑葚期胚胎

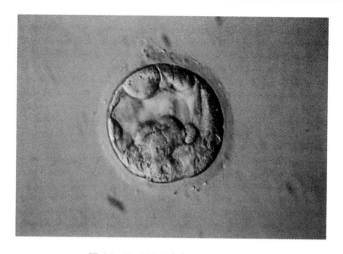

图 14.15（见彩色插页） 囊胚

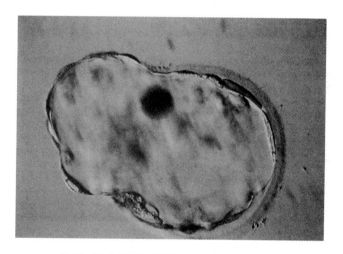

图 14.16（见彩色插页） 正在孵出的囊胚

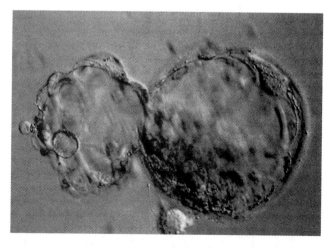

图 14.17（见彩色插页） 完全孵出的囊胚（见右）

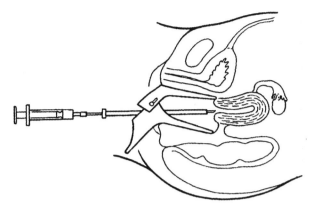

图 14.18　胚胎移植

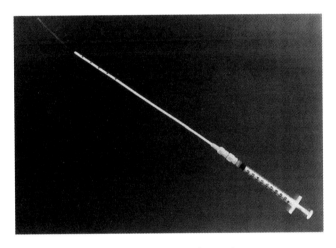

图 14.19　胚胎移植管和注射器

胚胎移植的数目

在竞争中求发展的辅助助孕治疗带来了一个重要的问题是多胎出生显著上升。人类受精和胚胎管理局（Human Fertilisation and Embryology Authority，HFEA）已于 2002 年立法，40 岁以下的患者只能移植 2 个胚胎，这样可以阻止三胎或更多婴儿出生。目前没有证据证明移植 3 个胚胎会显著增加妊娠率并建议 40 岁以上患者移植不能超过 3 个胚胎（表 14.3）。但是，双胎妊娠数量在最初并未下降，这正是英国 HFEA 为诊所设立目标以逐渐降低多胎妊娠率的原因。现在许多国家已经有了为所有条件好的患者（35 岁以下第 1 个移植周期的年轻患者）进行选择性单胚胎移植的策略。采用选择性单胚胎移植策略并冷冻保存剩余胚胎作为第一个新鲜周期失败后进行随后的补充治疗。证据表明采用这种策略的活产率与移植 2 个胚胎相比并没有显著性差异，而且多胎妊娠率可以降低到 5%[53,54]。此外，如果考虑到产科和儿科的护理，上述策略也有显著的经济效益[55,56]。有证据表明虽然在一个新鲜周期中双胚胎移植的活产率比单胚胎移植的活产率要高（OR 2.10，95% CI 1.65～2.66；$P < 0.00001$），但是如果与单胚胎移

植联合随后的复苏周期单胚胎移植（OR 0.81，95% CI 0.59～1.11；$P = 0.18$）的累计活产率相比并没有差别，与两个新鲜周期单胚胎移植的累计活产率相比也没有差别（OR 1.23，95% CI 0.56～2.69，$P = 0.60$）[57]。但是很显然，单胚胎移植后多胎妊娠率要低得多（OR 0.04，95% CI 0.01～0.11；$P < 0.000\ 01$）[57]。

表 14.3　HFEA 数据（2010 年）

年龄（岁）	妊娠率（%）	活产率（%）
18～34	40.2	32.3
35～37	35.2	27.2
38～39	28.6	19.2
40～42	20.8	12.7
43～44	9.9	5.1
>45	3.9	1.5
所有年龄	33.4	25.2

引自 2010 年生育治疗。获取网址：http：//www. HFEA. gov. uk.

注：45 264 个治疗病例，57 652 个 IVF 或 ICSI 治疗周期，13 015 个妊娠

IVF 后的黄体期

胚胎移植过程通常需要 5～10min。移植过程应该在超声引导下进行，而不是使用临床触摸的方法，因为超声引导下移植的持续妊娠率（OR 1.51，95% CI 1.31～1.74）和活产率（OR 1.78，95% CI 1.19～2.67）有显著上升[58]。胚胎移植后，患者可正常活动。事实上，因为这两周时间她们并不来诊所进行常规超声检查和监测，如果完全不活动是很难熬的。现有证据证明黄体支持能改善结局[59]。作者通常给予黄体支持直到妊娠试验结果确认，但黄体支持会推迟月经周期并给予夫妇虚假的希望。黄体支持既可通过 hCG 又可通过注射用黄体酮或阴道用黄体酮来提供（图 14.2）。如果有 OHSS 风险，应避免注射 hCG，因为 hCG 会继续刺激卵巢，而外源黄体酮会替代黄体的分泌。由于 OHSS 总是不容易预测，所以包括作者在内的许多诊所现已停止给 hCG。

有大量的黄体支持方案，如每 2～5d 皮下注射 1 000～5 000 单位 hCG 和（或）每天肌肉注射 50～100mg 的黄体酮或阴道给药 200～800mg。没有研究表明哪个给药方案或给药途径会比另一个更好。比起注射，患者可能更喜欢阴道用黄体酮。作者通常给予患者每天阴道用黄体酮400mg，不论妊娠试验阳性还是阴性，都在胚胎移植后 14d 停止给药。如果使用注射用黄体酮，黄体功能会被更深地抑制，因此必须持续给药直到妊娠的前 3 个月结束。

曾经很流行使用低剂量阿斯匹林来改善种植率。然而，最近的一个系统性综述表明这种方法没有任何益处[60]。此外，也没有证据提出其他的辅助疗法，而且这些治疗通常对患者都有沉重的经济负担。

IVF 妊娠率

在过去的 20 年里，治疗流程的优化，从促排卵策略的改进使得能产生大量的成熟卵子，到培养技术的改进，让胚胎在实验室茁壮生长，使活产率稳定增加，在英国每周期总活产率增加了 25%（图 14.20，图 14.21）[61]。在英国每年大约实施 60 000 个辅助助孕治疗周期，出生婴儿占总出生人口约 2%。在全欧洲（和全球）范围内，辅助助孕的治疗条件和结局都有很大的变化。

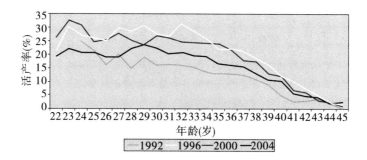

图 14.20　1991—2009 年所有 IVF 周期活产率（引自 2010 年生育治疗。获取网址::http//www. HFEA. gov. uk. ）

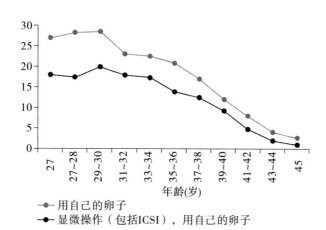

图 14.21　1991—2009 年 IVF 和 ICSI 周期活产率与患者年龄关系（引自 2010 年生育治疗。获取网址：http//www. HFEA. gov. uk. ）

临床妊娠定义为 hCG 水平上升且超声下可见妊囊。生化妊娠定义为血清中检测到 hCG（未注射外源 hCG 进行黄体支持情况下）而在超声可见妊囊前发生出血。生化妊娠不纳入治疗结局是个明智的决定，当不同诊所或研究结果比较时必须确保妊娠定义是相同的。

大中心，现在的单个 IVF 周期妊娠率为 30% ~ 40%。总的双胎或三胎率为 22%，大多数为双胞胎。在移植 2 个早期胚胎后，三胎率几乎为 0，双胎率仍保持在 15% ~ 20%。流产率约为 20%，异位妊娠率约为 5%。

当校正年龄因素后，IVF 妊娠率与那些没有不孕症的夫妇的妊娠概率相同。通过寿命表法计算累计妊娠率和活产率为治疗的比较提供了最好的形式，虽然它们没有将放弃治疗的夫妇考虑在内，认为那些患者成功的机会小或者他们自己不能面对治疗的压力。决定持续妊娠率的主要因素是女性年龄，大于 35 岁则妊娠率下降，不孕年限增加，怀孕次数少，获卵数降低[62]。基础 FSH 值仍被认为是一个预测因子，虽然可能很快被 AMH 值或者更精确的窦卵泡数评估所替代[63]。显然，既往妊娠过的夫妇更可能再次尝试 IVF 治疗。事实上，许多夫妇已经通过重复尝试 IVF 或者移植前一个成功或未成功治疗周期的冷冻胚胎，获得了他们渴望的家庭规模（框表 14.1）。

框表 14.1　辅助生殖技术的关键点

- IVF 是许多不孕原因患者的终极治疗，但是不能被滥用或者开始太早
- 辅助助孕技术是有压力的、昂贵的，并伴有不能被忽视的风险
- IVF 是一个受精试验
- 常规方案包括垂体脱敏，通过使用 GnRH 激动剂的长方案或使用 GnRH 拮抗剂的短方案
- 虽然 AMH 和窦卵泡数能提供更多的信息，但年龄和基础 FSH 仍然是最常用来预测卵巢储备的指标
- 像 ICSI 这样的显微操作技术是严重的男性不育及既往有不良受精史夫妇的变革性治疗

严重男性因素不育的配子显微操作

标准的 IVF 要求在总的射出精液中有超过 500 000 条活动精子。如果精子计数低，可用各种显微操作技术来辅助受精。最初的尝试包括用台式液 Tyrode solution 进行透明带穿孔或者使用玻璃显微针［部分透明带切割（partial zona dissection PZD）；图 14.23A］，或者可以注射一些精子到透明带下的卵周间隙［带下受精（subzonal insemination SUZI）；图 14.22A，14.23B］。这些技术现已经被 ICSI 技术取代，即将单个精子直接注入卵胞浆内（图 14.11，图 14.22，图 14.23C）。ICSI 的开拓者是布鲁塞尔的 Van Steirteghem 及其团队，他们革命性地解决了男性不育问题，为那些先前需要供精的患者提供了妊娠的可能[64]。

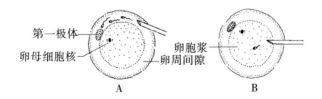

图 14.22　精子显微注射。A. 带下注射（SUZI），现在被废弃不再应用。B. 卵胞浆内单精子注射（ICSI）

ICSI 不仅可以用于严重少精、弱精、畸精症患者，也可以用于梗阻性无精症患者，通过微创手术或者直接从附睾或睾丸中穿刺获取精子。精子在 ICSI 前需要通过破坏尾部制动，因为在胞质中不需要鞭毛，只需要含有遗传物质的精子头部。

不论精子来源如何，ICSI受精率为60% ~ 70%，可以让90%的夫妇有胚胎移植和妊娠的机会。ICSI的妊娠率与IVF相当。对于那些精子功能测试没有明显问题但IVF受精失败的患者，可以采用ICSI。人类胚胎在4~8细胞期开始转录[65]，因此第一次卵裂的信号来自外部，即来自精子表面［称为卵裂信号（CS-1）蛋白］。所以，如果受精正常但卵裂失败，也可能是精子的功能障碍所导致。

胚胎的显微操作也可通过辅助孵化的方法进行（图14.23D），被认为可以改善有IVF失败史患者的种植率。但尚没有有力证据证明它的可用性。

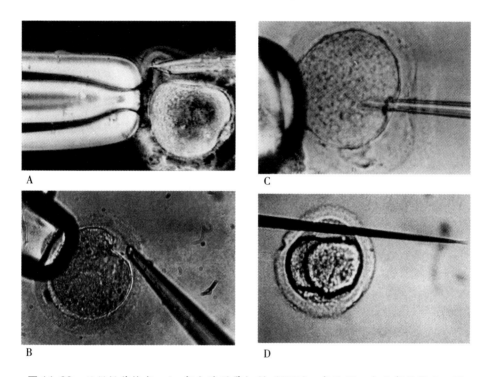

图14.23 显微操作技术。A. 部分透明带切割（PZD）；卵子用一个吸卵针固定，再用一个玻璃针在透明带上制造缺口。精子可以顺着开口进入。B. 带下受精（SUZI）。C. 卵胞浆内单精子注射（ICSI），是当今的首选技术。D. 早期胚胎辅助孵化，部分透明带切割技术用于体外囊胚培养的后期孵化

新技术的重要注意事项

近期，不成熟的精子细胞已用于ICSI，因而为有睾丸功能障碍的患者提供了更大的生育可能。当圆形的精子核注射到卵子中时（ROSNI），精子发生过程还未完成，因此必须注意未成熟精子的遗传完整性。这些技术在英国未被批准。许多专家已经对显微操作技术表示了担忧，因为医生对精子的自然成熟过程和受精中精子自然选择的途径了解有限。大多数生育治疗保持了自然选择的要素，不管是否促排卵或者行IVF；也就是说，只有优质的卵子可能受精或者才可能形成适宜移植的优质胚胎。医生除了粗略地评估精子形态和核染色体外并不能分辨精子的优劣。一些证据表明不育男性的精

子 DNA 链断裂率增加，这些男性中有一些患有囊性纤维化或是囊性纤维化突变携带者或存在其他隐性基因异常。此外，基因组印记发生的阶段尚不清楚，但基因修饰可能在附睾中，因而，建议抽吸睾丸远端部位的精子。目前，显微操作技术出生的婴儿在主要的先天畸形上没有差别，但是性染色体异常发生率有所增加，并且报道男性婴儿的不育概率可能增加（第 17 章）。

配子和胚胎的冷冻保存

本书第 12 章介绍了精子冻存。在过去的 5 年，卵子冷冻的技术已经越来越成熟，尤其是随着玻璃化冷冻技术的发展，它已经成为慢速冷冻技术的替代技术。尽管总的卵子冷冻复苏率还是低于胚胎冷冻复苏率，但已有许多成功妊娠病例。卵子冷冻的主要适应证是那些需要放疗或化疗的患者，因为这些治疗可能会让她们提早绝经或卵巢切除。出于社会因素而进行的生育力保存的概念也普及了，但在一定程度上还存在争议。因为这意味着需要一个年轻的健康女性通过多周期促排卵储存卵子，比如等到年长事业有成之时使用。而很难预测女性需要多少卵子和多少个治疗周期可以成功受孕。当女性在治疗癌症前迫切需要冷冻卵子，常常只有一次机会，而没有可能冻存大量的卵子。胚胎冷冻比卵子冷冻更成熟，但对于女性来说要冷冻胚胎需要男性伴侣。其他可选择的生育保存方法包括卵巢组织的冷冻，即在腹腔镜下切除，后期重新移植入体内或可能的卵泡体外培养（第 19 章）。

早期卵裂胚（第 2~3d）或者囊胚（第 5d）在 -196℃ 的液氮中保存。作者倾向于只保存优质胚胎。

一些诊所在第 3d 冷冻一部分胚胎，将剩余胚胎继续培养至第 5 天并移植，如果还有足够优质囊胚则再予以冷冻。胚胎存活率约为 70%，有时会有个别卵裂球受损，但因每一个卵裂球都是多能性的，因此似乎个别卵裂球的损伤对胎儿发育并没有不良影响。自然周期监测下，复苏胚胎在排卵后 2~3d 移植，人工周期是在孕酮转化后 3~5d（根据胚胎的阶段）移植。人工周期先使用 GnRH 激动剂，然后再使用口服或经皮吸收的雌激素直到内膜生长到合适的厚度（图 14.24）。移植前的 4~6d（根据胚胎的阶段）联合使用孕酮和雌激素，并一直用到移植后 2 周验孕。如果成功妊娠，使用到妊娠 12 周。多普勒超声检测子宫内膜血流有助于确定胚胎移植时间，虽然此项技术还未在临床实践中广泛应用。

现在有种有趣的提法是不仅是针对有 OHSS 风险的患者，而是所有周期都进行胚胎冷冻而不进行鲜胚移植，因为可以改善治疗结局[66]。这种方案背离了移植新鲜胚胎的自然期望，但不仅可以改善有 OHSS 风险患者的结局，而且还可以改善应用 GnRH 拮抗剂方案患者的结局。

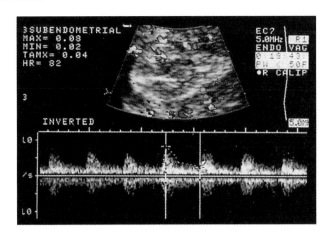

图 14.24（见彩色插图）　子宫内膜的彩色多普勒超声。经阴道的叠加脉冲多普勒超声（5 MHz）可以显示内膜下血管的血流。IVF 中，在不考虑子宫内膜形态的情况下，如果在 hCG 注射日观察不到内膜下或内膜上的血流，则似乎可以有效预测到种植的失败（致谢 Dr. J. Zaidi.）

重要注意事项

HFEA 过去常常将第一次胚胎储存时间限制为 5 年，如果需要的话可以再延长 5 年，目前没有证据证明胚胎此后会退化。事实上，估计环境射线辐射也要用 2000 年的时间才能对冷冻胚胎的遗传稳定性造成有害影响。冻胚复苏出生的孩子与自然妊娠出生的孩子在主要和次要先天性缺陷率上相似（第 17 章）。此外，妊娠率、流产率、先天异常均和胚胎储存时间无关。目前在英国法定胚胎储存期是 10 年，但是 HFEA 允许将储存期延长至配子提供者满 55 岁。

供　卵

关于供卵的描述见第 9 章。

代　孕

IVF 代孕是有卵巢但无子宫患者的一个选择，无子宫可能是由于先天缺陷（例如 Rokitansky 病）或者子宫切除术后（如在严重的产科出血或宫颈癌后）。对于妊娠后有医学风险的患者（如患有严重心脏病或肺部疾病），代孕也是一个选择。精液需要冷冻隔离保存 6 个月以减少乙肝、丙肝或 HIV 病毒感染的风险。使用标准的 IVF 方案，代孕者准备进行冻胚移植。如果卵巢位于腹部上方较高的位置，有时取卵会很困难，可能需要经腹部穿刺取卵。

直接代孕是另外一种选择，但较少使用。直接代孕是使用代孕人的卵子，可以使用标准的 IVF 流程进行体外受精或者用 IUI 流程进行体内受精。

代孕管理有严格的规定，因为伦理问题和安排的复杂性，很少有诊所提供这种治疗。作者的经验是代孕实施起来效果非常好而且成功率比标准 IVF 高。一个成功方案的关键要素是要有经验的医生咨询并选择合适的代孕人，且必须告知代孕人所有的 IVF 流程、风险和并发症。

（宋岳强，陈春华　译）

参考文献

[1] Asch R, Ellsworth L, Balmaceda J, et al. Pregnancy after translaparoscopic gamete intrafallopian transfer. Lancet,1984, 2: 1034 – 5.

[2] Devroey P, Staessen C, Camus M, et al. Zygote intrafallopian transfer as a successful treatment for unexplained infertility. Fertil Steril,1989, 52: 246 – 9.

[3] Yovich JL, Blackledge DG, Richardson PA, et al. Pregnancies following pronuclear stage tubal transfer. Fertil Steril,1987,48: 851 – 7.

[4] Jansen RP, Anderson JC, Sutherland PD. Nonoperative embryo transfer to the fal-lopian tube. N Engl J Mecl,1988, 319: 288 – 91.

[5] Kato I, Takatsuka R, Asch R. Transvaginal-transmyometrial embryo transfer: the Towako method; experience of 104 cases. Fertil Steril,1993, 50: 51 – 3.

[6] Hull MG. Infertility treatment: relative effectiveness of conventional and assisted conception methods. Hum Reprod,1992, 7: 785 – 96.

[7] Edwards RG, Steptoe PC, Purdy JM. Establishing full-term human pregnancies using cleaving embryos grown in vivo. Br J Obstet Gynaecol,1980,87: 737 – 56.

[8] Tan SL, Balen AH, Hussein EE, et al. A prospective randomized study of the optimum timing of human chorionic gonadotropin administration after pituitary desensitiza-tion in in vitro fertilization. Fertil Steril, 1992, 57: 1259 – 64.

[9] Balen AH. GnRH agonists and superovulation for assisted conception. In: Devroey P, ed. Infertility and Reproductive Medicine Clinics of North America, vol. 12. Philadelphia: WB Saunders, 2001: 89 – 104.

[10] Maheshwari A, Gibreel A, Siristatidis CS,et al. Gonadotropin-releasing hormone agonist protocols for pituitary suppression in assisted reproduction. Cochrane Database Syst Rev,2011, (8): CD006919.

[11] Tarlatzis BC, Fauser BC, Kolibianikis EM,et al. GnRH antagonist in ovar-ian stimulation for IVF. Hum Reprod Update,2006, 12: 333 – 40.

[12] Griesinger G, Kolibianikis EM, Venetis C,et al. Oral con-traceptive pretreatment significantly reduces on-going pregnancy likelihood in GnRH-antagonist cycles: an updated meta-analysis. Fertil Steril,2010, 94: 2382 – 4.

[13] Griesinger G, Diedrich K, Devroey P, et al. GnRH agonist for trig-gering final oocyte maturation in the GnRH antagonist ovarian hyperstimulation protocol: a systematic review and meta – analysis. Hum Reprod

Update, 2006, 12: 159 – 68.

[14] Kolibianikis EM, Collins J, Tarlatzis BC, et al. Among patients treated for IVF with gonadotropins and Gn-RH analogues, is the probability of live birth dependent on the type of analogue used? A systematic review and meta-analysis. Hum Reprod Update, 2006, 12: 651 – 71.

[15] Humaidan P, Kol S, Papanikolaou EG. Copenhagen GnRH Agonist Triggering Workshop Group. GnRH agonist for triggering of final oocyte maturation: time for a change of practice. Hum Reprod Update, 2011, 17: 510 – 24.

[16] Howies CM, Barn P, Cittadini E, et al. Metrodin HP Clinical experiences with a new highly purified follicle stimulating hormone preparation suitable for subcutaneous administration. In: Lunenfeld B, ed. FSH Alone in Ovulation Induction. New York: Parthenon Publishing, 1992: 45 – 61.

[17] Hayden CJ, Balen AH, Rutherford AJ. Recombinant gonadotropins. Br J Obstet Gynaecol, 1999, 106: 188 – 96.

[18] Rose MP, Gaines Das RE, Balen AH. Definition and measurement of FSH. Endocrinol Rev, 2000, 21: 5 – 22.

[19] Balen AH, Mulders A, Fauser B, et al. Pharmacodynamics of a single low dose of long-acting recombinant FSH (FSH-CTP, corifollitropin alfa) in women with WHO group II anovulatory infertility. J Clin Endocrinol Metab, 2004, 89: 6297 – 304.

[20] Sterrenburg MD, Veltman-Verhulst SM, Eijkemans MJC, et al. Clinical outcomes in relation to the daily dose of recombinant FSH for ovarian stimulation in IVF in presumed normal responders younger than 39 years: a meta-analysis. Hum Reprod Update, 2011, 17: 184 – 96.

[21] van Wely M, Kwan I, Burt AL, et al. Recombinant versus urinary gonadotropin for ovarian stimulation in assisted reproductive technology cycles. A Cochrane review. Cochrane Database Syst Rev, 2011, (2): CD005354.

[22] Wex-Wechowski J, Abou-Setta AM, Kildergaard Nielsen S, et al. HP-HMG versus rFSH in treatments combining fresh and frozen IVF cycles: success rates and economic evaluation. Reprod Biomed Online, 2010, 21: 166 – 78.

[23] Westergaard LG, Laursen SB, Andersen CY. Increased risk of early pregnancy loss by profound suppression of luteinizing hormone during ovarian stimulation in normogo-nadotropic women undergoing assisted reproduction. Hum Reprod, 2000, 15: 1003 – 8.

[24] Platteau P, Smitz J, Albano C, et al. Exogenous luteinizing hormone activity may influence the treatment outcome in in vitro fertilization but not in intracytoplasmic sperm injection cycles. Fertil Steril, 2004, 81: 1401 – 4.

[25] Andersen AN, Devroey P, Arce J-C, et al. Clinical outcome following stimulation with HP-hMG or recombinant FSH in patients undergoing IVF: a randomized assessor-blind controlled trial. Hum Reprod, 2006, 21: 3217 – 27.

[26] Wolfenson C, Groisman J, Couto AS, et al. Batch-to-batch consistency of human-derived gonadotropin preparations compared with recombinant preparations. Reprod Biomed Online, 2005, 10: 442 – 54.

[27] Smitz J, Nyboe Andersen A, Devroey P, et al. Endocrine prfile in serum and follicular fluid differs after ovarian stimulation with HP-hMG or recombinant FSH in IVF patients. Hum Reprod, 2007, 22: 676 – 87.

[28] Assou S, Anahory T, Pantesco V, et al. The human cumulus – oocyte complex gene-expression profile. Hum Reprod, 2006, 21: 1705 – 19.

[29] Balen AH, Lumholtz IB. Consensus statement on the biosafety of urinary derived gonadotropins with respect to Creutzfeldt-Jakob Disease (CJD): implications for uri-nary gonadotropins. Hum Reprod, 2005, 20: 2992 - 9.

[30] Mochtar MH, Van der Veen F, Ziech M, et al. Recombinant Luteinizing Hormone (rLH) for controlled ovarian hyperstimulation in assisted reproductive cycles. Cochrane Database Syst Rev, 2007, (2): CD005070.

[31] Koliblianakis EM, Venetis CA, Diedrich K, et al. Addition of growth hormone to gonadotropins in ovarian stimulation of poor responders treated by IVF: a systematic review and meta-analysis. Hum Reprod Update, 2009, 15: 613 - 22.

[32] Pandian Z, McTavish AR, Aucott L, et al. Interventions for 'poor responders' to controlled ovarian hyper stimulation (COH) in in-vitro fer-tilisation (IVF). Cochrane Database Syst Rev, 2010, (1): CD004379.

[33] Oudendijik JF, Yarde F, Eijkemans MJC, et al. The poor responder in IVF: is the prognosis always poor? A systematic review. Hum Reprod Update, 2012, 18: 1 - 11.

[34] Heijnen EM, Eijbemans MJ, Hughes EG, et al. A meta - analysis of outcomes of conventional IVF in women with polycystic ovary syndrome. Hum Reprod Update, 2006, 12: 13 - 21.

[35] Wang JX, Davies MJ, Norman RJ. Polycystic ovarian syndrome and the risk of spon-taneous abortion following assisted reproductive technology treatment. Hum Reprod, 2001, 16: 2606 - 9.

[36] Fedorcsak P, Storeng R, Dale PO, et al. Obesity is a risk factor for early pregnancy loss after IVF or ICSI. Acta Obstet Gynaecol Scand, 2000, 79: 43 - 8.

[37] Pasquali R, Pelusi C, Genghini S, et al. Obesity and reproduc tive disorders in women. Hum Reprod Update, 2003, 9: 359 - 72.

[38] Al-Inany HG, Abou-Setta AM, Aboulghar M. Gonadotropin-releasing hormone antagonists for assisted reproductive technology. Cochrane Database Syst Rev, 2011, (5): CD001750.

[39] Itskovitz-Eldor J, Kol S, Mannaaerts B. Use of a single bolus of GnRh agonist trip-torelin to trigger ovulation after GnRh antagonist ganirelix treatment in women undergoing ovarian stimulation for assisted reproduction with special reference to the prevention of ovarian hyperstimulation syndrome: preliminary report. Hum Reprod, 2000, 15: 1965 - 8.

[40] Fauser BC, de Jong D, Olivennes F, et al. Endocrine profiles after triggering of final oocyte maturation with GnRH agonist after cotreatment with the GnRH antagonist ganirelix during ovarian hyperstimulation for in vitro fertilisation. J Clin Endocr Metab, 2002, 87 (2): 709 - 15.

[41] Youssef MA, Van der Veen F, Al-Inany HG, et al. Gonadotropin-releasing hormone agonist versus HCG for oocyte triggering in antagonist assisted reproductive technology cycles. Cochrane Database Syst Rev, 2011, (1): CD008046.

[42] The European Recombinant LH Study Group. Human recombinant luteinizing hormone is as effective as, but safer than, urinary human chorionic gonadotropin in inducing final follicular maturation and ovulation in in-vitro fertilization proce dures: results of a multicenter double blind study. J Clin Endocrinol Metab, 2001, 86: 2607 - 18.

[43] Fleming R, Harborne L, MacLaughlin DT, et al. Metformin reduces serum mul lerian-inhibiting substance levels in women with polycystic ovary syndrome after protracted treatment. Fertil Steril, 2005, 83: 130 - 6.

[44] Tang T, Glanville J, Barth JH, et al. The use of metformin in patients with poly-cystic ovary syndrome (P-COS) undergoing IVF. A randomised, placebo-controlled, double-blind study. Hum Reprod, 2006, 21:

1416 - 25.

[45] Kjotrod SB, Carlsen SM, Rasmussen PE, et al. Use of metformin before and during ART in non-obese young infertile women with PCOS: a prospective, randomised, double-blind, multi-centre study. Hum Reprod,2011,26: 2045 - 53.

[46] Tso LO, Costello MF, Albuquerque LE, et al. Metformin treatment before and during IVF or ICSI in women with polycystic ovary syndrome. Cochrane Database Syst Rev,2009, (2): CD006105.

[47] Doldi N, Persico P, Di Sebastiano F,et al. Gonadotropin-releasing hormone antagonist and metformin for treatment of polycystic ovary syndrome patients undergoing in vitro fertilization-embryo transfer. Gynaecol Endocrinol,2006,22: 235 - 8.

[48] Rizk B, Tan SL, Kingsland C,et al. Ovarian cyst aspiration and outcome of in vitro fertilization. Fertil Steril,1990, 54: 661 - 4.

[49] Hussein EE, Balen AH, Tan SL. A prospective study comparing the outcome of eggs retrieved in the aspirate to those retrieved in the flush during transvaginal ultrasound directed oocyte recovery for in-vitro fertilization. Br J Obstet Gynaecol,1992, 99: 841 - 4.

[50] Gardner DK, Pool TB, Lane M. Embryo nutrition and energy metabolism and its relationship to embryo growth, differentiation, and viability. Semin Reprod Med,2000, 18: 205 - 18.

[51] Houghton FD, Hawkhead JA, Humpherson PG, et al. Non-invasive amino acid turnover predicts human embryo developmental capacity. Hum Reprod,2002,17: 999 - 1005.

[52] Glujovsky D, Blake D, Farquhar C,et al. Cleavage stage versus blastocyst stage embryo transfer in assisted reproductive technology. Cochrane Database Syst Rev,2012, (7): CD002118.

[53] Papanikolaou EG, Camus M, Kolibianikis EM,et al. In vitro fertilization with single blastocyst-stage versus single cleavage stage embryos. N Engl J Med,2006, 354: 1139 - 46.

[54] Karlstrom PO, Bergh C. Reducing the number of embryos transferred in Sweden-impact on delivery and multiple birth rates. Hum Reprod,2007, 22: 2202 - 7.

[55] Kjellberg AT, Carlsson P, Bergh C. Randomized single versus double embryo transfer: obstetric and paediatric outcome and a cost-effectiveness analysis. Hum Reprod,2006, 21: 210 - 16.

[56] Fiddelers AA, van Montfoort APA, Dirksen CD, et al. Single versus double embryo transfer: cost-effectiveness analysis alongside a randomized, clinical trial. Hum Reprod,2006,21: 2090 - 7.

[57] Thurin MD, Hausken MD, Hillensjo T, et al. Elective single embryo transfer versus double-embryo transfer in in vitro fertilization. N Engl J Med,2004, 351: 2392 - 402.

[58] Abou - Setta AM, Mansour RT, Al-Inany HG,et al. Among women undergoing embryo transfer, is the probability of pregnancy and live birth improved with ultrasound guidance over clinical touch alone? A systematic review and meta-analysis of prospective randomized trials. Fertil Steril,2007,88: 333 - 41.

[59] van der Linden M, Buckingham K, Farquhar C,et al. Luteal phase support for assisted reproduction cycles. Cochrane Database Syst Rev,2011, (10): CD009154.

[60] Siristatidis CS, Dodd SR, Drakely AJ. Aspirin for in vitro fertilization. Cochrane Database Syst Rev,2011, (8): CD004832.

[61] Fertility treatment in 2010. Available from: http//www. HFEA. gov. uk.

[62] van Loendersloot LL, van Wely M,Limpens J,et al. Predictive factors in IVF: a systematic review and meta-analysis. Hum Reprod Update, 2010, 16: 577 - 89.

[63] La Marca A, Sighinolfi G, Radi D, et al. AMH as a predictive marker in ART. Hum Reprod Update,

2010, 16: 113 – 30.

[64] Palermo G, Joris H, Devroey P, et al. Pregnancies after intracytoplasmic injection of a single spermatozoon into an oocyte. Lancet,1992, 340: 17 – 18.

[65] Braude P, Bolton V, Moore S. Human gene expression first occurs between the four- and eight-cell stages of preimplantation development. Nature,1988, 332: 459 – 61.

[66] Imudia AN, Awonuga AO, Kaimal AJ, et al. Elective cryo-preservation of all embryos with subsequent cryothaw embryo transfer in patients at risk of OHSS reduces the risk of adverse obstetric outcomes: a preliminary study. Fertil Steril,2013,13: 168 – 7.

第15章 人类受精与胚胎管理局及其监管

引　言

通过人类受精和胚胎学法案的立法，英国于 1990 年创立"人类受精与胚胎管理局"（Human Fertilisation and Embryology Authority，HFEA），其主要任务是对进行体外受精（IVF）、供精人工授精（DI）和人类胚胎研究的诊所进行许可认证和监控。HFEA 同时也系统管理配子（包括精子和卵子）的冻存。根据法律规定，这些监管程序可能仅仅适用于经 HFEA 许可的诊所。

HFEA 还有其他的法定功能。它必须制定一种操作指南，以便指导诊所进行合适的医疗活动；保留正式注册的供者、治疗方法以及借助这些治疗方法出生孩子的相关信息；宣传自己的作用；对患者、供者和诊所提供相关的建议和信息。HFEA 必须保留有关以下方面的持续进行审查的信息：人类胚胎以及它们后续的发育，HFEA 管理下所提供的治疗服务和活动。

HFEA 是一个准非政府组织（半自治、半官方组织）。根据诺兰指导方针，它的成员是由当时的政府通过英国卫生部长任命的，其成员不能被选举和任命为特定组织的代表。根据法律规定，机构的副主席和至少一半成员不得参与医学或科学实践。由机构成员来确定管理局的政策和许可程序。该机构有实现其政策和许可决定以及执行日常工作的行政职责。最初曾经有提议建议将 HFEA 的工作编制到"护理质量委员会"中去。在这份提议被提出后，对 HFEA 功能的回顾已经于 2013 年启动。HFEA70% 的年度预算来源于颁发许可证所获取的费用。人们正期待着这次回顾的结果和将来可能发生的重组。

所有领有许可证的诊所需要指定一个负责人来确保执行许可证中相关的规定。中心必须遵守一些法定要求和 HFEA 的操作指南（见下文）。在评估一个诊所的过程中，HFEA 责成诊所要考虑所有的相关利益——包括患者的利益、儿童的利益、孩子的潜在利益、批准的诊所利益和公众利益——并且应该将安全、功效和道德规范的问题纳入考虑范围。最初，许可证是需要每年更新。然而，HFEA 现在已经确定，已经建立起来的诊所可以发布"3 年许可证"，因为 HFEA 认识到大部分的诊所已拥有许可证多年，而且一般来说这些诊所在遵守法律和"操作指南"方面一直做得很好。通常一家新诊所只有在最初 2 年（获得良好的评估），才有资格领取 3 年的许可证。

在 HFEA 的 3 年校验周期中，每个中心每 3 年接受一次大型检查组进行的全面检查以更换之前的许可证。对于临时或集中的检查，根据诊所的性质和以往的许可历史，小型检查组在一个系统化的基础上组建，检查诊所对法律和管理局先前制定的所有制度遵守情况。检查结束后，检查组会提交报告给 HFEA 许可证委员会，决定是否授予其许可证以及是否包含任何特定的条件。管理局也可能进行暗访和临时突击检查。此外，管理局也会安排访问，详细地审计诊所的记录和数据收集。然而，这种检查其实并没有一个明确定义的框架，诊所也不是必须坚持国家允许的临床或实验室操作协议。尽管如此，仍然建议每个诊所设置国际标准化组织（ISO）认证的质量管理系统。

在撰写本书时，已经有 109 家诊所经由 HFEA 许可，可以进行治疗和（或）冻存配子及胚胎。卫星体外受精中心（Satellite IVF）和转运体外受精中心（transport IVF）本身不需要许可。其中，卫星体外受精指的是临床评估、药物治疗和监测在二级卫星中心进行，但取卵、胚胎学（胚胎发育观察）和胚胎移植在被许可的一级中心执行。转运体外受精指的是评估、药物治疗、监测和取卵在卫星中心进行，但胚胎学和胚胎移植在一级中心执行。尽管如此，中心提供这些程序时需要与每个卫星中心签订书面协议，明确他们中谁来评估儿童利益、咨询、生产和提供患者信息以及评估 HFEA 和其他知情同意的完成情况。

临床医师应该意识到违反 HFE 法案、HFEA 指导或操作指南的后果。在初步调查医师是否违反以上条例时，HFEA 可能采取专家的意见，包括法律意见。调查完毕并参考总检察长意见后，管理局的评审委员会决定下一步处理措施。在撰写本书时，已经有两起事件交由警方，虽已拒绝新评审和对原有评审的更新，但仍有一家诊所被撤销许可证。诊所和评审委员会都可以通过复审的形式启动上诉程序，最终，他们还保留就法律问题向最高法院提起诉讼的权利。

HFEA 注册开始于 1991 年，它包括了整个英国许可的诊疗范围和患者特征性信息，现在它是世界上有关此种信息最大的数据库。从 1999 年开始，HFEA 出台了一个新规定，要求记录一些额外信息，特别是卵子冻存及其在后续治疗中的使用情况。已引入相关改良软件，目的是将已逐步淘汰纸质输入的诊所的治疗数据进行安全电子传输。这些记录为年度报告提供临床数据，而年度报告可以为治疗结局的全国性统计提供一个概述。年度报告、操作指南和 HFEA 对各种问题的解答可以在 http：//www. hfea. gov. uk 这个网站上免费获得。对于复杂的治疗方案的细节和无法识别、尚未确定的治疗数据及其治疗结局将安排在近期公布。从 1995 年开始，HFEA 向实施供精人工授精（DI）和 IVF 的诊所公布了一份"患者指南"。应患者和其他人的要求，这份指南已重新设计并且被划分为 3 本分册，分别是：患者指南（不孕不育与体外受精分册）、患者指南（体外受精诊所分册）、患者指南（供精人工授精分册）。这些分册中的临床数据每年都会更新。

HFEA 为诊所制备了一本手册，在以下方面提供指导：完成许可申请，许可过程的细节，表述和上诉程序，许可证的结构，操作指南，诊所需要发送给 HFEA 的信息，HFEA 发布的指示和议会发布的有关规定。手册由法律和 HFEA 颁布，用来指导诊所应当如何开展许可范围内的执业活动，目前已经发布第 8 版。手册主要在以下方面提供指导意见：组织，质量管理，辅助受孕过程，适当信息的提供，法律要求的知情同意，保密性，供精者的选择和筛选，向供者支付的费用，处理和使用配子和胚胎，如何验证以提供有关证据，工作人员和设施的供给，给予儿童利益和决定提供何种信息和咨询。

第 8 版操作指南 2009 年出版，于 2012 年最后更新。操作指南每一章分为适用于任何群体的"通用部分"和适合特定人群的"特定部分"。特定人群包括：寻求治疗人群；提供配子和胚胎捐赠人群；寻求长期冻存配子人群和参与卵子共享的人群（框表15.1）。

框表 15.1　第 8 版操作指南目录

- 工作人员
  1. 负责人
  2. 工作人员
- 咨询
  3. 咨询
- 信息和知情同意
  4. 同意提供前提供的信息
  5. 关于治疗、冻存、捐赠、培养和信息公开的知情同意
  6. 合法生育
- 多胞胎
  7. 多胞胎
- 儿童利益
  8. 儿童利益
- 胚胎检测
  9. （胚胎）植入前遗传学筛查（PGS）
  10. 胚胎检测和性别选择
- 捐赠和代孕
  11. 供者募集、评估和筛选
  12. 卵子共享安排
  13. 支付给捐赠者的费用
  14. 代孕
- 配子和胚胎的使用
  15. 配子和胚胎的获取、处理和运输
  16. 导入和导出
  17. 配子和胚胎的冻存
  18. 见证、识别患者和捐赠者
  19. 可追溯性
  20. 捐赠者辅助受孕
  21. 卵胞浆内单精子注射（ICSI）

- 研究和培训
  22. 研究和培训
- 设备和管理
  23. 质量管理体系
  24. 第三方协议
  25. 场所和设施
  26. 设备和材料
  27. 不良事件
  28. 投诉
- 公平地处理患者
  29. 公平地处理患者
- 记录和其他义务
  30. 保密性和隐私
  31. 记录保管和文档管理
  32. 中心的义务和报告要求

胚胎研究

所有关于人类胚胎的研究必须经过 HFEA 许可。每个项目必须设置一项应用，并且申请人需要说服 HFEA：为了完成调查和（或）研究的目的，必须使用人类的胚胎。授予许可证只限于该研究用于以下方面：促进不孕症治疗的进步，增加对先天性疾病病因的了解；增加对流产原因的了解，开发更为有效的避孕方法，或开发胚胎植入前检测基因或染色体异常的新方法，增加对胚胎发育的了解，增加对严重疾病的了解，以及使这些知识应用于严重疾病的进一步治疗。

法律禁止以下活动：在原条出现或（受精）14d 后仍继续培养或使用胚胎；将人类胚胎移植入非人类的动物体内；胚胎的细胞核移植（一个人的胚胎细胞核与另一个人的体细胞或胚胎细胞核替换）；改变胚胎中任何细胞的遗传结构。

社会和伦理问题

经公众咨询后，HFEA 决定，对于不孕症的治疗只接受来自于存活捐献者的组织。不准使用取自于成人尸体的卵子或使用胎儿的卵巢组织，虽然这些资源用于胚胎研究是可以接受的。在不孕症治疗中禁止使用胎儿的卵子和胚胎，这已被纳入刑事司法和公共秩序法案，所以违反这个禁令将构成刑事犯罪。

HFE 法案声明在胚胎或配子的供给上不应有金钱和其他利益的来往（给予或接受都不可以），除非有批准授权可以这样做。在 2012 年，允许补偿供精者固定金额每人每次高达 35 英镑；补偿卵子捐献者固定金额每捐赠周期高达 750 英镑。对于捐赠者误工费或路程费用每天补偿 61.28 英镑，但每个捐赠周期的补偿总额限制在 250 英镑。最多 10 个后代可来自于同一位精子捐献者。

配子和胚胎的法定冻存期分别是 10 年和 5 年，但根据更新后的批文，胚胎的冻存期限可能进一步再延长至 5 年。批文也允许精子和胚胎的存储期限在某些情况下被延长。

儿童利益

在提供治疗前，必须要仔细考虑任何一个治疗后出生的孩子的利益和其他任何可能因该孩子的出生而被影响到的孩子的利益。虽然这个禁令关乎 HFE 法案对许可行为的特定规则，但是它占有极其重要的地位，故所有类型的不孕症患者在治疗中都应该遵循这一点。在 HFE 法案中，HFEA 未将任何特定类别的患者排除在接受治疗的范围之外，因此单身妇女或女同性恋者，未婚夫妇和绝经后的妇女都可以被治疗。HFEA 在其实践指南中建议考虑的因素包括以下几个：

1. 妇女和她的伴侣拥有和抚养孩子的承诺；
2. 伴侣们的年龄和病史；
3. 即将出生的孩子所承担的包括遗传病在内的风险；
4. 新生儿对家庭中现有孩子的影响。

信　息

领有许可证的中心有义务告知有关治疗、全部费用、成功率、风险、副作用、法律问题的细节信息（比如谁将作为法定父母；框表 15.2），以及提供有效的咨询并要考虑到儿童的利益。一个需要讨论的问题是关于谁要为药物付费的问题，现在许多全科医生拒绝向在私人诊所中进行 IVF 的患者提供 NHS（英国的国民医疗保健制度）的处方。

框表 15.2　2004 年以来 HFEA 的政策评论

- 杂交体和嵌合体
- 对样本和患者和（或）供者的见证识别
- 捐献卵子用于研究；保护捐赠者
- 辅助受孕中心的标准

与辅助受孕部门的专业机构合作的 HFEA 已经为辅助受孕中心起草了一套标准。这些标准包括了 2006 年 4 月 7 日起生效的"欧洲组织和细胞指令"（European Tissues and Cells Directive) 的技术要求。

- 多胞胎和胚胎移植评论、审查
- 英国公众对监管的态度
- 选择和界定——可以免费从有癌症遗传易感性的人群中选择胚胎吗？
- 未来的孩子——对 HFEA 在儿童利益方面的指南的评论
- 精子卵子和胚胎捐献的评论
- 欧盟组织和细胞指令
- 胚胎植入前的组织类型
- 胚胎植入前遗传学诊断
- 性别选择
- 医学前沿：对线粒体替换的争论
- 国家捐赠战略集团

书面信息至关重要并且应该通过口头解释进行补充。当然，取得知情同意的前提是提供通俗易懂的信息。

咨　询

虽然诊所有义务提供咨询，但患者却没有义务接受。由训练有素的专业人士对其进行咨询才应该是目的。指南介绍了三种不同类型的咨询：影响咨询（为确保人们理解将要采取的治疗对他们自己、他们的家庭和出生的孩子所造成的影响）；支持咨询和治疗咨询。最后一种咨询（治疗咨询）帮助人们调整自己的期望和接受现状，这种治疗咨询可能在疗程结束后仍然继续。治疗咨询需要专业训练有素的人员。"指南"也指出了遗传咨询的必要性。

同　意

中心冻存配子，将其应用于 IVF，或用于其他妇女的治疗，均需要书面同意。知情同意意味着患者已经被告知了相关信息并且已经有机会接受咨询。HFEA 已经发布了关于治疗和使用配子同意书的标准形式。在大多数情况下，获得合作者（医患）双方的同意比较合适。任何同意冻存配子或胚胎的人必须明确指出冻存的最长期限（通常为10 年），还有当他们自己死亡或无能力改变或撤销同意书时这些配子或胚胎应该如何处置。在 HFT 法案下，允许使用已故伴侣或已故丈夫的精子与女方卵子受精，但男方必须在生前给出书面同意，说明其精子在其死后方可使用。重要的一点是，法案指出，在这种情况下已故的男方并不被认为是通过这种方法出生的孩子的法定父亲。

保　密

HFE 法案对信息泄露进行了法律限制。因此除了少数例外，没有当事人的同意泄露以下信息均被视为刑事犯罪：泄露执行 IVF 或 DI 的人身份和治疗信息；泄露冻存了配子或胚胎人的身份信息；泄露通过治疗而出生人的身份信息。然而，在涉及法律诉讼时，这些信息可以供给 HFEA 或另一家经过许可的中心以进行进一步的治疗或避免急重症威胁患者的健康。这样做的重要性在于：允许将信息提供给当地的医院是为了使其关注患者可能遇到的风险，即卵巢过度刺激综合征。大多数诊所发现，以信件的形式为来就诊的夫妇提供所有相关信息是对其有帮助的，因为他们都能充分利用这些信件。

辅助受孕机构中的所有工作人员必须知晓 HFEA 的操作指南，最好是已经读过它。同样的，所有工作人员的识别信息必须列入诊所的许可证上，无论是专业的保健人员、科学家、管理员、秘书、接待员还是清洁人员。

信息注册

HFEA 必须登记接受正规治疗的患者与供者的信息。为了编译这些注册信息，有执业证的诊所必须向 HFEA 提供关于 IVF 或 DI 的所有治疗周期的详细信息。这个登记初衷有两个：第一个是告知成年人（这里定义为 18 岁以上者，或有意愿结婚的定为 16 岁）与其拟结婚对象是否存在血缘关系；第二个是告诉那些通过捐赠配子而出生的人一些供者的有限信息。

虽然通过助孕治疗而出生的孩子的国民医疗服务（NHS）编码作为唯一标志应该被记录，但他们的姓名并未登记。现在对于采用供精、供卵或供胚出生的孩子，当年龄满 18 岁时，寻找出供者身份也是可能的。这就必然导致帮助不孕症夫妇自愿捐赠配子或合子的供者有所减少。

植入前遗传学诊断

植入前遗传学诊断（PGD）是用来检测在体外形成的胚胎是否携带将导致严重遗传病的遗传缺陷。当一个家庭面临着性连锁疾病（如杜氏肌肉萎缩症）可能会遗传的风险时，PGD 同样可用于胚胎性别的检测。

1999 年底，HFEA 和人类遗传学委员会（HGC）下属的基因检测咨询委员会（ACGT）发布了一份有关 PGD 应用事宜的咨询报告。2002 年 2 月，HFEA 允许一家 IVF 诊所使用 PGD 和组织配型来筛选一个不带有特定疾病基因的胚胎来与一个现存的亲人达到基因匹配。这起源于一个特殊的案例，说的是一个患有重型 β 地中海贫血的 3

岁男孩的父母希望再生一个孩子来作为他生病的哥哥（现存男孩）的细胞供者。这个计划是使用 PGD 来筛选出一个不带疾病的胚胎，然后进行组织配型以确保其基因型与现有的生病的孩子匹配。那对父母希望将从新生儿处获取的脐带干细胞提取出来移植到他哥哥体内以避免对其进行输血和骨髓移植。对此，HFEA 举行了更广泛的讨论，并于 2006 年公布了结果。引用这项结果的小结：HFEA 认为 PGD 可应用于遗传的、低外显率的条件下（该情况仅限于那部分人群中遗传了一个特定基因的错误拷贝）。问题中的"条件"主要是有一个特定基因的错误而导致的单基因疾病。尽管其他因素也可能导致如此，但错误基因的存在显著增高了个体发生严重疾病（如癌症）的概率。管理局指出，这些疾病的遗传方式是罕见的（在乳腺癌和肠癌病例中，遗传率低于 10%）。携带缺陷的基因能够导致严重的焦虑，这种焦虑并不会因为刚才提到的"条件"范围之外的事实影响而有所减少。管理局认为这种类型的疾病是严重的遗传疾病。同时也指出，携带一个有缺陷的基因可以增加发展为特定疾病的风险，且在个体间有差异。这种影响在两个方面可以是不同的。第一个是个体如何感知这种风险，第二个更实际的是这种疾病将以什么途径出现在一个特定的家庭。因此，管理局认为有必要将个体寻求治疗的观点纳入决策的过程。HFEA 认为，在原则上，将 PGD 应用于严重的、低外显率的、后发性的遗传疾病中是适合的，如遗传性乳腺癌、肠癌和卵巢癌。这个决定并不束缚许可委员会的自由裁量权，许可委员会会考虑到每项应用的优点。管理局认为对低外显率疾病的申请应首先在个案基础上考虑，因为不同家庭受这些疾病影响的方式不同，另外也因为这是符合 PGD 条件的新类别。当管理局有更多的处理这类申请的知识和经验时，将在两年内作一回顾。HEFA 的计划是，在个案基础上，当 PGD 的使用成为某个可能患病的亲属避免患病的唯一获益途径时，才考虑接受对该疾病进行 PGD 的申请[1]。

卵子冷冻

HFEA 许可卵子冷冻并用于 IVF 治疗。HFEA 认为提供卵子冷冻的诊所必须清楚地告知患者相关风险和成功率。

克　隆

1998 年，HFEA 与人类遗传学咨询委员会就人类克隆问题联合举行了一次协商会议（第 19 章）。此后报告区分了生殖性克隆和治疗性克隆（出于治疗目的而使用细胞核置换技术所进行的体外工作）。该报告建议，生殖性克隆不应发生，而治疗性克隆则坚守用于治疗严重疾病的承诺。特别地，该报告建议美国国务卿应该考虑进一步规定 HFEA 所许可的胚胎研究的另外两个类别如下：

- 开发线粒体疾病的疗法
- 开发对于病变或受损组织器官的疗法

1999 年 6 月，政府宣布在首席医疗官和（或）医院管理人员/医疗总监下设一个咨询小组来进一步检查治疗性克隆潜在的好处、风险和替代品。小组的建议在 2000 年 8 月得到政府的支持，次年，议会批准其建议。2006—2007 年，出台了一份有关创建杂合子和嵌合体的协议。引用报告的结论：一般的观点是，科学家原本没有理由想要创造人类转基因胚胎，真正的杂合子或人类嵌合体胚胎。但有证据表明了这些技术在动物试验中获得成功，所以理论上讲，在技术上是可以使用动物材料创造出这样的实体，并且研究者在某个阶段即将会有很好的理由来进行有关人类转基因胚胎的创建研究。这些技术能够为早期胚胎中基因功能研究提供便利。例如，一个基因可以被引入一个人类胚胎来增加干细胞衍生的效率[2]。

成人脐带血干细胞使用被认为是一种可行方式，用于替代从人类 - 动物胚胎中衍生出来的胚胎干细胞，这个观点贯穿整个咨询过程。尽管成人和脐带血干细胞应用在骨髓、皮肤和角膜移植在内的许多治疗中，但是在分化成的细胞或组织类型上它们是有限的，都不如胚胎干细胞所能提供的类型丰富。对多个类型细胞的研究表明成体和脐带血干细胞所能提供的处于一个初级阶段，而且人们对其涉及的机制知之甚少。利用体细胞直接重编程技术生产类胚胎干细胞也被鉴定为一种创造人 - 动物胚胎的替代选择。最近这一技术在小鼠上获得成功，然而，该研究仍然处于一个非常早期阶段，在人类中还未成功。HFEA 的结论是，如果个别的研究团队能够证明他们所计划的研究项目是必要的和可取的，让 HFEA 评审委员会得到满意，那么他们应该可以承担有关创造胞质杂合胚胎的研究项目。他们同时必须满足 HFEA 对于任何胚胎研究所要求的总体标准[2]。

卵子共享（供卵协议）

卵子共享是一种协议。女性通过捐赠多余的卵子获得免费的或带有补助的 IVF 治疗。HFEA 允许卵子共享并且在如何调控方面颁布了指南。该指南给予了两个一般原则。第一个原则是要求准备两份独立的协议书，一份是由卵子提供者与中心签订的，另一份是由卵子接受者与中心签订的。第二个原则是当只得到较少的几个卵子时对供卵者的处理。指南指出，当从供卵者处收集到的卵子少于共享所需的最小数目时，应该允许供卵者选择免费使用自己的全部卵子，并对供卵一事不再做出进一步的承诺。这个原则必须在中心和供受双方的协议中均有所体现，对于此问题的讨论见第 16 章。

（丁　露　译；江　帆　审）

参考文献

[1] HFEA. The Use of PGD for Lower Penetrance, Later Onset Inherited Conditions, 2006, Available from: http://www. hfea. gov. uk.

[2] HFEA. Hybrids and Chimeras. A Report on the Findings of the Consultation. ,2007, Available from: http://www. hfea. gov. uk.

第 16 章　伦理问题

引　言

在本书中，作者虽未对生殖伦理进行全面论述，也不解决个例问题，但提供了一个广阔的视角，以利于在不孕不育的诊疗过程中遇到伦理问题时进行思考。本书的一些讨论是具有普遍性的，反映了医学伦理学的常见问题。另一些讨论则专门针对生殖医学，因此需要具备生物学及辅助生殖技术的相关知识背景。

医学伦理学讨论的总体原则包括以下几个方面：尊重患者自主权的原则、有利于患者的原则及公平公正的原则。尊重患者自主权的原则要求医生必须在患者充分知情同意的前提下进行诊疗活动，并要确保他们的隐私不被泄露。有利于患者的原则要求医生要保护患者的利益不受损害。当然，问题是医生要考虑谁的利益。例如，合子或早期胚胎是否享有利益或遭受损害？在不孕不育的诊疗中常遇到这样的矛盾，即不孕症的治疗可能会给即将成为母亲的女性患者带来生理上的潜在风险，而另一方面治疗的成功结果则有益于夫妇双方的心理健康，因此医生必须权衡利弊。

在讨论公平公正的原则时，必须考虑利益分配和害处分担的公平性，同时也要考虑社会层面及经济层面的公平性。一个生物学问题需要解决时，提供解决方案的社会行为是否是公平的？例如只有能够支付得起一定费用的人才能享受到不孕症的治疗。毫无疑问，在英国，一些卫生权威部门认为与文身去除以及其他整容手术类似，体外受精（IVF）是一项奢侈的治疗。

从哲学和政治的角度来说，功利主义永远是利益至上。迄今，自由意志受到关注，因此患者的自主权占据了主导地位。对于平等主义者来说，公平正义是一种驱动力。大多数人采取的立场是以一种灵活的弹性来适应这些原则。当然，在一定程度上，每个个体、族群及国家的情况都是不尽相同的。例如，在美国，基于其强大的自由主义传统，独立自主权益常常压倒平等主义。美国人面对不孕症治疗采取的态度给人的总体感觉是促进大于监管，直至今日，距离 IVF 的发明已时隔多年，出现了许多生殖相关的伦理问题，法医学的争论也暴露了出来，但在美国还没有任何一个国家机构来专门负责辅助生殖的管理。相反地，英国的政策则更具有强制性（第 15 章），任何偏离了人类受精与胚胎管理局出台的实用标准的行为都可能会触犯刑事诉讼法，要受到刑法的制裁。相较于美国的情况而言，欧洲的管理机构日益发展，然而究竟是什么造就了二者的不同，这个问题值得深思。另一个需要考虑的是这些不同之处是否会对其他重要的科学议题产生影响，诸如克隆及干细胞的科学研究。

每个人是否都有权利获得治疗？

在思考生殖伦理学时必须要提及两项核心内容，即谁拥有生育的权利，以及这个权利需要与经治疗出生的孩子应享有的利益在多大程度上相平衡。一般情况下，在大多数社会中，人们认为一对已婚的拥有稳定关系的异性夫妇能够提供最合适的环境以养育子女。另一方面，大多数人也承认，合法婚姻与合适环境之间没必然的联系，一些人则认为未婚的单身人士也有权捍卫自己为人父母的权利，且事实上他们也有能力提供一个满足孩子成长的环境，当然这一点尚存争议。然而，大多数人觉得不孕症治疗中使用的一些先进技术对传统意义上的家庭构成了挑战，这种挑战并不真是技术层面的，而是社会层面的，它导致部分西方国家的离婚率高达 50%。越来越多通过自然方式生育孩子的父母成为了单身父亲或母亲。因此，寻求治疗的人群中，不包含所有传统要件的家庭所占的比例越来越大。要求生育专家对其进行治疗的未婚异性伴侣、同性恋者和单身女性的数量与日俱增。

几乎没有人认为应该限制已婚夫妇生育孩子的权利，但由于牵涉到对体外受精的胚胎负有责任，且需要满足后代应享有的利益，因此当未婚、单身或同性恋人群要求不孕症治疗时，应加强对他们的家庭、捐献者和代理人的管理力度[1-4]。在英国，HFEA 的观点是，在提供医疗服务时应考虑到对方能否满足儿童利益的基本要求（第 15 章），未婚伴侣及单身女性同样享有接受治疗的权利。同时，大多数人认同在提供不孕症治疗时在道德层面应采取谨慎的态度，在这方面还没有制定相应的法律义务。

一般而言，女同性恋者在要求不孕症治疗的时候常常遭到拒绝（通常，她们需要进行供精人工授精），原因是他们无法给孩子提供一个合适的家庭环境，生长在这样家庭的孩子拥有两个母亲（但没有父亲），他与其中一个母亲并不存在遗传学上的关系，而且他们都不知道捐精者是谁。对于单身的异性恋母亲来说，由于缺少父亲，且捐精者又是匿名的，可能会给孩子造成心理问题。人们质疑一个无异性伴侣的女性是否适合成为一位母亲。事实上，关于这类事件已得到一些经验性的数据，Golombok 和 Tasker[1] 的持续性研究表明，出身于这样家庭的孩子出现心理问题的风险并未增加。毕竟，家长教育的质量才是最为关键的。一般而言，接受不孕症治疗人群的育儿质量似乎相对较高。相比之下，关于使用匿名者或已知供者的精液，何者能带来更好的结局，目前尚缺乏经验性的数据。

生物因素

IVF 技术的进步相应地促进了许多关于不孕症治疗的伦理规范的发展。伦理原则根深蒂固，它们往往能够照搬到生殖的其他领域。在进行讨论之前简要地提及生物学方面的相关内容是非常必要的，因为它能使专业术语更加明晰，避免混淆。专业术语的清晰定义有助于避免在讨论胚胎和早期胚胎时使用到有关胎儿的概念（常常源于考虑到妊娠的最终结局）。

配子（精子和卵子）的结合形成了合子，受精卵具有发育为一个人的潜能，其最终将被赋予一个公民完全的地位及权利。只有 1/4 ~ 1/3 的合子最终能发育成一个新生儿。合子完全的发育潜能受到一些风险因素的限制，具体有：出生前发育、分娩、儿童期和早期的成人生活。这些风险的统计受到许多因素的影响。一些因素完全未知，另一些则取决于自身。例如在某种程度上一个人的潜力会受到贫困、恶劣的环境、营养不良、污染、劣质的学校教育及疾病的损害。

合子通过卵裂形成八细胞胚胎，接着发育形成外滋养层和内细胞团，外滋养层最终形成胎盘，内细胞团最终形成胎儿。囊胚的外胚层首先丧失了多能性，并与母体相互作用。在受精后的第二个星期，内细胞团先分化为二胚层，进而再分化为三胚层，与此同时伴随着原条的发育。早期胚胎在这个阶段就此定型，这意味着它丧失了形成孪生子的能力。合子和早期囊胚都是早期胚胎，但只有胚胎才是形成一个完整的独特人类的基础。在胚轴形成时期，唯一性被牢固确立，这大约发生在受精两周后，此后，将不再会发生孪生及嵌合现象。

早期胚胎的道德地位

在思考妊娠产物被赋予的地位的问题时，至少存在两种相左的观点（取决于社会对于一个人的接受方式）。大多数的多元社会，地位具有等级性，因此配子、合子、早期胚胎、胚胎、胎儿和最终的新生儿都被赋予了不同等级的地位。在一些传统中（特别是罗马天主教会），合子被赋予了完全的地位。若采纳了后者的观点就不难理解为何任何针对早期胚胎的操作都不被接受。

人类早期胚胎的道德地位可以从三种方式来看。第一种观点如前所述，即从受精那一刻起就具备完整的人类地位。这种观点基于在受精时刻一个新的基因型就已确定，一些合子会发育成足月的婴儿及成人，他的自主权终身都受到保护。第二种观点认为受精卵并不具有道德地位，这意味着对它不存在任何义务。赞成这种观点的论据是，即便在最好的情况下，也仅有 40% 的早期胚胎能发育为有生命的婴儿；如上文所述，直至原条形成的胚胎才构成一个生物学意义上的个体；况且早期胚胎是未分化的，此时胚胎的每个细胞都具有全能性。这些细胞群尚未分化出四肢、器官或知觉。

第三种观点是早期胚胎具有一定的道德地位，因为它具备一定的基因型，且它有发育成一个有感知的人的潜力。这种观点将早期胚胎与构成器官的细胞群（例如，一小块皮肤，皮肤细胞并不是胚胎性的）区分开来。这种中庸的观点也具有自身的缺陷。虽然这种观点能够推进不孕症的治疗，但同时也有可能导致医生区别对待不同的早期胚胎。于是，生命就不被视为一件具有其自身内在价值的礼物，而被认为是具有重要潜能的礼物，当不满足人的一些需要时，潜能可能会被改变或消除。基于这种观点，可以看到生命的首要因素能够快速发展成一种商品。这不仅仅是一种理论上的假想，真实的事件发生在英国。1966 年的夏天，一位女性通过不孕症的治疗（促排卵，非 IVF）怀上了 8 个孩子。一家国有报社同这名孕妇达成了协议，通过报道这个故事，这名孕妇能得到每位胎儿 125 000 英镑的报酬。人们担心一个受精卵会成为一件商品而不是成为它本身（一个孩子需要自己存在的理由），因此公众才会对有关克隆及胚胎干细胞的使用表现出极大的集体性焦虑。

IVF 合乎伦理吗？

迄今，犹太教、伊斯兰教、部分基督教、印度教和佛教等一些主流宗教，允许已婚夫妇接受 IVF 及胚胎移植。正如上文所提及，罗马天主教会认为 IVF 忽视了人类生命的圣洁性（认为生命始于受精的时刻）。而且，IVF 的过程将生育与性交分离开，因此不需要爱的行为。另一些反对的声音认为 IVF 的过程可能给后代带来潜在的伤害，它在未（无法）经同意的情况下，将其（早期胚胎）暴露于风险之中。如果从等级的角度来看待经 IVF 助孕产生的后代的地位，就必须承认，后代至少要为其父母的人工助孕承担部分风险。

人们质疑 IVF 会持续衍生出变异的技术，这些技术可能将不被接受。伦理学的争议是非常哲学性的，它并未形成反对 IVF 的强有力论据。但是，它十分强调思考其含义的重要性。也有人认为，不孕并不会对生命构成威胁，因此，对于非医学的问题，不需要提供医学治疗。在作者看来，认为医学治疗仅针对生命受到威胁的情况，这一观点是荒谬的。只有少数的医疗干预是为了拯救生命，大多数是为了使人们更加舒适。一个普遍性的反对意见是 IVF 涉及运用医疗资源，给一个原本已经人口过载的世界带来了更多的后代。作者认为，这种意见从一个模糊的整体（世界）的角度出发，为了减少人口而剥夺了单个家庭满足其生育要求的直接而切实的权利。

因此，大多数机构，包括国际妇科产科联盟（FIGO）的伦理委员会、美国生殖医学学会[5]、HFEA 和大多数的宗教都认为 IVF 在伦理上是可以被接受的。但是，大多数宗教对不孕症治疗中牵涉到第三方时表示异议。

关于人类早期胚胎、克隆和干细胞研究的实验

没有人赞成未经同意的人体实验，因此关于早期胚胎研究的最基本的争议就在于人到底于何时形成。认为人类生命始于受精卵形成的人们，反对早期胚胎实验。另一些人认为早期胚胎定型于原条形成时期，早于这个时期（即受精后的 14 天内）可以进行实验。妊娠产物实验的拥护者和反对者的区别并不全在于道德方面，更多的分歧在于人类生命到底起源何时。

相比之下，大多数人对于经人为操纵配子造人的可能性感到担忧，几乎所有的国家都针对人类辅助生殖技术出台了相关法律，禁止人类的生殖性克隆，否则要受到严厉的制裁。这种担心是存在一些理由的，其中首要的原因就是在人类目前的认知阶段，通过此项技术来创造一个人是不安全的。即使对于安全性的担心能够得到消除，克隆技术对个人和社会所产生的影响也受到极大的关注。

克隆被定义为一群具有相同基因型的生命体。它们本质上相当于通过生物学的操作形成的单卵双胎[6]。在动物领域，两种方法被运用于产生克隆胚胎：核分裂及核移植。后者引发了较大的争论，因为它使得选择性创造一个克隆胚胎成为可能。因此在核基因组移入无核卵子之前可对其进行人为操作，从而产生具有满足特定医学需要基因的动物。例如，克隆动物可以大量产生某种临床需要的蛋白质。研究动物克隆的科学尚处于幼年期，至本书撰写时仍有许多实际问题尚待解决。

大多数国家禁止人类生殖性克隆，但以治疗为目的（主要为了获取干细胞）的胚胎克隆还在开展。干细胞是器官的前体，它具有两种功能：能够自我更新，能够分化成许多特定类型的细胞。胚胎中的干细胞具有全能性，能够分化为200多种不同类型的人类细胞。在成人体内，干细胞被部分地定型（术语叫多能性），它们的分化受到更多的限制。干细胞治疗并不新鲜，它在骨髓移植和帕金森症治疗领域已运用多年，但来源于人类体外培养囊胚的干细胞的潜在利用价值已引起人们关注。争论的焦点在于人类胚胎和胎儿要受到何种程度的保护，本章前已讨论了人类胚胎应被赋予的道德地位的问题[7,8]。人们还进一步关注未出生者的潜在商业化问题，毕竟为了挽救生命而创造胚胎是一回事，但为了挣钱创造胚胎则完全是另一回事了。

虽然胎儿和胚胎干细胞的使用具有许多生物学上的优势（例如它们的获取不会受到其他细胞的污染；它们具有在实验室中无限繁殖的潜力，所以一个细胞系能够治疗许多患者；理论上它们能直接分化为病人需要的任一种细胞类型），但从伦理和逻辑的角度出发，还需要继续进行成体组织来源的干细胞研究。英国国会通过扩展人类生殖和胚胎法案，于2001年批准了使用人类胚胎的干细胞研究。

供者和捐赠

供精、供卵和供胚已成为不孕症现代管理中的一个完整部分，自1991年HFEA建立登记以来，已有近25 000个婴儿通过捐赠的配子诞生，表明在不孕症的管理下已开展了各种类型的捐赠，具有遗传疾病的家庭也可采用接受捐赠的方式。供卵常常针对性腺功能缺失的女性（例如，卵巢早衰），或具有遗传性疾病的女性，这类女性的性腺功能是健全的，通过供卵能够避免将遗传病传递给子代。供胚需要满足的条件包括不孕、习惯性流产和遗传性疾病等。子代、受者及供者三方面的利益都要顾全。在一些国家，单身女性不得接受捐赠，捐赠必须满足以下条件，涵盖有关生物学父母及社会父母关系的规定，遗传性物质的妥善保存和处理，子代利益的保障以及病案的维护

（英国的情况参见第 15 章）。

在不孕症治疗中涉及第三方的一个重要问题是关于供方或代理人的酬劳[4]。有一些做法可以参考。在法国和新西兰，这种捐献被视为一种真正意义上的赠送，因此没有任何形式的报酬甚至费用补偿。在英国，献血的情况与此类似。另一种做法是，捐献本身是无偿的，但过程中需要的花费可以得到补偿。还有一种可能性是，供方得到一笔合理的报酬，作为对其时间以及由于捐献造成的痛苦（仅限于供卵）和不便的补偿。这个过程对于男性捐献者、女性捐献者及代理人大有不同。有建议认为应该为配子、早期胚胎和婴儿提供报酬。

作者认为任何人都不会接受为婴儿付费的做法。为早期胚胎付费，体现了对其人性的不尊重；为配子付费，是将其物化，将其视为一种商品。美国生殖医学伦理委员会允许为捐献者提供一定的合理报酬，作为对其造成时间上的损失及不便的道义上的补偿。在英国，捐献者的报酬包括了对其所花费用的补偿，及一笔小额的捐赠费。

目前配子提供方面有一个新举措，它的创始人将其命名为卵子共享。卵子共享就是一位女性如果愿意捐献她在周期中的剩余卵子，她就能获得免费的 IVF 治疗，或得到一定的补贴。卵子共享的出现是因为全球范围内供卵志愿者的稀缺，它使得更多需要赠卵的女性得到治疗。它的支持者认为，由于卵子共享的供方也已在接受治疗，因此就避免了对健康的志愿者进行超促排卵和取卵，进而规避了这些过程可能产生的风险。此外，这项措施也避免了剩余的人卵子遭到浪费，这些卵子都是十分珍贵的。

正如 15 章所提及的，HFEA 接受卵子共享的做法，并为其制定了相应的守则。然而，作者并没有找到赞成卵子共享的特别有说服力的理由。首先，捐献者提供她的卵子，作为补偿，她能得到免费的医疗服务，而不需要自己掏钱。这可能会导致原先无法支付治疗费用的女性开始寻求治疗。而所谓的“共享”，可能会使原来的医学治疗演变为一种商业交易。在作者看来，至少有一些取卵（支付捐献者的治疗费用）会变为一种手段（例如，IVF 补贴）而不是目的。有一些供者的卵巢无法产生足够卵子用以进行卵子共享，HFEA 的指导方针特别强调要加强对此类现象的管理（见第 15 章）。另一种情况是，医生和潜在的供卵者都可能由于不同的因素受到诱惑，从而放弃原本简单的 IVF 治疗方案，导致过度治疗。

在英国，配子捐献是匿名的，除了有意选择相识的人进行捐献的特殊情况。1990年的人类受精与胚胎法案规定，未经授权披露供者姓名的，视为犯罪，要处以最高 2 年的刑罚，并处罚金。法案同时规定，子代无权向 HFEA 登记处提出申请，以了解供者当前或以往的身份信息。能够了解到供者姓名的人仅限于 HFEA 成员或工作人员，以及经 HFEA 认证的诊所或储存中心的员工。近年来，一些经由配子捐献出生的人想要了解自己的遗传来源，这形成了相当的压力。他们指出，领养子女有权了解其亲生父母的信息，但经由配子捐献出生的孩子却不行。毫无疑问，对一些人来说，个人身份信息的缺失会令他们感到非常苦恼。维多利亚时代的作家 George Eliot 在他的小说 *Daniel Deronda* 中描述了这种情况。当前，人们仅寄希望于通过人类基因组计划来了解一个人潜在的健康情况，而借此掌握遗传起源的信息则是被禁止的。要使儿童的利益得到最大的保障，似乎不应拒绝他们想了解自身信息的这项基本要求。有人认为，考虑到领养子女与其生父母的类似状况，保护供者似乎不是很有必要，供者享有与领养子女生父母同等的法律保护即可。对于大多数临床医生而言，匿名的最大必要性源于如果供者的信息被公开，他们可能会拒绝捐献。这种看法优先考虑到不孕症治疗的维系和孩子的出生，而非当前人们的需要，并将接受辅助生殖技术的成人的需要视为比由此出生孩子的权益更加重要。除此之外，经验数据表明，当捐献者的身份可以被查询时，捐献行为并没有锐减，只是捐献人群由学生转变为已成家的更年长的人。因此，在 2005 年，法律经过修改，同意经由配子捐献产生的子女享受同领养子女相同的知情权。当配子捐献产生的子代年满 18 岁时，可以了解其供体的信息。

性别选择

大约有 300 多种基因病伴 X 染色体遗传，有些疾病十分罕见，但有些遗传性疾病则比较常见，例如脆性 X 染色体综合征引发的智力低下。携带 X 连锁隐性遗传病的女性，其子代有 1/4 的可能性患病，如果子代是男孩，患病概率就会增加至 1/2。如果子代是女孩，其不会患病，但杂合子的概率是 1/2，从而成为该病的携带者。

通过以下几种方式可以进行出生前的性别选择，分别是：精子分选，胚胎植入前性别选择，或放弃患有疾病的那种性别的胎儿。虽然大多数人赞成因医学原因而进行的性别选择，但要考虑一些内容，例如需评估所预防疾病的严重程度。

非医学原因的出生前性别选择则完全不同。多数宗教都对此表示反对，主要因为他们认为这种做法违背了神的旨意。另外还存在两种非宗教性的反对意见。第一种意见认为，任何人无权决定他人应该成为哪一种人。第二种意见认为，性别选择可能会带来严重的后果，例如打破子代的性别平衡。如果性别选择在大范围内被使用，无疑将造成这样的结果。在西方社会，更多的人反对生命的商业化。认为一种性别优于另一种，以至于要进行出生前的性别选择，这是将一种性别（作为商品）视为比生命本身更有价值，这违背了尊重男女平等的基本观念。

减　胎

多胎妊娠预后不良的程度随胎儿数量的增加而显著增加。选择性减胎的目的是为了保存部分胎儿而中止其他胎儿的发育。它通常在妊娠期的前 3 个月进行。在有经验的中心，其伴随的流产率是 8%～15%。三胎妊娠是否有必要实施减胎尚存争议。但如果遇到四胎及以上的妊娠，实施减胎术无疑会改善女性的围生期结局。

使用"选择性减胎"这种委婉的称呼来替代"选择性流产"，表明人们对于这项技术依然心存芥蒂[9]。然而，在英国每天至少有 400 例流产发生。减胎的目的是为了保证部分胎儿有更高的存活概率，发育得健康，从而牺牲其他一个或几个潜在的正常生命。人们用满员的救生船来比喻这种情况，如果溺水的人登上满员的救生船会造成更多的死亡，那么可以正当地拒绝他们登船。对于 IVF 来说，如果仅移植 2～3 枚胚胎就能够大大降低多胎妊娠的概率，同时也就降低了选择性减胎的概率。但是，由于促排卵的应用，未来依然存在多胎妊娠和减胎的情况。

是否应该为高龄妇女实施 IVF？

不孕症治疗最重要的决定性因素是患者的年龄，因此，与其他不孕症治疗相同，IVF 的成功率也随女方年龄的增长而降低。不为高龄女性实施 IVF 治疗并不是出于任何伦理的原因，主要是由于治疗的结局很不理想。与之类似的情况是，医生通常不建议吸烟的患者进行冠状动脉血管成形术。这项手术从伦理角度讲，并不存在什么障碍，医生之所以这么做，是考虑到持续大量地吸烟会改变手术的风险概率，患者不能通过手术获益。在 IVF 中，年龄超过 40 岁的女性其抱婴回家率仅为 1%～3%。

关于高龄妇女行不孕症治疗的争论主要针对供卵问题[10]。通过供卵可以消除年龄对生育力的影响，因为其影响主要体现在卵子上。供卵的良好结局大大鼓励了临床医生和患者，他们相信这项技术手段将使得怀孕没有生物学年龄的上限。

有一些经验性的数据描述了绝经期后的妇女通过卵子捐赠而成功妊娠。从广义上讲，母婴的风险均比较小，且通常都能为母亲所完全接受。出于对子代的考虑，人们注意到，供卵会造成其父母的剩余寿命比通常孩子所期望的父母的剩余寿命要短。这种说法也存在争论，即孩子出生在一个适龄家庭，父母一方也有可能早逝。

如果一名女性认为自己不能扮演好一个母亲的角色，那她是否就不该寻求治疗？医生可能会认为如果侵犯到孩子的权利，那么她就不应该成为一个母亲。但孩子并没有真正受到伤害，因为他们不能选择其他的或更好的父母。有个问题需要考虑，那就是在何种情况下孩子的利益会得到更大的保障，是出生于一个母亲年龄超过 50 岁的家庭，还是根本不要出生。将要出生的孩子不可能选择出生在其他更好的家庭，因此大多数情况下孩子出生比不出生好。同样的论点适用于预期寿命减少导致一个人母亲过早死亡的情况。有人认为与其一个人在幼年就经历丧母之痛，倒不如这个人压根就不要出生，进而他们认为也就没有必要进行不孕症治疗。结论就是，因为未来孩子的利益不能得到保障而拒绝患者进行不孕症治疗请求的做法是不正确的。

HIV 阳性的妇女是否应该接受不孕症治疗？

大部分 HIV 阳性的女性都处于生育年龄，由于 HIV 感染（例如，不安全的性行为）带来的风险因素使得她们更容易罹患不孕。论及这部分患者的管理，医生必须要考虑的问题包括：母婴垂直传播的风险；在孩子成年之前母亲死亡的风险；以及夫妇中仅有一方感染的，女方可能由于在性交时没有保护措施而被感染（进而再传染给她的孩子）。

在获得性免疫缺陷综合征流行的早期，HIV 阳性的妇女将病毒垂直传播给子代的概率约是 25%。感染病毒孩子的预后是糟糕的，未感染的孩子也极有可能在幼年就成为孤儿。显而易见，这类妇女不适合接受不孕症的治疗，1990 年代初期美国生殖医学学会出台的指导方针中也反映了这样的观点。幸运的是，HIV 感染妇女的现代治疗已有了显著的改善。那么现在的情况是怎样的呢？

近期的研究表明通过剖宫产术联合抗反转录病毒治疗以及避免母乳喂养，母婴间垂直传播的概率可低于 2%。受感染的孩子和母亲的预后有了很大的改善，而且可以推测这种改善在未来将持续[11]。多年前曾有篇病例报道，报道了一例血清抗体转换的妇女，其配偶为 HIV 阳性，通过将男方的精液洗涤后再进行授精。现在，使用洗涤后的精子进行授精，孩子或母亲无血清抗体转换的报道已多达数千例[12]。由于 HIV 感染管理方面的进步十分令人欣慰，因此 HIV 患者同未感染的夫妇一样，也有条件进行不孕症治疗。当然，考虑到 HIV 感染的严重性（诸多并发症，例如感染和成瘾性，以及传播的风险），医生还需要采取特别的管理措施。

结　论

在不孕症的诊疗实践中还存在许多伦理问题，但由于本书的主旨是关于临床管理，因此不再对其他问题进行详细的讨论。作者更希望本章提纲挈领性的讨论能提供一个框架，以利于医生思考和判断在日常工作中遇到的众多伦理问题。以下有一些例子：谁拥有配子和胚胎谁就有权决定它们的命运吗？植入前诊断的进步所带来的影响有哪些？医生改变自然的程度应该被限制吗？父母的选择是否存在限制？当软骨发育不全或先天性耳聋的患者要求生育孩子时（他们的子女可能罹患相同的疾病），医生的态度应该是怎样的？女方能否使用已故男方的精子授精？在什么范围内可以通过代孕来解决生物学上不具有生育功能的夫妇的生育问题，例如同性恋者？作者相信，随着医疗技术的快速发展，大部分问题都将在不久的将来得到解答。希望读者在今后的诊疗活动中遇到此类问题时能提前有所准备。

（邱乒乒，丁　露　译）

参考文献

[1] Golombok S, Tasker F. Donor insemination for single heterosexual and lesbian women: issues concerning the welfare of the child. Hum Reprod,1994,9: 1972 – 6.

［2］Englert Y. Artificial insemination of single women and lesbian women with donor sperm. Artificial insemination with donor semen：particular requests. Hum Reprod,1994,9：1969 – 71.

［3］Englert Y. Artificial insemination with donor semen：particular requests. Hum Reprod,1994, 9：1969 – 71.

［4］Shenfield F. Particular requests in donor insemination：comments on the medical duty of care and the welfare of the child. Hum Reprod,1994,9：1976 – 7.

［5］Ethics Committee of the American Fertility Society. Ethical considerations of assisted reproductive technologies. Fertil Steril,1994, 62（Suppl. 1）：1S – 125.

［6］Edwards RG, Beard HK. How identical would cloned children be? An understanding essential to the ethical debate. Hum Reprod Update,1998, 4：791 – 811.

［7］Weissman IH. Stem cells-scientific, medical and political issues. N Engl J Med,2002, 346：1576 – 9.

［8］Evers K. European perspectives on therapeutic cloning. N Engl J Med,2002, 346：1579 – 82.

［9］Berkowitz RL. From twin to singleton. BMJ,1994, 313：373 – 4.

［10］Hope T,Lockwood G, Lockwood M, et al. Should older women be offered in vitro fertilisation? Existing children are treated differently from embryos. BMJ,1995, 310(6992)：1455 – 8.

［11］Minkoff H, Santoro N. Ethical considerations in the treatment of infertility in women with human immunodeficiency vims infection. N Engl J Med,2000,342：1748 – 50.

［12］Gilling-Smith C. Assisted reproduction in HIV discordant couples. AIDS Reader 2000；10：581 – 7.

扩展阅读

ESHRE. Task force on ethics and law. Ethical Considerations 2001 – 2005 // Heineman MJ, ed. A collection of papers published in a Supplement to Human Reproduction, Oxford：Oxford University Press, 2007,22.

第17章　辅助生殖技术出生儿童的追踪随访

引　言

由于发达国家至少有 1%～2% 的儿童通过辅助生殖技术出生，因此有必要评价这些儿童的生理和情感（心理）的发育，所以必须考虑到这些技术的起源：

1. 配子操作，例如体外受精（IVF）、卵胞浆内单精子注射（ICSI）和未成熟卵体外培养（IVM）。

2. 配子和胚胎的冷冻保存。

3. 配子或胚胎捐赠。

4. 代孕。

5. 非异性夫妇（单身或者同性恋女性）供精受精。

考虑辅助生殖技术出生后代的风险时（ART；框表 17.1），应该把这些风险再细分为三类：①治疗本身带来的特定风险，也就是用药带来的风险；②与多胎妊娠有关的风险；③不孕症治疗前其他相关疾病治疗带来的风险。辅助受孕治疗中使用的各种药物还没有被证明与胎儿的先天畸形或者不良结局相关。对 IVF 和相关技术的关注主要集中在以下三个方面：配子和胚胎的人工选择、显微操作技术的影响和胚胎培养条件的影响。

配子操作

IVF 和 ICSI 包括应用多种复杂的用药方案进行卵巢刺激和多个卵母细胞的收集（第 14 章）。然后，卵母细胞与精子体外培养（IVF）或者被注入单个精子（ICSI）。配子和后续的胚胎在特定的培养基中继续培养，在胚胎移植前通常培养 2 天；如果继续培养到第 5 天囊胚阶段，使用的培养基需要更换或者更新。需要关注的重点集中在以下 3 个方面：配子和胚胎的人工选择、显微操作技术对胚胎发育的影响和胚胎培养条件（变化对胚胎发育）的可能影响。

框表 17.1　辅助生殖技术出生儿童的追踪随访——要点

- 辅助生殖技术导致新生儿发育问题的主要原因是多胎妊娠和早产
- 应用 IVF 和 ICSI 技术治疗后，轻微和严重的先天畸形可能比正常人群增加了 30% ~ 40%
- ICSI 与染色体异常率增加相关，这种异常既可能与 ICSI 的操作过程有关，也可能与潜在的必须用 ICSI 的父源（染色体）异常有关

体外受精

辅助受孕出生的儿童较自然受孕儿童结局的困难之一是辅助受孕导致了高多胎妊娠率，这无疑增加了胎儿早产和残疾（第 18 章）。然而，一些研究报道即使是单胎妊娠，IVF 妊娠也比自然妊娠具有较高的并发症发生率，尽管这些结果更可能继发于母体的一些因素（比如高龄和潜在的导致生育力下降的医疗问题）而非 IVF 技术本身。但是，IVF 单胎婴儿确实表现出更高的早产风险和更小的发育孕龄[1,2]。这些风险或许与不孕症女性的整体生育力下降有关。已有研究表明，经过长时间努力自然受孕的女性比容易自然受孕女性有更高的新生儿死亡风险[3]。

一项瑞典的研究评估了 1982—1995 年每一个 IVF 出生的儿童[4]。研究包括6 000 名儿童，其中有 27% 是多胎妊娠。单胎妊娠中 2.6% 出生于 32 周之前，11.2% 出生于 37 周之前，而在正常人群中这两个孕期早产比率分别是 0.7% 和 5.4%。经孕周修正后，IVF 婴儿出生体重也显著偏低。然而有趣的是，对于特定的出生体重婴儿，IVF 婴儿似乎比自然受孕婴儿更容易度过围生期。IVF 双胞胎与自然双胞胎具有相似的结局。

一些早期的研究表明 IVF 并没有增加先天畸形和染色体核型异常的发生率。许多研究比较了 IVF 和 ICSI 婴儿与自然受孕婴儿，然而由于严格的方法学的限制，风险增加的结论常常因为不具有统计学意义而不被接受[5]。瑞典的研究表明，辅助生殖技术出生婴儿的先天畸形的风险显著增加，总风险率是 1.44（95% CI 1.25 ~ 1.65），而在单胎和多胎中风险率分别为 1.25（95% CI 1.07 ~ 1.46）和 1.08（95% CI 0.93 ~ 1.25）。神经管缺陷和食管闭锁的发病率高于预期发病率，尽管在澳大利亚的研究中神经管缺陷的发病率也升高[6]，但食管闭锁在不明原因性不孕症女性的子女中可能更普遍。这些畸形无论是在人工助孕还是自然受孕的双胎妊娠中也表现得更为普遍[7]。芬兰的一项研究较深入地报道了在 IVF 婴儿中存在较高的心脏畸形发病率，特别是隔膜缺损，经过多重矫正，发现发病率比对照组提高了 4 倍[8]。该研究提示具有不同母体激素水平的生殖能力可能对心脏发育造成不利影响。作者很难解释这些研究的结果，因为试管婴儿怀孕的孕期筛查往往比普通产检更加严密，即使产前检测发现异常，已通过辅助生殖技术怀孕的夫妇可能不会倾向于终止妊娠。总之，可能是母体特征（如年龄、生育力低下和并发症）影响体外受精的结果，而不是 IVF 治疗本身。

一项 Meta 分析综合整理了 25 项研究的数据资料，并详细描述了方法学的变异参数和潜在的数据缺陷[5]。其中 2/3 的研究提示出生缺陷风险至少增加 25%。考虑到潜在

人群总体出生缺陷的风险在 1% ~ 4%，通过辅助生育技术受孕的婴儿出生缺陷风险会增加 30% ~ 40%[5]，故有必要持续关注这一话题。

对通过 IVF 和（或）ICSI 受孕的妊娠进行产前筛查的时候，可能依然存在问题，在［IVF 和（或）ICSI］单胎妊娠中由于生物标志物升高，导致比自然妊娠更高的假阳性率[9]。而在双胎妊娠中，生物标志物水平同时取决于绒毛膜以及孕龄；当双胞胎之一停育或消失时，生物标记物可能会进一步改变，这样的筛查仅基于孕妇年龄和胎儿颈部透明带扫描[9]。

在评估儿童后期发育时，首先要注意的是 IVF 出生儿童癌症的发生率似乎类似于普通人群[4,10]。大多数研究表明试管婴儿的精神运动发育是正常的[9]。心理发育似乎也是正常的，甚至在某些个例中或许还要高于平均水平，这也许是源于父母的较高水平的引导和（或）期许。然而，也有人提出忠告，过度保护并不总是令孩子健康成长[11-13]。一项详细的研究从试管婴儿出生 2 ~ 3 岁开始，追踪随访至 8 ~ 9 岁，结果未发现这些孩子在社会心理方面的发育与对照组存在着显著性差异[14]。本研究和其他研究仅探讨单胎妊娠，以便于更容易与对照组进行比较。双胞胎和三胞胎，当然会为他们的家庭带来更多问题，并可能导致重大的压力、不和谐和长期预后不良的可能性（第 18 章）。

卵胞浆内单精子注射（ICSI）

与常规 IVF 妊娠相同，ICSI 助孕也会导致更高的多胎妊娠率，而且较高的多胎妊娠率将会对围产儿结局和先天异常造成不利影响。目前的证据表明，ICSI 会导致轻微的但统计学显著增加的非整倍体率——包括新生的性染色体（0.6%，比 0.2%），常染色体结构异常（0.4% 比 0.07%）和从不育症父亲遗传的染色体结构畸变[15]。ICSI 助孕出生的儿童严重先天畸形的发病率和发育的速度似乎与常规 IVF 出生的人群类似（见上文）。

ICSI 技术通常用于治疗严重的男性生育力问题，而这些问题本身可能是由于遗传物质的改变。因此，染色体结构异常从父亲遗传给儿子就不足为奇了。ICSI 过程本身又增加一方面的因素，由于注射的单精子是由胚胎学家根据形态学标准选择的，从而绕过了发生于自然受孕和常规 IVF 中自然选择的过程。ICSI 技术可能导致卵母细胞的损伤并连同精子一起注入了少量培养基。位于比利时布鲁塞尔开发 ICSI 技术的研究小组，他们一直对 ICSI 儿童进行全面追踪随访并组织协调一个欧洲（ICSI 儿童）数据库[15]。在普通人群中严重畸形的发生率为 1% ~ 4%。布鲁塞尔调查显示：ICSI 儿童严重畸形发生率为 3.4%（96/2840 活产儿童），其中单胎中发生率为 3.1%，而多胎妊娠中则为 3.7%[16]。当终止妊娠也被统计其中时，整体严重畸形发生率为 4.2%。男婴尿道下裂的发生率可能略有升高，这可能与潜在的男性因素有关。

比利时观察组[17]和一个来自英国的单胎儿童病例对照组对 ICSI 出生儿童长期发育进行随访[18]，所得到的数据是令人信服的，结果显示正常人群与 IVF 出生人群没有差异。来自澳大利亚的一份报告却显示 ICSI 儿童在记忆力、解决问题能力和语言表达技巧方面发育延迟，特别是男孩[19]，虽然有人质疑该研究的对照组是否匹配得当。而最近的研究未能发现任何有意义的关注点[20]。澳大利亚的一项大样本研究在 308 974 例分娩中，观察了 6 163 例 ART 技术出生的婴儿，结果发现无论是否采用 ART 技术，不孕症病史都与出生缺陷风险增加相关[21]。总之，IVF 和 ICSI 出生缺陷比率分别为 1.07（95% CI 0.90～1.77）和 1.77（95% CI 1.47～2.12）。通常，关于治疗效果的数据资料是合理可靠的，但是必须长期关注治疗的远期结局。

印迹疾病

基因印记是一种表观遗传过程，其中等位基因特异性基因表达依赖于父母的遗传。只有少数基因被印记，并且已经发现一些罕见的印迹疾病是由于印迹基因突变或者表达的改变所引起的，这些印迹基因也是正常生长和发育所必需的（特别是神经的发育）。已有报道表明 IVF 和（或）ICSI 助孕出生的儿童，Beckwith-Wiedemann 综合征（BWS）和安琪儿综合征（AS）的患病率增加，在 IVF 和（或）ICSI 助孕出生的儿童中 BWS 患病率约为 4%，而相应的普通人群仅为 1.2%[22]。一项调查专门研究辅助生殖技术出生儿童所出现的问题，该调查的结果更加令人欣慰，研究结果表明通过辅助生殖技术出生儿童患有印迹疾病的绝对风险很小（<1%）[23]。

配子或胚胎的冷冻保存

没有任何证据表明，配子或胚胎的冷冻保存对胎儿或儿童发育会产生不利影响[24,25]。此外，有研究报道冷冻保存的胚胎比起新鲜胚胎早产风险更低[4]。

配子或胚胎捐赠

配子或胚胎捐赠出生的儿童身体发育和先天异常的风险与普通人群一样。主要关注围绕对父母起源披露的缺失，在这种情况下，如果将来发生意外泄露就很可能造成麻烦。又或者，当［供配子和（或）供胚］出生身份被披露时，由于不能追踪自己的遗传起源而有可能引起当事人极度的困扰，这曾经是英国 2004 年法律修改之前出现的问题。这个问题触及了当前配子捐赠实践的核心问题，卵母细胞捐赠是绝对无私的（相对于卵子有偿分享而言；第 9 章），而捐精也许更多的时候需要财政的激励。

代　孕

正如第 14 章所述，在选择代孕母亲之前提供全面的咨询，代孕可以良好地运作。这无疑是作者和其他同行的经验，并且结局是非常积极的，令人满意的，无论是对代孕者自己的家庭还是对委托代孕的夫妇而言。

非异性夫妇——单身或同性恋女性供精人工授精

英国人类受精和胚胎学管理局（HFEA）指出，考虑到辅助受孕技术出生儿童的健康和幸福时，应该考虑到一个孩子拥有父亲的权利。这并不是说单身女性或女同性恋伴侣不应该通过供精人工授精来受孕，而是应在治疗前首先提供详细的咨询。目前的证据表明，在这种情况下出生的孩子们如果在心理上调整好，接受很好的照顾，后代患有同性恋的比率和普通人群相同[26]。

应用枸橼酸氯米芬和芳香酶抑制剂后的先天异常风险

多年来，一些报告表明使用枸橼酸氯米芬（CC）和神经管畸形之间有可能存在关联，虽然汇总分析报告的患病率仅为 1.08%（95% CI 0.76~1.51）[27]。更近的研究包括隐性脊柱裂，其报道的修正风险比（OR）为 11.7（95% CI 2.0~44.8）[28]。另外也有 CC 使尿道下裂风险增加的报告[29]。国家出生缺陷预防研究北美项目组对生育了至少患有一项出生缺陷婴儿的 19 059 名女性与对照组的 6 500 名女性进行了对比研究，其中患儿母亲中 94 例（1.4%）曾使用 CC[30]。CC 的应用与尿道下裂不相关，但与其他异常显著相关（表 17.1）。

与同类研究类似，该项研究也存在的一个问题是无法清楚地判断 CC 使用的原因；也就是说，很可能并非所有女性都患有多囊卵巢综合征（PCOS），而且，很难将病例组与对照组进行匹配，也很难调整和校正生育力低下女性的各种特征或多种组成要素和（或）他们的配偶可能伴有的导致先天性异常的风险因素。

在 2005 年美国生殖医学年会（ASRM）会议上，一篇摘要报道用芳香化酶抑制剂来诱导排卵，但这篇报告从未出版且备受诟病，之后芳香化酶抑制剂便在诱导排卵方面淡出人们的视线。在随后为评估来曲唑安全性而进行的多中心研究中，评估了 514 名来曲唑治疗受孕后出生的婴儿和 397 名 CC 治疗受孕后出生婴儿[31]。在来曲唑组，252 名婴儿是单独应用来曲唑治疗后出生的，而 262 名婴儿是经来曲唑和FSH 联合用药治疗后出生的。在 CC 组婴儿中，293 名是经 CC 单独治疗后出生，而104 名是经 CC 和 FSH 联合治疗后出生的。先天性畸形或染色体异常在来曲唑组 514名新生儿中发现 14 例（2.4%），而在 CC 组 397 名新生儿中有 19 例（4.8%）。严重畸形发病率在来曲唑组和 CC 组分别为 1.2%（6/514）和 3.0%（12/397）（没有显著性差异）。来曲唑组中的一个新生儿被发现有室间隔缺损（VSD）（0.2%），而CC 组有 4 例（1.0%）。此外，全部先天性心脏畸形的发生率 CC 组（1.8%）显著高于（P = 0.02）来曲唑组（0.2%）。轻微先天性畸形的发生率两组相似（来曲唑组为 1.6%，CC 组为 1.8%）。

表 17.1　与枸橼酸氯米芬相关的畸形

缺陷	调整后的 OR	95% CI
无脑儿[a]	2.3	1.1~4.7
颅缝早闭[a]	1.9	1.2~3.0
丹迪-沃克畸形	4.4	1.7~11.6
心脏隔膜缺损[a]	1.6	1.1~2.2
心脏室间隔肌部缺损	4.9	1.4~16.8
主动脉缩窄[a]	1.8	1.1~3.0
食管闭锁	2.3	1.3~4.0
泄殖腔外翻	5.4	1.6~19.3
脐膨出[a]	2.2	1.1~4.5

a：仅限于多胞胎

（龚秀芳，骆向璐　译）

参考文献

[1] Doyle P, Beral V, Maconochie N. Preterm delivery, low birth weight and small for gestational weight in liveborn singleton babies resulting from in vitro fertilization. Hum Reprod,1992,7：425-8.

[2] Tanbo T, Dale P, Lunde O,et al. Obstetric outcome in singleton pregnancies after assisted reproduction. Obstet Gynecol,1995, 86：188-92.

[3] Basso O, Olsen J. Subfecundity and neonatal mortality：longitudinal study within the Danish national birth cohort. BMJ,2005, 330：393-4.

[4] Bergh T, Ericson A, Hillensjo T,et al. Deliveries and children born after in vitro fertilization in Sweden 1982-1995：a retrospective cohort study. Lancet,1999, 354：1579-85.

[5] Hansen M, Bower C, Milne E,et al. Assisted reproduction technologies and the risk of birth defects - a systematic review. Hum Reprod,2005, 20：328-8.

[6] Lancaster P. Congenital malformations after in vitro fertilization. Lancet,1987,330：1392-3.

[7] Doyle P, BeralV,Botting B,et al. Congenital malformations in twins in England and Wales. J Epidemiol Commun Health,1991, 45：43-8.

[8] Koivurova S, Hartikainen A-L, Gissler M,et al. Neonatal outcome and congenital malformations in children born after IVF. Hum Reprod,2002, 17：1391-8.

[9] Gjerris AC, Tabor A, Loft A,et al. First trimester prenatal screening among women pregnant after IVF/ICSI. Hum Reprod Update,2012, 18：350-9.

[10] Bruinsma F, Venn A, Lancaster P,et al. Incidence of cancer in children born after in vitro fertilization.

Hum·Reprod,2000, 15：604 – 7.

[11] Golombok S. Parenting and secrecy issues related to children of assisted reproduction. J Assist Reprod Genet,1997, 14：375 – 8.

[12] Golombok S, Cook R, Bish A. Families created by the new reproduction technologies：quality of parenting and social and emotional development of the children. Child Dev,1995, 66：285 – 98.

[13] Golombok S, Brewaeys A, Cook R, et al. The European study of assisted reproduction families：family functioning and child development. Hum Reprod,1995, 11：2324 – 31.

[14] Colpin H, Soenen S. Parenting and psychosocial development of IVF children：a follow-up study. Hum Reprod,2002, 17：1116 – 23.

[15] van Steirteghem A, Bonduelle M, Devroey P,et al. Follow-up of children born after ICSI. Hum Reprod Update,2002, 8：111 – 16.

[16] Bonduelle M, Liebaers I, DeketelaereV,et al. Neonatal data on a cohort of 2889 infants born after ICSI （1991 – 1999） and of 2995 infants born after IVF （1983 – 1999）. Hum Reprod,2002, 17：671 – 94.

[17] Bonduelle M, Ponjaert I, van Steirteghem A,et al. Developmental outcome at 2 years of age for children born after ICSI compared with children born after IVF. Hum Reprod,2003, 18：342 – 50.

[18] Sutcliffe AG, Taylor B, Li J,et al. Children born after intracytoplasmic sperm injection：population control study. BMJ,1999, 318：704 – 5.

[19] Bowen JR, Gibson FL, Leslie GI,et al. Medical and developmental outcome at 1 year for children conceived by intracytoplasmic sperm injection. Lancet,1998, 351：1529 – 34.

[20] Middelburg KJ, Heineman MJ, Bos AF,et al. Neuromotor, cognitive, language and behavioural outcome in children born following IVF or ICSI-a systematic review. Hum Reprod Update,2008, 14：219 – 31.

[21] Davies MJ, Moore VM, Willson KJ, et al. Reproductive technologies and the risk of birth defects. N Engl J Med,2012, 10：1056.

[22] Maher ER, Brueton L, Bowdin S, et al. Beckwith-Widemann syndrome and assisted reproduction technology. J Med Genet,2003, 40：62 – 4.

[23] Bowdin S, Allen C,Kirby G, et al. A survey of assisted reproduction technology births and imprinting disorders. Hum Reprod, 2007, 22：3237 – 40.

[24] Sutcliffe AF, D'Souza SW, Cadman J, et al. Minor congenital anomalies, major congenital malformations and development in children conceived from cryopreserved embryos. Hum Reprod,1995, 10：3332 – 7.

[25] Wennerholm U, Albertsson-Wikland K, Bergh C, et al. Postnatal growth and health in children born after cryopreservation as embryos. Lancet,1998, 351：1085 – 90.

[26] Baetens P, Brewaeys A. Lesbian couples requesting donor insemination：an update of the knowledge with regard to lesbian mother families. Hum Reprod Update,2001, 7：512 – 19.

[27] Greenland S, Ackerman DL. Clomiphene citrate and neural tube defects：a pooled analysis of controlled epidemiologic studies and recommendations for future studies. Fertil Steril,1995, 64：936 – 41.

[28] Wu YW, Croen LA, Henning L,et al. Potential association between infertility and spinal neural tube defects in offspring. Birth Defects Res A Clin Mol Teratol,2006, 76：718 – 22.

[29] Sorensen HT, Pedersen L, Skriver MV,et al. Use of clomifene during early pregnancy and risk of hypospadias：population based case control study. BMJ,2005,330：126 – 7.

［30］Reefhuis J, Honein MA, Schieve LA, et al. Use of clomiphene citrate and birth defects, National Birth Defects Prevention Study, 1997 – 2005. Hum Reprod, 2011, 26: 451 – 7.

［31］Tulandi T, Martin J, Al-Fadhli R, et al. Congenital malformations among 911 newborns conceived after infertility treatment with letrozole or clomiphene citrate. Fertil Steril, 2006, 85: 1761 – 5.

第 18 章 促排卵的并发症

引 言

促排卵的不良影响可能导致目前出现的一些问题，如药物的副作用；多胎妊娠、卵巢过度刺激综合征（OHSS）等卵巢过度刺激后果；以及长远的影响，如发生卵巢癌的可能风险等。

药物枸橼酸氯米芬的副作用

枸橼酸氯米芬通过刺激内源性促性腺激素的分泌诱导排卵，但药物也集中在卵巢中，可从 IVF 治疗取卵时获得的卵泡液中检测到。枸橼酸氯米芬可引起卵巢的过度刺激，且在治疗过程中，许多女性会出现乳腺触痛和水肿。曾有记录枸橼酸氯米芬引起 OHSS，但是绝大多数都是一些非常轻微的病例。偶尔也导致单个卵巢囊肿形成，通常它们能自行消退，无需处理。多胎妊娠的风险率可从 1/80 上升到 1/10，详细的 B 超监测可降低这种风险，但现实中因资源有限和实际问题难以做到。

基于枸橼酸氯米芬的广泛应用和其副作用的报告，它似乎非常安全。正如所有报道所提及，没人知道这种药物的管理是否严格。然而，值得注意的是，应仔细评估用药后神经系统症状，如头晕、视力下降和视觉异常等。目前已报道的更严重的副作用是癫痫大发作和幻觉。枸橼酸氯米芬治疗导致卵巢癌发生的风险，目前认为很低。

如潮热、盗汗等其他副作用，是由枸橼酸氯米芬的抗雌激素作用所引起。每天服用 100mg，连续 5d，其抗雌激素作用就可能影响子宫内膜和宫颈黏液形成，降低怀孕概率。一些女性还会出现暂时的脱发。

他莫昔芬

他莫昔芬的副作用主要见于长期用药的乳腺癌女性（如：子宫内膜增生、子宫内膜息肉和子宫内膜癌）。他莫昔芬诱导排卵时产生的副作用和枸橼酸氯米芬相似，但不会出现生殖道的抗雌作用和枸橼酸氯米芬的神经系统症状。

促性腺激素制剂

促性腺激素受体仅存在于生殖腺，除了引起卵巢过度刺激，它引起的副作用主要归因于其非激素成分。促性腺激素来自含有大量尿蛋白的尿液，这种尿蛋白本身含有多种生长因子和其他潜在的免疫抗原。然而，值得注意的是，除了在注射部位产生异常反应外，这些化合物似乎不会引发急性的副作用，如卵巢癌的远期问题（见下文）。尿蛋白的存在意味着这些制剂不得不经肌肉注射。经亲和层析法从绝经期女性尿液中纯化，再经重组技术合成的制剂可经皮下注射，其局部反应罕见，但医生应警惕可能的副作用及报道过的不良反应。

大约 30 年前在英国，垂体源性促性腺激素治疗用于诱导少数女性的排卵。在研究发现垂体促生长激素治疗可能在多年后引发海绵状脑病（克罗伊茨费尔特 - 雅各布病，简称 CJD）之后，人们也担忧类似的并发症可能发生在垂体源性促性腺激素治疗之后。在澳大利亚，1 500 名接受垂体源性促性腺激素治疗的女性中，4 名确诊患有 CJD。在英国通过积极的运动，在 360 名接受垂体源性促性腺激素治疗的受试者中，已经成功联系到 320 名，但到目前为止还没有发现 CJD 案例。随时间推移，这种病例的发生率也在稳步下降。

变异的 CJD 可能由患牛海绵状脑病（BSE）的牛传给人类。人类尿液是否会带来潜在风险还存在争议，但到目前为止这证据还是令人安心的（第 14 章）。没有证据表明重组 FSH 比尿源性促性腺激素制剂更安全[1]。

促性腺激素释放激素

脉冲性促性腺激素释放激素（GnRH）的主要副作用是注射部位感染。在作者治疗过的 200 多名患者中仅有 2 名发生过此类情况，其主要原因是作者一直青睐于皮下给药途径。在注射部位可能发生过敏反应；目前认为 GnRH 的三级结构分子和组胺受体配体 H 有内在的相似性。卵巢过度刺激综合征（OHSS）是否由 GnRH 引起，尚未知。接受脉冲性 GnRH 治疗的女性发生多胎妊娠（几乎全是双胞胎）的概率是 5% ~6%，普通人群的概率是 1.5%。

促性腺激素释放激素类似物

促性腺激素释放激素强效激动剂最初刺激促性腺激素释放（激动阶段）。随着垂体促性腺素功能逐步减退，垂体出现脱敏。治疗的副作用包括激动阶段出现的单个卵巢囊肿，过度抑制导致的雌激素缺乏（第 14 章）。

目前的强效激动剂，GnRH 分子重大的生化改变涉及：第 6 号氨基酸 D 位置被第 10 号氨基酸替换，而第 10 号氨基酸替换可以抑制肽酶代谢，因此它长时间地占据垂体促性腺激素释放激素受体位置。一些变化发生在分泌促性腺激素的垂体细胞中，包括减少（下调）促性腺激素释放激素受体。这些细胞的变化使促黄体素（LH）和 FSH 的分泌进一步减少。

一些类似物通过鼻部吸入的方式给药（如：布舍瑞林、那法瑞林）。这种给药途径只有吸收约 4% 的药量，因此必须每天都给药 2 ~6 次。这可能引起局部刺激性和过敏反应，导致鼻部不通气或流鼻涕。普通感冒可能影响吸收而导致疗效降低。这些类似物也可通过皮下注射或采取长效制剂。诸报道很少见注射部位的问题。

在初始阶段（激动剂），内源性促性腺激素显著增加，这个阶段可能会出现异常的卵巢囊肿。作者常在使用 GnRH 激动剂治疗前用 B 超监测卵巢，若出现直径 10mm 或更大的囊肿，治疗应延迟。囊肿若只是暂时出现，可待其自行消退或给患者一个短疗程（3 周）的避孕药治疗，然后复查 B 超，再开始促性腺激素释放激素激动剂治疗。事实上，作者常在 IVF 治疗周期之前，用口服避孕药避免卵巢囊肿的发生（第 14 章）。

许多使用 GnRH 激动剂治疗的女性，因药物导致雌激素的缺乏而出现潮热以及盗汗的症状。雌激素缺乏的长期并发症仅见于子宫内膜异位症的长期治疗中。许多研究表明，通过骨密度测量发现，它会导致不同程度的骨质丢失。根据临床经验，6 个月的治疗后多达 10% 的钙流失。鉴于这个原因，为防止急剧的雌激素缺乏带来的各种症候群，许多临床医生使用低剂量的雌激素（每片 25～50mg 雌激素，或者 625mg 的结合雌激素或者替勃龙）给患者进行反向添加治疗，以减轻卵巢抑制（例如在子宫内膜异位症的药物治疗中）。

GnRH 拮抗剂正被越来越多地使用。它们通过竞争抑制脑垂体促性腺激素受体，极快速地抑制 FSH 和 LH。在开始用促性腺激素进行卵巢刺激后使用拮抗剂，无雌激素缺乏的副作用，因此这个药物被大家所认可。一代、二代拮抗剂由于组胺的释放导致注射部位的刺激反应。目前使用的第三代制剂未出现这种问题。

卵巢过度刺激综合征（OHSS）

OHSS 是助孕治疗过程中超排卵引起的。严重的 OHSS 可通过促性腺激素的正确使用和仔细监测避免。患有 PCOs 和年龄 30 岁以下的不孕症患者是 OHSS 的高危人群。

OHSS 的病理生理特点是：血管通透性的突然增加导致大量的血管内液体渗透到血管外。腹腔内腹水迅速增加，并且富含大量的蛋白质。液体渗透到第三间隙导致血容量的下降，血液浓缩，尿量减少，这将导致血管内的液体进一步减少，继发性醛固酮增多症发生，导致钠潴留，最终导致外周水肿。

根据 OHSS 严重程度划分并发症的等级（框表 18.1）。轻度卵巢刺激是以体液增加为特征，表现为体重增加、腹胀以及不适感。超声波检查显示卵巢直径大于 5cm（图 18.1）。第二阶段的卵巢刺激和恶心呕吐相联系。随着卵巢进一步增大和腹胀加剧，将引起更加严重的不适和呼吸困难。超声波可检查腹水情况。第三阶段（重度）OHSS 在以下几种情况可威胁到生命，临床证据表明血容量减少（由于心排血量降低而引起的中心静脉压低于正常水平），第三间隙的严重膨胀（张力性腹水、胸腔和心包积液都损伤血液循环和呼吸系统），血液稠稠性过高和肝肾的进一步衰竭。除了血液循环的关键时刻以外，这些患者会因血管内血栓而有生命危险。有记录表明处在第三阶段 OHSS 的女性通常会因脑血管血栓、肾衰竭和由心包积液引起的心包填塞而死亡。

框表 18.1　OHSS 的临床分度

轻度（第一阶段）

　　体重增加、口渴、腹部不适

　　轻度腹胀

　　卵巢直径大约 5cm

中度（第二阶段）

　　恶心和呕吐、腹部胀痛、呼吸困难

　　腹胀但腹肌不紧绷

　　超声检查可见腹水

重度（第三阶段）

　　血管内液体流失的证据

　　第三间隙的液体积聚（腹水、腹肌紧绷、胸水）

　　血液黏稠、血容量减少、少尿、肝肾衰竭

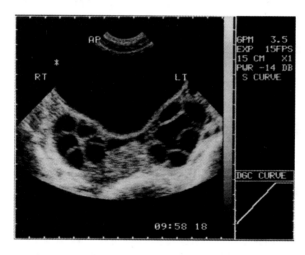

图 18.1　卵巢过度刺激的经腹扫描，可见子宫周边自由流动的液体

　　OHSS 通常只在卵巢过度刺激时使用绒毛膜促性腺激素（hCG）后发生。敏感的卵巢（即多囊卵巢）使用过量的 FSH，然后使用 hCG 时常发生这种情况。研究发现重度 OHSS 往往与妊娠状态 hCG 持续存在有关。即使受到过度刺激，避免使用 LH 或者 hCG 也可以防止 OHSS 的发生。

发病率

　　大多数促排卵方法都可能导致 OHSS。口服雌激素拮抗剂的使用甚至可能导致轻度的 OHSS。诱导排卵的过程中，OHSS 的风险与促性腺激素的剂量有关（见下面），很少和低剂量方案有关（第 7 章）。OHSS 发生的总体风险估计约 4%，重度 OHSS 约 0.25%。在发表的数据中，IVF 周期中 OHSS 的发病率为 1%～10%，在促性腺激素与促性腺激素释放激素类似物相结合治疗的不孕症患者中发病率最高。在 IVF 周期中，重度 OHSS 的发病率是 0.25%～2%。

早发型 OHSS 和迟发型 OHSS 有区别。早发型 OHSS（即 hCG 注射后 3 ~ 7 天）的血清雌二醇的浓度显著高于迟发型 OHSS（即 hCG 注射后 12 ~ 17 天），但两者的获卵数无差别。迟发型 OHSS 更多见于临床妊娠者，且症状更严重，这和胎盘分泌的 hCG 对卵巢的持续刺激有关。

OHSS 的病理生理学

众所周知，多年以来，高浓度的雌二醇作为预测 OHSS 最直接的指标，但雌二醇本身并不是导致血管通透性突然增加的原因。但这种变化毕竟不是雌激素治疗后的特征，即使在移植后雌二醇水平会突然上升。许多化合物，如前列腺素和血管舒缓素，被认为介导这个过程，但 OHSS 发展的两个主要推动者是从卵巢释放的肾素 - 血管紧张素系统和血管内皮生长因子（VEGF）。

卵泡中含有无活性的肾素，在卵巢受到 HCG 的刺激后变得有活性，导致血管紧张素原转变成血管紧张素，普遍认为卵巢肾素 - 血管紧张素系统参与新生血管形成，它在无血管的排卵前卵泡转换为血管丰富的黄体过程中扮演重要角色。据报道重度 3 级 OHSS 不孕症患者血浆中含有过量肾素，其中心静脉压高于正常人几厘米（即肾脏分泌的肾素被抑制）。后续的研究表明，相比肝衰竭患者，OHSS 患者的腹水中含大量血管紧张素 Ⅱ。兔子的血管紧张素 Ⅱ 增加导致腹膜通透性增加和新生血管形成。此外，兔子的血管紧张素转换酶（ACE）抑制剂阻断了由于超排卵导致的腹膜通透性的增加。目前尚无对照研究，然而，这引起人们对怀孕期间使用 ACE 抑制剂的关注。毫无疑问，肾素 - 血管紧张素系统是 OHSS 的发病机制组成，血细胞比容与血浆肾素活性及醛固酮水平有直接关系[3]。

血管内皮生长因子（VEGF）

血管内皮生长因子，也被称为血管通透性因子或促血管生成素，是一种糖蛋白，可促进血管内皮细胞的生长和分裂，增加毛细血管的通透性。VEGF 在生成类固醇和类固醇敏感的细胞中表达，这些细胞参与子宫内膜血管的修复和胚胎植入过程[4]。在灵长类动物中，LH 激增后 VEGF 产生增加，而在黄体期 LH 分泌受抑制时，VEGF 减少。由人类黄体颗粒细胞产生的血管内皮生长因子，在体外 hCG 的孵育下增加，这可通过检测信使核糖核酸（mRNA）而测得，而由黄体细胞合成的 VEGF 通过免疫荧光法检测。使用生物测定法检测从皮肤注射的染料[5]可发现：OHSS 患者腹水中血管内皮生长因子大量增加，而肝衰竭患者腹水未增加，其大部分活性可被人重组血管内皮生长因子的抗血清所中和，这表明 VEGF 在 OHSS 中主导着毛细管的通透性。人们可能会猜测，VEGF 的活性并不是被 VEGF 的抗血清所中和，而是由于血管紧张素 Ⅱ。进一步的研究已将卵泡液中 VEGF 的浓度和通过多普勒超声评估卵巢血流与 OHSS 相联系[6]。事实上，已有学者提出将血清 VEGF 浓度作为 OHSS 进展的预测指标[7]。

LH 或 hCG 的血管生成反应通常局限于单个优势卵泡。OHSS 可看作是这种反应的极端表现。由于促性腺激素刺激卵泡过度生长，对黄体血管形成的主要生成介质血管内皮生长因子，可不再局限于卵巢，而是渗出，首先进入腹腔，然后进入体循环。

OHSS 和血栓栓塞

OHSS 的发病率以及潜在死亡率的最重要原因是血栓栓塞。根据 OHSS 的病理生理学原理，很容易鉴别出深静脉血栓（DVT）的形成和血栓栓塞。实际上，近些年的文献对这种联系也有详细阐述[8]。血液高凝状态以及增大的卵巢和增加的腹水会导致下肢静脉回流的血液减少，使患者存在下肢深静脉血栓的危险。此外，血栓的形成也不仅限于下肢，回顾各种文献发现 75% 的病例发生在静脉当中，其中 60% 发生在上肢、头和颈部静脉，并有 4%~12% 发生肺栓塞。余下的 25% 的病例发生在动脉和大脑[8]。很难解释为何在年轻患者身上会出现更多不寻常位置的血栓，难道是因为这种病例太少见而未报道出来。

OHSS 的高凝状态，除了跟上一节中提到的血管通透性改变有关外，还涉及凝血因子的变化，这可能源于妊娠引起的血液学变化：凝血因子Ⅶ，Ⅷ，Ⅸ，Ⅹ，Ⅻ及纤维蛋白原浓度增加，蛋白质 S、抗凝血酶Ⅲ和纤溶蛋白酶浓度降低。

这种血栓形成倾向是否继发于体循环中高浓度的雌激素还不太清楚，易栓状态往往发生接近足月妊娠和产后。虽然大多数 OHSS 患者事后并未发生血栓，但她们有血栓形成倾向（如缺乏蛋白 C、蛋白 S 和抗凝血酶Ⅲ或莱顿 V 因子表达）。另一个理论是抗凝血酶Ⅲ渗出到腹水中，从而导致血浆中抗凝血酶Ⅲ相对缺乏[9]。下肢静脉血栓缓解后通常无后遗症，除非发生致命的肺栓塞。上肢静脉血栓形成可导致长期残疾、持续不适、抽筋、虚弱和手指冰凉。脑血栓可完全康复，但可导致各种长期残疾。

OHSS 发展的风险因素

在开始治疗前可以确定两个最重要的风险因素，而其他的风险是由卵巢刺激引起。

多囊卵巢的存在

一些研究已证实，超声提示多囊卵巢的患者发生 OHSS 的风险最大。最重要的一点是，这里所指的 PCOs，是指超声检测提示卵巢多囊，而不是指 PCO 综合征。正常女性 20% 卵巢多囊样，接受 IVF 治疗的患者有 40%，这个数据与治疗无关。这个发现的意义可在图 18.2[10]中 3 组无排卵性不孕症患者卵巢对促性腺激素的反应中体现。正常卵巢的女性，单卵泡发育很容易控制；超声提示具有多囊卵巢无 PCOs 的临床表现的女性，亦有多卵泡发育，这一点与多囊卵巢综合征患者没有差别。

这些观察显示多囊卵巢对促性腺激素刺激的敏感性。他们强调在开始治疗前要鉴别出多囊卵巢以适当调整促性腺激素用量。

患者年龄

大多数 OHSS 病例发生于年轻患者，相比于高龄患者，其具有更强烈的卵巢反应。

强效促性腺激素释放激素激动剂的使用

GnRH 激动剂避免卵巢发生内源性的 LH 峰，从而更利于安排取卵。这种作用可更好地控制大剂量促性腺激素治疗时多卵泡的发育。毫无疑问，这种优势使垂体脱敏治疗方案中的 OHSS 更为常见。对于某些患者，很难达到卵巢刺激的阈值，因此为了引起卵巢反应需用更高剂量的促性腺激素，当卵巢最终有反应时可能爆发无法控制的多个卵泡发育[11]。

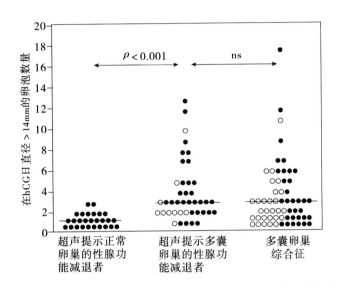

图 18.2　每一个圆圈代表 hCG 日卵泡数 >14mm 的卵泡数量，数据来源于 3 组常规（实心圆）或低剂量（空心圆）方案中使用人绝经期促性腺激素（hMG）促排卵的患者。具有多囊卵巢的患者，无论他们是否有性腺功能减退（hypog-hypog）或 PCO 综合征，都对刺激表现出明显的反应（引自 Shoham Z et al. Fertil Steril，1992，58：37）

治疗中多发小卵泡和中等卵泡的发育

治疗中大量小卵泡和中等卵泡（图 18.2）在促性腺激素的刺激下发生过激反应，原因可能是因为它们非常敏感，或者是因为多囊卵巢（通常情况下），或者是由于正常卵巢受到太高剂量促性腺激素的刺激。这张图也对比了大量大卵泡（直径 >16mm）发育发生多胎妊娠的风险。多少个卵泡会造成风险的增加目前仍存争议。还有一些需要考虑的因素，包括年龄、既往史和体重，但可以肯定的是大于 25～30 个卵泡必须引起注意。

暴露于 LH 和（或）hCG

临床观察发现，卵巢暴露于 LH（通常是 hCG），是构成 OHSS 的必要条件，OHSS 和妊娠的关系就像 LH 和 hCG 在刺激周期中介导新生血管形成和血管通透性的相互作用一样。因黄体颗粒细胞是渗透性因素的来源，临床实践上尝试抽吸所有 OHSS 高危患者的卵泡。事实上，已建议迟发型重度 OHSS 作为体外受精临床妊娠的一个诊断标准[12]。此外，多胎妊娠也增加了 OHSS 发展的风险[2]。

OHSS 史

显而易见的是有过 OHSS 史的患者进一步刺激卵巢发生 OHSS 的风险更大。

OHSS 的预防

大多数的预防方法（框表18.2）已在前面的讨论中提及。所有接受卵巢刺激的患者，无论是自行排卵还是采用辅助生育技术，都应提前进行超声检查，如果超声发现多囊卵巢，应降低促性腺激素的剂量（为低剂量方案，详细内容见第7章）。若使用降调方案，由于雌激素介导的正反馈中LH的释放受到抑制，卵巢失去了正常保护。长方案中GnRH类似物治疗之后使用纯FSH，医生必须意识到，LH缺乏将改变卵泡的成熟度和数量与循环系统中雌二醇水平的关系。在这种情况下，血清雌二醇浓度的测量将低估卵泡的发育。因此，内分泌检测结合清晰的超声检查是必需的，否则尽管有足够的卵泡发育，循环中低浓度的雌二醇可能误导医生进一步使用不适当的促性腺激素刺激。Meta分析指出使用不同促性腺激素发生OHSS的风险无显著差异[13]。具有多囊卵巢的患者应给予短暂的GnRH拮抗剂方案治疗，而不是像之前使用的长方案治疗。

框表18.2　OHSS 的预防

- 卵巢的超声预处理评价：是否为多囊卵巢？
- 注意促性腺激素的使用：具有多囊卵巢的患者使用低剂量的促性腺激素
- 注意GnRH类似物治疗：不论是否使用无LH的促性腺激素制剂，均强调超声的使用，而不是雌二醇浓度
- 减少hCG的使用和剂量：把握促排卵的hCG的剂量；黄体期孕酮代替hCG
- 所有卵泡的抽吸
- 考虑冷冻保存胚胎，推迟移植
- 取卵后使用多巴胺受体激动剂

此方案提示二甲双胍的使用与OHSS风险的显著降低有关（第14章）。长方案中二甲双胍的使用可以降低OHSS风险，但拮抗剂方案中它的好处还不明确，作者目前正在做这方面的随机对照研究（RCT）。

对于临近hCG扳机时间的卵巢过度刺激患者，可以考虑几个更安全的治疗方案。第一个方案就是使用低剂量的hCG促使卵母细胞成熟或排卵（即单次注射不超过5 000IU），而接受GnRH治疗的患者需要黄体支持，即给予注射hCG而不是使用黄体酮（不论是阴道给药还是肌肉注射）。目前临床上常规使用黄体酮支持黄体。重组LH相比hCG半衰期更短，因此可降低早发型OHSS风险，然而它对由妊娠期胚胎滋养层细胞产生的hCG导致的OHSS无影响。在GnRH拮抗剂方案中，可单次注射GnRH激动剂代替hCG扳机，这种短效制剂，可降低早发OHSS风险，但需注意的是，必须提供足够的黄体支持以保证不影响妊娠率（第14章）。有人提倡，在拮抗剂方案周期中不管有无潜在OHSS风险均进行全胚冷冻（第14章）。

在无排卵性不孕症治疗中，有两点需要考虑。首先是防止多胎妊娠；如果PCOs年轻女性直径≥14mm的卵泡超过4枚以上，最安全的方案是停止使用hCG，建议患者不要同房，更好的做法是建议患者转变治疗方案，实施胚胎移植术（ET）或配子输卵管

内移植术（GIFT；第 12 章）。第二点需要考虑的是预防 OHSS。关键问题是多发小卵泡发育。因此，如果有 6 枚以上直径≥12mm 的卵泡，建议中止治疗或转 IVF。后一种情况，尽可能仔细地抽吸所有卵泡，并冷冻胚胎，推迟到下个周期再移植。这种情况的另一个解决方式就是，停止使用 hCG，继续用 GnRH 类似物治疗，用更低剂量的促性腺激素重新促排治疗。

IVF 周期患者使用含 LH 活性促性腺激素［即人绝经期促性腺激素（hMG）制剂］，以下是卵巢反应上有发生重度 OHSS 风险的保守标准：血清雌二醇浓度大于 10 000 pmol/L（3 000pg/mL），同时有超过 20 枚直径 12mm 以上的卵泡。关于雌二醇浓度的理解，需认识到长方案中接受 GnRH 类似物治疗的女性使用低 LH 活性的促性腺激素制剂产生的上述效应（产生的雌二醇比平时低，因此雌二醇浓度低估了卵巢反应强度）。卵泡数超过 40 枚，血清雌二醇大于 17 000pmol/L 的（5 500pg/mL）的患者应停止使用 hCG，放弃本周期治疗。继续用 GnRH 类似物治疗，卵巢恢复正常大小时，再用更低剂量的促性腺激素促排治疗。最近一项 Meta 分析中提到 coasting 方法，研究发现两组间中重度 OHSS 发生率［n = 30，比值比（OR）0.76，95% CI 0.18 ~ 3.24）］和临床妊娠率（n = 30，OR 0.75，95% CI 0.17 ~ 3.33）没有差别。目前缺乏关于使用 coasting 方法与不使用 coasting 方法及其他干预措施（如静脉输注人血白蛋白）的随机对照试验。尚无足够的证据来判断 coasting 方法对预防 OHSS 是否有效。

当卵泡数在 20 ~ 40 枚，血清雌二醇浓度 10 000 ~ 17 000pmol/L 时，可以小心地使用 hCG，但要全胚冷冻，日后再移植。

糖皮质激素治疗不能预防 OHSS[15]。据研究预防性输注白蛋白[16]可能有一定意义。一项 Meta 分析显示最近最重要的研究进展是使用多巴胺受体激动剂麦角林可降低 OHSS 的发生率，虽然没有降低重度 OHSS 的发生率，但是其绝对风险值降低 12%（95% CI 6.1% ~ 18.2%），OR 降低 0.41（95% CI 0.25 ~ 0.66）[17]。令人欣慰的是，无证据表明麦角林对妊娠不利。目前已有多种使用剂量方案。作者提倡每日 0.5mg，3 周后取卵。

OHSS 的管理

轻度卵巢过度刺激很常见，也应当介入管理，它的重要性在于提醒患者和医生病情有可能变得更加严重。应当鼓励患者每天称重并补充大量液体。当腹胀加重，体重显著增长超过 5kg 并伴有恶心呕吐时，表明过度刺激到了第二阶段并需要住院治疗。通常允许患者就近治疗，而不是到卵巢刺激的专科医院就诊，因此必须保持联系。作者提议医生给患者提供一份建议书，内容关于 OHSS 的症状以及怀疑可能发生卵巢过度刺激时如何应对。建议书包括诊所的联系号码和联系人姓名。在非受孕周期内，轻度的卵巢过度刺激在月经期有望自行缓解，然而卵巢囊肿可能持续 1 个月或更长时间。

在 2 级卵巢过度刺激的患者，需给予安慰和解释，并住院治疗。尽管呕吐时需静脉输液，但还是鼓励口服补充液体。如需黄体支持，应使用黄体酮。建议使用全长 TED 袜子和肝素 5 000 IU（每日 2 次皮下注射）或依诺肝素每日 20mg 以减少深静脉血栓形成的风险，一直持续到妊娠 12 周。适当的镇痛药是必需的。首选药物是对乙酰氨基酚（可含或不含可待因），对于非常严重的疼痛可用哌替啶。尽管吲哚美辛在试验中效果良好，但应避免使用非固醇类抗炎药物比如伐草克。镇吐药如甲氧氟普胺在需要时可使用。框表 18.3 表明应进行监测。

临床上观察到通常令人痛苦的腹水合并呼吸衰弱，循环和肾功能恶化表明发展为严重 3 级过度刺激，并且在大多数情况下，需要进入 ICU。血容量应通过中心静脉压测量监测，仔细监测肾功能以关注液体输入，监测尿量以了解输出，测量红细胞压积了解血红蛋白浓度，其水平反映了血容量不足和血液黏度。红细胞压积大于 45% 是一个严重的警告信号，测量值大于 55% 提示生命处于危急状态。有可能出现可怕的白细胞增多症，白细胞计数上升到 40 000 /cm[3]，必须强制性测量体重、血清尿素氮、肌酐和电解质，以及血清白蛋白、肝功能，定期评估凝血功能。

框表 18.3　中、重度卵巢过度刺激监测

血液循环
　血管收缩
　　　（a）监测中心静脉压（考虑使用胶体）
　　　（b）检查胸腔和心包积液
　血红蛋白浓度
　　　测定血细胞比容，白细胞计数，凝血功能
肝功能
　测量腹水（周长，超声）和考虑穿刺
　监测肝功能检查，特别是血清白蛋白
肾功能
　监测尿量（考虑使用晶体）
穿刺，透析

正常中心静脉压的恢复，需输入胶体以维持血容量。可选择人白蛋白（50～100g 反复应用）或静脉注射右旋糖酐或羟乙基淀粉，尽管后者的化合物可能出现过敏反应，右旋糖酐涉及严重急性呼吸窘迫综合征（ARDS）。要非常小心地使用晶体液（通常是生理盐水），仅在水化时使用，还会有肺部疾病和心包积液的风险，因此主要是输入胶体。尽管中心静脉压恢复和补液治疗，如果排尿仍受抑制，应进行超声引导下腹腔穿刺。穿刺适应证为：严重腹水，少尿症，血清肌酐上升，肌酐清除率下降，血药浓稠导致对药物的低反应。严重少尿或肾衰竭持续存在，尽管这些措施通常需要透析。

胸腔积液穿刺可缓解呼吸困难。心包积液引起的心包填塞若不能迅速缓解可能是致命的。管理这些患者时应进行仔细的心血管病评估与心脏超声检查。必须意识到这些胸腔内液体可能积聚。

OHSS 患者应避免手术，除非有卵巢扭转证据或明显出血或卵巢囊肿破裂。避免使用利尿剂。若出现血栓栓塞或恶化的凝血，提示应进行抗凝治疗。

英国 OHSS 总发生率

虽然严重的病例最有可能被报告，但并无重度 OHSS 总发病率的数据，因为 OHSS 严重程度往往是非标准化的。有血栓栓塞和卵巢过度刺激严重后遗症的病例报告，但好的数据没有集中。

据 2002 年世界卫生组织（WHO）的报告，所有辅助生殖周期重度 OHSS 总发生率为 0.2% ~ 1%，接受促性腺激素[18]的女性死亡率估计在 1∶45 000 ~ 1∶50 000。广泛报道这个数据，但难以获得原始报告。作者已获得这份报告的完整副本，与第一作者 Jean-Noel Hugues 进行了交流，并让 Hugues 教授告诉作者他从布林斯顿等的评论文章中得到的数据[19]。在这篇文章中，刺激周期的死亡率估计为 1∶400 000 ~ 1∶500 000，因此，在 Hugues 世界卫生组织报告中出现了转抄错误。对 29 700 名接受过 IVF 治疗的澳大利亚患者进行详细的死亡评估，未能确定 OHSS 是导致[20]72 人中任何一人死亡的原因。事实上，在这项研究中，IVF 患者年龄标准化的死亡率比总人口预期死亡率 0.58（95% CI 0.48 ~ 0.69）低。[20]

因此，OHSS 的死亡率非常低，且难以量化。毫无疑问，任何人都无法接受因生育治疗造成的死亡。必须严肃对待造成身心不适的 OHSS，因它可导致血栓栓塞风险。

总之，应识别高危患者，且考虑促性腺激素新的用法对卵巢刺激反应的影响，应避免使用。这种方法要求密切接触患者，并与其他中心的同行保持联络以便进行紧急护理。早期转诊到 ICU 将有助于纠正血流动力学障碍，但生殖专家必须继续在管理中发挥积极作用，尤其要关注腹腔穿刺问题以及腹痛的评价。

1. OHSS 是一种可能致命的辅助生育技术中的卵巢刺激并发症，也在无排卵性不孕促排卵后发生。OHSS 的发展难以预测，但肯定的是，多囊卵巢（通常，但不一定有 PCO 综合征）的年轻女性是高危患者，它的症状令人十分痛苦。尤其对于辅助治疗怀孕的患者，持续时间常几天到几周不等。辅助生殖治疗过程中大约 1% 的卵巢刺激周期发生重度 OHSS。在英国，OHSS 的死亡率约为 IVF 周期的 1∶425 000。

2. 可通过低剂量的促性腺激素和减少 PCOs 女性的用药剂量降低 OHSS 风险。若观察到强烈的卵巢反应，应进一步减少促性腺激素的剂量，同时减少或不使用 hCG，本周期从而取消。若获卵数大于 30 枚，应冻存所有形成的胚胎。若怀孕，hCG 可能使 PCOs 进一步恶化。

3. 补充液体和预防血栓的治疗需慎重，后者可能导致长期的后遗症。

4. 在卵巢刺激前和过程中，各单位需有清晰的方案，以识别高危患者，同时管理出现症状的患者。

5. 在治疗前后取卵后，应以书面形式告知患者，以使他们认识 OHSS 风险及症状。

6. 诊所应当保留 OHSS 病例记录，尤其是住院病例。该记录应纳入标准的风险管理。

7. 若是在离家远的大生殖中心或私人诊所进行 IVF 助孕，应在患者胚胎移植后随访，且应知道患者可能去的当地医院。IVF 中心应与当地医院进行方案沟通，以给当地缺乏处理 OHSS 患者经验的妇产科医生提供明确指导。

多胎妊娠

随着辅助生殖技术的引进多胎妊娠率在增加，但是现在更认识到，要扭转这种趋势。现在临床管理的一个重要问题是避免多胎妊娠，这是执业者的职责。在诱导排卵时应该严格执行一个原则，只有在不超过 2 枚成熟卵泡时才使用 hCG 扳机（第 7 章）。无论是用枸橼酸氯米芬或者促性腺激素治疗，诱导排卵监管不力，仍然是多胎出生的主要原因。英国 IVF 周期中，40 岁以下女性禁止移植 2 枚以上的胚胎，并有常规指导建议 37 岁以下女性进行单胚移植（第 14 章）。随着实验技术的进一步细化（例如培养条件的提高，囊胚移植），在不降低成功率的情况下可以进行单囊胚移植，或者进行冻胚移植（第 14 章）。在一些国家，特别是在北美国家，仍然移植大量的胚胎，在多胎妊娠的前 3 个月进行减胎术。减胎有 15% ～25% 流产可能，医生更愿意在最开始时降低多胎妊娠率来避免这一过程。

多胎妊娠会增加风险。大约 30% 双胎妊娠在前 3 个月自发减成单胎。双胎妊娠的早产率是单胎妊娠的 3 倍，所有其他产科并发症风险也增加（如先兆子痫，异常出血）。三、四胎妊娠的风险进一步增加，分别平均在妊娠 33 周和 31 周分娩，新生儿的发病率至少增加了 20 倍。脑麻痹率报告每 1 000 个单胎平均 2.3 个，每 1 000 个幸存的双胞胎为 12.6，每 1 000 个三胞胎为 44.8[21]。除了幸存的多胎妊娠者的长期发病率增加，对家庭活力和父母的应对能力有着显著的影响，以及对现存儿童有着潜在危害。

几年前，作者完成了他们认为是第一个研究所有出生的婴儿和多样性阶段有关的怀孕方式的研究[22]。他们向英国的 245 个产科单位发送了邀请信，目的是收集在 2003 年 4 月孕 6～12 周的其后出生婴儿的所有数据，包括产妇年龄、奇偶模式校正、分娩细节及胎儿结局。205 个单位给出回应，83.7% 的响应率。6 913 例交付数据（7 015 名婴儿），其中 6 812 例（98.54%）单胎，100 例双胎（1.45%）和 1 例三胎（0.01%）。交付数据的女性中，6 638 例（96%）是自然受孕，133 例（1.9%）接受过辅助治疗，142 例（2.1%）未提供数据。接受过辅助治疗组（18/133，13.5%）的妊娠率相比自发妊娠组（82/6 638，1.2%）明显增加（差异性 = 0.123，$P < 0.001$，95% CI = 0.102～0.144）。只有三胎妊娠是自然受孕。所有的多胎妊娠（即双胎妊娠）均是由生育治疗引起的，三胎妊娠（16.7%）是由于枸橼酸氯米芬治疗引起，13 例（72.2%）由 IVF 或者冻胚移植引起，1 例（5.6%）是超排卵结合宫腔内人工授精（IUI）引起，信息提供不全。没有一例多胎妊娠来自促性腺激素促排治疗或腹腔镜下卵巢打孔术。接受生育治疗组，枸橼酸氯米芬治疗后分娩的 42 名婴儿，相比 IVF 和（或）FET 治疗后分娩的 50 个婴儿及 IUI 结合超排卵治疗后分娩的 8 名婴儿，IVF 和（或）FET 治疗组多胎妊娠率（26%）显著高于枸橼酸氯米芬治疗组（7.3%）（差异性 = 0.187，P = 0.04，95% CI = 0.030～0.344）。那些自然受孕分娩产妇年龄中位数（29.7 岁，四分位

数间距 = 33.7 ~ 24.6 岁）明显低于接受生育治疗组（33.7 岁，四分位数间距 = 37.5 ~ 30.1 岁，$P < 0.001$）。单胎妊娠分娩时的孕周中位数为 40 周（四分位数间距 40.9 ~ 38.9 周）多胎妊娠为 36.7 周（四分位数间距为 38.1 ~ 34.1 周）（$P < 0.001$）。正如预期的那样，单胎妊娠活产率（98.2%）明显高于多胎妊娠（93.6%；$P < 0.001$）。作者的结论是 IVF 及相关治疗辅助受孕导致的多胎妊娠仍然是一个重大的问题，导致比排卵治疗更大的负担。

多胎妊娠先天畸形发生率（6/203，3%）高于单胎妊娠（54/6 812，0.8%）（差异性 = 0.022，$P = 0.004$，95% CI 0.009 ~ 0.034）。接受生育治疗分娩的婴儿的先天畸形发生率也是高于自然受孕的（57/6721，0.8%），但是这种差别不明显（差异性 = 0.005，$P = 0.855$，95% CI - 0.01 ~ - 0.02）[22]。

卵巢癌

在过去的几年中持续受到关注的问题是，曾接受卵巢刺激的女性患卵巢癌的风险可能增加。虽然作为英国癌症死亡的第 4 个最常见的原因（在乳腺癌、肺癌和结肠癌之后），卵巢癌仍然是一个相对少见的疾病。当同时考虑到非常小比例的人群接受促排治疗，甚至更小比例的人群接受足够长的促排治疗之前，就想当然地认为在任何特殊情况下促排治疗都是卵巢癌的发病病因，因此很容易理解为什么难以评估这个风险。方法的缺陷以及分离出已知危险因素的困难往往影响数据的判读，如不孕症患者促排卵的任何影响和（或）控制性促排治疗的低奇偶校验。

卵巢癌的病因

虽然在这本书中卵巢癌的病因不适当地被广泛讨论，但某些因素是公认的。卵巢癌确诊的平均年龄是 59 ~ 64 岁；约 90% 的病例来自卵巢上皮细胞，流行病学研究表明遗传、环境及内分泌因素的重要性。30 岁以下的女性发病率约为 1/100 000，年龄 30 ~ 50 岁是 21/100 000，60 岁上升到 46/100 000。每次妊娠增加的影响被校正。口服避孕药治疗非避孕益处之一是避免发生卵巢癌。众所周知不孕症和不间断地排卵增加了卵巢癌的风险。现在的问题是，不孕症的治疗相比不孕症本身而言是否增加了卵巢癌的风险，特别是当与低奇偶校验有关，例如，治疗失败。

最广泛接受的卵巢癌假设模型是每次排卵形成的上皮包涵囊肿，在促性腺激素刺激下向恶性转化，这种风险通常在更年期增加。该模型明确地预测，促性腺激素刺激引起的多发排卵会增加卵巢癌的风险。最近，该模型也提出，卵巢癌可能来自相邻的输卵管。另一个假设也应考虑到，促性腺激素不仅诱导有机体突变而且导致细胞的有丝分裂（即引发预先存在的肿瘤）。最后，据报道不孕症治疗与颗粒细胞瘤有关。这些关系在下面叙述，他们发现编码一种长效 LH 的转基因小鼠生长颗粒细胞瘤。这些动物具有高血清 LH 浓度、卵巢囊肿、无排卵和不孕症，同时有颗粒细胞和间质细胞肿瘤[23]。

就已经发表的研究而论，重要的是要认识到，只有现在是早期不孕症治疗药物的患者达到卵巢癌的发病年龄高峰。由于这种病例的流行病学相对少见，主要是有限的病例报告和病例对照研究。也应该考虑到不孕症治疗的顺序：在 GnRHa 引入辅助生殖技术之前，大部分接受促性腺激素促排的患者早已使用过枸橼酸氯米芬治疗（不成功的）。区分各种治疗及持续不孕的影响必定是非常困难的[24]。

枸橼酸氯米芬

Rossing 和他的同事于 1994 年发表一个重要的病例对照研究[25]。这个研究试图对比分析病例组和对照组不孕症惊人的影响，研究对象来自于 1974 年至 1985 年西雅图地区的 3837 名不孕症女性。总计，病例组 11 例卵巢癌（4 例侵袭性上皮癌，5 例低度恶性潜能肿瘤和 2 例颗粒细胞瘤），对照组 135 例（不孕的）。枸橼酸氯米芬治疗组 9 例卵巢癌，其中 5 人曾使用超过 12 周期的枸橼酸氯米芬治疗。研究发现超过 12 周期枸橼酸氯米芬的使用和卵巢肿瘤的诊断有显著关系（相对风险 11.1，95 % CI 1.5 ~ 82.3）。这个关系是很明显的，不管有无排卵，也不论是否生育过。

虽然这项研究有一些局限性（在文章上很明显），但它也有其优势，如从病例审查而不是采访获得的数据（从而避免回忆偏倚），使用单一的病例组与对照组队列，选择单因素进行评估。治疗期间影响的发现给这些组织提供了证据。相比而言，必须认可这一点，长期接受治疗的，特别是难治性和严重的不孕症患者，是构成易感性高的卵巢肿瘤的高危人群。批评人士指出了其组织学类型的异质性，因此仅 4 例为侵袭性肿瘤。因为许多发表的病例报告和 Shushan 等的病例对照研究结果，交界性恶性肿瘤协会对此产生了兴趣[26]（见下文）。

枸橼酸氯米芬和卵巢肿瘤的类型貌似有关联吗？一个时间滞后的假设：如果一定认为某种药物扮演了致癌物的角色，那么枸橼酸氯米芬必须使用足够长的时间才能来发挥其致癌作用。它毕竟是第一个真正的治疗不孕症的药物，在 1960 年代初开始使用。枸橼酸氯米芬集中在卵巢，生物半衰期非常长。它促进了促性腺激素的分泌和 P-COS 患者 LH 优先释放。高 LH 的 PCOS 患者，属于顽固性不孕症中的大部分，这个有趣的结果在上述提到的过度表达 LH 基因的转基因小鼠身上发现：这些小鼠具有多囊卵巢，持续性无排卵（然后这个被单侧卵巢切除矫正），同时有颗粒（间质）细胞肿瘤。也许，曾报道接受不孕不育的女性，其颗粒细胞肿瘤的产生由于过多 LH 持续分泌，这使 PCOS 患者枸橼酸氯米芬治疗时更糟糕。有人推测，上皮性肿瘤，更可能和枸橼酸氯米芬通过促进脑垂体和促性腺激素的分泌有关。

因为 Rossing 论文的研究结果，医药安全委员会推荐，枸橼酸氯米芬一般使用不应超过 6 个周期。这实际上只是一个许可使用的提醒。实际上，这也意味着，需要告知患者使用枸橼酸氯米芬治疗的卵巢癌风险，以及治疗成功的保护作用（以前甚至将来使用避孕药）。另一个含义是，现在最大的责任是规定医生确保其最大效应。这一义务提出的问题是，临床上使用枸橼酸氯米芬是否明智。现在认为，只能通过生殖医学诊所提供足够的监测设施进行适当地监测（第 7 章）。在随后的第二和第三疗程妊娠治疗的风险需要评估和妊娠的保护效应的关系。

促性腺激素治疗

不孕症治疗协会（在 1982 年）报道的第 1 例卵巢癌病例是使用 hMG 治疗 11 个周期。关于这个问题已有学者对 1964 年 ~1974 年以色列 2 632 名接受治疗的女性进行了队列研究[27]，没有检测到增加的风险。本研究的力度受到了限制，因为使用了各种不同治疗方案。1992 年，Whittemore 和同事[28]的报告回顾性分析了美国 12 个关于卵巢癌病例的对照研究。虽然引起了大家相当大的兴趣，但这本刊物已经受到严厉的批评；例如，它仅报告 20 例接受不孕不育治疗的浸润性癌患者，这些患者来自于三个研究。相反，最近的一项病例对照研究，来自以色列[26]408 个社区的 200 名卵巢癌患者。在这项研究中，有 164 例浸润性癌和 36 例交界性肿瘤。曾报道接受过 hMG 及任何时期结合其他任何药物治疗的女性，其发生卵巢上皮癌的风险是未经治疗女性的 3 倍。交界性肿瘤的女性更可能接受过诱导排卵治疗（OR 3.52，95% CI 1.23 ~ 10.09），特别是使用 hMG（OR 9.38，95% CI 1.66 ~ 52.08）。该协会并没有证明浸润性肿瘤也是如此。随后的几个研究已经进一步的探讨过这个问题，另一个以色列的研究平均随访了 18 年 1197 例已知药物史的不孕症女性，未能证明卵巢癌的风险增加[29]。来自意大利的关于 1031 名卵巢上皮癌女性的病例对照研究同样可靠[30]。丹麦的关于 231 例卵巢交界性肿瘤的病例对照研究也未能表明和不孕症药物有关[31]。此外，芬兰的研究甚至认为伴随着卵巢刺激的增加，颗粒细胞瘤发生率下降[32]。还有关于乳腺癌风险的研究，其结果也同样令人安心[29,33]。

一项来自澳大利亚的调查研究了乳腺浸润性癌的发病率，29 700 名女性的卵巢和子宫，其中 20 656 名曾暴露于生育药物，而其余的 9 044 名经过生育治疗，但没有经过促排治疗[34]。总共 143 例乳腺癌，13 例卵巢癌和 12 例子宫癌。经过或者未经过促排治疗的女性，乳腺癌和卵巢癌的发病率并不高于预期。有趣的是，经过促排治疗组子宫癌的发病率没有升高，而未经过促排治疗组明显高于预期（OR 2.47，95% CI 1.18 ~ 5.18）。在整个队列，不明原因性不孕症女性卵巢和子宫癌病例比预期更多［分别为 OR 2.64（1.10 ~ 6.35）和 4.59（1.91 ~ 11.0）］。同时，经过 12 个月的生育治疗，乳腺癌和子宫癌的发病率比预期的更高，虽然这种上升是短暂的，整体不高于预期，也许是在治疗后即刻有更多的监测。

在卵巢切除标本的组织学研究中发现，卵巢发育不良得分诱导排卵组高于对照组，并与促排卵周期数和开始治疗的时间有关系（>7 年)[35]。最近的一项研究还发现，荷兰 19146 名接受 IVF 治疗的女性相比未接受 IVF 治疗的低生育力的女性其交界性和浸润性卵巢肿瘤的风险增加[36]。随访时间低于 15 年，IVF 组卵巢交界性肿瘤的风险是 1.76（95% CI 1.16 ~ 2.56），超过 15 年的随访，侵袭性卵巢癌发生率也增加（标准发生率 3.54，95% CI 6.2 ~ 6.72）。因此，较大的队列研究需要更长时间的随访。考虑到卵巢癌是在女性六七十岁时发病率最高，当接受过卵巢刺激的女性变老时应该给予任何额外的监测。如果促性腺激素对上皮细胞增殖刺激的上述模型有价值的话，它似乎是合理的，给予大量的促性腺激素可能有不良影响。尽管如此，我们应当告知我们的患者这些假定的风险，在最短时间内使用最小剂量的促排治疗和有效的临床实践，考虑经历了失败的不孕症女性治疗和随访评估。

（曾春花，张　玲　译）

参考文献

［1］ Balen AH, Lumholtz IB. Consensus statement on the biosafety of urinary derived gonadotropins with respect to Creutzfeldt-Jakob disease (CJD)：implications for urinary gonadotropins. Hum Reprod,2005, 20：2992 -9.

［2］ Mathur R, Akande AV, Keay SD, et al. Distinction between early and late ovarian hyperstimulation syndrome. Fertil Steril,2000, 73：901 -7.

［3］ Fabregues F, Balasch J, Manau D, et al. Haematocrit, leukocyte and platelet counts and the severity of ovarian hyperstimulation syndrome. Hum Reprod,1998, 13：2406 -10.

［4］ Shweiki D, Itin A, Neufeld G,et al. Patterns of expression of vascular endothelial growth factor (VEGF) and VEGF receptors in mice suggest a role in hormonally regulated angiogenesis. J Clin Invest,1993, 91：2235 -43.

［5］ McClure N, Healy DL, Rogers PA, et al. Vascular endothelial growth factor as capillary permeability agent in ovarian hyperstimulation syndrome. Lancet,1994, 34：235 -6.

［6］ Agrawal R, Conway G, Sladkevicius P, et al. Serum vascular endothelial growth factor and Doppler flow velocities in in vitro fertilization：relevance to ovarian hyperstimulation syndrome and polycystic ovaries. Fertil Steril,1998, 70：651 -8.

［7］ Agrawal R, Tan SL, Wild S, et al. Serum vascular endothelial growth factor concentrations in in vitro fertilization cycles predict the risk of ovarian hyperstimu-lation syndrome. Fertil Steril,1999, 71：287 -93.

［8］ Stewart JA, Hamilton PJ, Murdoch AP. Thromboembolic disease associated with ovar - ian stimulation and assisted conception techniques. Hum Reprod,1997, 12：2167 -73.

［9］ Dulitzky M, Cohen SB, Inbal A, et al. Increased prevalence of thrombophilia among women with severe ovarian hyperstimulation syndrome. Fertil Steril,2002, 77：463 -7.

［10］ Shoham Z, Conway GS, Patel A, et al. Polycystic ovaries in patients with hypogonadotropic hypogonadism：similarity of ovarian response to gonadotro - pin stimulation in patients with polycystic ovarian syndrome. Fertil Steril,1992, 58：37 -45.

［11］ Hughes EG, Fedorkow DM, Daya S, et al. The routine use of gonadotropin-releasing hormone agonists prior to in vitro fertilization and gamete intrafallopian transfer：a meta-analysis of randomized trials. Fertil Steril,1992, 58：888 -96.

［12］ Richter KS, van Nest RL, Stillman RJ. Late presentation with severe ovarian hyperstimulation syndrome is diagnostic of clinical IVF pregnancy. Fertil Steril, 2004, 82：478 -9.

［13］ Al Inany H, Aboulghar M, Mansour R, et al. Meta-analysis of recombinant versus urinary-derived FSH：

an update. Hum Reprocl, 2003, 18：1.

[14] D'Angelo A, Amso N. Coasting (withholding gonadotropins) for preventing ovarian hyperstimulation syndrome. Cochrane Database Syst Rev, 2002, (3)：CD002811.

[15] Tan SL, Balen A, Hussein EL, et al. The administration of glucocorticoids for the prevention of ovarian hyperstimulation in IVF：a prospective randomized study. Fertil Steril,1992, 57：378 – 83.

[16] Shaker AG, Zosmer A, Dean N,et al. Comparison of intrave-nous albumin and transfer of fresh embryos with cryopreservation of all embryos for subsequent transfer in prevention of ovarian hyperstimulation syndrome. Fertil Steril,1996,65：992 – 6.

[17] Youssef MA, van Wely M, Hassan MA, et al. Can dopamine agonists reduce the incidence and severity of OHSS in IVF/ICSI treatment cycles? A systematic review and meta-analysis. Hum Reprod Update,2010, 16：459 – 66.

[18] Hugues JN. Ovarian stimulation for assisted reproductive technologies// Vayena E, Rowe PJ, Griffin PD, eds. Current Practices and Controversies in Assisted Reproduction. Geneva, Switzerland：World Health Organization, 2002：102 – 25.

[19] Brinsden PR, Wada I,Tan SL, et al. Diagnosis, prevention and management of ovarian hyperstimulation syndrome. Br J Obstet Gynaecol,1995, 102：767 – 72.

[20] Venn A, Hemminki E, Watson L, et al. Mortality in a cohort of IVF patients. Hum Reprod,2001, 16：2691 – 6.

[21] Pharoah PO, Cooke T. Cerebral palsy and multiple births. Arch Dis Child,1996, 75：FI74 – 7.

[22] Bardis N, Maruthini D, Balen AH. Modes of conception and multiple pregnancy：a national survey of babies born during one week in 2003 in the United Kingdom. Ferti Steril,2005, 84：1727 – 32.

[23] Risma KA, Clay CM, Nett TM, et al. Targeted overexpression of luteinizing hormone in transgenic mice leads to infertility, polycystic ovaries and ovarian tumors. Proc Natl Acad Sci USA,1995, 92：1322 – 6.

[24] Nugent D, Salha O, Balen AH, et al. Ovarian neoplasia and subfertility treatments. BJOG,1998, 105：584 – 91.

[25] Rossing MA, Daling JR, Weiss NS, et al. Ovarian tumors in a cohort of infertile women. N Engl J Med, 1994, 331：771 – 6.

[26] Shushan A, Paltiel O, Iscovich J,et al. Human menopausal gonadotropin and the risk of epithelial ovarian cancer. Fertil Steril,1996, 65：13 – 18.

[27] Ron E, Lunenfeld B, Menczer J, et al. Cancer incidence in a cohort of infertile women. Am J Epidemiol, 1987, 125：780 – 90.

[28] Whittemore AS, Harris R, Intyre J,et al. Characteristics relating to ovarian cancer risk：collaborative analysis of 12 US case-control studies. II. Invasive epithelial ovarian cancers in white women. Am J Epidemiol,1992, 136：1184 – 203.

[29] Potashnik G, Lemer-Geva L, Genkin L, et al. Fertility drugs and the risk of breast and ovarian cancers：results of a long-term follow-up study. Fertil Steril,1999, 71：853 – 9.

[30] Parazzini F, Pelucchi C, Negri E, et al. Use of fertility drugs and risk of ovarian cancer. Hum Reprod, 2001, 16：1372 – 5.

[31] Mosgaard BJ, Lidegaard O, Kjaer SK, et al. Ovarian stimulation and borderline ovarian tumors：a case control study. Fertil Steril,1998, 70：1049 – 55.

[32] Unkila-Kallio L, Leminen A, Tiitinen A, et al. Nationwide data on falling incidence of ovarian granulosa

cell tumours concomitant with increasing use of ovulation inducers. Hum Reprod,1998,13: 2822 – 30.

[33] Ricci E, Parazzini F, Negri E, et al. Fertility drugs and the risk of breast cancer. Hum Reprod,1999, 14: 1653 – 5.

[34] Venn A, Watson L, Bruinsma F, et al. Risk of cancer after use of fertility drugs with in vitro fertilization. Lancet,1999, 354: 1586 – 90.

[35] Chene G, Penault-Llorca F, Le Bouedec G, et al. Ovarian epithelial dysplasia after ovulation induction: time and dose effects. Hum Reprod,2009, 24: 132 – 8.

[36] Van Leeuwen FE, Klip H, Mooij TM, et al. Risk of borderline and invasive ovarian tumours after ovarian stimulation for IVF in a large Dutch cohort. Hum Reprod,2011, 26:3456 – 65.

第19章 新技术

引言

自 15 年前本书第 1 版出版到现在,在作者工作的相关领域已经出现了很多令人振奋的技术。本章不准备详尽地论述生殖医学领域中所有的研究和进展,作者强调的是能够影响临床实践的几个近期研究的重要方面。这个主题的内容和本书的主题是紧密联系的,就是帮助不孕症夫妇获得一个健康宝宝的能力。

实验室进展

卵母细胞体外成熟

卵母细胞的体外成熟(in vitro maturation,IVM)已被谈论多年(第 7 章,第 14 章;图 19.1);其原理是收集未受刺激或轻微刺激的小卵泡中的卵母细胞,在受精前于体外培养至成熟,而后受精和胚胎移植。完全生长的生发泡期(GV)卵母细胞重新开始减数分裂,经过 24 ~ 48h 的培养后达到中期,然后通过体外受精(IVF)或卵胞浆内单精子注射(ICSI)进行受精 IVM 的目的是尽量减少卵巢刺激,从而降低 IVF 的治疗费用和 OHSS 潜在危险(OHSS;第 18 章)。另外,所需药物费用也将显著降低。

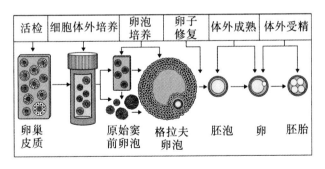

活检	细胞体外培养	卵泡培养	卵子修复	体外成熟	体外受精
卵巢皮质	原始窦前卵泡	格拉夫卵泡	胚泡	卵	胚胎

图 19.1 卵母细胞体外生长和成熟的主要步骤

体内卵母细胞成熟的过程不仅需要去除卵母细胞成熟抑制剂(oocyte maturation inhibitor,OMI),还需要一个减数分裂刺激信号。OMI 究竟为何物目前还有待考证,多年来被认为是 cAMP。而减数分裂的刺激信号被认为是由卵泡液减数分裂活化甾醇

（follicular fluid meiosis-activating sterol，FF-MAS）。因此有研究推行使用 FF-MAS 和其他药物来优化 IVM 方案。如果要将 IVM 应用于临床实际还需要解决的问题包括调整取卵过程和准备子宫内膜。用于 IVF 的成熟卵母细胞由扩展的卵丘细胞包被，而收集到的用于 IVM 的 GV 期卵母细胞被紧密包裹在卵丘细胞中，这使得取卵困难得多。标准 IVF 使用 25kPa 压力取卵，而 IVM 过程中采用 7.5 ~ 8.0kPa 的低压是为了在阴道超声引导下从直径 3 ~ 10mm 的卵泡中收集未成熟卵子。然后卵母细胞在体外成熟，GV 核首先破裂，然后从第一次减数分裂中期开始，完成第一次减数分裂后进入第二次减数分裂中期，以排出第一极体为终点。同时，卵母细胞必须在体外积聚支持受精后早期胚胎发育所需要的核糖核酸（RNAs）和蛋白质[1]。未成熟卵母细胞在培养过程中可能出现透明带（卵母细胞的外膜）硬化，所以需要卵胞浆内单精子注射（ICSI）受精。

临床 IVM 方案还需考虑到支持着床的外源性甾类激素。一些中心通过 hMG 的最小刺激来实现准备子宫内膜。或者，选择冷冻保存胚胎，以便它们可以在后续激素支持周期中再移植。

在无排卵的多囊卵巢综合征（PCOS）治疗中，需要特别注意的是使用 IVM 的患者发生 OHSS 的风险最大，产生的卵母细胞质量也下降。早期的研究结果表明，PCOS 患者未成熟卵母细胞成熟率比那些月经周期正常的女性更低[2]。然而，未促排治疗的 P-COS 患者在抽取未成熟卵泡前给予 hCG 可以提高卵子的成熟率[3]。

由 Child 等[4]进行的一项 190 个周期前瞻性观察研究，有力证明了来自多囊卵巢（PCO）（10±5.1）和多囊卵巢综合征（11.3±9.0）女性的不成熟卵母细胞比正常女性卵巢卵母细胞更多（5.1±3.7，$P < 0.05$）。三组结果总的卵母细胞成熟率和受精率相似。PCO 组和 PCOS 组移植后的妊娠率和活产率显著高于正常组。这一发现可以用这两组有更多的可移植胚胎解释。然而，PCO 组及 PCOS 组女性比正常卵巢组年龄更小，可移植胚胎更多。

此外，通过对 170 个 IVM 和 107 个 IVF 周期 PCOS 患者的对照研究表明，IVM 组的成熟卵数量明显少于 IVF 组（7.8vs12，$P < 0.01$），并且每次形成的胚胎数更少（6.1 与 9.3，$P < 0.01$）。各组之间妊娠率相似。然而，IVM 组的胚胎着床率较 IVF 组显著降低（9.5% 与 17.1%，$P < 0.01$），实际上 IVM 周期比 IVF 周期产生更多的胚胎数（3.2±0.7 与 2.7±0.8，$P < 0.01$）。较低的着床率可能是由于卵母细胞潜力降低，纺锤体和染色体异常或子宫内膜容受性降低的频率更高导致[5]。培养基和子宫内膜及胚胎发育之间同步性的持续提高导致 IVM 的成功率更高，这类似于 IVF 周期中的胚胎移植[6]。此外，染色体异常比率和产科结局是令人欣慰的[7,8]。因此 IVM 对于在 IVF 中预刺激有效的 PCOS 妇女以及在癌症治疗前希望保留生育功能的妇女具有重要意义，甚至可以在黄体期进行取卵[9]。

卵泡的体外成熟培养

比卵母细胞体外成熟更早的是包含卵泡的体外成熟（图 19.1）。这种技术源于需要对化疗和（或）放疗前已去势的冷冻保存的卵巢组织中获取卵母细胞。与 IVM 获得的卵泡相比，卵巢活检可获得更多的新产生的原始卵泡或者窦前卵泡。体外培养卵泡在技术上极具挑战性，是因为发生在体内的很多变化复杂的机制还不被理解，可能需要几个月时间从原始卵泡发育到成熟卵泡阶段。为了保持卵母细胞的完整性，最好的办法是培养出带有卵巢皮质的卵泡，而不是试图取出个别卵泡[10,11]。一旦卵泡成熟，需要在 IVF 和（或）ICSI. 之前进行 IVM。迄今为止，只在老鼠身上使用这些方法产生活的后代，未来可能会用于人类[12]。

卵巢组织和卵母细胞的低温保存

几十年来冷冻方法保存配子的应用，使许多动物和人类精子的冷冻成为可能，有助于供精人工授精的夫妇的治疗（第 11 章），化疗或输精管切除前的生育力保险。最近，卵巢组织和卵母细胞低温保存的可能性引起了公众极大兴趣，其中主要是需要放化疗的年轻女性。此外，这项技术还可帮助晚育的职业女性防止因卵巢衰老而无可用卵子。虽然作者很同情那些因工作原因未生育的成功女性，但这项新技术首先考虑的是用于有医学指征的患者。

卵母细胞冷冻保存

当一个年轻人被诊断得危及生命的疾病，如癌症时，他的第一念头很少是生育。在开始去势化疗前医生有责任告知患者存在保留生育能力技术的可能性。对女性而言，未来实现妊娠的最可能前景是［使用促性腺激素和促性腺激素释放激素（GnRH）拮抗剂］在 14d 内完成一个快速的 IVF 周期并将形成的胚胎冷冻保存。这种方案很少有平均 10 个胚胎形成。因宗教或道德上的原因，有些患者不愿意冷冻胚胎，这种情况下，可在受精之前冷冻卵母细胞。这种方法也可用于没有伴侣的女性。目前，冻卵的解冻不如冻胚的好，但随着技术的改进，特别是玻璃化冷冻技术，而不是慢速冷冻，预期至少有 60% 的卵母细胞解冻存活，并实现和标准的 IVF 周期类似的受精率[13]。

卵母细胞是人类最大的单细胞，对外部损伤非常敏感。卵母细胞在冷冻的过程中很少能完好无损。减数分裂的纺锤体对温度的敏感性与卵母细胞对单精子受精的调节机制提高了非整倍体的风险。新改进的成熟卵母细胞冷冻保存技术，包括 GV 期细胞的保存和玻璃化冷冻技术，目前正在发展中。透明带变硬是不孕因素之一，可用 ICSI 使卵子受精。最初的冷冻保护剂，二甲基亚砜（DMSO）和丙二醇（异丙醇）与低生存率和 40% 多倍体率相关，因为它们对减数分裂纺锤体有不利的影响。玻璃化冷冻似乎可以解决此问题，但除却颗粒细胞和卵母细胞之间的相互作用，可能影响卵母细胞的成熟从而导致遗传改变，这仍令人担忧。

IVF 患者必须促排后取卵。需提醒患者对激素敏感的肿瘤，例如，雌激素受体阳性的乳腺癌，可用低剂量刺激联合芳香化酶抑制剂来曲唑。全世界已有数百名来自冻卵的婴儿出生，无证据表明其先天性畸形风险增加[14]。有证据表明一旦患者开始化疗，GnRH 激动剂的长期使用可帮助保护卵巢，但做出最后结论仍需大量研究[15]。

一个具有伦理挑战性的问题是：冻卵正成为那些无论是否有伴侣，且希望延迟生育的职业女性卵巢衰老的保险政策。给因癌症去势治疗（化疗和放疗）失去生育力的女性提供冻卵是合理的，但问题涉及的是选择在生育年龄或非生育年龄生育孩子的健康女性，这些女性能自然怀孕和养育孩子。推迟女性自然分娩年是否会带来风险，这存在争议。相比自然分娩年生育的许多优点而言，推迟生育存在很多问题。此外，现有的冻卵技术不仅抱婴率低，且老年女性妊娠相关的医疗并发症风险也会增加。由于社会的原因，卵子的冷冻被私人诊所利用，抓住了女性弱点。最重要的是，这给她们带来假希望，可能使得她们放弃自然受孕并及时冻卵。

卵巢组织冷冻保存

含两性未成熟配子组织的冷冻保存仍处于研究阶段。出生时卵巢皮质有几十万个原始卵泡，大多数女性育龄期仍有几千个，数量逐步稳定地减少，直到约38岁至绝经期，数量开始成倍减少。特定的年龄段原始卵泡的数目有很大的个体差别。正是这个数目，构成了一个女人的卵巢储备（第5章，第9章和第14章），也反映了卵巢在癌症治疗中化疗或放疗的耐受能力。因此，年轻的女性比年老的女性更容易保留生育能力。

年轻女性在某些情况下，可能会接受导致不育的处理，不仅仅是恶性疾病，如霍奇金病、肿瘤、生殖细胞肿瘤、淋巴瘤和白血病，还有些系统疾病，如严重的结缔组织病（如系统性红斑狼疮）。大约有1/1 000的年轻人是儿童癌症幸存者，这个数字预计将上升。最有可能引起的生殖细胞损伤的治疗方法包括以下：

- 全身照射（骨髓或干细胞移植前）
- 局部盆腔照射（无治疗前卵巢移位术）
- 化疗：烷化剂（如丙卡巴胺，甲基苄肼，顺铂，洛莫司汀，长春新碱，阿糖胞苷）

许多方案不断变化，所以，难以预测一些新的生育力治疗方案的长期影响。

冻存卵巢皮质组织，使得癌症去势治疗前生育力的保存成为可能。该技术困难重重，因卵泡的多细胞性和异质性使得它很难冷冻[12]。细胞免受损伤的冻结过程中，冷冻保护剂，如乙二醇会取代水。所有冷冻保护剂都有潜在毒性，仍需努力优化操作方案。为了获得足够未来使用的卵泡，作者认为有必要解剖整个卵巢的皮质，然后冻结成条。因此，作者建议那些被化疗和（或）放疗后不育概率大于90%的年轻女性行腹腔镜卵巢切除术。作者目前的经验表明，年龄超过30岁女性的卵巢组织冷冻程序，可使解冻后有很高的卵泡消耗率。

到目前为止，出现了些许成功，部分卵巢组织冻存后，在前臂皮肤下和骨盆移植可见卵泡生长。这种情况下的排卵已被证明，一些临床妊娠和活产婴儿也已经报告[16]。自体移植的替代方法是在IVF和（或）ICSI（见上文）之前通过卵母细胞的IVM在卵泡体外生长。这种方法可以避免恶性细胞新风险。再次强调，这项技术要趋于完善仍有很长的路要走。此外，有人在动物模型中的一个重要问题是担心体外培养对遗传印记可能产生的不利影响。

有预测表明，这种技术应用于临床仍需长期研究。因此医生应谨慎对待这些脆弱的患者，他们患的疾病可能危及生命，同时使其丧失生育力。对她而言，知晓所有选项并且对成功率有所了解是很重要的。英国生育协会已经出台详细文件，为未来癌症幸存者制定了生育服务策略[17]，并讨论了心理、科学、伦理以及法律上的问题。

植入前遗传学诊断

植入前遗传学诊断（PGD；框表 19.1）是取胚胎的一个或多个细胞进行基因检测，以确保只移植正常的胚胎。PGD 的适用人群包括：有流产史、生育过患遗传病后代或是做正常产前筛查（例如，绒毛膜绒毛取样或羊膜穿刺术）结果阳性而终止妊娠者。其中有争议的道德问题是：什么构成了主要的遗传障碍和了解人类基因组信息后设计婴儿的可能性。另外，随着女性年龄增加，人类胚胎还会发生高概率的染色体或基因异常（40%～50%）[18]。异倍体的筛选可确保移植的胚胎基因正常，适用于体外受精过程中无遗传疾病史的夫妇，也是整倍体胚胎风险显著增加的高龄妇女的不错选择[19]。英国人工授精与胚胎学管理局（HFEA）只允许少数符合条件的中心实施 PGD。然而在其他地方，异倍体筛选正在被滥用。

胚胎由 IVF 周期产生（第 14 章），它必须进行 ICSI 以防止多余精子对随后的遗传分析造成污染。PGD 的成功依赖于，体外培养胚胎长达 5d 的能力，以及显微镜下取 1～2 个卵裂球的技术。每个卵裂球都被认为是多功能的，因此仍有分化潜能。遗传分析可通过聚合酶链反应（PCR）检测 DNA 序列或荧光原位杂交（FISH）检测全部或部分的染色体。

框表 19.1　可通过 PGD 筛查的遗传病ᵃ

单基因缺陷（在大多测试顺序列出）

　囊性纤维化（常染色体隐性遗传，AR）

　1 型强直性肌营养不良（常染色体显性遗传，AD）

　亨廷顿病（AD）

　地中海贫血（AR）

　镰状细胞性贫血（AR）

　脆性 X 综合征（性）

　脊髓性肌萎缩症（AR）

　Duchenne 型肌营养不良症（X - 连锁隐性遗传）

　1 型神经纤维瘤病（AD）

　血友病 A（X 连锁隐性遗传）

　获得性疾病的家族性腺瘤性息肉病的人类白细胞抗原（AD 或 AR）

　Charcot-Marie 齿病 1 型（AD）

　家族性淀粉样多发性神经病（AD）

　马方综合征（AD）

　结节性硬化症（AD）

　Von Hippel Lindan 病（AD）

　Tay-Sachs 病（AR）

　严重联合免疫缺陷（AR 或 X - 连锁隐性遗传）

染色体疾病

    染色体结构畸变

    易位

    倒置

    缺失

    异倍体的风险

        三体综合征：21（Down）；19（Edwards）；XXY（Klinefelter）

        单体综合征：XO（Turner）

        四倍体

ª这个清单并不详尽，还有许多疾病可以通过 PGD 筛查，但不同中心筛查的项目不同。当女性是缺陷基因携带者时，活检也可在卵母细胞受精前进行

    主要有两种导致遗传缺陷的类别：一种是单基因缺陷，另一种是染色体异常。检测单卵裂球中提取的 DNA，以检测单基因缺陷。这过程中，BIOP SIED 细胞的细胞核 DNA 经过 PCR 扩增。单细胞 PCR 灵敏度，可通过向 PCR 产物掺入荧光标记的引物，进一步增加[18]。该技术利用荧光标记的 DNA 筛查包括囊性纤维化在内的遗传缺陷。多色 FISH 技术可同时检测单个细胞的不同染色体，例如第 13 号，19 号，21 号常染色体，以及 X 和 Y 性染色体。FISH 在 PGD 中主要的应用是检测 X - 连锁隐性遗传病。无论如何，染色体探针的发展终将使 FISH 能够筛查更多遗传病。

    PGD 技术仅在全球的几个中心应用，但因这个技术出生的儿童数量却在稳定增加[20]。欧洲人类生殖和胚胎第 10 次报告，从 57 个中心收集数据，显示 5 887 个周期中有 1 516 怀孕和 1 206 个婴儿出世[20]。这些周期中有 729 个是因染色体异常，110 个是因 X 染色体连锁疾病，1203 个是因单基因遗传的疾病，还有 3753 个是因胚胎植入前遗传学筛查，以及 92 个是因性别鉴定[20]。染色体异常概率增加的情况包括：高龄、复发性流产以及反复植入失败等。PGD 可以促进此情况下的胚胎选择，因此，这项技术对高遗传疾病风险家庭有利。但到目前为止，仍无可信证据表明，常规植入前基因染色体筛查（PGS）对体外受精有价值[21]。

干细胞研究、克隆、细胞核移植和胞质转移

    虽没有特别应用于不孕治疗，但干细胞技术确实是由生殖医学发展而来。干细胞技术可以为神经源性组织、造血组织和以治疗为目的的其他细胞的生产提供细胞株，但这已经超出了本书范围。理论上仅用体细胞，而不需配子就可以产生胚胎细胞，但克隆本身并不是一种生育治疗技术。动物研究数据表现出了对异常基因组印记和后代早衰等的重大关切，因此，科学界认为将这项技术应用于人类是不负责任的，尤其是无明确指征的情况下。从年轻卵母细胞向年老卵母细胞转移细胞质，或将细胞核从年老卵母细胞转移到无核的年轻卵母细胞中，可克服细胞质中线粒体的老化，可能反过来影响胚胎功能和生育能力。这些有争议的技术尚未被接受，且可能给后代带来潜在风险。这一领域引起了公众极大的兴趣，且已成为英国胚胎管理机构的一项课题。相

关研究已开始探索它的临床应用。

　　基因疗法正逐渐用于临床，可能促进子宫内膜血管生成从而帮助胚胎移植，但尚未应用于生殖医学。实现这些激动人心的前景仍需更多研究，应用于实践可能要等到出版本书下一版的时候。

（曾春花，张　玲　译）

参考文献

［1］Picton HM，Briggs D，Gosden RG. The molecular basis of oocyte growth and development. Mol Cell Endocrinol，1998，145：27 – 37.

［2］Child TJ，Phillips SJ，Abdul-Jalil AK，et al. A comparison of in vitro maturation and in vitro fertilization for women with polycystic ovaries. Obstet Gynecol，2002，100：665 – 70.

［3］Chian RC，Buckett WM，Tulandi T，et al. Prospective randomized study of human chorionic gonadotropin priming before immature oocyte retrieval from unstimulated women with polycystic ovarian syndrome. Hum Reprod，2000，15：165 – 70.

［4］Child TJ，Abdul-Jalil AK，Gulekli B, et al. In vitro maturation and fertilization of oocytes from unstimulated normal ovaries，polycystic ovaries，and women with polycystic ovary syndrome. Fertil Steril，2001，76：936 – 42.

［5］Li Y，Feng HL，Cao YJ，et al. Confocal microscopic analysis of the spindle and chromosome configurations of human oocytes matured in vitro. Fertil Steril，2006，85：827 – 32.

［6］Son WY，Chung JT，Herrero B，et al. Selection of the optimal day for oocyte retrieval based on the dominant follicle in hCG – promed IVM cycles. Hum Reprod，2008，23：2680 – 5.

［7］Zhang XY，Ata B，Son WY，et al. Chromosome abnormal-ity rates in human embryos obtained from IVM and IVF treatment cycles. Reprod Biomed Online，2010，21：552 – 9.

［8］Buckett WM，Chain RC，Holzer H，et al. Obstetric outcomes and congenital abnormalities after IVM，IVF and ICSI. Obstet Gynecol，2007，110：885 – 91.

［9］Maman E，Meirow D，Brengauz M，et al. Luteal phase oocyte retrieval and IVM is an optional procedure for urgent fertility preservation. Fertil Steril，2011，95：64 – 7.

［10］Newton H，Picton H，Gosden RG. In vitro growth of preantral follicles isolated from frozen/thawed ovine tissue. J Reprod Fertil，1999，115：41 – 50.

［11］Hartshorne GM. In vitro culture of ovarian follicles. Rev Reprod，1997，2：94 – 104.

［12］Gosden RG，Mullan J，Picton HM，et al. Current perspective on primordial follicle cryopreservation and culture for reproductive medicine. Hum Reprod Update，2002，8：105 – 10.

［13］Gook DA，Edgar DH. Human oocyte cryopreservation. Hum Reprod Update，2007，13：591 – 605.

［14］Noyes N. Over 900 oocyte cryopreservation babies born with no apparent increase in congenital anomalies. Reprod Biomed Online，2009，18：769 – 76.

［15］Badawy A，Elnashar A，El-Ashry M，et al. GnRH agonists for prevention of chemotherapy induced ovarian damage，a randomized prospective study. Fertil Steril，2009，91：694 – 7.

[16] Donnez J, Martinez-Madrid B, Jadoul P, et al. Ovarian tissue cryopreservation and transplantation: a review. Hum Reprod Update,2006, 12: 519 – 35.

[17] Cooke I,ed. A Strategy for Future Reproductive Services for Survivors of Cancer. Bristol: British Fertility Society, 2002.

[18] Wells D, Delhanty JDA. Comprehensive chromosomal analysis of human preimplantation embryos using whole genome amplification and single cell comparative genomic hybridisation. Mol Hum Reprod,2000, 6: 1055 – 62.

第 20 章　生育治疗后流产

引　言

　　流产很常见，自然妊娠后流产的概率为 10% ~ 30%[1]。不孕症的发病率也很高，近 15% 的夫妇受其困扰[2]。不孕症的发病因素很多也很复杂，如子宫内膜异位症和多囊卵巢综合征（polycystic ovary syndrome，PCOS）可能对胚胎着床及妊娠结局产生影响。随着辅助生殖技术的发展，现在有可能克服或解决大多数低生育力夫妇的问题。但现有的各种治疗方法带来的主要问题是他们是否增加了流产率或胎儿畸形发生率，如果确实增加了，那造成这种结果的原因是由于治疗本身还是潜在的生育力低下呢？

　　作者通过研究促排卵药物和不同的辅助生殖技术对流产的影响来解答这些问题。首先，考虑与不孕症夫妇流产有关的特殊因素尤其重要。

生育夫妇流产

双方年龄

　　不孕症门诊就诊的夫妇比产前门诊就诊的夫妇年龄更大。一项对作者所在中心就诊患者的研究发现，女方平均年龄是 33 岁，而在英格兰和威尔士分娩的女性其平均年龄是 28.8 岁。低生育力夫妇在就医前可能试孕多年，并向全科医生或妇科医生进行咨询，也可能在辅助生殖技术前接受过一些简单的治疗。女性也可能因职业规划推迟结婚生子。这种做法导致卵巢功能减退和子宫内膜异位症的发生率更高，可能也会增加一些妇科疾病（如卵巢囊肿、子宫肌瘤和输卵管病变）的概率。

　　除了受孕问题，高龄女性流产发生率更高。一项对 2730 例超声已确认妊娠女性的研究发现，早期自然流产率为 14.6%[3]。其中 35 岁以下的女性流产率为 6.4%，35 ~ 40 岁的女性升高至 14.7%，而 40 岁以上的女性高达 23.1%。所流产胎儿（胚胎）染色体畸变率为 82.7%，其中 6 ~ 8 周胚胎的发生率最高（86.5%）。还有大量数据表明随着孕妇年龄增大染色体畸变率持续升高[4-6]，而这些在很大程度上导致不断上升的流产率。如果妊娠能继续，则未知病因的出生缺陷可能与高龄无关[7]。

　　男性因素对自然流产发生率的影响尚有争议。异常染色体精子受精后可能产生异常胎儿，其风险随男方年龄的增加而增加。而在体外受精（IVF）方式中，因为胚胎在原核阶段已筛选过，故异常染色体不包括多倍体的情况。如果精液参数异常严重到影响生育，则流产率和精子数量或活力可能无关[8]。使用供精似乎并没有对流产率有不良影响[9]。

除了双方年龄，继发性不孕症夫妇常常有产科病史或治疗前曾有流产史，有时这个比例可达 70% ~ 80%[9]。

高促黄体生成素与流产

促黄体生成素（LH）分泌过多仅发生在 PCOS。血清高浓度 LH 可能通过抑制卵母细胞成熟而与流产密切相关[10]。一项对 193 名计划怀孕的女性的研究发现，与血清 LH 浓度正常的妊娠率与流产率（分别为 88%，12%）比较，卵泡中期较高的血清 LH 浓度与低妊娠率（67%）及高流产率（65%）相关[11]。

1985 年的研究首次揭示，在接受 IVF 的女性中，HCG 日血清 LH 水平比平均值高一个标准差的患者获得的卵子的受精率和卵裂率显著降低[12]。一项对自然周期 IVF（即未促排周期）的研究也发现，正常血清 LH 浓度的患者卵子受精率为 87.5%，而卵泡早期和卵泡中期高 LH 浓度患者的卵子受精率分别降低为 45.5% 和 50%。

一项对就诊作者中心因闭经接受促性腺激素释放激素（GnRH）治疗以诱发排卵的女性的研究发现，PCOS 患者卵泡期血 LH 浓度显著高于其他疾病患者[14]。本研究还发现，PCOS 患者的流产率为 33%，而低促性腺激素功能减退症（HH）患者为 10.6%。此外，PCOS 患者的妊娠率显著降低，与卵泡期 LH 正常的 PCOS 患者相比，卵泡期高 LH 浓度增加了 PCOS 患者的流产风险[15]。在一项对 100 名使用低剂量促性腺激素的 PCOS 女性研究中发现，升高的基础和（或）卵泡中期血 LH 浓度与卵巢低反应相关[16]。本研究还发现，PCOS 中，高 LH 患者比 LH 水平正常的 PCOS 患者流产率更高。

LH 可以抑制卵母细胞成熟抑制剂（OMI）。卵母细胞从出现在胎儿期卵巢中直至排卵前，都一直保持在第一次减数分裂时期。卵母细胞成熟后，生发泡破裂，排出第一极体（图 14.6）。由于卵母细胞在卵泡外培养可自发成熟，因此推测滤泡内有 OMI，而 OMI 会在卵泡中期因为刺激排卵而受到抑制。OMI 的确切性质尚不明确，但环磷酸腺苷（cAMP）可激活 OMI 或其本身就是 OMI。cAMP 的作用之一是保持卵母细胞停滞在第一次减数分裂阶段的双线期。卵母细胞虽然不能合成 cAMP，但可跨细胞间隙从卵丘颗粒细胞中获得。LH 的刺激可阻断这一通路，使颗粒细胞与卵母细胞失去连接，卵母细胞内 cAMP 减少，从而启动减数分裂。

排卵和受精之间的间隔时间可能有物种特异性，如果超过该时间，卵母细胞可能会生理性老化，并可能导致生殖障碍。作者的假设解释了在人类生殖过程中 LH 分泌过多所带来的不利影响，卵泡期 LH 分泌过多可导致滤泡内 LH 浓度升高，使卵母细胞早熟。因此，LH 的分泌可能影响卵母细胞成熟的时间，并导致所排出的卵母细胞不能正常受精，或受精后流产。

还有一些关于高 LH 与生殖障碍之间关系的非胚胎学假说。例如，LH 可增加卵巢性雄激素的分泌从而抑制颗粒细胞功能及导致卵泡闭锁。作者的经验是，PCOS 女性体内高雄激素水平与高雄激素体征（多毛、痤疮）有关，与不孕无关，而不孕与高 LH 密切相关。此外，Shoham 等[17]对使用枸橼酸氯米芬治疗过的女性进行研究，通过检测卵泡期血雌二醇值与黄体期孕酮值发现，尽管卵泡发育及黄体功能尚可，但卵泡期高 LH 水平与低妊娠率有关。

PCOS 与流产相关的另一个解释是，前列腺素合成异常导致的子宫内膜异常[18]。然而，对自然周期冻胚移植的研究表明，血 LH 浓度与妊娠率和流产率无关[19]。该研究使用 IVF 技术先通过垂体脱敏降低 LH 水平以获得胚胎。因此，在后续自然周期冻胚移植周期中就排除了胚胎质量的影响，体内的高 LH 水平仅仅影响激素水平或子宫内环境，结果并未发现 LH 水平高对结局有任何影响。

肥胖是 PCOS 女性的常见表现，BMI 在 $25 \sim 27.5 \ kg/m^2$ 与高流产率有关，而与 LH 水平无关[20]。尽管这些因素可能与良好的妊娠结局关系密切，但却不能解释从高 LH 水平女性获得的卵母细胞的受精率低下这一现象。因此，作者可以得出结论，异常成熟的卵母细胞很可能是卵泡期高水平 LH 女性生育失败的主要原因。

如果高 LH 增加流产的风险，作者可以通过抑制血 LH 浓度来治疗。GnRH 激动剂的使用可降低垂体敏感性从而降低血 LH 水平，利用腹腔镜下卵巢打孔可诱导排卵。虽然一些研究显示这些治疗很有前景，但尚无确切证据证明其可以降低流产率。

妊娠的诊断

辅助生殖技术受孕早期妊娠监测的密度要远大于自然妊娠。早在受孕后 24 小时就可以通过检测早孕因子诊断妊娠。通常使用的指标是 hCG。hCG 可于排卵后 8 ~ 11 天从孕妇血清和尿中测出。因此，在黄体晚期即可确定辅助生殖技术后的妊娠结局，因此女性可在下次月经前就知道是否怀孕了。

hCG 灵敏分析技术的出现，使得作者有可能更好地获知自然妊娠或辅助生殖技术妊娠后的流产率。1967 年，Hertig[21]的研究表示在自然周期中，85% 的卵母细胞受精，70% 着床，仅有 58% 可存活直至第 2 周末，16% 是异常的，并且在这段时间后很快流产。在一项对试孕女性的研究中发现，在 198 个排卵周期中，59.6% 尿 hCG 是升高的[22]，然而至 12 周有 62% 的胚胎流产，且多数（92%）未在临床发现。因此，总生育力为 22%，这与预期的正常人口生育力是相似的。

必须强调绝大多数辅助生殖技术需注射 hCG 来模拟排卵前 LH 峰。在一个定时的取卵手术前需要启动卵子成熟。所注射的 hCG 在排卵或取卵后 9 ~ 10 天即可在循环中完全代谢，因此 hCG 在黄体期第 11 ~ 13 天大于 10 IU/L 即预示着有滋养细胞发育（如果在第 9 或 10 天 hCG 小于 5IU/L 可更加确定）。外源性 hCG 所带来的干扰可随着补充重组 LH 而消失，此方法可行但却未广泛使用。接受辅助生殖技术的女性需要补充孕酮或 hCG 进行黄体支持。如果使用后者，只能利用逐渐升高的血 hCG 浓度来诊断妊娠。作者发现胚胎移植后 12 天可测出血 hCG 浓度时，数值大于 50IU/L 预示着可继续妊娠的可能，而低值则预示着流产或宫外孕。

血 hCG 浓度小于 50IU/L 时通常发生生化妊娠，其水平仅可持续数天，并导致月经推迟但不超过 14 天。当 hCG 水平持续升高一段时间至超声下可见妊娠囊，但无胚芽或心管搏动时，将导致临床流产的发生。

辅助生殖技术助孕后对早期妊娠的监测技术使得作者可以了解流产的发生。一项研究发现，早期超声检查 42 例双胎妊娠中 11 例发生自然流产，13 例三胎妊娠中 5 例发生自然流产（其中 2 例减为单胎妊娠）[23]。另一项研究发现，140 例女性从妊娠第 5周至第 13 周每周均进行超声检查[24]。在最初超声发现 1 个妊娠囊的女性中，其中 27% 流产；2 个妊娠囊者 25% 流产；3 个妊娠囊者 47% 流产。因此而终止妊娠的比例分别为 72% 、94% 和 100% 。尽管促排卵治疗或辅助生殖技术助孕后多胎妊娠的风险增加，但流产率与自然受孕基本相同。

不孕症治疗药物对流产的影响

不排卵在不孕症病例中约占到 1/5。在过去的 30 年，越来越多的药物治疗方案演变成了促排卵。用于治疗不排卵女性的药物也用于促使正常排卵女性的多个卵泡同时生长。由于超排卵所产生的多个卵母细胞提高了辅助生殖技术的成功率，使得这些女性从中受益。最常用的药物是雌激素受体拮抗剂（如氟米芬）、促性腺激素和促性腺激素类似物（第 7 章，第 14 章）。关于使用这些药物的副作用主要涉及以下三类。

抗雌激素药物

最常用的抗雌激素剂是枸橼酸氯米芬。Greenblatt 等[25]第一次报道将枸橼酸氯米芬用于促排卵，当时人垂体和绝经后尿促性腺激素也正开始被提取并标准化。在一组小样本女性妊娠结局的早期报道中，Greenblatt 等[26]发现自然流产的发生率达 22% 。Karow 和 Payne[27]报道了一组 410 名女性的特殊群体，其妊娠率达到了 39.8% ，自然流产率是 19% ，双胎的发生率是 8.6% ，并有 12% 的早产率，其流产率与该药物投入使用之前的不孕患者的流产率相似。早期的数据无法证明在第一个治疗周期受孕会导致更高的流产率和多胎妊娠率。1968 年一项对 2196 例患者采用枸橼酸氯米芬诱导排卵怀孕的研究报道[28]，其中流产率为 17.6% ，多胎妊娠率为 10.2% ，先天畸形率为 2.5% 。

虽然枸橼酸氯米芬用于 90% 不孕女性以诱发排卵，且妊娠率可达 50% ，但多胎妊娠率有时也高达 50% 。一般情况下，枸橼酸氯米芬治疗后的流产率为 20% ~27% ，多胎妊娠率为 10% ~15% ，先天畸形率为 2% ~3% [29-31]。

一个系列研究报道使用枸橼酸氯米芬后总体流产率为 9.3% ，如果怀孕发生在第 1个治疗周期，流产率为 28.1% ，如果怀孕发生在第 7 个治疗周期之后，流产率高达 70% 。一直认为枸橼酸氯米芬对子宫内膜有不利影响，可造成内膜萎缩和胚胎无法着床。此研究中，第 1 个治疗周期相对较高的流产率被假定是因为在长时期不排卵后过成熟的卵母细胞被二次释放所致。由于早期使用枸橼酸氯米芬孕妇的年龄和不孕原因缺乏一致性，所以这些数据变得复杂。着眼点多局限于尿源性雌激素或阴道细胞学的检查，且常常被忽略。妊娠的诊断不像现在这样先进，因此，对流产率的不同研究不具有可比性。

大多数患有多囊卵巢综合征的女性需要枸橼酸氯米芬诱导排卵，而服用该药物可能导致高 LH。枸橼酸氯米芬通过刺激垂体分泌 FSH 和 LH 而起作用。多囊卵巢综合征患者会对 LH 的过多分泌做出反应，从而降低妊娠率，增加流产率[17,32]。

枸橼酸氯米芬与先天畸形

采用枸橼酸氯米芬治疗后，生育的婴儿患先天畸形的风险与普通人群相比无差异。但是，人们对于诱导排卵后染色体异常率的增加表示关注[33]，这种效应似乎持续到了随后的非刺激性周期。枸橼酸氯米芬治疗后胎儿神经管畸形的两例报导出现之后[34]，其他先天畸形的散发病例又出现在了文献中。绝大多数人认为不孕的相关因素本身才是元凶，而不是诱导排卵。与自然妊娠相比，诱导排卵所生的婴儿并未发现更高的畸形率[35]。

然而，仍有报道提出诱导排卵，特别是使用枸橼酸氯米芬后[36]，与神经管缺陷之间有更多的关联性。其他一些研究则表示没有证据显示其有关联性[37]。Shoham 等[1]评估了使用枸橼酸氯米芬治疗后生出的 3 751 个婴儿，发现主要和次要畸形的总体患病率为 32.5‰[1]，这项数据处于正常人群的范围之内[35]。

促性腺激素诱导排卵

对于口服药物治疗无效的女性可通过注射促性腺激素治疗成功诱导排卵。这些制剂含有 LH 和 FSH，或者仅含 FSH（第 7 章）。单纯使用 FSH 可以把血循环中的 LH 水平降到最低而对患 PCOS 的女性有利。然而，这些女性对两种形式的治疗方案都很敏感，使用重组 FSH 并未显示出比使用人尿促性腺激素有更多的优点，因为使用 hMG 时 LH 的血清浓度仍在正常水平。hMG 制剂中的 LH 和脑垂体分泌的 LH 含量相比微乎其微，所以在注射后 LH 被快速地稀释了。而且，单卵泡发育诱导的生长卵泡分泌激素反馈性调节下丘脑和垂体，并抑制内源性 LH 的分泌。研究数据表明无论是否使用促性腺激素，流产率是相同的。

据现有报道，使用促性腺激素诱导排卵后的流产率波动于 11.3% ~ 27.5%。Lunenfeld 等[38]还报道了第一治疗周期和随后治疗周期，以及首次和再次妊娠的流产率。这项研究发现首次妊娠流产率是 28.8%，在随后的再次妊娠中流产率仅为 12.8%。这项数据和促性腺激素诱导妊娠的女性此后自然妊娠流产概率为 13% 是相似的。第一次接受治疗和再次治疗的患者，怀孕后的流产率没有差异。这和一种普遍认同的理论相矛盾，即无排卵女性第一次促排周期所产生的卵子质量较差[33]。

其他研究小组也发现在促性腺激素诱导的第一次妊娠中流产率更高。一个系列研究报道了流产率从 hMG 诱导首次妊娠的 28.5% 降到了第二次促排后妊娠的 11.9%[39]。另一系列研究发现这些数据从 33% 降到了 9.8%[40]。与这些研究对比，一篇最近的文献报道了首次治疗周期妊娠的 350 例患者，总的自然流产率为 24.2%，而 hMG 促排后首次妊娠流产的女性，再次妊娠流产率达 48%。与其相比，如果 hMG 促排后首次妊娠正常，其后流产率仅为 6.7%[41]。这些数据说明，自然妊娠流产率与女性过去产科病史直接相关。

作者对 200 例无排卵女性促排卵治疗进行回顾性分析[42]。在这些患者中，103 名为枸橼酸氯米芬抵抗型 PCOS 患者，77 名为 HH 及 20 名体重相关性闭经（WRA）患者。这三组患者年龄无显著性差异。累积妊娠率（CCRs）和累积活产率（CLBRs）在第一疗程和治疗 12 周期后如图 7.8，7.25，7.26 所示。PCOS 患者流产率是 16.5%，HH 是 22.9%，WRA 是 32.3%。尽管无统计学差异，但这 3 组在 CLBRs 上仍具有可比性。

继发于减重而闭经的患者对促排卵治疗反应良好，有正常或高于正常的 CCRs[43-45]。然而，这些患者的流产率是 32%，这导致了与 PCOS 和 HH 患者相似的 CLBR。而且，与正常体重女性相比，BMI 小于 19.1 kg/m^2 的自然妊娠的女性分娩低体重儿的风险是其 2 倍（$P < 0.005$）[46]，且早产率也更高（$P < 0.01$）。作者早期曾报道，利用促性腺激素释放激素治疗受孕的 WRA 女性与正常体重女性相比，生育较低体重婴儿的可能性更大（$P < 0.001$）[47]。因此，作者目前的做法是鼓励增重，对 BMI 小于 19.5 kg/m^2 的女性不进行促排卵治疗。

促性腺激素治疗后先天畸形

7 项分析研究表明，促性腺激素诱导排卵后先天畸形发生率与总人口的预估值相同[1]。这些研究包括 1 160 个新生儿，这些新生儿总体畸形率为 5.43%（2.16% 的明显畸形和 3.27% 的较小畸形）。

IVF 及相关技术后流产

首次发表的有关 IVF 术后妊娠结局的报道是使用枸橼酸氯米芬或促性腺激素或二者结合来进行促排卵治疗。近年来逐渐倾向于使用 GnRH 激动剂降低垂体敏感性（第 14 章）。

使用 GnRH 激动剂抑制内源性 LH 对 PCOS 女性有特别的相关性和优势。因此，许多含有卵母细胞的卵泡可以在敏感的多囊卵巢中发育而避免受到高水平 LH 的不利影响。这些卵母细胞可能比未经降低垂体敏感性治疗周期中的卵泡更易受精，这提示了 PCOS 女性的问题不是多囊卵巢本身，而是体内异常的激素水平。

自从第一个试管婴儿（未受刺激的自然周期）路易斯－布朗出生以来，全世界范围都相继报道他们实施 IVF 术及相关技术的经验。然而，由于大量来自私人诊所和国家统计数据研究的发表，作者现在仅可以得到一个大概的流产率。

诊断妊娠和确定流产孕周的标准很重要，因为这些会影响不同来源数据的判读[48]。有的组别分别记录生化妊娠和流产，而有些则在先兆流产后一起分类。通常不记录患者的平均年龄和刺激卵泡发育所使用的方法。

第一个大型研究是世界协作报道[49]，由 200 组世界范围的结果编辑而成的。据报道，1084 例妊娠女性有 29.9% 的流产率，1.5% 的先天畸形率与自然受孕后相似。作者报道了一系列关于 1 060 例 IVF 助孕后怀孕的女性，其流产率为 26.6%，与其他大型 IVF 研究结果相似[10]。因为 IVF 术后更严密的早期妊娠监督及诊断，很难比较辅助生殖技术助孕后与自然妊娠后的流产率。如果将流产的时限算在内，则自然妊娠和辅助生殖技术助孕的流产率是相似的[48]。

正如预期的那样，作者发现孕妇年龄越大流产率越高。不孕症门诊就诊的女性比产前门诊就诊的女性平均年龄更大。在英格兰和威尔士分娩的女性的平均年龄是 28.8 岁[50]，而作者的研究中患者的平均年龄是 32.2 岁。如上所述，大量数据表明母亲年龄越大染色体畸变率越高，这在很大程度上导致了越来越高的流产率。至于辅助生殖技术助孕后是否发生染色体畸变，Lower 等[51]对自然流产和辅助生殖技术后流产率进行了比较，发现配子经处理后并未发生明显染色体畸变率。因此，流产率是母亲特性的反映，而不是配子处理过程所致。

作者发现，流产率和 IVF 适应证之间并没有关系[52]。相反，在作者的研究中，对 538 例患者行基础超声检查，有正常卵巢的女性流产率为 23.6%，而多囊卵巢女性流产率为 35.8%（$P = 0.003\ 8$，95% CI 4.68% ~ 23.10%）。在该研究中，枸橼酸氯米芬和促性腺激素联合使用仍用于部分患者，而现在几乎普遍使用的是 GnRH。

使用枸橼酸氯米芬的多囊卵巢患者流产率为 47.2%，正常卵巢女性流产率为 20.3%（$P < 0.000\ 05$，95% Cl 15.59% ~ 38.33%）。在长方案中使用布舍瑞林的患者，与多囊卵巢患者（20.3%）和正常卵巢女性（25.5%）相比流产率无显著差异。使用枸橼酸氯米芬（20.3%）或长效布舍瑞林（25.5%）的患者，与正常卵巢女性之间的流产率也无显著性差异。然而，使用过枸橼酸氯米芬（47.2%）或使用长效布舍瑞林（20.3%）的多囊卵巢女性的流产率有显著性差异（$P = 0.000\ 3$，95% CI 13.82 ~ 40.09）。

数据表明，PCOS 女性高 LH 水平是主要的不利因素，而 GnRH 激动剂可改善 LH 水平。使用长效布舍瑞林并分别使用 hMG 或 FSH，正常女性流产率分别为 24.6% 和 28%，而多囊卵巢女性为 18% 和 25%。同样的，使用枸橼酸氯米芬并分别使用 hMG 和 FSH，正常女性流产率分别为 19.3% 和 23.5%，而多囊卵巢女性为 47.6% 和 46.2%。

通过研究 IVF 术中降低垂体敏感性对流产率的影响，多数报道表明这种垂体敏感性的降低是有益的。Tan 等[53]对 IVF 术后累积妊娠率和活产率的扩大性研究也证明了上述作用。在接受 7 863 个治疗周期的 4 115 对夫妇中，1 279 对夫妇怀孕了。并进行了多元回归分析以纠正患者年龄、不孕原因、治疗年限及不孕时间。对比使用枸橼酸氯米芬和促性腺激素的受孕率和活产率的优势比，分别为 1.63（95% CI 1.31 ~ 2.03）和 1.88（95% CI 1.39 ~ 2.55）。累积妊娠率在图 14.2 中会有详细阐述。

使用枸橼酸氯米芬治疗后的高流产率可能与高 LH 水平的不良影响有关。枸橼酸氯米芬导致促性腺激素过早分泌，高 LH 可能降低受孕率并增加流产的风险。GnRH 激动剂的保护作用通过功能性 HH 起作用，并抑制 LH 水平。作者的研究并没有区别降低垂体敏感性的益处及枸橼酸氯米芬的不利影响。Homburg 等[54]对 97 例 PCOS 女性妊娠结局进行研究，这些女性均为通过超声确定为多囊样卵巢加无排卵、不孕、闭经和（或）月经稀发和（或）多毛症而确诊的多囊卵患者。这些患者通过诱导排卵或单独使用 hMG 或使用 GnRH 激动剂曲普瑞林（Decapeptyl®，Ipsen，Slough，U. K.）后使用 hMG 后进行 IVF 助孕。加用 GnRH 激动剂比单独使用 hMG 流产率更低（分别为 17.6% 和 39.1%，$P = 0.03$）。这些研究证明，降低垂体敏感性是降低多囊卵巢综合征流产女性率的重要因素，而不是枸橼酸氯米芬，因为在之前的研究中并未使用枸橼酸氯米芬。

因为使用 GnRH 激动剂可降低垂体敏感性，灵活调节卵泡募集，所以在 IVF 诊所中越来越受欢迎[55]。然而作者的资料显示，在超声诊断多囊卵巢综合征的女性中，布舍瑞林的使用显著降低了最大风险组女性的流产率，但并未降低有正常卵巢女性的流产率。因此预先对盆腔进行超声检查对筛选治疗药物从而获得良好结局是不可或缺的。

一项对接受 IVF 女性的大型研究发现，PCOS 女性流产率升高，是由肥胖引起，而与其他因素无关[56]。在该研究中，卵胞浆内单精子注射（ICSI）技术的使用也与流产低风险有关——一定程度上是因为女方年龄小，也很可能是因为卵泡因素在流产病因学上起着重要的作用，因此接受 ICSI 的夫妇可能流产率更低。

IVF 术前使用不同方案时，应认识到内源性激素浓度及子宫内膜容受性的潜在影响也很重要。近来有研究表明，在 hCG 日血清 LH 浓度大于 0.5IU/L 的女性比小于 0.5IU/L 的女性受精率和持续妊娠率更高[57]，高血清雌二醇浓度可能对子宫容受性不利[58]。因此，需要平衡 GnRH 类似物的抑制作用和促性腺激素刺激排卵生成的类固醇激素之间的水平（第 14 章）。

黄体支持

在辅助生殖周期中常使用许多药物进行黄体支持（第 14 章）。一些随机对照研究表明，是否使用孕酮或 hCG 在妊娠率上并无显著差异[59]。有确凿证据证明黄体支持是必需的，尤其是使用 GnRH 激动剂时。孕酮比 hCG 更为常用，因为可减少卵巢过度刺激的风险。黄体支持不影响流产率。

有建议使用低剂量阿司匹林可增加妊娠率，降低流产率。尽管阿司匹林在某些因素导致的复发性流产起到一定作用（第 21 章），但无确凿证据证明可常规使用，因此目前作者并不推荐。

流产的处理

当不可避免的流产确诊后是否期待或积极处理，这取决于临床表现及患者的意愿。换句话说，相对于人工流产，等待自然流产和完全流产的期待疗法，并不会对以后生育产生任何影响[60]。经生育治疗后发生难免流产的女性通常需在流产迹象（如流血或疼痛）出现前积极处理，因此期待疗法可能需要等待数天甚至数周。积极处理包括手术或药物流产，后者常常更受欢迎，因为不使用全身麻醉或仪器。医生应向发生过流产的夫妇提供支持和咨询。

结　论

总之，当辅助生殖技术后加强早期妊娠监督并因此相对频繁地对生化妊娠做出诊断，总体自然流产率与总体人口预计值相似。的确，平均年龄小于 30 岁的患者通常会纳入自然受孕后流产的研究，校正年龄后，接受治疗的低生育力女性的流产率可能比所谓的正常人群更低[1]。总之，令人鼓舞的是辅助生殖技术中所使用的药物可能并不影响先天畸形的发生率。

（袁晓东，林　津　译）

参考文献

[1] Shoham Z, Zosmer A, Insler V. Early miscarriage and fetal malformations after induction of ovulation（by clomiphene citrate and/or human menotropins）, in vitro fertilization, and gamete intrafallopian transfer. Fertil Steril,1991, 55：1 - 11.

[2] Hull MG, Glazener CM, Kelly NJ, et al. Population study of causes, treatment and outcome of infertility. BMJ,1985, 291：1693 - 7.

[3] Brambati B. Fate of human pregnancies// Edwards RG, ed. Establishing a Successful Human Pregnancy. Serono Symposia, vol. 66. New York：Raven Press, 1990：269 - 81.

[4] Hassold T, Jacobs P, Kline J, et al. Effect of maternal age on autosomal trisomies. Ann Hum Genet,1980, 44：29 - 36.

[5] Hook EB, Woodbury DF, Albright SG. Rates of trisomy 18 in livebirths, stillbirths, and at amniocentesis. Birth Defects Orig Artie Ser,1979,15：81 - 93.

[6] Trimble BK, Baird PA. Maternal age and Down syndrome：age specific incidence rates by single year maternal age intervals. Am J Med Genet,1978, 1：1 - 5.

[7] Baird PA, Sadovnick AD, Yee IM. Maternal age and birth defects：a population study. Lancet,1991, 337：527 - 30.

[8] Lev-Gur M, Rodriguez LJ, Smith KD, et al. Risk factors for pregnancy loss apparent at conception in infertile couples. Int J Fertil,1990,35：51 - 7.

[9] Weir WC, Hendricks CH. The reproductive capacity of an infertile population. Fertil Steril, 1969,20：289 - 98.

[10] Balen AH, Tan SL, Jacobs HS. Hypersecretion of luteinising hormone-a significant cause of subfertility and miscarriage. BJOG,1993, 100：1082 - 9.

[11] Regan L, Owen EJ, Jacobs HS. Hypersecretion of luteinising hormone, infertility and miscarriage. Lancet, 1990, 336：1141 - 4.

[12] Stanger JD, Yovich JL. Reduced in-vitro fertilisation of human oocyte from patients with raised basal luteinising hormone levels during the follicular phase. Br J Obstet Gynaecol, 1985, 92：385 - 93.

[13] Verma S, Monks N, Turner K, et al. Influence of elevated LH during follicular phase on fertility as assessed in a natural IVF programme. Paper presented at the 7th Annual Meeting of the ESHRE, 1991, Abstract Book, Oxford University Press, Oxford.

[14] Abdulwahid NA, Adams J, van der Spuy ZM, et al. Gonadotropin control of follicular development. Clin Endocrinol (Oxf), 1985, 23: 613 - 26.

[15] Homburg R, Armar NA, Eshel A, et al. Influence of serum luteinising hormone concentrations on ovulation, conception and early pregnancy loss in polycystic ovary syndrome. BMJ, 1988, 297: 1024 - 6.

[16] Hamilton-Fairley D, Kiddy D, Watson H, et al. Low-dose gonadotropin therapy for induction of ovulation in 100 women with polycystic ovary syndrome. Hum Reprod, 1991, 6: 1095 - 9.

[17] Shoham Z, Borenstein R, Lunenfeld B, et al. Hormonal profiles following clomiphene citrate therapy in conception and nonconception cycles. Clin Endocrinol (Oxf), 1990, 33: 271 - 8.

[18] Bonney RC, Franks S. The endocrinology of implantation and early pregnancy. Baillieres Clin Endocrinol Metab, 1990, 4: 207 - 31.

[19] Poison DW, et al. The effect of serum luteinising hormone concentrations on success rates of frozen embryo replacement into natural cycles. Br Congress Obstet Gynaecol, 1992, 15. Abstract.

[20] Hamilton-Fairley D, Kiddy D, Watson H, et al. Association of moderate obesity with a poor pregnancy outcome in women with polycystic ovary syndrome treated with low dose gonadotropin. Br J Obstet Gynaecol, 1992, 99: 128 - 31.

[21] Hertig AT. The overall problem in man// Benirschke K, ed. Comparative Aspects of Reproductive Failure. New York: Springer-Verlag, 1967: 11 - 41.

[22] Edmonds DK, Lindsay KS, Miller JF, et al. Early embryonic mortality in women. Fertil Steril, 1982, 38: 447 - 53.

[23] Corson SL, Dickey RP, Gocial B, et al. Outcome in 242 in vitro fertilization-embryo replacement or gamete intrafallopian transfer-induced pregnancies. Fertil Steril, 1989, 51: 644 - 50.

[24] Tan SL, Riddle A, Sharma V, et al. The relation between the number of gestation sacs seen after IVF-ET and outcome of pregnancy. Proceedings of the Xllth Asian and Oceanic Congress of Obstetrics and Gynaecology, 1989.

[25] Greenblatt RB, Barfield WE, Jungck EC, et al. Induction of ovulation with MRL-4. JAMA, 1961, 178: 101.

[26] Greenblatt RB, Roy S, Mahesh VB, et al. Induction of ovulation. Am J Obstet Gynecol, 1962, 84: 900 - 7.

[27] Karow WG, Payne SA. Pregnancy after clomiphene citrate treatment. Fertil Steril, 1968, 19: 351 - 62.

[28] MacGregor AH, Johnson JE, Bunde CA. Further clinical experience with clomi-phene citrate. Fertil Steril, 1968, 19: 616 - 22.

[29] Adashi EY, Rock JA, Sapp KC, et al. Gestational out-come of clomiphene-related conceptions. Fertil Steril, 1979, 31: 620 - 6.

[30] Garcia J, Jones GS, Wentz AC. The use of clomiphene citrate. Fertil Steril, 1977, 28: 707 - 17.

[31] Kurachi K, Aono T, Minagawa J, et al. Congenital malformations of newborn infants after clomiphene - induced ovulation. Fertil Steril, 1983, 40: 187—9.

[32] Kousta E, White DM, Franks S. Modern use of clomiphene citrate in induction of ovulation. Hum Reprod Update, 1997, 3: 359 - 65.

[33] Boue JG, Boue A. Increased frequency of chromosomal anomalies in abortions after induced ovulation.

Lancet,1973,1: 679.

[34] Dyson JL, Kohler HG. Anencephaly and ovulation stimulation. Lancet,1973,1: 1256 – 7.

[35] Harlap S. Ovulation induction and congenital malformations. Lancet,1976, 2: 961.

[36] Cornel MC, Kate LPT, Dukes MN, et al. Ovulation induction and neural tube defects. Lancet,1989, 1: 1386.

[37] Mills JL, Simpson JL, Rhoads GG, et al. Risk of neural tube defects in relation to maternal fertility and fertility drug use. Lancet,1990, 336: 103 – 4.

[38] Lunenfeld B, Serr DM, Mashiach S, et al. Therapy with gonadotropins: where are we today? Analysis of 2890 menotropin treatment cycles in 914 patients. In: Insler V, Bettendorf G, eds. Advances in Diagnosis and Treatment of Infertility. Amsterdam: Elsevier, 1981: 27 – 31.

[39] Ben-Rafael Z, Dor J, Mashiach S, et al. Abortion rate in pregnancies following ovulation induced by human menopausal gonadotropin/ human chorionic gonadotropin. Fertil Steril,1983, 39: 157.

[40] Miyake A, Kurachi H, Wakimoto H, et al. Second pregnancy with spontaneous ovulation following clomiphene-or gonadotropin-induced pregnancy. Eur J Obstet Gynecol Reprod Biol,1988, 27: 1 – 5.

[41] Corsan GH, Kemmann E. Risk of a second consecutive first-trimester spontaneous abortion in women who conceive with menotropins. Fertil Steril,1990,53: 817 – 21.

[42] Balen AH, Braat DD, West C, et al. Cumulative conception and live birth rates after the treatment of anovulatory infertility. An analysis of the safety and efficacy of ovulation induction in 200 patients. Hum Reprod,1994,9: 1563 – 70.

[43] Homburg R, Eshel A, Armar NA, et al. One hundred pregnancies after treatment with pulsatile luteinising hormone-releasing hormone to induce ovulation. BMJ, 1989, 298: 809 – 12.

[44] Nillius SJ, Wilde L. Effects of prolonged luteinising hormone-releasing hormone therapy on follicular maturation, ovulation and corpus luteum function in amenorrheic women with anorexia nervosa. Ups J Med Sci,1978, 84: 21 – 35.

[45] Braat DD, Schoemaker R, Schoemaker J. Life table analysis of fecundity in intrave-nously treated gonadotropin-releasing hormone treated patients with normogonado-tropic and hypogonadotropic amenorrhea. Fertil Steril,1991,55: 266 – 71.

[46] Van der Spuy ZM, Steer PJ, McCusker M, et al. Pregnancy outcome in underweight women following spontaneous and induced ovulation. BMJ,1988, 296: 962 – 5.

[47] Armar NA, McGarrigle HH, Honour JW, et al. Laparoscopic ovarian diathermy in the management of anovulatory infertility in women with polycystic ovaries: endocrine changes and clinical outcome. Fertil Steril,1990, 53: 45 – 9.

[48] Steer C, Campbell S, Davies M, et al. Spontaneous abortion rates after natural and assisted conception. BMJ,1989, 299: 1317 – 18.

[49] Seppala M. The world collaborative report on in vitro fertilization and embryo replacement: current state of the art in January 1984. Ann N Y Acad Sci,1985, 442: 558 – 63.

[50] Office of Population and Census Studies (OPCS). Series FMI. London: HMSO, 1988.

[51] Lower AM, Mulcahy MT, Yovich JL. Chromosome abnormalities detected in chorionic villus biopsies of failing pregnancies in a subfertile population. Br J Obstet Gynaecol, 1991,98: 1228 – 33.

[52] Balen AH, Tan SL, MacDougall J, et al. Miscarriage rates following in vitro fertilisation are increased in women with polycystic ovaries and reduced by pituitary desensitization with buserelin. Hum Reprod,

1993, 8: 959 – 64.

[53] Tan SL, Maconochie N, Doyle P. Cumulative conception and livebirth rates after IVF, with and without pituitary desensitization with the gonadotropin-releasing hormone agonist, buserelin. Am J Obstet Gynecol,1994,171: 513 – 20.

[54] Homburg R, Levy T, Berkovitz D, et al. Gonadotropin releasing hormone agonist reduces the miscarriage rate for pregnancies achieved in women with polycystic ovaries. Fertil Steril,1993, 59: 527 – 31.

[55] Tan SL, Balen AH, Hussein EH, et al. A prospective randomized study of the optimum timing of human chorionic gonadotropin administration after pituitary desensitization in in vitro fertilization. Fertil Steril, 1992, 157: 1259 – 64.

[56] Wang JX, Davies MJ, Norman RJ. Polycystic ovarian syndrome and the risk of spontaneous abortion following assisted reproductive technology treatment. Hum Reprod,2001, 16: 2606 – 9.

[57] Westergaard LG, Laursen SB, Andersen CY. Increased risk of early pregnancy loss by profound suppression of luteinizing hormone during ovarian stimulation in normogonadotropic women undergoing assisted reproduction. Hum Reprod,2000, 15: 1003 – 8.

[58] Simon C, Garcia Velasco JJ, Valbuena D, et al. Increasing uterine receptivity by decreasing estradiol levels during the preimplantation period in high responders with the use of FSH step-down regimen. Fertil Steril,1998, 70: 234 – 9.

[59] Penzias AS. Luteal phase support. Fertil Steril,2002, 77: 318 – 23.

[60] Blohm F, Hahlin M, Nielsen S, et al. Fertility after a randomized trial of sponta-neous abortion managed by surgical evacuation or expectant treatment. Lancet,1997, 349: 995.

第 21 章 复发性流产

引 言

　　复发性流产指至少连续发生过 3 次以上流产。一些夫妇可同时伴有低生育力，因此在渴望妊娠已久后再次流产又加重了他们的精神创伤。总流产率接近 50%[1]，而临床确诊妊娠后流产发生的风险为 15%～25%，经产妇也是如此。据统计，流产一次后，再次流产的风险接近 23%。连续发生 2 次流产后，该数值上升至 29%，3 次后风险可达 33%。在特发性复发性流产病例中，再次流产的风险为 25%[2]。分娩过 1 个以上活婴后流产的风险为 20%～25%。大多数经生育治疗后流产过 1 次甚至 2 次的妇女可不用担心存在潜在的原因。相对来讲，发生复发性流产的夫妇相对较少（约 1%），因此需要更进一步的研究。经统计，发生 3 次连续流产的概率为 0.34%，比观察到的复发性流产率稍低，提示了寻找根本原因的可能性[3]。

　　尽管多达 1/3 的复发性流产夫妇有时会有生育问题，医生却经常在不孕症门诊面对一些发生过 1 次或 2 次流产的夫妇。她们可能已经接受过大量生育咨询及各种治疗，因此她们很自然地会关心进一步治疗后妊娠是否可行。根据上述标准，她们并不是复发性流产患者，因此不愿意接受筛查。虽然这些顾虑可以理解，但这样却使复发性流产的发生率从 1% 提高到 5%[1]。在不孕症门诊中，期待低生育力夫妇在检查前怀孕而造成第 3 次流产盲目而不切实际。因此，虽然不太可能找到病因，但作者仍建议对其进行简单的复发性流产筛查（见后文）。其他学者也同意该观点[2]。

　　近年来，学者为寻找复发性流产的病因及治疗方法做了大量工作，并且发现了一些传统药物具有治疗效果，虽然这些药物的治疗效果尚未被研究证实。伦敦圣玛丽诊所一向致力于复发性流产的研究，且已获得了大量经验，成为英国该方面知名度最高的诊所，并且发表了许多重要的文章，奠定了复发性流产的研究基础[1,4]。

复发性流产的分类

　　如果复发性流产发生在相似的孕周则很可能找到其潜在原因。早期流产占复发性流产的 75%，晚期流产占 25%。即使找到原因，下一次流产也很可能有其他因素，因为病因是多种多样的，因此，任何现有治疗手段都可能是将来流产发生的原因。采取任何治疗都必须认识到所采取治疗目标可能并不是未来再次发生流产的原因。复发性流产的原因可能是基因、解剖、感染、内分泌或免疫源性，但通常无法找到病因。

遗传因素

约60%的散发性流产及30%的复发性流产中胎儿染色体是异常的[5]，最常见的是三倍体、多倍体和单倍体[1]。然而，3%~5%的复发性流产夫妇自身可发现明显的染色体异常，这提示了父母自身问题不是胎儿异常的主要因素。流产后检查胎儿和（或）胎盘的染色体也很重要，即使不考虑该复发性流产有基因问题。父母染色体有异常时通常是罗伯逊平衡易位或相互易位（常发生在14号和21号染色体之间）。虽然平衡易位携带者是健康的，由于异常减数分裂，他们有50%~70%的风险形成非平衡易位胚胎[1]。另外，虽然根据现有常规检查技术可以发现染色体倒位或嵌合体，但却无法检测出点突变和致死性基因缺陷。复发性流产后，对胚胎进行染色体核型分析可能为患者进行咨询及处理提供有用信息。

2次以上流产后，当携带者被检测出时，即使发生再次流产的概率更高（49% *vs.* 30%，95% CI 11~26，*P* < 0.01），但拥有一个健康孩子的概率与非携带者相同（约80%）[6]。

夫妻双方染色体异常无治疗手段。下次妊娠前应提供遗传学咨询及产前诊断咨询。有时，也可使用捐赠的配子。目前尚无证据证明植入前遗传学诊断可降低再次流产的发生率[1]。

环境因素

尽管环境因素如辐射［但不是用视频显示器（VDUs）工作］、化学职业暴露（如甲苯、二甲苯、福尔马林、一些化学药品、黏合剂、涂料）和污染可能导致流产率升高，但尚无证据证明这些与复发性流产有关。酒精和吸烟也增加流产率，并且很可能也增加复发性流产的发生率。

解剖异常

苗勒管（副中肾管）异常不论是否归因于发育异常（如纵隔子宫或双角子宫）或后天问题（如宫腔粘连或子宫肌瘤），并不是复发性流产的常见因素，并且二者之间是否有关联尚有争议。正常妊娠的妇女中苗勒管异常的发生率大约为4%，与复发性流产妇女的概率相似[7]。然而，不孕症及流产患者与纵隔子宫、双角子宫和单角子宫（第5章）有关。随着宫腔形态异常越来越多，复发性流产发生率也可能升高，并且有建议表明三维彩超可能有助于发现宫腔形态异常[8]。大型前瞻性随机对照研究（RCTs）发现无证据表明手术治疗宫腔形态异常可提高妊娠率或降低流产率。然而，也有证据表明侵入性手术可导致输卵管及子宫瘢痕并因此提高不孕概率。相对于双角子宫，纵隔子宫可能与复发性流产有更大相关性[9]，尽管尚无前瞻性随机对照研究，但最好行宫腔镜下电切术[1]。如果子宫肌瘤使宫腔严重变形，也会增加流产风险，目前的治疗指南尚处于空白。

宫颈机能不全可能导致晚期流产，但是现在认为宫颈机能不全过度诊断且宫颈环扎术的实施太为广泛。英国医学研究理事会和（或）皇家妇产科医师学会的研究[10]发现，宫颈环扎术的实施预示早产率降低但是并未显著提高新生儿结局，且未改善流产率。一项 Cochrane 回顾性分析中未发现宫颈环扎术可降低复发性流产的发生率[11]。

英国圣玛丽医院[12]一项关于复发性流产的大型研究发现，几乎半数的中期流产患者为宫内死胎，20% 出现宫缩或出血，1/3 出现自发性胎膜早破。宫颈机能不全与流产前无痛性宫颈扩张有关，只有少数复发性流产妇女可能为该类型。

感　染

宫腔内感染是流产的常见因素，通常发生在中期流产，但除了一些罕见的严重免疫缺陷的情况，并不认为其会导致复发性流产。最近许多研究集中在体外受精（IVF）后细菌性阴道病（BV）与早期流产、中期流产和早产之间的关系，但目前没有研究发现 BV 在复发性流产中起了作用，因此在筛查问题上仍有争议[1]。

内分泌紊乱

下丘脑-垂体-性腺轴的紊乱，尤其是促黄体生成素（LH）分泌过多可能增加散发性或复发性流产的发生率（见下文及第 20 章）。其他内分泌紊乱可导致不孕和流产（第 5 章），但是并没有导致复发性流产[13]。特别是，未控制的糖尿病和甲状腺疾病与复发性流产有关。以前经常在复发性流产的妇女中进行糖耐量试验检查，但是现在不再推荐。尽管评估甲状腺功能非常简单且甲状腺功能减退在女性中非常常见，但却与复发性流产无关，除非患者有全身性基础自身免疫紊乱[14]。

多囊卵巢综合征（PCOS）妇女发生流产的风险较高，以前认为与高 LH 有关，但现在更倾向于与肥胖及胰岛素抵抗的不利影响及这些对纤维蛋白溶解和子宫内膜的影响有关[1]。并没有证据证明 PCOS 妇女服用二甲双胍可预防流产。

黄体功能不全

黄体功能不全在不孕症和流产中所扮的角色争议很大。作者的观点是黄体功能不全是卵泡功能不足排卵机制不良的表现。黄体期激素浓度与流产风险无关，黄体功能不全不是一个经常性的现象，故不太可能导致复发性流产。一项小型研究建议每周注射 2 次 hCG 直至 14 周，可提高月经稀发或有两次流产史的妇女继续妊娠的机会[15]。然而，从可用数据来看，用孕酮或 hCG 进行黄体支持均不降低复发性流产妇女的流产率[16,17]。

LH 分泌过多

卵泡期升高的 LH 浓度与不孕症和流产的风险有关。在一项对就诊于伦敦圣玛丽医院的 1 537 名复发性流产妇女的研究中发现，52% 的患者患有 PCOS，这些人中 13% 血 LH 浓度偏高，57% 尿 LH 升高，18% 血睾酮浓度升高[12]。虽然患有 PCOS，这些妇女在至少 3 次早期妊娠流产后，仍可在自然排卵周期妊娠。高 LH 浓度（血或尿）的 38 岁以下染色体正常和抗磷脂抗体阴性的妇女被随机分配到 3 个治疗组：

1. 使用安慰剂作为黄体支持的自然周期患者。

2. 使用孕激素制剂作为黄体支持的自然周期患者。

3. 使用 hMG 和孕酮作为黄体支持的使用促性腺激素释放激素激动剂（GnRH）促排后的患者。

使用 GnRH 激动剂抑制 LH 水平不能降低复发性流产率，高 LH 不是复发性流产的原因，但却是其他生殖异常的指标。在促排卵治疗或接受 IVF 的妇女中 LH 分泌过多、不孕及流产，而一些令人鼓舞的报道认为使用 GnRH 激动剂后使持续妊娠率改善，当考虑到这二者之间的关联时，可能对生育治疗的实践产生影响（第 7 章和第 14 章）。然而，本研究中病例的选择与其他研究不同，尿 LH 的检测也不精确。实际上，GnRH 激动剂能严格对周期进行控制故可以继续用于辅助生殖技术。但其在促排卵中的使用效果不确切且很可能是不必要的（第 7 章）。一项更新的来自于同组的研究发现，在 344 例未经治疗和不能确定高 LH 或睾酮浓度或体重指数的妇女中，有 44% 的流产率[18]。

在 1% ~2% 的复发性流产妇女中发现血清促卵泡激素（FSH）浓度较高[1]，反映了卵巢储备功能降低及卵巢早衰可能（第 9 章）。医生应提供咨询，而且供卵可能是仅有的治疗手段。

复发性流产的免疫因素

免疫识别和孕期不排斥异物对胚胎生存很重要。有些研究表明，由于自身免疫疾病或母体对妊娠不能产生保护免疫反应，正常免疫机制受到破坏而导致复发性流产。

自身免疫

约 2% 的正常孕妇和 15% 的复发性流产妇女都有狼疮抗凝物（LA）或抗心磷脂抗体（aCL），这两者都是抗磷脂抗体（aPLs）[19,20]。原发性抗磷脂综合征（PAPs）与复发性流产和（或）动静脉血栓形成或血小板减少症有关。有正常分娩史和抗磷脂抗体的妇女流产率为 50% ~ 75%，而有复发性流产史和抗磷脂抗体的妇女流产率为 90%，如果患者同时患有系统性红斑狼疮，流产率甚至更高。医生应询问患者偏头痛史、癫痫史、关节痛史、皮疹史及家族中小于 50 岁的亲属中血栓史、脑血管意外史和心肌梗死史。

为了所有生物标志物用于疾病的检测，有必要标准化实验室流程的方法，并且这也是与 aPLs 有关的特别问题。LA 通过使用凝集试验 [活化部分凝血活酶时间（APTT）、高岭土凝固时间（KCT）及稀释蝰蛇毒时间（DRVVT）] 进行评估。DRVVT 是测试 LA 最好的指标，大于 1.1 即为阳性。这些试验中血液的收集需使用 19 号蝴蝶针，并在 2h 内测定，以最小剂量装进有枸橼酸的小瓶内。aCLsIgG 和 IgM 抗体使用酶联免疫吸附试验（ELISA）进行评估，大于 5GPL 或 3MPL 单位为异常。两种情况可导致 aPLs 升高并诊断 PAPs。

一项关于 500 名复发性流产妇女的研究发现，26.4% 的妇女 LA 或抗心磷脂抗体（ACA）阳性。14.6% dRVVT 阳性，8 周后，最初检测呈阳性的妇女有 2/3 依然是阳性——占总受试人群的 9.6%。分别有 9.0% 和 6.2% 的妇女 aCLIgG 和 IgG 抗体水平升高，其中 1/3 的妇女在 8 周以后依然保持阳性——分别占总受试人群的 3.3% 和 2.2%。虽然很多妇女似乎仅呈短暂阳性，当检测进行 3 次后少于 0.5% 的先前结果阴性的妇女呈现阳性。这种短暂阳性结果可能是由于病毒或其他感染引起。8% 的妇女抗核抗体阳性，这些妇女抗磷脂抗体或阳性或阴性，因此不起作用。β_2 - 糖蛋白 I 是 ACA 重要的辅助因子，二者结合可导致血小板凝集。不论 APA 阳性或阴性，正常妇女和复发性流产妇女之间 β_2 糖蛋白 -I 浓度未发现差异。

多数患 APAs 的妇女流产发生在早期，并且认为是由破坏着床的细胞滋养层抗体引起。该组患者孕中期流产可能继发于胎盘血栓形成和梗死。来自圣玛丽医院的一项前瞻性随机研究发现，阿司匹林（75mg）联合肝素 [5 000U，每日 2 次（bid）] 可显著降低 aPLs 妇女流产的风险[20]。的确，如果不做治疗，活产率可能会低至 10%，单独使用肝素为 40%，肝素联合使用阿司匹林为 70%[21]。治疗应在 34 周停止。不推荐使用类固醇激素，因为尽管 CL 水平下降，但却对降低流产率没有帮助，并且还增加早产和先兆子痫的风险。

同种免疫

多年来认为，复发性流产夫妇比预期具有更多的人类白细胞抗原（HLA）等位基因。可能认为这样可导致胚胎（同种异体）排斥，因为母体不能产生足够的保护免疫反应。免疫疗法是使用父亲（或第三方）的淋巴细胞对低水平封闭抗体（APCAs）的妇女进行注射。然而，APCAs 的水平容易波动，仅在 28 周后可以测出，孕期消失，因此认为封闭抗体对同种免疫来讲是较差的指标。故没有试验可以评估复发性流产夫妇流产的风险，即使同种免疫流产确实存在。复发性流产免疫治疗试验组发布了一项全球性合作研究。她们对同种异体白细胞免疫疗法治疗复发性流产夫妇进行 Meta 分析并且分析了 9 项随机研究及 6 项非随机前瞻性研究[22]，仅发现活产率提升了 8% ~ 10%，但是试验组得出结论，很难判定复发性流产夫妇可以从免疫治疗中获益，且需要更多前瞻性安慰剂对照和双盲试验。在此之前，免疫治疗应获得患者知情同意。此外，免疫治疗还有一些潜在的并发症，包括输血反应、过敏性休克和肝炎。

血栓形成

尽管血栓预防的效果尚未得到证明，但是有血栓形成倾向的妇女复发性流产风险可能更高[23,24]。发生血栓的诱因包括抗凝血酶Ⅲ、蛋白质 C 和蛋白质 S 不足，并激活蛋白质 C 抵抗，蛋白质 C 抵抗继发于 V 因子 Leiden 基因（G1691）突变。另外还有两种血栓形成基因突变：Ⅱ因子（蛋白质 G2021A 和亚甲基四氢叶酸还原酶 C677T）[1]。这是使用肝素或阿司匹林治疗血栓形成倾向或复发性流产有限的证据[1]。

自然杀伤细胞

自然杀伤（NK）细胞是淋巴细胞，是固有免疫系统的一部分。NK 细胞可存在于外周血液（PBNK）和子宫内膜（uNK）中。测定外周血液 NK 细胞数目或活性作为母胎界面事件的指标并不合适，因为在这两个部位 NK 细胞的表型和功能并不相同[25]。而且，PBNK 细胞水平和活化作用受多个变量影响，包括样本采集的时间和患者生育次数的不同。什么是 NK 细胞水平上升目前并未达成共识[25]。尽管一些小型研究报道，外周 NK 细胞数量或活性与 IVF 结局有关，一些大型的研究却未能阐明 NK 细胞测定的作用，当然也未找到所建议的多种强化免疫抑制疗法可获益的明确证据[25-27]。作者认为子宫 NK 细胞的研究非常有前景，它可以提供更多与流产相关的潜在的更合乎逻辑的方法。

关于复发性流产夫妇研究及管理的总结

复发性流产定义为一对夫妇连续 3 次或 3 次以上连续流产（框表 21.1）。

多次流产的夫妇需到复发性流产门诊进行咨询，这些门诊起码可以提供心理支持或孕期连续超声监测。在 114 名就诊圣玛丽医院复发性流产门诊的妇女中，未找到流产的病因，与 48% 未参加心理咨询的妇女相比，71% 的妇女在孕期进行心理咨询并获得良好妊娠结局（$P = 0.02$）[1]。

染色体异常的患者应进行遗传学咨询，考虑植入前诊断或接受配子捐赠。PAPs 妇女应联合使用低剂量阿司匹林和肝素治疗。这些联合疗法也可考虑用于有血栓形成倾向的妇女，尽管从中获益的证据尚不充分。高 LH 妇女可能从该治疗中获益，但是这些患者如何正确管理仍需商榷。如果确定病因为宫颈机能不全，应实施经阴道或经腹宫颈环扎术。数据表明，长期的抗生素治疗并不合理。

框表 21.1 复发性流产的管理

早期流产

夫妻双方染色体分析

卵泡早期和中期血清 LH 浓度的测定

卵泡早期血清 FSH 浓度的测定

宫颈拭子检测细菌性阴道病

狼疮抗凝物（dRVVT）和抗心磷脂抗体（IgG 和 IgM）的测定

V 因子 Leiden 突变和凝血酶原基因突变

止血活化蛋白 C 抵抗和血栓弹性的可能性评估

中期流产

夫妻双方染色体分析

狼疮抗凝物（dRVVT）和抗心磷脂抗体（IgG 和 IgM）的测定

如果超声发现子宫异常进行宫腔镜和（或）子宫输卵管造影检查

（袁晓东，林 津 译）

参考文献

［1］ Rai R, Regan L. Recurrent miscarriage. Lancet,2006, 368: 601 – 11.

［2］ Brigham SA, Conlon C, Farquharson RG. A longitudinal study of pregnancy outcome following idiopathic recurrent miscarriage. Hum Reprod,1999,14: 2868 – 71.

［3］ Rai R, Wakeford T. Recurrent miscarriage. Curr Obstet Gynaecol,2001, 11: 218 – 24.

［4］ Clifford K, Rai R, Watson H, et al. An informative protocol for the investiga – tion of recurrent miscarriage: preliminary experience of 500 consecutive cases. Hum Reprod,1994, 9: 1328 – 32.

［5］ Edmonds DK, Bennet MJ. Spontaneous and Recurrent Abortion. Oxford: Blackwell Scientific, 1987.

［6］ Franssen MT, Korevaar JC, van der Veen F,et al. Reproductive outcome after chromosomal analysis in couples with two or more miscarriages: case-control study. BMJ,2006, 332: 759 – 62.

［7］ Cook CL, Pridham DD. Recurrent pregnancy loss. Curr Opin Obstet Gynecol,1995, 7: 357 – 66.

［8］ Salim R, Regan L, Woelfer B, et al. A comparative study of the morphology of congenital uterine anomalies in women with and without a history of recurrent first trimester miscarriage. Hum Reprod,2003,18: 162 – 6.

［9］ Proctor JA, Haney AF. Recurrent first trimester pregnancy loss is associated with uterine septum but not with bicornuate uterus. Fertil Steril,2003, 80: 1212 – 15.

［10］ MRC/RCOG Working Party on Cervical Cerclage. Final report of the Medical Research Council/Royal College of Obstetricians and Gynaecologists multicentre randomised trial of cervical cerclage. Br J Obstet Gynaecol,1993, 100: 516 – 23.

［11］ Drakely AJ, Roberts D, Alfirevic Z. Cervical stitch (cerclage) for preventing preg – nancy loss in women. Cochrane Database Syst Rev,2003, (1): CD003253.

［12］ Clifford K, Rai R, Watson H, et al. Does suppressing LH secretion reduce the miscarriage rate? Results of a randomised controlled trial. BMJ,1996, 312: 1508 – 11.

[13] Baird DD, Weinberg CR, Wilcox AJ, et al. Hormonal profiles of natural conception cycles ending in early, unrecognised pregnancy loss. J Clin Endocrinol Metab,1991, 72: 793 – 800.

[14] Coulam C, Stern J. Endocrine factors associated with recurrent spontaneous abortion. Clin Obstet Gynecol, 1994, 37: 730 – 44.

[15] Quenby S, Farquharson RG. Human chorionic gonadotropin supplementation in recurring pregnancy loss: a controlled trial. Fertil Steril,1994, 62: 708 – 10.

[16] Christiansen OB, Anderson A-MN, Bosch E, et al. Evidence-based investigations and treatments of recurrent pregnancy loss. Fertil Steril,2005, 83: 821 – 39.

[17] Szekeres-Bartho J, Balasch J. Progestagen therapy for recurrent miscarriage. Hum Reprod Update,2008, 14: 27 – 35.

[18] Nardo LG, Rai R, Backos M, et al. High serum luteinizing hormone and testosterone concentrations do not predict pregnancy outcome in women with recurrent miscarriage. Fertil Steril,2002, 77: 348 – 52.

[19] Rai R, Regan L, Clifford K, et al. Antiphospholipid antibodies and P2-glycoprotein-I in 500 women with recurrent miscarriage: results of a comprehensive screening approach. Hum Reprod,1995, 10: 2001 – 5.

[20] Lockwood CJ, Romero R, Feinberg RF, et al. The preva-lence and biologic significance of lupus anticoagulant and anticardiolipin antibodies in a general obstetric population. Am J Obstet Gynecol,1989, 161: 369 – 73.

[21] Rai R, Cohen H, Dave M, et al. Randomised controlled trial of aspirin and aspirin plus heparin in pregnant women with recurrent miscarriage associated with phospholipid antibodies (or anti-phospholipid antibodies). BMJ,1997, 314: 253 – 7.

[22] Recurrent Miscarriage Immunotherapy Trialists Group. Worldwide collaborative observational study and meta-analysis on allogenic leukocyte immunotherapy for recurrent spontaneous abortion. Am J Reprod Immunol,1994, 32: 55 – 72.

[23] Rai R, Regan L, Hadley E, et al. Second-trimester pregnancy loss is associated with activated protein C resistance. Br J Haematol,1996,92: 489 – 90.

[24] Preston FE, Rosendaal FR, Walker ID, et al. Increased fetal loss in women with heritable thrombophilia. Lancet,1996, 348: 913 – 16.

[25] Rai R, Sacks G, Trew G. Natural killer cells and reproductive failure-theory, practice and prejudice. Hum Reprod,2005, 20: 1123 – 6.

[26] Moffet A, Regan L, Braude P. Natural killer cells, miscarriage and infertility. BMJ,2004, 329: 1283 – 5.

[27] Porter TF, LaCoursiere Y, Scott JR. Immunotherapy for recurrent miscarriage. Cochrane Database Syst Rev, 2006, (2): CD000112.

第 22 章　异位妊娠

引　言

异位妊娠约占所有妊娠的 0.5% ~ 1.0%，但是进行辅助生殖技术后该数值上升至大约 5%，其中有 20% ~ 30% 发生在有输卵管手术史或异位妊娠史造成输卵管损伤的女性。40% 发生在有盆腔感染史的妇女。有人认为在开始体外受精（IVF；见下文）前应先对有严重输卵管损伤的妇女进行消炎治疗。因此有必要明确异位妊娠最新治疗手段，以最大程度上减少对远期生育的危害。

异位妊娠的诊断

异位妊娠破裂不仅与输卵管远期损伤有关，而且有很高的死亡率。因此，尽早诊断异位妊娠很有必要，以便在破裂前治疗。有输卵管损伤史或异位妊娠史或接受过生育治疗的妇女应在怀孕第 5 周进行超声检查。根据以往月经周期，经阴道超声可于孕 35 天探及宫内孕囊及心管搏动。如果图像不清晰，但患者临床状况良好，则应在 1 周后复查。在确诊妊娠位置及生存能力前应连续进行超声检查。异位妊娠不总是能够看到，但有时可很清晰地在输卵管部位看到。

如果患者感到疼痛或出血或担心异位妊娠可能，应检测血清人绒毛膜促性腺激素（hCG）水平。如果经阴道超声或经腹部超声未看到宫内孕囊且血清 hCG 大于 1 000IU/L 或 1500IU/L 则怀疑异位妊娠。多胎妊娠时血清 hCG 水平更高，这与经过生育治疗密切相关，而生育治疗增加了多胎妊娠的风险。诱导排卵后计算孕龄较为准确，而 IVF 术后计算更为精确。在这些病例中，受孕后 24d 应该可以经阴道彩超看到宫内孕囊或多个孕囊。应注意异位双胎妊娠的可能性，尤其是 IVF 移植 2 个或 3 个胚胎后更应警惕。一项对 1060 名 IVF 受孕妇女的大型研究发现，异位妊娠发生率为 5%，异位双胎妊娠率为 0.4%。

hCG 上升速度可以指导妊娠是否正常。在正常妊娠中，自孕 6 周血清 hCG 每 2 ~ 3 天便翻倍增长。如果 hCG 在 48h 内未增长 66%，则其中有 80% 的患者很可能无法继续妊娠（异位妊娠或流产）。

经阴道超声结合多普勒血流提高了区别宫内暗区与孕囊的能力，且也已用于检查输卵管妊娠。宫内暗区通常是位于宫腔中间的一小区域液体，而孕囊则靠中线植入子宫内膜。

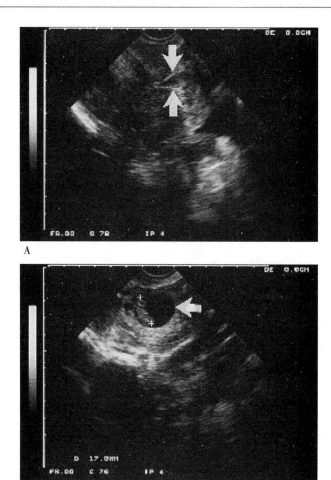

图22.1 经阴道超声证实空的宫腔（A）（白色箭头之间）和宫外（输卵管）有活胎的孕囊（B）。见图22.2腹腔镜检查

异位妊娠的处理

异位妊娠手术治疗

当异位妊娠出现破裂征象时，应立即进行腹腔镜或经腹手术。首选腹腔镜手术，创伤最小，恢复更快，且多数异位妊娠可采取该方式。有时在腹腔镜下检查盆腔时很难识别早期异位妊娠，而且在做输卵管切口前应仔细检查双侧输卵管。如果对异位妊娠的位置或是否清除干净有疑问，应密切随访血hCG值（每3~7d），一直到hCG水平降低到无法测出。一项研究表明，如果手术后每24h hCG水平下降100IU/L或孕酮浓度小于33nmol/L，则说明持续异位妊娠的概率较低[1]。

　　如果输卵管妊娠未破裂，应行输卵管开窗取胚术（图 22.2，图 22.3)[2,3]。将妊娠物从输卵管中取出并使用双极电刀止血。没有必要修复输卵管，因为研究证实，无论是腹腔镜手术还是经腹手术，不管是输卵管修复还是自愈，其输卵管通畅率（75% ~ 85%）、宫内妊娠率（50% ~ 60%）和再次异位妊娠率（10% ~ 20%）都是相同的。现在比较倾向于行输卵管切除术，注意不要破坏卵巢血供[4]。然而，一项对输卵管切除术和输卵管切开术的回顾性研究 Meta 分析发现，二者宫内妊娠（46% 和 44%）和异位妊娠（15% 和 10%）的概率相似[5]。另一侧输卵管的情况和既往妇产科病史常常影响着术式的选择。

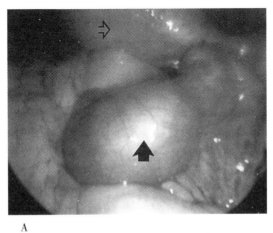

A

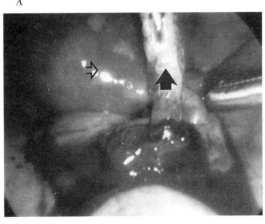

B

图 22.2（见彩色插页）　A. 未破裂异位妊娠腹腔镜检查（箭头）。B. 输卵管开窗取胚术。移除异位妊娠物并使用双极电刀止血。输卵管保持开放直至愈合，而无需缝合。A 和 B 图子宫用空白箭头表示（该病例超声检查见图 22.1）。

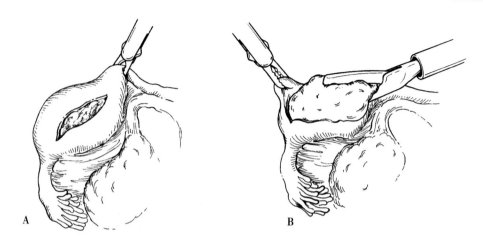

图22.3 异位妊娠腹腔镜治疗：输卵管切开术。A. 用电刀沿肠系膜对侧缘行输卵管切开。B. 移除异位妊娠物并使用双极电刀止血。输卵管保持开放直至愈合，而无需缝合（参见图22.2A 和 B）

如果因异位妊娠破裂导致输卵管广泛破坏或有输卵管破坏迹象预示着有功能丧失高风险时，应行输卵管切除术（图22.4）。因输卵管病变行辅助生殖技术受孕的妇女，应考虑行结扎术或双侧输卵管切除术以阻止异位妊娠再次发生。对那些接受全面生育检查和治疗后可能受孕的夫妇来讲，讨论绝育是非常困难的，有时输卵管切除术最好作为一种保留的方法。即使行结扎术，也可能有失败率［1:（500 ~ 1000）］，并且应告知双方日后仍有宫角妊娠可能。由于低种植率与输卵管积水有关，因此可能需建议有输卵管积水的妇女行双侧输卵管切除术（第11章）。

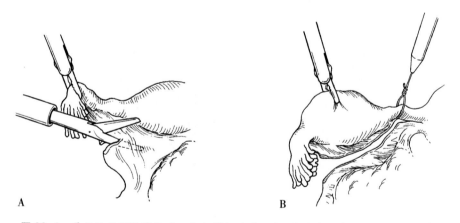

图22.4 异位妊娠腹腔镜治疗：输卵管切除术。A. 使用电刀和锐器切开输卵管系膜。B. 将环套在输卵管上并将输卵管切除。或者使用双极电刀帮助切开或从任一端结扎输卵管

如果患者无症状，且无明显异位妊娠征象，可连续检测 hCG 值并 1 周后随访 B 超。如果 hCG 水平下降且患者临床表现稳定，有时可完全避免手术，但经保守治疗且 hCG 水平下降后，输卵管仍可能发生破裂。

异位妊娠药物治疗

全身性使用甲氨蝶呤（通常单次剂量为 $50mg/m^2$）已成功用于治疗异位妊娠[6]。药物和手术治疗后输卵管通畅率相似。作者的经验是，使用药物治疗需仔细观察患者，且住院时间常常比腹腔镜手术后更久，因为 hCG 水平下降之前通常先升高。再次测量血清 hCG 水平直至正常尤其重要，而这种低水平 hCG 可能会持续 30~90d。住院时间取决于 hCG 的水平，以及患者的症状，她的住所与医院之间的距离和规律随访至 hCG 下降的依从性。药物治疗的优势是避免了手术。相反，手术时同时进行腹腔镜下盆腔的检查可为患者之前或现在的损伤提供有用信息。甲氨蝶呤治疗适用于血清 hCG 低于 3 000IU/L 且异位妊娠孕囊直径小于 3cm 的临床状况良好的患者。

有时，如果 10~14d 之后 hCG 水平下降不满意可以再次给予甲氨蝶呤。根据作者的经验，少于 5% 的病例需要再次给药。如果异位妊娠更为复杂，异位部位不耐受手术（如宫角妊娠或宫颈妊娠），可能需要隔日给予更高剂量的甲氨蝶呤（$1mg/kg \cdot d$），并辅以四氢叶酸（甲酰四氢叶钙酸隔日每 6h 15mg），总量使用超过 8 天。

根据作者的经验，IVF 术后诊断为早期异位妊娠的患者，hCG 水平通常仍低于 500IU/L 时，95% 的人使用甲氨蝶呤获得了良好结局。然而，复杂性异位妊娠患者需要更严密的治疗方法。应时刻牢记异位妊娠的可能性，尤其是 IVF 术后。

甲氨蝶呤（1 mg/kg）也可使用腹腔镜或超声引导进行直视下输卵管局部注射。或者可使用高渗性葡萄糖（50%）或前列腺素，但由于其仅有 80% 成功率故作者不推荐这种方法，因为其效果不如全身性使用甲氨蝶呤或腹腔镜下输卵管切开术。宫角或宫颈妊娠的治疗更具挑战性，因为一旦破裂出血量巨大。有人提倡胚胎内注射，而如果孕囊较小且可切除，作者可能会尝试外科手术切除，尽管常常不得不采用如上所述的加大剂量的甲氨蝶呤来治疗。

（袁晓东，林　津　译）

参考文献

[1] Kadar N, Bohrer M, Kemmann E, et al. The discriminatory human chorionic gonadotropin zone for endovaginal sonography: a prospective, randomized study. Fertil Steril,1994, 61: 1016 - 20.

[2] Grainger DA, Seifer DB. Laparoscopic management of ectopic pregnancy. Curr Opin Obstet Gynecol,1995, 7: 277 - 82.

[3] Hagstrom HG, Hahlin M, Bennegard-Eben B, Vet al. Prediction of persistent ectopic pregnancy after laparoscopic salpingostomy. Obstet Gynecol,1994, 84: 798 - 802.

[4] Dubuisson JB, Morice P, Chapron C,et al. Salpingectomy-the laparoscopic surgical choice for ectopic pregnancy. Hum Reprod,1996, 11: 1199 - 203.

[5] Claussen I. Conservative versus radical surgery for tubal pregnancy: a review. Acta Obstet Gynecol Scand,

1996, 75: 8 - 12.

[6] Mol F, Mol BW, Ankum WM, et al. Current evidence on surgery, systemic methotrexate and expectant management in the treatment of tubal ectopic pregnancy: a systematic review and meta-analysis. Hum Reprod Update, 2008, 14: 309 - 19.

第23章 停止治疗时机与其他选择

引 言

　　不孕症治疗中最困难的是决定何时停止治疗。如果存在不孕的绝对原因，例如卵巢早衰，不接受治疗则无法受孕，最终的结局是停止治疗。相反，如果存在中间因素，如严重少精子症，输卵管局部损坏或不明原因不孕，则更难以停止治疗。主要有两方面原因：第一，谁也不能肯定下一个治疗周期仍不会受孕；第二，对于治疗到这个阶段的夫妇，虽然自然受孕机会微乎其微，但仍是有机会的。当然，这里一般指的是接受体外受精（IVF）的夫妇，他们很可能已经花了很多年进行不孕筛查，简单的治疗，然后接受辅助生殖技术助孕。然而，有些夫妇不愿意接受高科技的辅助生殖治疗，当医生建议其 IVF 助孕时，他们终止了不孕治疗。其他夫妇即使资金上仍然可继续维持治疗，也可能会因为心理压力大而终止治疗[1]。

　　决定一对夫妇应该接受多少个周期的治疗有许多方法。夫妇双方接受治疗前必须对其存在的问题进行现实的评估，并对其数个周期治疗后的累积妊娠率和活产率提出中肯的观点。该评估将取决于每对夫妇的疾病特点、年龄、不孕年限、诊断和临床结局。有了这些信息，夫妇应该从一开始就能理解将要接受什么样的治疗，并怀有较为现实的期盼。事实上，许多夫妇对治疗抱有不切实际的期望，不能正确理解累积妊娠率的统计学意义，不能理解他们是特殊的个体，而不是统计人群的一部分。实际上，累积妊娠率的统计数据适用于群体而不是个人，只能为治疗效果提供一个粗略的指导。

　　有些夫妇半途而废，因为他们发现治疗难度太大，不愉快，感到痛苦、紧张、崩溃或觉得费用昂贵。虽然这些半途而废的夫妇可从心理咨询和支持中获益，但他们不同于那些坚持治疗、需要临床医生给予指导何时停止治疗的夫妇。作者认为，如果治疗效果不满意，讨论其治疗目的是明智之举，即建议夫妇再接受多少周期治疗后按照既定的协议可彻底停止治疗。作者的经验是，这种策略比未事先与夫妇进行讨论就简单地在一个周期结束时终止治疗要容易接受。

　　大多数夫妇发现停止治疗带来的伤害极大，且大部分将始终深受不孕症的影响。另外还有些夫妇已经有一个孩子，但他们同样深感受伤，因为他们发现，他们无法为这个孩子增添兄弟姐妹，无法使他们的家庭更完整。无论是在开始尝试怀孕时，还是最终停止治疗时，这些夫妇都应该得到同情和帮助。

　　停止治疗后，一些人选择放弃建立一个完整家庭的愿望，而另一些人寻求其他途径来建立完整的家庭，如收养孩子。

收 养

在英国收养婴儿是非常困难的，主要因为可供收养的婴儿寥寥无几。1960 年，在英国收养一名白人婴儿是比较容易的，但随着避孕药的引进、堕胎的合法化以及单身母亲的可接受性越来越大，可收养的婴儿开始短缺。收养混血儿一直比较容易，但他们通常只提供给黑人或混血的父母，这也许不合理，因为关于跨种族收养一直存在很大的争议。任何一对夫妇如能为孩子提供一个充满爱的家庭环境，就应该能够收养孩子，与种族或社会背景无关。但事实是，现在可供收养的婴儿很少，所以必然以看似随意的标准来选择最合适的准父母。在英国为了方便收养，地域跨度很大。父母的年龄上限为 34～38 岁。已经着手进入收养程序的夫妇也被要求尽快停止任何不孕症治疗，因为人们认为如果他们仍想怀孕，被收养的儿童可能会感到自己不受欢迎。

收养由收养机构管理，这些机构是地方当局的社会服务部门的一部分或独立的志愿机构，经常与教堂相联系。当地社会收养服务机构经常请准父母参加他们举行的信息晚会。如果本地收养机构公布了收养名单，机构将给每对夫妇分配一名社会工作者。社会工作者有责任确保这对夫妇是适合收养孩子的，可以为所收养的孩子提供舒适的家庭生活。不幸的是，尚无社会工作者全职致力于收养，而且收养工作通常在其工作日程的最后。每对夫妇需从他们的家庭医生那里获得一份体检合格的病历，并接受警方调查，确保夫妇双方均无犯罪记录。收养机构还会从收养夫妇的朋友、雇主和其他人那里收集参考意见。该过程需持续 9 个月至 2 年，甚至更长时间。

社会工作者届时将准备一份报告提交给收养评估小组，小组成员包括社会服务机构的工作人员、警察和其他代表。尽管全国各地没有统一的标准，且有一定的地域差异，评估小组往往是相当权威，且具有严格的标准。撰写本书时，英国已有计划修改有关收养的规定：减少社会工作者的影响，同时将增加评估小组成员中非专业人士人数。如果评估小组通过了夫妇提交的收养申请，他们将进入收养孩子的等候名单。亲生父母可以表达他们对安置其子女的意愿，例如，对于宗教信仰的要求，而收养机构必须考虑这些愿望。大多数机构也会把孩子交给与生父母同一种族背景的养父母收养，但混血儿的收养仍有争议。

目前能够收养到新生婴儿是非常罕见的，收养年龄较大的儿童容易得多，这些儿童可能来自一个窘困的家庭，或来自儿童福利院或寄养家庭。收养机构会更加灵活地处理对收养儿童有特殊需要的人群，不仅因为他们很难安置，而且因为其他一些原因。例如，比起年轻的父母，年纪大的父母也许能更好地应对更为挑剔的孩子。养父母可得到尽可能多的有关孩子背景的信息，如孩子的健康状况和从前的生活，主要是让这些信息可以随着孩子的成长延续下去，并学会理解自己的出身。告诉孩子们他们是被收养的，这很重要，这样他们在成长中就已获得这方面的信息，而不是长大后才发现这个问题。被收养的孩子年满 18 岁时可允许看到自己的出生证明，有的孩子会尝试追寻他们的亲生父母。

一旦收养令已下达则不能反悔，被收养儿童完全成为新家庭的正式成员，并失去了与他或她的亲生父母所有的法律关系。孩子要与养父母至少一起生活 13 个星期后收养令才能下达，而与养父母一起开始生活的孩子至少要出生 6 周以上。法院任命一名官员去检查亲生父母是否理解所发生的情况，是否（如果孩子是合法的）已签署了收养同意书。如果亲生父母不同意收养，但已经遗弃了自己的孩子，在极少数情况下，法庭可不经其同意下达收养令。亲生父母可能将养育权转让给收养机构，通过下达收养令，按收养令的时间安排将孩子转移给养父母。一旦收养令已经发出，亲生父母即失去对孩子的所有权利。

办理收养的费用相对较低，因为这些机构是不允许收费的，也不允许养父母付钱给亲生父母。医院、警方和法庭认证通常需要一小笔费用。如果孩子有特殊需求，允许养父母为所收养的子女从社会服务部门和其他国家申请儿童福利。

值得注意的是，虽然社会工作者审查养父母收养资格需花费巨大的精力，但做出收养决定后，他们并未进行随访。这看上去似乎是一大失败，不仅因为筛选过程中没有审核程序，还因为经历多年努力组建家庭的夫妇一旦拥有第一个孩子，经常需要支持和指导。例如，在英国助产士和健康随访网络的工作人员经常探望经历正常妊娠的父母，为其提供支持。然而，对养父母和孩子来说收养情况貌似运行良好，其中大部分家庭生活状况良好。

从国外收养孩子

许多国家都有协调跨国收养的中心机构，但英国没有。海外收养热线出版了一本全面的收养程序指南。审查必须由当地社会服务部门执行，按标准收养流程进行，虽然养父母需要对此支付费用，收费可以从 2 000 英镑至 20 000 英镑不等。社会工作者进行详细的家庭调查，不只一次造访即将收养孩子的夫妇家，并与养父母的推荐人谈话。各地政府组织家庭调查的速度有很大的不同，收取的费用也不同（最高 2000 英镑）。其他费用包括差旅费、律师费和翻译费，以及可能捐赠给孤儿院的费用。

被收养孩子所属的国家往往制定了严格的标准，有时还要与社会服务部门沟通。英国政府赞同从国外收养子女，包括从巴西、玻利维亚、智利、中国、哥伦比亚、厄瓜多尔、萨尔瓦多、危地马拉、秘鲁、菲律宾、罗马尼亚、斯里兰卡和泰国。一旦完成审查程序，取得卫生部门和警方的认证，收养申请将提交给卫生署，卫生署则按法律程序逐一将申请提交给英国外交部。

卫生署整理书面材料，发送到相应的大使馆，大使馆将翻译这些文档，并转发给本国相应的机构。地方机构批准相关申请，并寻找合适的孩子，届时准父母可以前去与孩子见面。收养人必须为孩子申请英国入境签证（详见英国民政厅文件 RON 117），并办理所收养孩子国家规定的相关事项，最后可将孩子带回英国。到家后，收养人必须根据英国法律告知社会服务部门其收养意图，然后由英国法院颁布收养令。当收养令颁布后，孩子成为英国公民，但前提是收养父母中至少有一位是英国人。然而，有些国家规定，孩子在年满 18 岁之前应该保留他或她的原国籍，但这些规定在英国并没有约束力。

寄　养

虽然社会服务机构审查寄养父母仍然非常谨慎，但从某些方面讲成为寄养父母更为容易。寄养机构与养父母共同承担对孩子的责任，并提供津贴以帮助照顾孩子。许多养父母有自己的孩子，而有些养父母则患有不孕症。寄养孩子往往是开放的，不仅对年长的父母，也对那些不为社会接受夫妇，如女同性恋者和男同性恋者。寄养一般有时间限制，直到孩子能够回到自己的家庭，或有人收养或独立生活。对于家里没有其他孩子的夫妇来说，寄养的临时性可能会特别伤害感情，同时也会伤害孩子的感情。

临时看护

收养和寄养的另一种方式是临时看护，当父母度假时，可为严重残疾的孩子提供一个家庭场所临时看护他们。临时看护是非常有益的，许多夫妇以这种方式与他们所帮助的家庭保持长期联系。

（林　津译；江帆审）

参考文献

[1] Olivius C, Friden B, Borg G, et al. Why do couples discontinue in vitro fertilisation treatment? A cohort study. Fertil Steril,2004,81:258 - 61.

网络资源

Professional Associations

Association of Clinical Embryologists(ACE)
www. embryologists. org. uk/

British Fertility Society
(BFS, National Society for Healthcare Professionals)
www. fertility. co. uk/

British Infertility Counselling Association (BICA)
www. bica. net/

European Society for Human Reproduction and Embryology (ESHRE)
www. eshre. eu

HumanFertilisation and Embryology Authority (HFEA)
www. hfea. gov. uk

Royal College of Obstetricians and Gynaecologists
www. rcog. org. uk

Patient SupportOrganisations

ACE Babes for families following assisted conception
www. infertilitynetwork. uk. com/acebabes

British Association for Adoption and Fostering
www. baaf. org. uk

Childlessness Overcome by Surrogacy (COTS)

www. surrogacy. org. uk

Daisy Network (premature menopause support group)

www. daisynetwork. org. uk

Donor Conception Network

www. donorconceptionnetwork. org

Endometriosis Society

www. endometriosis – uk. org

Infertility NetworkUK (national patient support organisation)

www. infertilitynetworkuk. com/acebabes/

Miscarriage Association

www. miscarriageassociation. org. uk

Multiple Births Foundation

www. multiplebirths. org. uk

Overseas Adoption Support and Information Service (OASIS)

www. adoptionoverseas. org

Turner Syndrome Support Society

www. tsss. org. uk

Twins and Multiple Births Association (TAMBA)

www. tamba. org. uk

Verity (National PCOS Support Group)

www. verity-pcos. org. uk

扩展阅读书目

Principles and Practice of Assisted Human Reproduction.
RG Edwards& SA Brody. WB Saunders, London,1995.
A detailed scientific analysis of ART – science and practice.

Principles of Development.
L. Wolpert. Oxford University Press, Oxford, 1998.
Developmental biology and embryology.

Textbook of Assisted Reproductive Techniques
Laboratory and Clinical Perspectives. 4th Edition (two volumes).
Editors: D. K. Gardner, A. Weissman, C. M. Howies, Z. Shoham.
Informa Healthcare, London 2012.
A comprehensive text on ART.

Assisted Reproduction Techniques: Challenges and Management Options.
Editors: K. Sharif, A. Coomarasamy.
Wiley Blackwell,Oxford, 2012.
A case orientated appraisal of all aspects of ART.

How to Improve Your ART Success Rates.
Editor: G. Kovacs. Cambridge University Press, Cambridge, 2011.
An evidence based review of adjuncts to IVF.

Obesity and Reproductive Health.
Edited by P. Baker, A. Balen, L. Poston and N. Sattar.
Proceedings of 53rd RCOG Study Group, RCOG Press,London, 2007.

Current Management of Polycystic Ovary Syndrome.
Edited by A. Balen, S. Franks, R. Homburg and S. Kehoe.
Proceedings of 59th RCOG Study Group, RCOG Press, London 2010.

附　　录

日常维生素及矿物质需求(第3章)

健康的饮食意味着食用适量的4组主要食物。下列准则可自行复印并交给你的患者。

第1组:面包和谷类

面包含有B族维生素、钙和铁;很多谷物都强化了维生素和铁。马铃薯、米饭、意大利面、面条、山药和木薯都是纤维的良好来源。每天至少应有4份这些食物作为三餐的主要构成部分。

第2组:水果和蔬菜

水果和蔬菜含丰富的维生素。过度煮沸将造成维生素丢失,所以蔬菜要用少量的水煮熟,或者蒸熟。深绿色叶菜类蔬菜(白菜、菠菜、豆芽、西兰花和豆瓣菜)都是极好的维生素来源。每天至少应该食用5份水果和蔬菜,其中之一应该是富含维生素C(下面这些果蔬中含有大量的维生素C:柑橘类水果、果汁、黑加仑、猕猴桃、青椒、西红柿)。改吃素食的妇女有时会出现闭经,这是继发于总热量摄入的减少或者雌激素经粪便排泄的增加。

第3组:乳制品

奶类、奶类制品、奶酪和酸奶含有蛋白质,矿物质和维生素(B族)是膳食钙的主要来源,建议每天摄入3份。

第4组:肉、鱼、蛋、豆类和坚果

在第4组食物中含有丰富的蛋白质来源,并含有多种矿物质和维生素。推荐每天摄入2份。红肉是铁的良好来源,它也存在于鸡蛋、豆类、扁豆、坚果、绿叶蔬菜和强化谷物中。白色的鱼肉是低脂肪高蛋白质的良好食物。

矿物质和盐类

铁(15mg/d)

红肉是铁质的最佳来源;面包、豆类和某些蔬菜(菠菜)也含有铁,但大多数含量较低。维生素C(见下文)在肠道能促进铁的吸收,而富含纤维的食物则减少铁的吸收。铁补充片剂通常含有100~200mg的铁;这些铁中只有一点点被吸收来满足日常的需求。

钙(700～1200mg/d)

0.5L 全脂牛奶含有 600mg 的钙,48g 的切达干奶酪、170g(6 盎司)鱼肉或 400g 酸奶也同样含有 600mg 的钙。强化面包和谷类、坚果、水果(杏、橘子、无花果)也含有中等量的钙。

锌(7mg/d)

锌的最佳来源是红肉、肝脏、肾脏、全谷类、坚果类、甲壳类和奶酪。缺锌是罕见的。

钠(1.6g/d)

钠是食谱中含量充沛的物质;事实上,最好避免钠的过多摄入并将其每日摄入量限制到低于 2.3g(相当于 6.0g 氯化钠或盐)。高钠饮食易诱发高血压(血压高)。这一日常需求量的 1/10 可由下列单一组分的食物满足,其中包括火腿、培根、舌、咸牛肉、香肠、熏鱼、早餐谷类食品、泡菜、番茄酱、酱油、大部分饼干、奶酪、酵母提取物、蔬菜罐头、薯片和许多其他食品。少量的盐分也存在于大米、燕麦、面粉、新鲜水果和蔬菜,新鲜的肉,鱼和家禽。

碘、镁、钾、铜和硒

这些矿物质被发现存在于大多数食品中,而矿物质摄入不足在英国是非常罕见的。含有马铃薯、豆类、新鲜水果和(或)干果、蔬菜、新鲜肉类和鱼类、奶制品和橙汁的饮食将提供足够的矿物质和盐。

维生素的日常需求

下面所列的食品是维生素最丰富的来源;其他食物也可提供少量维生素。

叶酸(400μg～5mg)

推荐使用叶酸补充剂(详细论述参见第 3 章)。表 3.3 也列出了富含叶酸的食物,并且在许多国家,包括英国面粉也被强化叶酸。

维生素 A(700mg)

维生素 A 是包含在胡萝卜,菠菜,西兰花,南瓜,杏,肝,肾,鸡蛋,奶制品,鱼的油和人造黄油。富含维生素 A 是肝脏,然而在怀孕期间应避免食用肝脏,因为它可能对发育中的胎儿有害。

维生素 B_1 和(或)硫胺素(1mg)

维生素 B_1 存在于全麦、小麦胚芽、酵母、豆类、坚果、猪肉、鸭肉、酵母提取物、燕麦片、强化谷物、鳕鱼的鱼子和红肉中。

核黄素(1.1mg)

核黄素良好来源有肝、肾、牛奶、酸奶、奶酪、酵母提取物、鸡蛋、小麦胚芽、蘑菇及强化谷物。

烟酸(14mg)

烟酸发现于肉类、肝、肾、鱼、酵母制品、酵母提取物、花生、米糠、豆类和全麦小麦。

维生素 B_6(1.2mg)

维生素 B_6 发现于肝脏、全谷类、肉、鱼、坚果、鳄梨、土豆和鸡蛋中。

维生素 B$_{12}$(1.5mg)

维生素 B$_{12}$的来源包括肝、肾、沙丁鱼、肉、蛋、奶酪和牛奶。

维生素 C(40mg)

富含维生素 C 的食物包括黑醋栗、番石榴、橘子、柑橘类水果、青椒、玫瑰果糖浆、菜花、西兰花、豆芽、卷心菜、芹菜和土豆。

维生素 D(3mg)

维生素 D 存在于鱼肝油、富含脂肪的鱼、强化人造黄油、鸡蛋和肝脏中。即使在英国,阳光也能提供充足的维生素 D。只有那些足不出户人才需要服用维生素 D 补充剂。

维生素 E(10mg)

维生素 E 存在于麦芽和其他植物油中,人造黄油、黄油、鸡蛋、全麦谷物和花椰菜中也含有维生素 E。

维生素 K(100mg)

萝卜、花椰菜、卷心菜、生菜和肝脏含有维生素 K。

泛酸,生物素,左旋肉碱,肌醇,氨基苯甲酸

这些物质通常被包含在多种维生素制剂中,并广泛分布于食品中;在英国很少发现上述物质摄入不足。

（骆向璐,林海鹰　译）

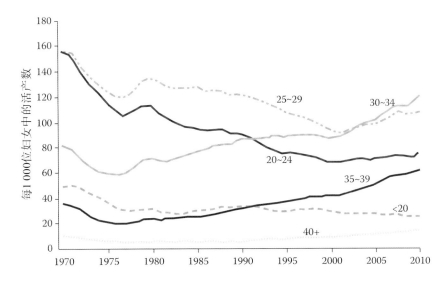

图 1.5 英国 1970—2010 年各年龄段生育率（引自英国国家统计局 2011 年的 *Frequently Asked Questions*：*Births & Fertility*）

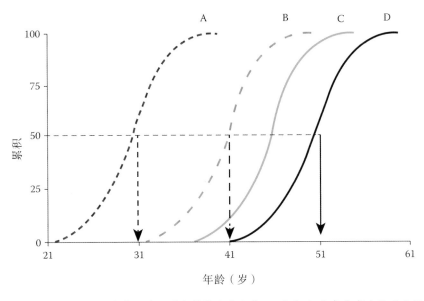

图 5.8 此图反映了生育力减退的年龄构成变化情况，曲线 A 代表生育力低下女性的年龄构成变化情况；曲线 B 代表不孕症女性的年龄构成变化情况；曲线 C 代表月经不规律女性的年龄构成变化情况；曲线 D 代表绝经期女性的年龄构成变化情况（引自 te Velde ER，Pearson，Hum Reprod Update，2002，8：141 - 54.）

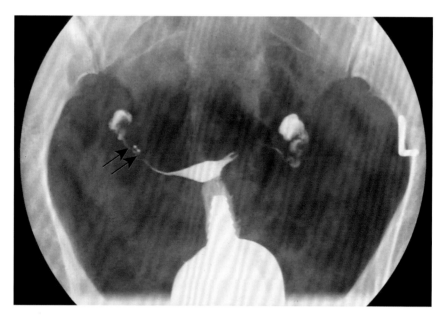

图5.27 X线片HSG显示右侧结节性狭部输卵管炎(小箭头)

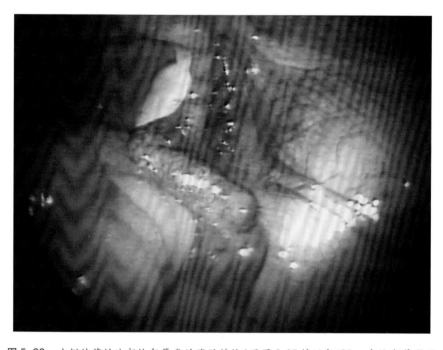

图5.28 右侧结节性峡部输卵管炎的腹腔镜检(同图5.27情况相同)。在输卵管浆膜层突出部位可见蓝色染料

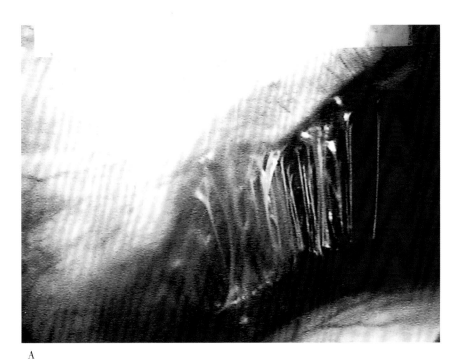

A

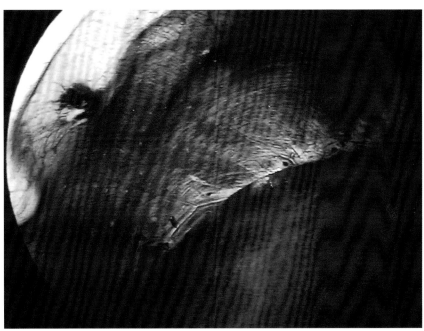

B

图 5.39 腹腔镜可见隔膜的肝脏面及底面,说明评估该区域至关重要。A. Fitz-Hugh-Curtis 综合征。B. 子宫内膜异位症

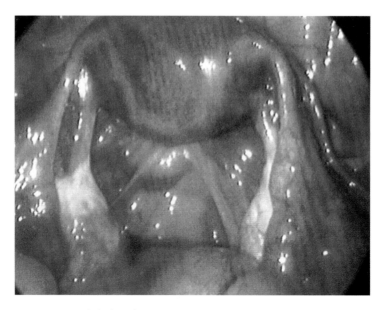

图5.41 亚甲蓝染料插管法行腹腔镜检查。双侧宫角染料流动受阻,并可见右侧染料充盈子宫阔韧带的筋膜及血管。盆腔外部结构正常

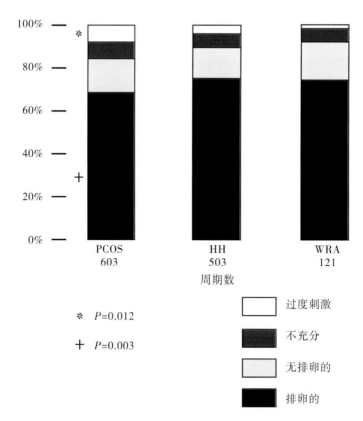

* $P=0.012$

+ $P=0.003$

过度刺激

不充分

无排卵的

排卵的

图7.27 治疗的反应:多囊卵巢综合征患者不太可能出现不排卵周期,往往因为避免诱发太多卵泡而取消周期。HH:低促性腺激素性;WRA:体重相关性闭经(引自 Balen AH, et al. Hum Reprod,1994,9:1563 - 1570)

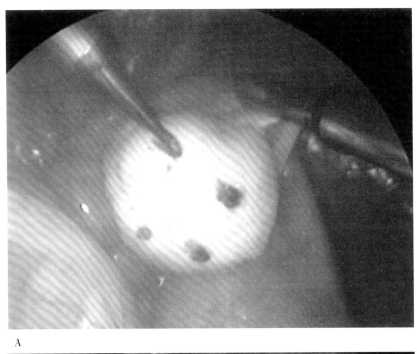

A

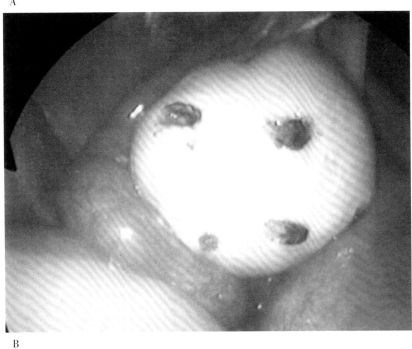

B

图 7.29 A. 腹腔镜卵巢打孔。探针进入卵巢皮质而卵巢固有韧带保持稳定,它将卵巢固定在子宫前方。B. 手术的最后是卵巢被电灼 4 个点

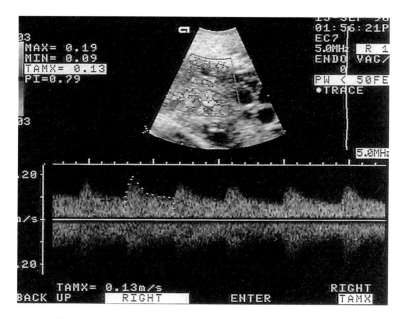

图 8.2 多囊卵巢的彩色多普勒研究。重叠的脉冲多普勒的经阴道超声 (5MHz)显示一个典型的卵巢间质流速波形。在早卵泡阶段,正常速度是 < 0.1 m/s(由 J. Zaidi 博士提供)

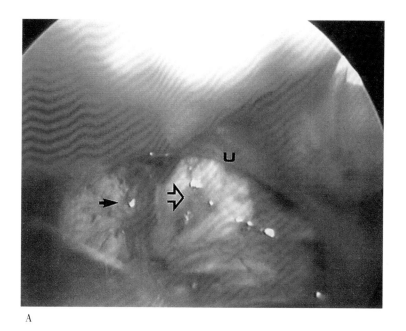

A

图 10.3 腹腔镜下检查子宫内膜异位症。A. 子宫内膜异位症的活性位点 在子宫骶韧带和直肠子宫陷凹之间(空心箭头),靠近病灶有新生血管形成 和新的腹膜形成(实心箭头)

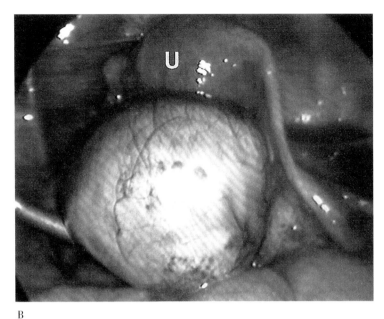

B

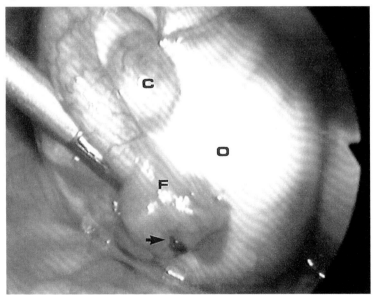

C

图 10.3(续图) 腹腔镜下检查子宫内膜异位症。B. 左卵巢粘连于子宫
(U)后方,子宫内膜异位症囊肿使左卵巢增大。C. 观察到左卵巢(O)上有
黄体(C),提示刚排过卵。输卵管伞端(F)未发现异常,虽然它的后侧有子宫
内膜异位症病灶(箭头所指)

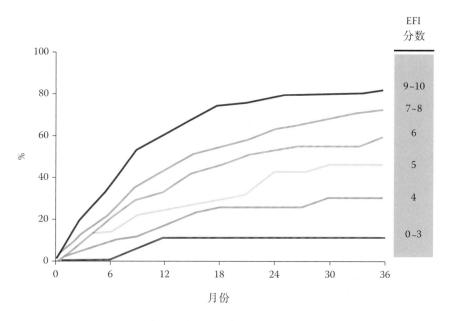

图 10.4　通过子宫内膜异位症生育指数（EFI）分值来估计妊娠率

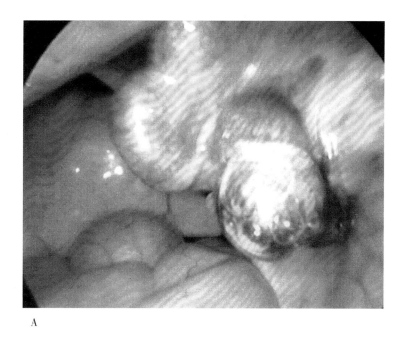

A

图 11.2　A. 腹腔镜检查和染液。输卵管伞端周围的粘连导致所注入的染液潴留，仍有一些染液溢入腹腔。在这种情况下，子宫输卵管造影可提供输卵管功能正常的印象

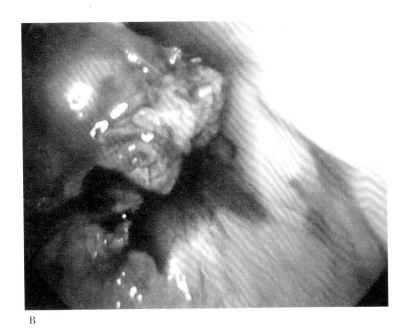

B

图 11.2(续图) B. 进行粘连松解,输卵管伞端可见染液顺畅流出

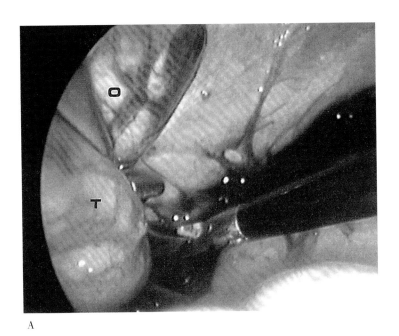

A

图 11.3 A. 腹腔镜检查和染液。左侧卵巢(O)粘连于阔韧带后叶,输卵管(T)是粘连在道格拉斯窝。用剪刀来分离粘连

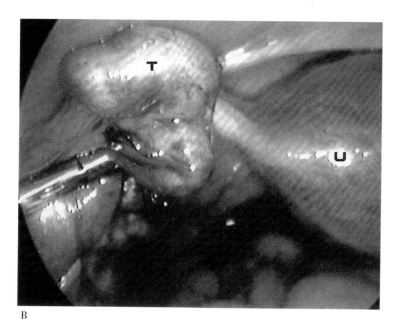

B

图 11.3(续图) B. 进行粘连松解,但在输卵管(T)呈曲颈甑状,肿大,并已严重受损,子宫(U)尚正常

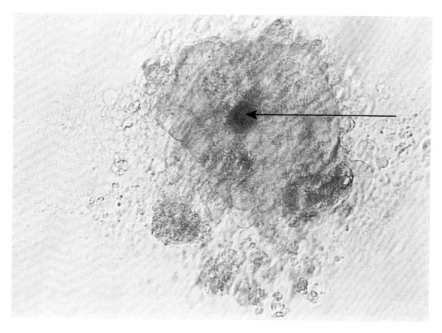

图 14.8 在卵泡抽吸后获得的卵子(箭头),被卵丘细胞包被

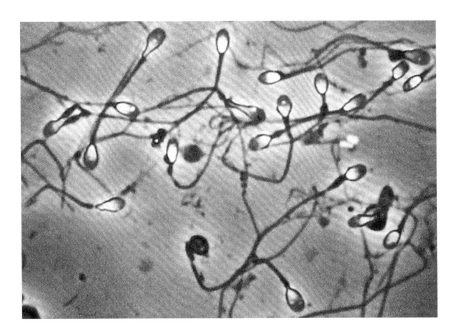

图 14.9　相差显微镜下的正常精子

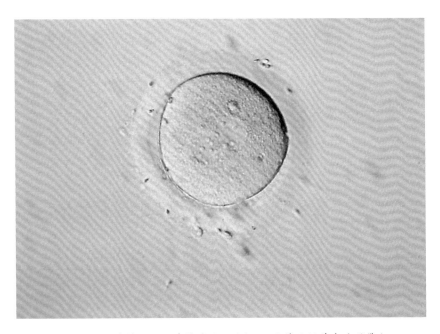

图 14.10　受精后可以清楚看见双原核,可见精子附着在透明带上

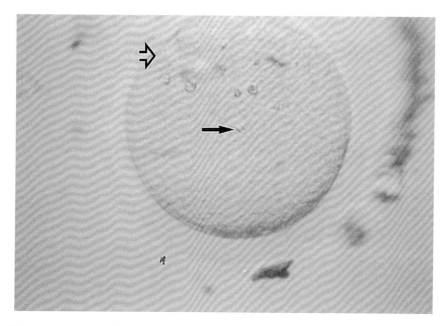

图 14.11 卵胞浆内单精子注射后的卵子。可以清晰地看见进针的路径（空心箭头），
也可以看见精子的头部（实心箭头）

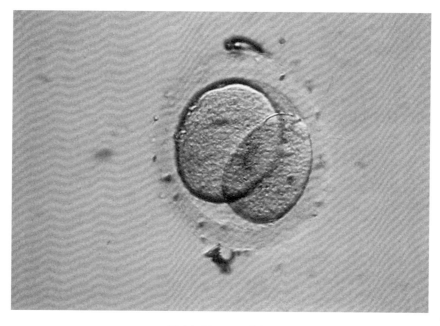

图 14.12 2 细胞期

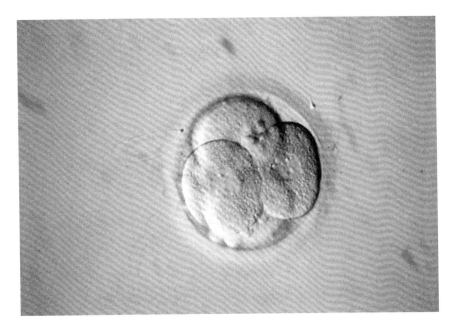

图 14.13　4 细胞期早期胚胎

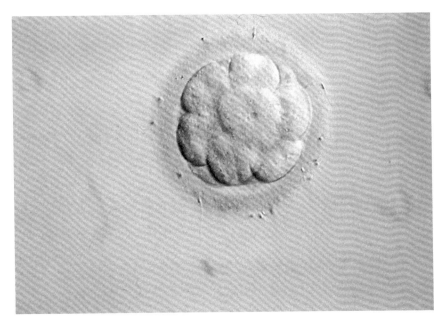

图 14.14　桑葚期胚胎

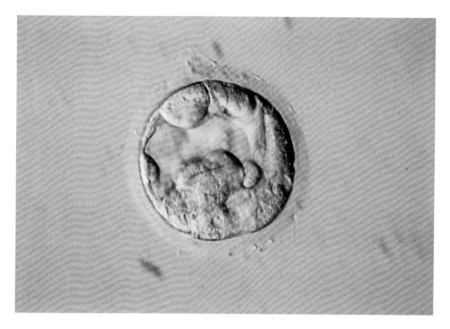

图 14.15　囊胚

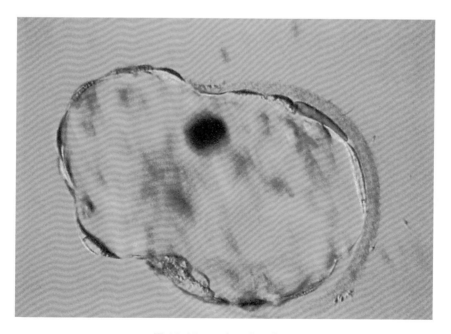

图 14.16　正在孵出的囊胚

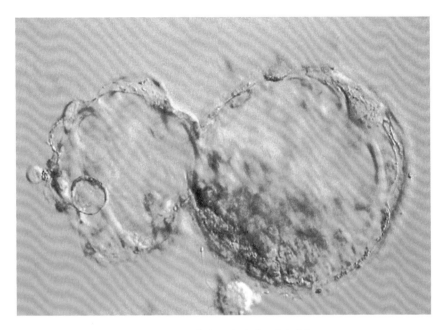

图 14.17 完全孵出的囊胚(见右)

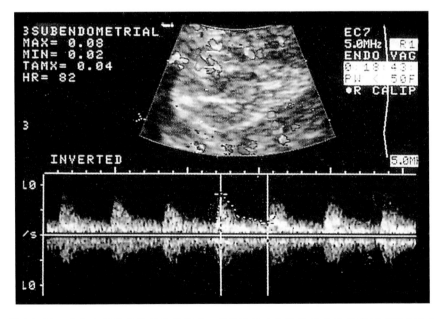

图 14.24 子宫内膜的彩色多普勒超声。经阴道的叠加脉冲多普勒超声(5 MHz)可以显示内膜下血管的血流。IVF中,在不考虑子宫内膜形态的情况下,如果在 hCG 注射日观察不到内膜下或内膜上的血流,则似乎可以有效预测到种植的失败(致谢 Dr. J. Zaidi.)

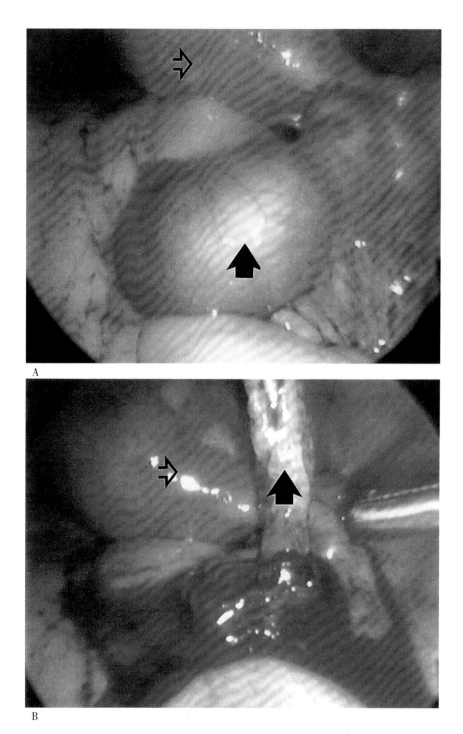

A

B

图 22.2　经阴道超声证实空的宫腔(A;白色箭头之间)和宫外(B;输卵管)有活胎的孕囊(见图 22.2 腹腔镜检查)